Lorenz Lehmann, Carsten Bokemeyer, Oliver J. Müller (Hrsg.)

Kardio-Onkologie

Lorenz Lehmann, Carsten Bokemeyer,
Oliver J. Müller (Hrsg.)

Kardio-Onkologie

—

DE GRUYTER

Herausgeber

Prof. Dr. Lorenz Lehmann
Universitätsklinikum Heidelberg
Klinik für Kardiologie, Angiologie u. Pneumologie
(Innere Medizin III)
Im Neuenheimer Feld 410
69120 Heidelberg
E-Mail: Lorenz.Lehmann@med.uni-heidelberg.de

Prof. Dr. Oliver J. Müller
Universitätsklinikum Schleswig-Holstein
Klinik für Innere Medizin III
Arnold-Heller-Str. 3
24105 Kiel
E-Mail: Oliver.Mueller@uksh.de

Prof. Dr. Carsten Bokemeyer
UKE Hamburg
II. Medizinische Klinik und Poliklinik
Zentrum für Onkologie
Martinistraße 52
20246 Hamburg
E-Mail: c.bokemeyer@uke.de

ISBN: 978-3-11-059149-1
e-ISBN (PDF): 978-3-11-059245-0
e-ISBN (EPUB): 978-3-11-059157-6

Library of Congress Control Number: 2022944912

Bibliografische Information der Deutschen Nationalbibliothek
Die Deutsche Nationalbibliothek verzeichnet diese Publikation in der Deutschen Nationalbibliographie; detaillierte bibliografische Daten sind im Internet über http://dnb.d-nb.de abrufbar.

© 2023 Walter de Gruyter GmbH, Berlin/Boston
Einbandabbildung: Science Photo Library
Satz/Datenkonvertierung: L42 AG, Berlin
Druck und Bindung: CPI books GmbH, Leck

www.degruyter.com

Geleitworte

Dirk Jäger

Der Umgang mit kardiologischen Diagnosen bei unseren onkologischen Patienten ist eine tägliche Herausforderung. Durch innovative onkologische Therapien, wie beispielsweise Immuntherapien, *small-molecule* Kinase-Inhibitoren oder Gabe genetisch modifizierter T-Zellen, konnte die Lebenserwartung vieler onkologischer Patienten deutlich verlängert werden. Die kardialen Nebenwirkungen sind daher auch aus onkologischer Sicht zunehmend wichtig geworden, nicht nur zur Lebensverlängerung, sondern auch zur Verbesserung der Lebensqualität unserer Patienten.

Eine nachhaltig verbesserte Patientenversorgung durch interdisziplinäre Kardio-Onkologische Strukturen zu ermöglichen gehört daher ausdrücklich zur Strategie des Nationalen Tumorzentrums.

Ein wichtiges Merkmal ist die Zusammenarbeit zwischen den Disziplinen, so wie es sich auch in der Zusammenstellung der Kapitel des hier vorgelegten Buches widerspiegelt. Beide Fachdisziplinen können hier etwas voneinander lernen. Das Buch ‚Kardio-Onkologie' ermöglicht es dem behandelnden Arzt, sich einen schnellen Überblick über die klinisch drängenden kardiologischen Fragen beim onkologischen Patienten zu verschaffen.

Als erstes deutschsprachiges Buch zu diesem Thema kann es einen wichtigen Beitrag leisten die Wahrnehmung für eine mehrschichtige Patientenversorgung zu erhöhen und interdisziplinär den onkologischen Patienten optimal medizinisch zu betreuen.

Prof. Dr. med. Dirk Jäger
Geschäftsführender Direktor,
Nationales Centrum für Tumorerkrankungen,
Heidelberg
Ärztlicher Direktor Medizinische Onkologie,
Universitätsklinikum Heidelberg

Hugo A. Katus

Kardiovaskuläre Erkrankungen und Krebserkrankungen sind in Anbetracht ihrer hohen Prävalenz, Morbidität und Mortalität die drängenden Herausforderungen in der täglichen medizinischen Praxis. In beiden medizinischen Schwerpunktfächern Kardiologie und Onkologie ist in den letzten Jahren ein enormer Wissenszuwachs und hoher Grad methodischer Spezialisierung zu erkennen, so dass sogar innerhalb dieser Schwerpunktfächer eine weitere Subspezialisierung entstanden ist. Als Folge wird die medizinische Betreuung kardiovaskulärer und onkologischer Erkrankungen zunehmend in spezialisierten Zentren von ausgewiesenen Experten in den unter-

https://doi.org/10.1515/9783110592450-201

schiedlichen Facetten des Schwerpunktfachs vertreten. Dies sichert so die beste fachspezifische Behandlung einer kardialen oder onkologischen Erkrankung.

Obwohl als unterschiedliche Erkrankungen klassifiziert, sind aber kardiovaskuläre und onkologische Erkrankungen klinisch im Kontext zu betrachten. Dies betrifft die ursächliche Bedeutung von gemeinsamen Risikofaktoren wie Rauchen, Ernährung, körperliche Aktivität, Adipositas, etc., so dass eine dringliche Notwendigkeit für gezielte Prävention beider Erkrankungen gegeben ist. Klinisch auffallend ist eine erhöhte Koinzidenz von Krebserkrankungen mit Herzinsuffizienz, Herzinfarkt und Rhythmusstörungen und auch umgekehrt eine Assoziation von Herzerkrankungen mit unterschiedlichen Krebserkrankungen. Über die Hälfte aller Krebskranken leiden auch an relevanten Herzerkrankungen, so dass eine kompetente Betreuung beider Komorbiditäten zwingend notwendig ist. Hinreichend sind die akuten kardiovaskulären Komplikationen aber auch die Langzeitfolgen onkologischer Therapien für das Herzkreislaufsystem beschrieben. Da immer mehr Menschen mit Krebs durch innovative Behandlungen überleben, kommt diesen Langzeitfolgen eine erhebliche Bedeutung zu. So sind schon heute die Herzkreislauferkrankungen die häufigste Todesursache bei den Patienten mit erfolgreich behandelter Krebserkrankung.

Es ist deshalb geboten mit innovativen Ansätzen und einer engagierten interdisziplinären Zusammenarbeit diesen neuen Herausforderungen in der Medizin zu begegnen. Die Entwicklung einer Subspezialisierung „Kardio-Onkologie" ist einer der logischen und meines Erachtens auch zwingend notwendigen Schritte, um den medizinischen Herausforderungen aber auch den Bedürfnissen des einzelnen Patienten gerecht zu werden. In dem vorliegenden Buch werden zentrale Aspekte aus der kardiovaskulären Versorgung von Krebskranken kompetent abgehandelt und umfangreiche Hintergrundinformationen zu diesem wichtigen Thema geliefert. Es darf als Referenz und Motivation gesehen werden die Kardio-Onkologie weiterzuentwickeln, denn viele Fragen wie z. B. die besten Ansätze zur individualisierten Risikostratifizierung oder die Selektion von onkologischen oder kardiovaskulären Therapien unter Berücksichtigung der Komorbiditäten sind ungeklärt, aber von hoher Relevanz für die optimale Patientenversorgung.

Prof. Dr. med. Hugo A. Katus; PhD; FESC; FACC; FAHA,
Seniorprofessor an der Universität Heidelberg
Past-President der Deutschen Gesellschaft für Kardiologie
Vorsitzender des Advocacy Committee der Europäischen Gesellschaft für Kardiologie

Vorwort

Bereits in den frühen Jahren der onkologischen Therapie wurden kardiovaskuläre Komplikationen der Krebsbehandlung beobachtet und Patienten entsprechend an Kardiologen zur weiteren Untersuchung und Behandlung überwiesen. Diese Erfahrungen, beruhend auf Anthrazyklin-basierten Therapien bei einer Vielzahl von Krebserkrankungen, liegen nun mittlerweile 30 bis 40 Jahre zurück. Der Ansatz der kardiologischen „Nachbehandlung" nach kardiotoxischem Schaden hat sich allerdings als nicht besonders effektiv erwiesen. Allerdings war es in der onkologischen Behandlung lange unmöglich, die frühen Phasen der Kardiotoxizität zu detektieren und Komplikationen zu vermeiden. Gleichzeitig hat sich die Krebstherapie in den letzten 10 bis 15 Jahren mit einer Vielzahl neuer Therapieoptionen, über zielgerichtete Substanzen – im Wesentlichen Tyrosinkinase-Inhibitoren – monoklonale Antikörper, Immuntherapie und weitere Ansätze rasch weiterentwickelt. Zeitgleich haben sich auch die Erkenntnisse über Herzinsuffizienz und die diagnostischen Methoden der Kardiologie deutlich gewandelt. Die Komplexität der heutigen Krebstherapie verlangt daher eine enge Kooperation zwischen Onkologen und Kardiologen, um Risikopatienten frühzeitig zu identifizieren, Behandlungen zu planen und auch in der Nachsorge Kardiotoxizitäten aufzudecken, bzw. zu verhindern. Insbesondere in den USA hat diese Entwicklung in den letzten 10 Jahren zu einer neuen Subspezialität, der Kardio-Onkologie, geführt als multidisziplinäres Feld mit dem Ziel, die mannigfaltigen Komplikationen der Krebstherapie am kardiovaskulären System frühzeitig zu erkennen und zu behandeln. Dies hat an einigen Standorten zur Etablierung von kardio-onkologischen Sprechstunden und gemeinsamen Stationen geführt. Vor diesem Hintergrund war es uns wichtig, auch in Deutschland Experten aus den Bereichen Kardiologie und Onkologie zusammenzubringen, um ein besseres Verständnis der grundlegenden Mechanismen der Kardiotoxizität onkologischer Therapien, der Früherkennung, Vermeidung und/oder Behandlung zu schaffen und somit die Grundlage für eine zukünftige intensivierte und verbesserte interdisziplinäre Zusammenarbeit zu legen. Daher haben die Herausgeber eine Reihe von Expertinnen und Experten aus den Bereichen Epidemiologie, Genetik, Pharmakologie sowie Diagnostik und Therapie onkologischer wie auch kardiovaskulärer Erkrankungen gebeten, eine praxisnahe Übersicht über die wichtigsten Bereiche der Kardio-Onkologie zu verfassen. Wir danken allen Autorinnen und Autoren sehr, dass Sie diese Aufgabe so engagiert angenommen haben und dadurch erstmals ein deutschsprachiges Buch zur Verfügung steht, dem wir eine hohe Akzeptanz wünschen zum Nutzen unserer Patientinnen und Patienten. Vielmals danken wir auch dem DeGruyter-Verlag und insbesondere Frau Jessika Kischke für die unermüdliche Betreuung dieses Buchprojektes. Schließlich danken wir Ihnen, unseren Leserinnen und Lesern, für Ihr Interesse am Thema und hoffen, dass Sie viele für Ihr Verständnis und Ihre praktische Arbeit hilfreiche Informationen finden können und zur weiteren Beschäftigung mit der Kardio-Onkologie angeregt werden.

Oliver Müller, Lorenz Lehmann, Carsten Bokemeyer   Juli 2022

https://doi.org/10.1515/9783110592450-202

Inhalt

Autorenverzeichnis

Dr. med. Florian André
Universitätsklinikum Heidelberg
Innere Medizin III
Im Neuenheimer Feld 410
69120 Heidelberg
E-Mail: florian.andre@med.uni-heidelberg.de
Kapitel 4, 5

PD Dr. med. Rawa Arif
Universitätsklinikum Heidelberg
Klinik für Herzchirurgie
Im Neuenheimer Feld 420
69120 Heidelberg
E-Mail: rawa.arif@med.uni-heidelberg.de
Kapitel 8

Prof. Dr. med. Stephan Baldus
Uniklinik Köln
Herzzentrum – Klinik III für Innere Medizin
Kerpener Str. 62
50937 Köln
E-Mail: sekretariat-prof-baldus@uk-koeln.de
Kapitel 9

Prof. Dr. med. Claudia D. Baldus
Universitätsklinikum Schleswig-Holstein
Klinik für Innere Medizin II
im Karl-Lennert-Krebszentrum Nord
Hämatologie und Onkologie
Arnold-Heller Straße 3, Haus 50
24105 Kiel
E-Mail: Claudia.Baldus@uksh.de
Kapitel 24

Dr. med. Patrick Behm
Universitätsklinikum Düsseldorf
Moorenstr. 5
40225 Düsseldorf
E-Mail: Patrick.Behm@med.uni-duesseldorf.de
Kapitel 16

Dr. med. Antonia Beitzen-Heineke
Universitätsklinikum Hamburg-Eppendorf
II. Medizinische Klinik und Poliklinik
Zentrum für Onkologie
Martinistr. 52
20246 Hamburg
E-Mail: a.beitzen-heineke@uke.de
Kapitel 10, 13

Nicola Benjamin
Thoraxklinik am Universitätsklinikum
Heidelberg
Zentrum für pulmonale Hypertonie
Röntgenstraße 1
69126 Heidelberg
E-Mail: nicola.benjamin@med.uni-heidelberg.de
Kapitel 18

Prof. Dr. med. Florian Bönner
Universitätsklinikum Düsseldorf
Moorenstr. 5
40225 Düsseldorf
E-Mail: florian.boenner@med.uni-duesseldorf.de
Kapitel 16

Prof. Dr. med. Carsten Bokemeyer
UKE Hamburg
II. Medizinische Klinik und Poliklinik
Zentrum für Onkologie
Martinistraße 52
20246 Hamburg
E-Mail: c.bokemeyer@uke.de
Kapitel 10, 13, 26

Dr. Senai Bokredenghel
Klinik III für Innere Medizin
Herzzentrum der Universität zu Köln
Kerpenerstr. 62
50937 Köln
E-Mail: senai.bokredenghel@uk-koeln.de
Kapitel 9

Prof. Dr. med. Hermann Brenner
Deutsches Krebsforschungszentrum
Klinische Epidemiologie und Alternsforschung
Im Neuenheimer Feld 581
69120 Heidelberg
E-Mail: h.brenner@dkfz-heidelberg.de
Kapitel 2

Prof. Dr. med. Jürgen Dunst
Universitätsklinikum Schleswig-Holstein
Klinik für Strahlentherapie Kiel
Arnold-Heller-Str. 3
24105 Kiel
E-Mail: juergen.dunst@uksh.de
Kapitel 11

Prof. Dr. med. Gerlinde Egerer
Krankenhaus St. Vincentius
Untere Neckarstrasse 1–5
69177 Heidelberg
E-Mail: gerlinde.egerer@med.uni-heidelberg.de
Kapitel 7

Christina Eichstaedt
Zentrum für pulmonale Hypertonie
Thoraxklinik am Universitätsklinikum
Heidelberg
Röntgenstraße 1
69126 Heidelberg
E-Mail:
Christina.Eichstaedt@med.uni-heidelberg.de
Kapitel 18

Prof. Dr. med. Derk Frank
Universitätsklinikum Schleswig Holstein
Klinik für Innere Medizin III
mit den Schwerpunkten Kardiologie, Angiologie
und internistische Intensivmedizin
Arnold-Heller-Straße 3,
24105 Kiel
E-Mail: Derk.Frank@uksh.de
Kapitel 14

Prof. Dr. med. Norbert Frey
Universitätsklinikum Heidelberg
Im Neuenheimer Feld 410
69120 Heidelberg
E-Mail: sekretariat.frey@med.uni-heidelberg.de
Kapitel 14

Dr. med. Zoltán Gál
Universitätsklinikum Heidelberg
Innere Medizin III – Klinik für Kardiologie,
Angiologie und Pneumologie
Im Neuenheimer Feld 410
69120 Heidelberg
E-Mail: zoltan.gal@med.uni-heidelberg.de
Kapitel 15

Dr. med. Weng-Teng Gi
Universitätsklinikum Heidelberg
Innere Medizin III
Im Neuenheimer Feld 410
69120 Heidelberg
Kapitel 3

Prof. Dr. med. Evangelos Giannitsis
Universitätsklinikum Heidelberg
Innere Medizin III
Im Neuenheimer Feld 410
69120 Heidelberg
E-Mail:
evangelos.giannitsis@med.uni-heidelberg.de
Kapitel 6

Prof. Dr. med. Ekkehard Grünig
Thoraxklinik am Universitätsklinikum
Heidelberg
Zentrum für pulmonale Hypertonie
Röntgenstraße 1
69126 Heidelberg
E-Mail:
ekkehard.gruenig@med.uni-heidelberg.de
Kapitel 18

Prof. Dr. med. Walter E. Haefeli
Universitätsklinikum Heidelberg
Klinische Pharmakologie und
Pharmakoepidemiologie
Im Neuenheimer Feld 410
69120 Heidelberg
E-Mail:
walter.emil.haefeli@med.uni-heidelberg.de
Kapitel 23

Prof. Dr. med. Matthias Karck
Universitätsklinikum Heidelberg
Klinik für Herzchirurgie
Im Neuenheimer Feld 420
69120 Heidelberg
E-Mail: Matthias.Karck@med.uni-heidelberg.de
Kapitel 8

Prof. Dr. med. Hugo A. Katus
Universitätsklinikum Heidelberg
Innere Medizin III
Im Neuenheimer Feld 410
69120 Heidelberg
E-Mail: hugo.katus@med.uni-heidelberg.de
Kapitel 6

Prof. Dr. med. Malte Kelm
Universitätsklinikum Düsseldorf
Moorenstr. 5
40225 Düsseldorf
E-Mail: kardiologie@med.uni-duesseldorf.de
Kapitel 16

Prof. Dr. med. David Krug
Universitätsklinikum Schleswig-Holstein
Klinik für Strahlentherapie Kiel
Arnold-Heller-Str. 3
24105 Kiel
E-Mail: David.Krug@uksh.de
Kapitel 11

Prof. Dr. med. Lorenz Lehmann
Universitätsklinikum Heidelberg
Klinik für Kardiologie, Angiologie u.
Pneumologie (Innere Medizin III)
Im Neuenheimer Feld 410
69120 Heidelberg
E-Mail: Lorenz.Lehmann@med.uni-heidelberg.de
Kapitel 12, 25

Prof. Dr. med. Florian Leuschner
Universitätsklinikum Heidelberg
Innere Medizin III
Im Neuenheimer Feld 410
69120 Heidelberg
E-Mail: florian.leuschner@med.uni-heidelberg.de
Kapitel 15

Dr. med. Simone M. Margraf
Universitätsklinikum Essen
Klinik für Kardiologie und Angiologie
Hufelandstraße 55
45147 Essen
E-Mail: simone.mrotzek@uk-essen.de
Kapitel 1

Prof. Dr. med. Benjamin Meder
Universitätsklinikum Heidelberg
Innere Medizin III
Im Neuenheimer Feld 410
69120 Heidelberg
E-Mail: benjamin.meder@med.uni-heidelberg.de,
benjamin.meder@stanford.edu
Kapitel 3

Prof. Dr. med. Christian Morath
Universitätsklinikum Heidelberg
Nierenzentrum Heidelberg
Im Neuenheimer Feld 162
69120 Heidelberg
E-Mail: christian.morath@med.uni-heidelberg.de
Kapitel 17

Prof. Dr. med. Oliver J. Müller
Universitätsklinikum Schleswig-Holstein
Klinik für Innere Medizin III
Arnold-Heller-Str. 3
24105 Kiel
E-Mail: Oliver.Mueller@uksh.de
Kapitel 13, 22

PD Dr. med. Martin Neumann
Universitätsklinikum Schleswig-Holstein
Klinik für Innere Medizin II
im Karl-Lennert-Krebszentrum Nord
Hämatologie und Onkologie
Arnold-Heller Straße 3, Haus 50
24105 Kiel
E-Mail: M.Neumann@uksh.de
Kapitel 24

Dr. med. Philipp Novotny
Universitätsklinikum Heidelberg
Medizinische Klinik V
Im Neuenheimer Feld 410
69121 Heidelberg
E-Mail:
JanPhilipp.Novotny@med.uni-heidelberg.de
Kapitel 7

Prof. Dr. med. Roman Pfister
Uniklinik Köln
Herzzentrum – Klinik III für Innere Medizin
Kerpener Str. 62
50937 Köln
E-Mail: roman.pfister@uk-koeln.de
Kapitel 9

Merten Prüser
Institut für Physiologie der CAU zu Kiel
Hermann-Rodewald-Straße 5
24118 Kiel
E-Mail: m.prueser@physiologie.uni-kiel.de
Kapitel 14

Prof. Dr. med. Tienush Rassaf
Universitätsklinikum Essen
Klinik für Kardiologie und Angiologie
Hufelandstr. 55
45122 Essen
E-Mail: tienush.rassaf@uk-essen.de
Kapitel 1

Dr. med. Johannes Riffel
Robert-Bosch-Krankenhaus
Kardiologie und Angiologie
Auerbachstraße 110
70376 Stuttgart
E-Mail: johannes.riffel@rbk.de
Kapitel 4

Prof. Dr. med. Hanno Riess
Charité Berlin
Med. Klinik m.S. Hämatologie, Onkologie und
Tumorimmunologie
Charitéplatz 1
10117 Berlin
E-Mail: hanno.riess@charite.de
Kapitel 21, 22

Prof. Dr. med. Timolaos Rizos
Universitätsklinikum Heidelberg
Neurologische Klinik
Im Neuenheimer Feld 400
69120 Heidelberg
E-Mail: trizos@gmx.de
Kapitel 19

Dr. med. Janek Salatzki
Universitätsklinikum Heidelberg
Im Neuenheimer Feld 410
69120 Heidelberg
E-Mail: janek.salatzki@med.uni-heidelberg.de
Kapitel 4

Prof. Dr. med. Constanze Schmidt
Universitatsklinikum Heidelberg
Abteilung für Innere Medizin III
Im Neuenheimer Feld 410
69120 Heidelberg
E-Mail:
Constanze.Schmidt@med.uni-heidelberg.de
Kapitel 20

PD Dr. med. Martina-Elisabeth Spehlmann
Universitätsklinikum Schleswig Holstein
Klinik für Innere Medizin III
mit den Schwerpunkten Kardiologie, Angiologie
und internistische Intensivmedizin
Arnold-Heller-Straße 3, Haus K3
24105 Kiel
Email: Martina.Spehlmann@uksh.de
Kapitel 14

PD Dr. med. Henning Steen
Universitätsklinikum Heidelberg
Innere Medizin III
Im Neuenheimer Feld 410
69120 Heidelberg
E-Mail: henning.steen@med.uni-heidelberg.de
Kapitel 5

Dr. med. Matthias Totzeck
Universitätsklinikum Essen
Klinik für Kardiologie und Angiologie
Hufelandstr. 55
45122 Essen
E-Mail: matthias.totzeck@uk-essen.de
Kapitel 1

Dr. med. Mehrshad Vafaie
Karolinska Universitetssjukhuset Huddinge
ME Kardiologi
Hälsovägen 13
14186 Stockholm
Schweden
E-Mail: mehrshad.vafaie@regionstockholm.se
Kapitel 6

Prof. Dr. med. Roland Veltkamp
Imperial College London
Department of Brain Sciences
3 East 6, East Wing
London SW7 2AZ
United Kingdom
E-Mail: r.veltkamp@imperial.ac.uk
Kapitel 19

Dr. sc. hum. Janick Weberpals
Deutsches Krebsforschungszentrum
Klinische Epidemiologie und Alternsforschung
Im Neuenheimer Feld 581
69120 Heidelberg
E-Mail: janick.weberpals@alumni.dkfz.de
Kapitel 2

Dr. Felix Wiedmann
Universitätsklinikum Heidelberg
Abteilung für Innere Medizin III
Im Neuenheimer Feld 410
69120 Heidelberg
E-Mail:
Felix.Wiedmann@med.uni-heidelberg.de
Kapitel 20

1 Mechanismen kardialer Schädigung bei onkologischen Therapieverfahren

Matthias Totzeck, Tienush Rassaf, Simone M. Margraf

1.1 Hintergründe und Überblick

Die Charakterisierung relevanter Mechanismen kardialer Schädigung durch onkologische Therapieverfahren ist von herausragender Relevanz, um die Prognose von Patienten mit Tumorerkrankungen weiter zu verbessern. Durch den Fortschritt der onkologischen Therapien und dem damit verbundenen steigendem Überleben nach einer Tumorerkrankung, nimmt auch das Auftreten von Nebenwirkungen der angewendeten onkologischen Therapien zu [1]. Kardiovaskulären Erkrankungen kommt aufgrund der hohen Morbidität und Mortalität eine besondere Relevanz zu [2]. Um die Lebensqualität von Überlebenden nach einer Krebserkrankung zu optimieren, ist es daher Ziel der onkologischen Kardiologie, das Auftreten kardiovaskulärer Nebenwirkungen zu verhindern oder rechtzeitig zu behandeln. Des Weiteren ist in der Behandlung von Krebserkrankungen der Therapieerfolg maßgeblich davon abhängig, wie umfänglich eine Tumortherapie durchgeführt werden kann. Dabei besteht jedoch ein ständiger Konflikt in der Balance zwischen den therapie-assoziierten kardiovaskulären Ereignissen und dem Umgang mit bereits vorbestehenden kardiovaskulären Risikofaktoren, da diese eine Therapielimitierung darstellen können [3]. Über die Identifikation der einzelnen Pathomechanismen können sinnvolle therapeutische Maßnahmen festgelegt werden, um die Entstehung kardialer Schädigung zu einem möglichst frühen Zeitpunkt zu verhindern.

Unterschieden werden sollte zunächst in zwei Typen der Kardiotoxizität: Typ I, welcher schwerwiegender ist und zu einem permanenten Schaden führt und Typ II, welcher im Normalfall reversibel ist. Zudem kann nach dem zeitlichen Beginn der Kardiotoxizität in einen akuten Schaden (während oder unmittelbar nach der Therapie), subakuten Schaden (Tage oder wenige Wochen nach der Therapie) oder chronischen Schaden (Wochen bis Monate nach der Therapie) unterteilt werden [4].

Ein akuter Schaden kann bereits während der Durchführung der Tumortherapie eine Therapieunterbrechung notwendig machen oder für den Patienten in kurzem zeitlichen Zusammenhang sogar lebensbedrohlich werden. Zugrundeliegend ist meist ein direkter toxischer Schaden auf zellulärer Ebene oder eine Immunreaktion gegen Herz und Gefäße. So kann es beispielsweise unter einer Chemotherapie mit Cyclophosphamid zum Auftreten einer akuten Herzinsuffizienz inklusive kardiogenem Schock mit einer Mortalitätsrate von bis zu 14 % kommen [5].

Häufiger zeigen sich jedoch chronische Schäden, welche dadurch gekennzeichnet sind, dass sie sich langsam entwickeln und oft erst Jahre nach der onkologischen Therapie klinisch apparent werden. Auf Grund der langen Latenz zwischen onkologischer Therapie und dem Auftreten der Nebenwirkungen, stellt die Identifikation der zugrun-

https://doi.org/10.1515/9783110592450-001

deliegenden Pathomechanismen und des zeitlichen Ablaufs der Schädigung hierbei eine Herausforderung dar [2]. So manifestiert sich zum Beispiel eine kardiovaskuläre Schädigung nach erfolgter thorakaler Strahlentherapie typischerweise erst nach 10–15 Jahren (siehe Kap 1.3). Insbesondere im Rahmen kurativer Therapieansätze gilt es, nicht nur kurzfristige Nebenwirkungen zu vermeiden, sondern auch die langfristigen Schäden zu verhindern und frühzeitig zu erkennen und zu therapieren.

Sowohl klassische Chemotherapie Regime und Bestrahlung als auch neue, zielgerichtete Therapien und Immunmodulatoren können kardiovaskuläre Schäden auslösen [6]. Tumortherapeutika zirkulieren im kardiovaskulären System, um den Tumor zu erreichen und dort ihre gewünschte Wirkung zu entfalten. Im kardiovaskulären System, insbesondere an den Endothelzellen, können die Substanzen ihre zytotoxischen Eigenschaften zeigen. Das Myokard ist zudem aufgrund seiner hohen Stoffwechselaktivität besonders für die Einwirkung von Tumortherapeutika gefährdet [7]. Bei thorakaler oder mediastinaler Bestrahlung kann es ebenfalls aufgrund der Lokalisation zu einer Induktion von Schäden an Herz und Gefäßen kommen.

Dabei ist das Spektrum der kardiovaskulären Schädigungen in ihrem Erscheinungsbild und Auftreten vielfältig. Anhand der Zielstruktur kann eine weitere Einteilung der Schädigung erfolgen: muskulär, im Sinne einer eingeschränkten Myokardfunktion, koronar, valvulär, rhythmogen und vaskulär (u. a. thrombembolische Ereignisse, periphere arterielle Verschlusskrankheit). Weitere unerwünschte kardiovaskuläre Ereignisse sind das vermehrte Auftreten einer arteriellen oder pulmonalen Hypertonie. Tab. 1.1 gibt einen Überblick über häufig eingesetzte onkologische Therapieformen und ihren Zusammenhang mit kardiovaskulären Schäden.

Tab. 1.1: Übersicht zu gängigen Tumortherapieformen, ihrer Wirkungsweise und assoziierter Kardiotoxizität.

Tumortherapie	Indikation	zelluläres Ziel	Mechanismus	kardiovaskuläre Toxizität
Strahlentherapie	diverse	DNA-Einzel- und Doppelstrangbrüche	ROS-Formation, Apoptose, Seneszenz, Inflammation	Perikarditis, Koronare Herzerkrankung, Herzinsuffizienz, Diastolische Dysfunktion, Herzklappenerkrankungen, Herzrhythmusstörungen
Traditionelle Chemotherapie				
Anthrazykline – Doxorubicin – Daunorubicin – Epirubicin – Idarubicin – Mitoxantron	Mamma-Karzinom, Sarkome, Lymphome, Leukämie, Multiples Myelom, pädiatrische Karzinome	Topoisomerase II DNA-Doppelstrang-brüche	ROS-Formation, Apoptose, Seneszenz	Herzinsuffizienz, Herzrhythmusstörungen, Myokarditis, Perikarditis

Tab. 1.1: (fortgesetzt)

Tumortherapie	Indikation	zelluläres Ziel	Mechanismus	kardiovaskuläre Toxizität
Platinverbindungen – Cisplatin – Carboplatin – Oxaliplatin	Ösophaguskarzinom, Ovarial Karzinom, Hodenkrebs, Mamma-Karzinom, Kopf-Hals-Tumore, CUP (*Carcinoma of unknown primary*)	Crosslinks (DNA-Schädigung)	Endothelialer Schaden, Thromboxan-Produktion	Myokardischämie, Arterielle Hypertonie
Alkylantien – Cyclophosphamid – Ifosfamid	Leukämie, Multiples Myelom, Lymphome, Sarkome, Hodenkrebs, Mamma-Karzinom, pädiatrische Karzinome	Crosslinks (DNA-Schädigung)	Lipidperoxidation, mitochondriale Dysfunktion, ROS-Formation	Herzinsuffizienz (akut), Myokarditis, Perikarditis
Taxane – Paclitaxel – Docetaxel	Mamma-Karzinom, Prostatakarzinom, Lungenkrebs, CUP, Ösophaguskarzinom	Mikrotubuli-Stabilisation	Apoptose, Endothelialer Schaden	Myokardischämie, Koronarspasmen, Herzrhythmusstörungen, Thrombosen
Fluoropyrimidine – 5-Fluoruracil – Capecitabin	Gastrointestinale Karzinome, Mamma-Karzinom, Kopf-Hals-Tumore	Antimetabolit/ DNA-Synthese	ROS-Formation, mitochondriale Dysfunktion, Lipidperoxidation, Protein Kinase C, Vasokonstriktion	Herzinsuffizienz, Hypertonie, Koronare Vasospasmen, Myokardischämie, Herzrhythmusstörungen
Zielgerichtete – und Immuntherapie				
HER2 Inhibitoren – Trastuzumab – Pertuzumab – Lapatinib	HER2-positives Mamma-Karzinom und Magenkarzinom	HER2	ROS-Formation, Apoptose	Herzinsuffizienz
Anti-EGFR Antikörper – Cetuximab – Panitumumab – Necitumumab	Kolorektales Karzinom, Kopf-Hals-Tumore	EGFR	Apoptose, Anti-Angiogenese	Transiente EKG-Veränderungen, Troponinerhöhung

Tab. 1.1: (fortgesetzt)

Tumortherapie	Indikation	zelluläres Ziel	Mechanismus	kardiovaskuläre Toxizität
EGFR Tyrosinkinaseinhibitoren – Erlotinib – Gefitinib – Afatinib – Osimertinib	EGFR-mutiertes Lungenkarzinom	EGFR	Apoptose, Anti-Angiogenese	Herzinsuffizienz, Arterielle Hypertonie
Antikörper im VEGF-Signalweg – Bevazicumab – Ramucirumab – Aflibercept	Lungenkrebs, Nierzellkarzinom, Kolorektales Karzinom, Ösophaguskarzinom	VEGF-Signalweg	Hemmung NO und Prostacyclin-Produktion, Endothelin-1 Produktion	Herzinsuffizienz, Arterielle Hypertonie, Thrombosen, Schlaganfall
Small molecules, Multikinase Inhibitoren – Axitinib – Cabozantinib – Crizotinib – Lenvatinib – Nilotinib – Nintedanib – Pazopanib – Regorafenib – Sorafenib – Sunitinib – Vandetanib	Philadelphia-positive Leukämie, Sarkome, GIST, Nierenzellkarzinome, medulläres Schilddrüsenkarzinom, neuroendokrine Karzinome, Lungenkrebs	Häufig: VEGFR2 und PDGFR, ABL und ABL-Mutationen, und andere Kinasen	Hemmung NO und Prostacyclin-Produktion, Endothelin-1 Produktion	Herzinsuffizienz, Arterielle Hypertonie, Thrombosen, QTc-Zeit-Verlängerung
ALK Inhibitoren – Crizotinib – Ceritinib – Alectinib	ALK-positive lung cancer	ALK (Anaplastische Lymphom-Kinase)	Apoptose, mitochondriale Funktion	QTc-Zeit-Verlängerung, Bradykardie
MEK Inhibitoren – Trametinib – Cobimetinib BRAF Inhibitoren – Dabrafenib – Vemurafenib	BRAFV600-mutiertes malignes Melanom und Lungenkarzinom	ERK-Signalweg	Myokardiale Integrität, ROS-Formation, Apoptose	Herzinsuffizienz, Vorhofflimmern, QTc-Zeit-Verlängerung
mTOR Inhibitoren – Everolimus – Temsirolimus	Nierenzellkarzinom, neuroendokrine Tumore, Mamma-Karzinom	PI3k-Akt-mTor-Signalweg	Apoptose, Protein-Synthese	Herzrhythmusstörungen, Thrombosen, Arterielle Hypertonie, Kardiometabolische Effekte

Tab. 1.1: (fortgesetzt)

Tumortherapie	Indikation	zelluläres Ziel	Mechanismus	kardiovaskuläre Toxizität
Immunomodulatoren – Lenalidomide – Thalidomide – Pomalidomide	Multiples Myelom	Lymphoid transcription factors (IKZF 1 und 3)	Apoptose, Inflammation	Myokardischämie, Thrombosen
Proteasome inhibitors – Bortezomib – Carfilzomib	Multiples Myelom	Ubiquitin-Proteasom-System	Apoptose, Anti-Angiogenese	Herzinsuffizienz, Herzrhythmusstörungen, Thrombosen, Arterielle Hypertonie
Immuncheckpointinhibitoren (anti-PD-1/PD-L1 Antikörper) – Nivolumab – Pembrolizumab – Atezolizumab – Avelumab – Durvalumab	Malignes Melanom, Magenkarzinom, Kopf-Hals-Tumore, Merkelzell-Karzinom, Hodgkin-Lymphom	PD1/ PDL1	Autoimmunreaktion	Myokarditis
Immuncheckpointinhibitoren (anti-CLTA4 Antikörper) – Ipilimumab – Tremelimumab	Malignes Melanom, Nierenzellkarzinom	CLTA4	Autoimmunreaktion	Myokarditis
Anti-CD20 Antikörper – Rituximab	Lymphome, Leukämie	CD20-positive B-Zellen	Apoptose	Arterielle Hypertonie, Instabile Angina pectoris
CAR-T-Zelltherapie – Axicabtagene Ciloleucel – Tisagenlecleucel – Brexucabtagen – Idecabtagen vicleucel	Lymphome, Leukämie	Oberflächenmarker auf Tumorzellen, z. B. CD19, BCMA	Autoimmunreaktion getriggert durch gentechnisch modifizierte T-Zellen	Art. Hypotension, LV-Dysfunktion, tachykarde Herzrhythmusstörungen, plötzlicher Herztod, QTc-Zeit-Verlängerung

Anthrazykline stellen dabei den Prototyp für das Auftreten kardiotoxischer Nebenwirkungen unter den onkologischen Therapieformen dar. Verschiedene Pathomechanismen sind diesbezüglich bereits beschrieben worden (siehe Kap. 1.2) und die Evaluation der linksventrikulären Ejektionsfraktion vor und während der Gabe von Anthrazyklinen stellt bereits seit vielen Jahren einen wichtigen Bestandteil der Therapieplanung dar. Hingegen ist die klinische Ausprägung kardiovaskulärer Nebenwirkungen bei den neuartigen zielgerichteten Therapiestrategien und Immuntherapien noch nicht abschließend geklärt. Ihre Wirkmechanismen beruhen vor allem auf der Inhibition molekularer Signalwege der Tumorprogression. Da viele dieser Zielmoleküle auch in der vaskulären, metabolischen und myokardialen Regulation eine Rolle spielen, kann es auch dabei zur Entwicklung relevanter kardiotoxischer Nebenwirkungen kommen (siehe Kap. 1.4).

Das vorliegende Kapitel geht anhand einiger häufig eingesetzter onkologischer Therapieformen auf bereits bekannte Pathomechanismen ein, welche zur Entstehung von Kardiotoxizität führen. Insgesamt sind die Mechanismen kardialer Schädigung bei onkologischen Therapieverfahren jedoch noch inkomplett charakterisiert und Bestandteile der aktuellen grundwissenschaftlichen und klinischen Forschung. Auf Grund der zunehmenden Zahlen onko-kardiologischer Patienten nimmt die klinische Relevanz jedoch weiter zu.

1.2 Anthrazykline – Prototyp für Kardiotoxizität

Die Substanzklasse der Anthrazykline stellt eine onkologische Therapieform mit breitem Anwendungsgebiet in der Behandlung solider Tumore und hämatologischer Krankheitsbilder dar. In der Therapie von Mamma-Karzinomen, Sarkomen, Lymphomen und Leukämie ist ihr Einsatz weiterhin in vielen Fällen Bestandteil der Erstlinientherapie. Die Kardiotoxizität von Doxorubicin, Daunorubicin, Epirubicin, Idarubicin, und Mitoxantron ist lange bekannt und dosisabhängig. Vor allem kumulativ hohe Dosen (beispielsweise Doxorubicin > 400 mg/m²) sind mit einem erhöhten Risiko zur Entwicklung einer Herzinsuffizienz assoziiert [2]. Interessanterweise korreliert ein klinisches Ansprechen auf die Therapie mit Anthrazyklinen auch mit einem vermehrten Auftreten von kardiotoxischen Nebenwirkungen [8].

In der Entstehung der kardiovaskulären Schädigung durch Anthrazykline scheinen verschiedene Mechanismen auf zellulärer und subzellulärer Ebene beteiligt zu sein. Eine große Rolle spielt dabei die Entstehung reaktiven Sauerstoffspezies (ROS, engl. *reactive oxygen species*). Oxidativer Stress führt auch auf Grund der niedrigen anti-oxidativen Fähigkeit von Kardiomyozyten zu einer strukturellen und funktionellen Schädigung des Herzmuskels [7].

ROS entstehen im Rahmen einer enzymatischen Spaltung der Anthrazykline von einem Chinon zu einem Semichinon an mehreren Lokalisationen in den Zellen [9]. Vermittelt wird dies über die mitochondriale Nicotinamid-Adenin-Dinucleotid-Dehydrogenase, die zytosolische Xanthin-Oxidase, die Nicotinamid-Adenin-Dinucleotid-Phosphat (NADPH)-Cytochrom-p450-Oxidoreduktase im Endoplasmatischem Retikulum oder der Stickstoffmonoxid-Synthase (NOS) [10].

Die enzymatische Spaltung der Anthrazykline kann unter anderem durch Eisenionen katalysiert werden, welche sich vor allem auf Hämoproteinen finden [9]. Die Applikation des intrazellulären Eisenchelatbildners Dexrazoxan vor der Anthrazyklingabe stellt hier daher einen Therapieansatz zur Verminderung der kardiotoxischen Eigenschaften von Anthrazyklinen dar.

Die entstandenen ROS oxidieren und schädigen auf diese Weise DNA, Proteine und Lipide [11]. Die Oxidation von kontraktilen Proteinen kann so zur direkten Entstehung einer myokardialen, kontraktilen Dysfunktion führen [12]. Über eine Stabilisation des Transkriptionsfaktors p53 lösen ROS zudem eine gesteigerte Seneszenz (Zellalterung) und eine Induktion von apoptotischem Zelltod aus [13].

Die Wirkung wird wesentlich verstärkt, indem Anthrazykline die Aktivität der Topoisomerase IIβ hemmen und so die Reparatur des ROS-induzierten DNA-Schadens verhindern. Die gestörte nukleare Transkription hat eine Reduktion der Synthese kontraktiler Elemente sowie der mitochondrialen Biogenese zur Folge. Dies wird unter anderem über eine reduzierte Formation von PGC1α (engl. *peroxisome proliferator activated receptor gamma coactivator 1 alpha*) relevant [14].

Innerhalb der Mitochondrien erhöhen Anthrazykline über eine vermehrte ROS-Formation die Öffnung der mitochondrialen Permeabilitäts-Transitions Pore. Dies führt zum Kollabieren des mitochondrialen Membranpotenzials, zu einer Zerstörung der äußeren Mitochondrienmembran und zur Freisetzung von Cytochrom C in das Zytosol. Cytochrom C löst wiederum die Initiierung von Apoptose der Kardiomyozyten aus [15].

Ein weiterer Mechanismus der zellulären Schädigung ist die Bindung von Anthrazyklinen an Calciumkanäle [16]. Die dadurch erhöhten intrazellulären Calciumlevel führen zu einer Aktivierung verschiedener Proteasen. So können aktivierte Calpaine beispielsweise einen Zelltod durch Autodigestion induzierten [16]. Die zelluläre Überlagerung durch Calcium beeinträchtigt außerdem die kontraktile Funktion der Kardiomyozyten [16,17]. Zuletzt erhöht auch Calcium gemeinsam mit ROS die weitere Steigerung der Permeabilität der äußeren mitochondrialen Membran [15].

Neben der Schädigung der Kardiomyozyten spielen auch die Endothelzellen eine kritische Rolle in der Entwicklung und Progression einer Kardiomyopathie durch Anthrazykline [10]. Diese bilden im physiologischen Zustand die erste Schutzschicht vor dem systemisch zirkulierenden Anthrazyklinen. Durch Störung der Integrität von Tight Junctions kommt es zu einer erhöhten mikrovaskulären Permeabilität und somit zu einer vermehrten Exposition der Kardiomyozyten durch die Anthrazykline [18]. Zudem führen die oben erläuterten molekularen Mechanismen vergleichbar mit den Vorgängen in den Kardiomyozyten durch oxidativen Stress und DNA-Schädigung auch in den Endothelzellen zur Auslösung von Apoptose. Der Zelltod von Endothelzellen führt zu einer Reduktion von Endothelin-1, NO, Prostacyclin und Neuroregulin-1 (NRG1), welche wichtige Botenstoffe für das Überleben und die Funktion von Kardiomyozyten darstellen [10,19].

Auf vaskulärer Ebene zeigt sich als Folge eine reduzierte Aktivität der endothelialen NOS und eine Erhöhung des zytosolischen Calciums in den glatten Muskelzellen [20]. Diese Mechanismen können die Begünstigung der Entstehung von arterieller Hypertonie in Patienten nach Anthrazyklin-Therapie erklären [21].

Bei *human epidermal growth factor receptor* (HER)-2-positiven Brustkrebspatienten kann die Therapie mit Anthrazyklinen noch ergänzt werden. HER2-Inhibitoren wie der Antikörper Trastuzumab und das *small molecule* Lapatinib stellen hierbei gezielte Therapieoptionen im adjuvanten oder palliativen Setting dar. Auch diese Moleküle haben per se ein kardiotoxisches Potenzial [22], welches durch die Kombination mit einer Anthrazyklintherapie deutlich potenziert wird.

Die zellulären Mechanismen sind hierbei nicht vollständig bekannt. Vermutet wird, dass Trastuzumab am Herzen die Signalweiterleitung von NRG1 hemmt [22,23]. Diese verläuft über ein Heterodimer aus den Rezeptoren HER2 und HER4, welche konstitutiv auf den Kardiomyozyten vorhanden sind. Die Hemmung des NRG1-Signalweges führt unter anderem über die Hemmung der Phosphoinositid-3-Kinase (PI3k) und Akt zur einer pro-apoptotischen Wirkung, beispielsweise über die Aktivierung von mitochondrialen BCL-X-Proteinen sowie ebenfalls zu einer erhöhten ROS-Formation [24]. Kardiomyozyten haben durch ihre Kontraktilität einen hohen Bedarf an Adenosintriphosphat (ATP) und sind daher besonders anfällig für eine medikamenten-induzierte Störung der mitochondrialen Funktion und daraus resultierenden kontraktilen Dysfunktion [7]. Das Zusammenwirken von Doxorubicin und Trastuzumab bei der Entstehung der kardialen Schädigung ist in Abb. 1.1 dargestellt.

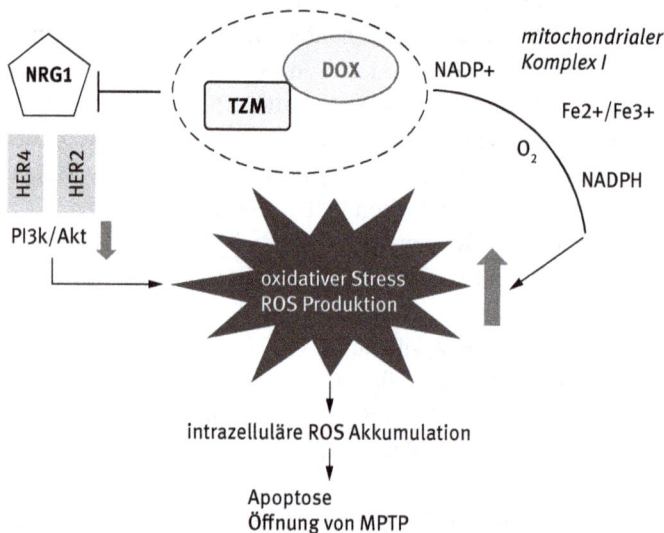

Abb. 1.1: Die kombinierte Wirkung von Doxorubicin und Trastuzumab führt zu einer Akkumulation von reaktiven Sauerstoffspezies (ROS) und so zu einer potenzierten Schädigung der Zellen selbst durch Induktion von Apoptose sowie subzellulär zu einer mitochondrialen Schädigung durch Steigerung der Permeabilität der äußeren mitochondrialen Membran durch Öffnung der mitochondrialen Permeabilitäts-Transitions Pore (MPTP). (DOX = Doxorubicin, TZM = Trastuzumab, Fe = Eisen, NADP/NADPH = Nicotinamid-Adenin-Dinucleotid-Phosphat, NRG = Neuregulin, HER = *human epidermal growth factor receptor*, PI3k = Phosphoinositid-3-Kinase).

1.3 Strahlentherapie und ihre Mechanismen der kardiovaskulären Schädigung

Eine Strahlentherapie zählt in 50–60 % zum Therapieregime von Tumorpatienten [25,26]. Die Wirkung von ionisierender Strahlung zur Zerstörung von Tumoren beruht vor allem auf der Induktion von DNA-Einzel- und Doppelstrangbrüchen, Bildung freier Radikalen und Apoptose der Zellen [25,27]. Die Wirkung und Nebenwirkungen sind zeit- und dosisabhängig. Akute oder kumulative Dosen von mehr als 0,5 Gy führen zu einem signifikant erhöhten kardiovaskulären Risiko [27].

Kardiale Strahlenschäden spielen aufgrund der Lokalisation und Therapieformen unter anderem bei Patienten mit Mammakarzinom, Lungenkarzinomen und mediastinalen Lymphomen eine Rolle [28]. Das relative Risiko für das Auftreten von fatalen kardiovaskulären Ereignissen liegt bei Überlebenden nach Hodgkin-Lymphom bei 2,2–12,7 (medianes follow-up 18,7 Jahre) und nach Brustkrebs bei 2–2,2 (medianes follow-up 12 Jahre) [28,29]. Bei Patienten mit überlebter Krebserkrankung in der Kindheit und alleiniger Therapie durch Bestrahlung zeigten sich in 22 % echokardiographische Hinweise auf eine Herzinsuffizienz durch Abnahme der systolischen oder diastolischen Funktion oder abnormalen Werten in der *global longitudinal strain*-Analyse [30]. Abb. 1.2 gibt einen Überblick der Ebenen kardialer Schädigung durch Bestrahlung sowie der zugrundeliegenden Mechanismen.

Eine strahleninduzierte Perikarditis kann akut und chronisch auftreten und zeichnet sich durch die Exsudation eines proteinreichen Sekrets aus [27]. Der zugrundeliegende Pathomechanismus beruht auf der Entstehung einer Inflammation und

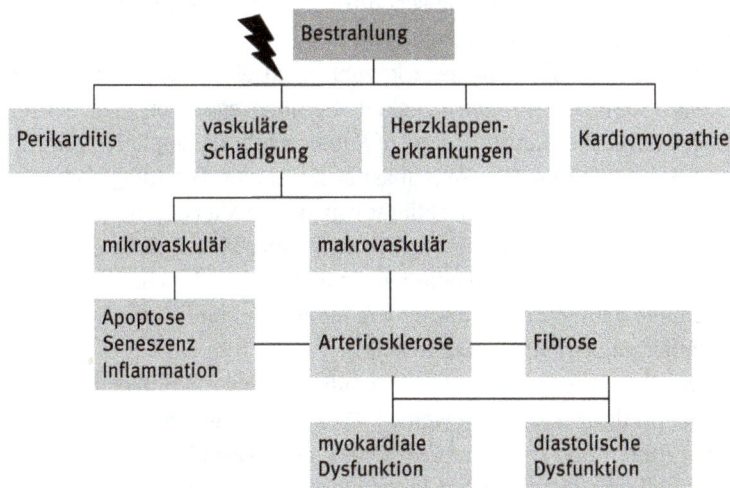

Abb. 1.2: Übersicht über das Spektrum der kardialen Schädigung durch Strahlentherapie sowie der zugrundenliegenden Mechanismen zur Entstehung einer myokardialen und diastolischen Dysfunktion (nach [66]).

Fibrin-Ablagerung durch mikrovaskuläre Schädigung [31]. Im weiteren Verlauf kann die Fibrosierung des Perikards zum Auftreten einer lebensbedrohlichen konstriktiven Perikarditis führen, was jedoch heute aufgrund von verbesserten Bestrahlungsprotokollen (niedrigere Strahlendosis und punktuellere Bestrahlung durch modernere Techniken) seltener auftritt [32].

Die vaskuläre Schädigung am Herzen durch Bestrahlung lässt sich in eine makro- und mikrovaskuläre Komponente unterteilen (siehe Abb. 1.3), welche gemeinsam die myokardiale Perfusion beeinträchtigen können. Relevant ist hierbei führend die Schädigung der Endothelzellen. Die Mechanismen der Endothelschädigung beruhen vor allem auf der Induktion von Apoptose (akuter Prozess) und gesteigerter Seneszenz (Zellalterung, chronischer Prozess) [25]. Als Folge entwickelt sich durch Ausschüttung von Zytokinen eine inflammatorische Reaktion mit gesteigerter Leukozytenrekrutierung sowie gesteigertem oxidativem Stress [25].

Eine durch Strahlung induzierte DNA-Schädigung in Endothelzellen kann – je nach Kontext – repariert werden oder eine Apoptose auslösen, welche p53-vermittelt oder durch Sphingomyelin-produzierten Ceramide induziert sein kann [33]. Bei p53-vermittelter Apoptose ist eine Vermittlung über die Cytochrom-C-induzierte mitochondriale Einleitung eines apoptotischen Zelltods führend (intrinsischen Signalweg) [25,33]. Auch die Seneszenz wird durch strahleninduzierte DNA-Schädigung ausgelöst. Sie führt zu einer Veränderung des zellulären Phänotyps der Endothelzellen und so zu einer Sekretion von Zytokinen, Proteinen und anderen Faktoren [25].

Apoptose und Seneszenz von Endothelzellen führen gemeinsam zu einer Dysbalance zwischen pro- und antikoagulatorischen sowie pro- und anti-inflammatorischen Faktoren im vaskulären Milieu. Dies führt zu einer gesteigerten Adhäsion von Leukozyten und Makrophagen, einer chronischen Inflammation, einen prothrombotischen Status sowie dem vermehrten Auftreten von ROS [25].

Durch eine strahleninduzierte Seneszenz kommt es zu einer Inaktivierung des PI3k/Akt-Signalweges und *downstream* zu einer Herunterregulation der Serin-/Threoninkinase mTor (engl. *mechanistic Target of Rapamycin*). Als Regulator von Aktin-Polymerisation und Interaktion von Zelladhäsionsmolekülen wie Integrinen, hat mTor einen direkten Einfluss auf die Kontraktilität von glatten Muskelzellen [34,35].

Als weiterer Ansatzpunkt wurde eine gesteigerte Oberflächenexpression von CD44 auf den durch Strahlentherapie gealterten Endothelzellen beschrieben. Hierdurch kommt es zu einer vermehrten Adhäsion von Monozyten und letztlich auch zu der gesteigerten Ausbildung von Arteriosklerose [36].

Neben Endothelzellen können auch ihre Vorläuferzelle, die endothelialen Progenitorzellen, durch Strahlung geschädigt werden. Dies kann zu einem gestörten vaskulären Remodeling führen und somit zur Entstehung einer vaskulären Dysfunktion beitragen [37]. Innerhalb der endothelialen Progenitorzellen löst ionisierende Strahlung eine p53 Stabilisation, einen p21-vermittelten Zellzyklusarrests und schließlich eine durch Bax (*Bcl-2-associated X protein*) vermittelten Apoptose aus [38].

Die anfälligsten Gefäße für Strahlenschäden sind Kapillaren, da diese nur eine Schicht Endothelzellen besitzen [25]. Die kardiale Rarefizierung der kapillären Dichte und das dadurch gestörte vaskuläre Netzwerk trägt zur Entwicklung einer strahleninduzierten myokardialen Dysfunktion bei. Durch endotheliale Schädigung der Herzkranzgefäße mit gesteigerter Arteriosklerose kann die Entwicklung einer koronaren Herzerkrankung vor allem in den strahlen-exponierten Anteilen (Hauptstamm, Ostium des Ramus interventricularis anterior und der rechten Koronararterie) ausgelöst werden [31].

Die Entwicklung einer Kardiomyopathie durch Strahlentherapie entsteht durch ein Zusammenspiel aus myokardialem Remodeling, Degeneration und zellulärer Dysfunktion. Studien zeigen einen engen Zusammenhang mit der endothelialen Dysfunktion durch Entstehung einer pro-fibrotischen und pro-inflammatorischer Umgebung [27]. Ähnlich wie bereits bei den Mechanismen kardialer Schädigung durch Anthrazykline beschrieben, führt oxidativer Stress und Inflammation zu einer strukturellen und funktionellen Schädigung der Kardiomyozyten aufgrund einer membranständigen Lipidperoxidation [7]. Hierbei spielt die Inaktivierung von PGC1α, einem Schüsselspieler in der Regulation der Lipidmetabolismus im Herzen, eine entscheidende Rolle [27,39]. Im Gegensatz zu Endothelzellen findet bei Kardiomyozyten postnatal keine Zellteilung mehr statt, daher zeigen sie keine Veränderung der Morphologie [40].

Die vor allem durch Endothelschädigung entstandene pro-inflammatorische Umgebung stellt jedoch einen starken Initiator der kardialen Fibrose dar [25]. Beispielsweise werden Interleukin-13-vermittelt Fibroblasten aus verschiedenen Quellen wie mesenchymalen Zellen und dem Knochenmark rekrutiert und sorgen für eine myokardialen Kollageneinlagerungen (v. a. Kollagen Typ I und III) [31]. Auch erhöhte Plasmaspiegel von TGFβ (engl. *Transforming growth factor-β*), Angiotensin II und Aldosteron finden sich nach kardialer Bestrahlung, führen zu einer vermehrten myokardialen Fibrose und stellen dadurch mögliche Therapieansätze zur Kardioprotektion dar [41].

Fibrotische Veränderungen im Bereich der Herzklappen führen am häufigsten im Bereich der Aorten- und Mitralklappe zu Veränderungen, welche gesteigerten degenerativen Veränderungen ähneln. Meist sind diese Veränderungen hämodynamisch irrelevant, jedoch kann sich bei Patienten mit Bestrahlung in der Kindheit bereits im frühen Erwachsenalter eine höhergradige Herzklappenstenosen oder -insuffizienz klinisch manifestieren und eine operative Sanierung notwendig machen [32].

Die Kombination aus einer strahleninduzierten Kardiomyopathie und einem Perfusionsdefizit auf Grund einer koronaren Herzerkrankung durch gesteigerte Arteriosklerose sowie mikrovaskulärer Schäden führt gemeinsam zu einer myokardialen Dysfunktion. Klinisch zeigt sich meist das Bild einer diastolischen Funktionseinschränkung und Herzinsuffizienz mit erhaltener systolischer Pumpfunktion [66,67]. Der genaue zeitliche Ablauf und zusammenhängende Pathomechanismus der strahleninduzierten kardiovaskulären Schädigung ist insgesamt noch inkomplett charakterisiert.

1.4 Neue Therapiemöglichkeiten und Risiken durch Zielgerichtete Therapie und Immuntherapie

Neue, spezifische Moleküle der Zielgerichteten und Immuntherapie haben die Tumortherapie einen großen Schritt nach vorne gebracht und das Überleben von Krebserkrankungen erheblich verbessert [2,42]. Ihr klinischer Einsatz ist jedoch auch mit dem Auftreten von schwerwiegenden kardiovaskulären Nebenwirkungen assoziiert [6,43]. Der zugrundeliegende Mechanismus ist die selektive und zielgerichtete Hemmung von Kinasen, welche in der Tumorprogression eine Rolle spielen. Die beeinträchtigten Signalwege können jedoch auch an der vaskulären, metabolischen und myokardialen Regulation beteiligt sein, welche dadurch gestört werden kann [44]. Anhand dreier Substanzgruppen sollen im folgenden Abschnitt einige bereits bekannte Mechanismen und Erklärungsansätze erläutert werden.

Die Gruppe der Tyrosinkinaseinhibitoren (TKI) haben als häufigen Angriffspunkt den Signalweg des *vascular endothelial grofth factor* (VEGF). Substanzen mit anti-VEGF-Aktivität sind beispielsweise Sunitinib, Sorafenib, Pazopanib, Axitinib, Vandetanib, Ponatinib, Cabozantinib und Lenvatinib [6]. Aufgrund ihrer molekularen Erscheinung werden sie auch als „small molecules" bezeichnet. Abb. 1.3 zeigt schematisch die Wirkungsweise von TKI im VEGF-Signalweg sowie die Angriffspunkte der bereits eingesetzten Antikörper Bevacizumab, Ramucirumab und Aflibercept, welche ebenfalls diesen Signalweg beeinflussen.

Eine sehr häufige Nebenwirkung der *small molecules* ist das Auftreten von arterieller Hypertonie mit einer Inzidenz von bis zu 25 % [45,46]. Als möglicher Pathomechanismus wird hierbei beschrieben, dass VEGF im physiologischen Zustand über

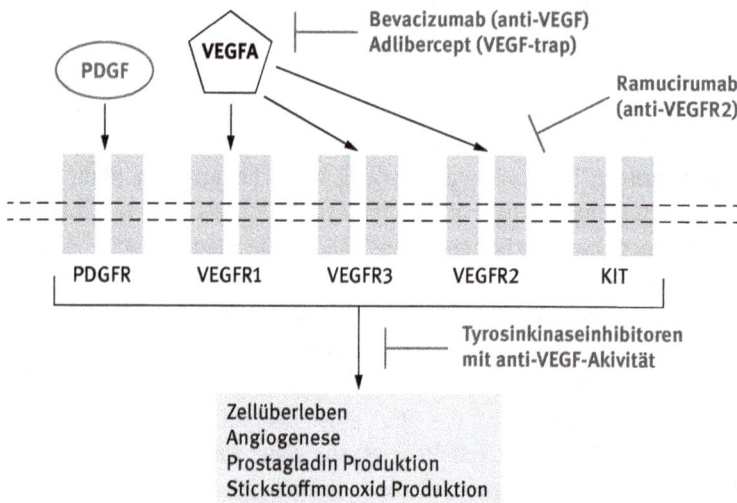

Abb. 1.3: Angriffspunkte onkologischer Therapieformen auf den Signalweg von VEGF-A (*vascular endothelial grofth factor A*). PDGF = Platelet-derived growth factor, R = receptor.

die Aktivierung der endothelialen NOS die Produktion von NO erhöht sowie ebenfalls eine gesteigerte Produktion von weiteren Vasodilatatoren wie Prostacyclin bewirkt. Zudem wurde beispielsweise unter Sunitinib ein erhöhter Spiegel von Endothelin-1 beschrieben [47]. Insgesamt entsteht so ein Ungleichgewicht zwischen vasokonstriktiven und vasodilatativen Faktoren, was nachfolgend die Entstehung eines arteriellen Hypertonus begünstigen kann [47].

Als weitere Nebenwirkungen kann der Einsatz von VEGF-Inhibitoren zu vaskulären Ereignissen wie venösen und arteriellen Thrombosen führen, sowie zur Entwicklung einer Kardiomyopathie. Die genauen Mechanismen sind hierbei noch inkomplett charakterisiert. Gründe für die Entstehung von Thrombosen werden in der Störung der vaskulären Homöostase gesehen. Hierbei wird zum einen eine gestörte Interaktion zwischen Thrombozyten und Endothelzellen beschrieben [48] und zum anderen die Ausbildung eines Immunkomplexes durch die VEGF-Inhibitoren, welcher zu einer gesteigerten Aktivierung von Thrombozyten führen kann [49]. Arterielle Thrombosen führen so zu einer erhöhten Rate an Myokardinfarkten und Schlaganfällen, venöse Thrombosen zu einem vermehrten Auftreten von Lungenembolien unter anti-VEGF-Therapie [46].

Aus der Hemmung des VEGF-Signalweges resultiert zudem eine Reduktion der kapillären Dichte und kann am Herzen zu einer mikrovaskulären Dysfunktion führen. Zugrundeliegend ist die Rolle von VEGF an der Funktion, der Proliferation und dem Überleben von Endothelzellen. Durch die Entstehung von myokardialer Hypoxie und Steigerung des Hypoxie-induzierten Faktors (HIF) wird das Auftreten einer meist reversiblen Kardiomyopathie begünstigt [44].

Eine weitere der neuartigen onkologischen Therapieformen ist die der Immuncheckpointinhibitoren wie beispielsweise die Antikörper gegen PD-1/PD-L1 (*programmed cell death 1 protein/ligand*) Nivolumab und Pembrolizumab. Maligne Zellen können sogenannte Immuncheckpoints auf ihrer Oberfläche exprimieren und so eine Immunantwort unterdrücken [50]. Dies wird als Angriffspunkt genutzt, um durch den Einsatz von Immuncheckpointinhibitoren eine gegen den Tumor gerichtete Immunantwort zu induzieren und den Mechanismus des Entkommens der malignen Zelle vor dem Immunsystem zu verhindern [50]. Dies hat jedoch auch Nebenwirkungen im Sinne einer induzierten Autoimmunität. Am Herzen kann dies zum Auftreten einer fulminanten lymphozytären Myokarditis mit hohen Mortalitätsraten führen [51]. Als Pathomechanismus wird hierbei eine Autoimmunreaktion gegen myokardiale Antigene vermutet [52]. Neben dieser fulminanten Form, welche bisher nur bei wenigen Patienten beschrieben wurde, gibt es Hinweise darauf, dass es durch eine Dysregulation des myokardialen Metabolismus deutlich häufiger zu einer kardialen Funktionseinschränkung kommen kann [68].

Ebenfalls vor allem in der Therapie von metastasierten malignen Melanomen eingesetzt werden Inhibitoren der *rapidly accelerated fibrosarcoma* Kinase B (BRAF) und der *mitogen-activated protein* Kinase (MEK) [53,54]. Durch die kombinierte Gabe dieser beiden Substanzgruppen konnte das Überleben von Patienten mit metastasierten malignen Melanomen signifikant gesteigert werden [55,56]. Kardiale Nebenwirkungen entstehen am ehesten durch die direkte Hemmung der MEK/ ERK (engl. *extracellular signal-regulated kinases*)-Signalkaskade, welche am Herzen kritisch für die Aufrechterhaltung der myokardialen Integrität ist [57]. ERK1/2 hat zahlreiche kardioprotektive Eigenschaften in der Verhinderung von oxidativem Stress und schützt Kardiomyozyten vor adaptiver Hypertrophie und vor Apoptose [57]. Durch die Hemmung des MEK/ERK-Signalweges kann es so zur Ausbildung einer klinisch relevanten Kardiomyopathie kommen [57–60]. Eine Einschränkung der linksventrikulären Ejektionsfraktion wird in 5–11 % aller Patienten beschrieben, welche mit BRAF/MEK-Inhibitoren therapiert werden [55,61]. Insbesondere im Zusammenhang mit einem „*second hit*" wie beispielsweise einer bereits bestehenden arteriellen Hypertonie, koronaren Herzerkrankung oder dem Einsatz von anderen kardiotoxischen Substanzen scheint die Entstehung eine manifeste Herzinsuffizienz unter BRAF/MEK-Therapie wahrscheinlich zu sein [54].

Neben einer Kardiomyopathie werden noch weitere kardiovaskuläre Nebenwirkungen beschrieben. Gründe für das vermehrte Auftreten eines arteriellen Hypertonus durch die BRAF/MEK-Therapie selbst sind zum einen die Störung des Renin-Angiotensin-Systems [62] und zum anderen eine verminderte NO-Produktion resultierend aus der Hemmung des VEGF-Signalweges, welcher über die Aktivierung von MEK/ERK verläuft [63]. Des Weiteren zeigt sich unter BRAF/MEK-Inhibition eine Hochregulation des Oberflächenmoleküls CD47, welches ebenfalls den NO-Spiegel senkt, den Signalweg von cyclischem Guanosinmonophosphat hemmt und so zu einer Vasokonstriktion und zu einem Ungleichgewicht zwischen thrombotischen und antithrombotischen Faktoren führt [64,65]. Dies kann auch eine Erklärung für die erhöhte Rate an Myokardinfarkten und Lungenembolien unter BRAF/MEK-Therapie sein.

Insgesamt bietet die Kombination aus traditionellen Therapieregimen und neuen, spezifischen Molekülen viele Möglichkeiten in der onkologischen Therapie, birgt jedoch auch zahlreiche Risiken durch noch inkomplett charakterisierte Mechanismen und dem dadurch entstehenden Nebenwirkungsspektrum. Die Aufarbeitung dessen steht im Focus der onko-kardiologischen Forschung, um das Outcome der Patienten weiter zu verbessern.

Literatur

[1]   Yeh ET, Chang HM. Oncocardiology-Past, Present, and Future: A Review. JAMA Cardiol. 2016;1 (9):1066–72.
[2]   Zamorano J. An ESC position paper on cardio-oncology. Eur Heart J. 2016;37(36):2739–40.
[3]   Mehta LS, Watson KE, Barac A, et al. Cardiovascular Disease and Breast Cancer: Where These Entities Intersect: A Scientific Statement From the American Heart Association. Circulation. 2018;137(8):e30-e66.
[4]   Shakir DK, Rasul KI. Chemotherapy induced cardiomyopathy: pathogenesis, monitoring and management. J Clin Med Res. 2009;1(1):8–12.

[5]   Morandi P, Ruffini PA, Benvenuto GM, Raimondi R, Fosser V. Cardiac toxicity of high-dose che-
      motherapy. Bone Marrow Transplant. 2005;35(4):323–34.
[6]   Moslehi JJ. Cardiovascular Toxic Effects of Targeted Cancer Therapies. N Engl J Med. 2016;375
      (15):1457–67.
[7]   Przybyszewski WM, Widel M, Rzeszowska-Wolny J. [Cardiotoxic consequences of ionizing radia-
      tion and anthracyclines]. Postepy Hig Med Dosw (Online). 2006;60:397–405.
[8]   Cardinale D, Colombo A, Lamantia G, et al. Anthracycline-induced cardiomyopathy: clinical rele-
      vance and response to pharmacologic therapy. J Am Coll Cardiol. 2010;55(3):213–20.
[9]   Rochette L, Guenancia C, Gudjoncik A, et al. Anthracyclines/trastuzumab: new aspects of car-
      diotoxicity and molecular mechanisms. Trends Pharmacol Sci. 2015;36(6):326–48.
[10] Luu B, Al-Omran M, Teoh H, Hess DA, Verma S. Role of Endothelium in Doxorubicin-Induced Car-
      diomyopathy. JACC: Basic to Translational Science. Dec 2018;3(6):861–70.
[11] Minotti G, Ronchi R, Salvatorelli E, Menna P, Cairo G. Doxorubicin irreversibly inactivates iron
      regulatory proteins 1 and 2 in cardiomyocytes: evidence for distinct metabolic pathways and
      implications for iron-mediated cardiotoxicity of antitumor therapy. Cancer Res. 2001;61
      (23):8422–8.
[12] Heusch P, Canton M, Aker S, et al. The contribution of reactive oxygen species and p38 mito-
      gen-activated protein kinase to myofilament oxidation and progression of heart failure in rab-
      bits. Br J Pharmacol. 2010;160(6):1408–16.
[13] Park AM, Nagase H, Liu L, et al. Mechanism of anthracycline-mediated down-regulation of GA-
      TA4 in the heart. Cardiovasc Res. 2011;90(1):97–104.
[14] Zhang S, Liu X, Bawa-Khalfe T, et al. Identification of the molecular basis of doxorubicin-indu-
      ced cardiotoxicity. Nat Med. 2012;18(11):1639–42.
[15] Heusch G, Boengler K, Schulz R. Inhibition of mitochondrial permeability transition pore ope-
      ning: the Holy Grail of cardioprotection. Basic Res Cardiol. 2010;105(2):151–4.
[16] Keung EC, Toll L, Ellis M, Jensen RA. L-type cardiac calcium channels in doxorubicin cardiomyo-
      pathy in rats morphological, biochemical, and functional correlations. J Clin Invest. 1991;87
      (6):2108–13.
[17] Heusch G, Rose J, Skyschally A, Post H, Schulz R. Calcium responsiveness in regional myocardi-
      al short-term hibernation and stunning in the in situ porcine heart. Inotropic responses to post-
      extrasystolic potentiation and intracoronary calcium. Circulation. 1996;93(8):1556–66.
[18] Wilkinson EL, Sidaway JE, Cross MJ. Cardiotoxic drugs Herceptin and doxorubicin inhibit cardiac
      microvascular endothelial cell barrier formation resulting in increased drug permeability. Biol
      Open. 2016;5(10):1362–70.
[19] Hsieh PC, Davis ME, Lisowski LK, Lee RT. Endothelial-cardiomyocyte interactions in cardiac de-
      velopment and repair. Annu Rev Physiol. 2006;68:51–66.
[20] Gajalakshmi P, Priya MK, Pradeep T, et al. Breast cancer drugs dampen vascular functions by
      interfering with nitric oxide signaling in endothelium. Toxicol Appl Pharmacol. 2013;269(2):121–
      31.
[21] Finkelman BS, Putt M, Wang T, et al. Arginine-Nitric Oxide Metabolites and Cardiac Dysfunction
      in Patients With Breast Cancer. J Am Coll Cardiol. 2017;70(2):152–62.
[22] Lenneman CG, Sawyer DB. Cardio-Oncology: An Update on Cardiotoxicity of Cancer-Related
      Treatment. Circ Res. 2016;118(6):1008–20.
[23] Pentassuglia L, Sawyer DB. The role of Neuregulin-1beta/ErbB signaling in the heart. Exp Cell
      Res. 2009;315(4):627–37.
[24] von Minckwitz G, Procter M, de Azambuja E, et al. Adjuvant Pertuzumab and Trastuzumab in
      Early HER2-Positive Breast Cancer. N Engl J Med. 2017;377(2):122–31.
[25] Venkatesulu BP, Mahadevan LS, Aliru ML, et al. Radiation-Induced Endothelial Vascular Injury:
      A Review of Possible Mechanisms. JACC Basic Transl Sci. 2018;3(4):563–72.

[26] Delaney G, Jacob S, Featherstone C, Barton M. The role of radiotherapy in cancer treatment: estimating optimal utilization from a review of evidence-based clinical guidelines. Cancer. 2005;104(6):1129–37.

[27] Tapio S. Pathology and biology of radiation-induced cardiac disease. J Radiat Res. 2016;57 (5):439–48.

[28] Jaworski C, Mariani JA, Wheeler G, Kaye DM. Cardiac complications of thoracic irradiation. J Am Coll Cardiol. 2013;61(23):2319–28.

[29] Aleman BM, van den Belt-Dusebout AW, De Bruin ML, et al. Late cardiotoxicity after treatment for Hodgkin lymphoma. Blood. 2007;109(5):1878–86.

[30] Armstrong GT, Joshi VM, Ness KK, et al. Comprehensive Echocardiographic Detection of Treatment-Related Cardiac Dysfunction in Adult Survivors of Childhood Cancer: Results From the St. Jude Lifetime Cohort Study. J Am Coll Cardiol. 2015;65(23):2511–22.

[31] Taunk NK, Haffty BG, Kostis JB, Goyal S. Radiation-induced heart disease: pathologic abnormalities and putative mechanisms. Front Oncol. 2015;5:39.

[32] Groarke JD, Nguyen PL, Nohria A, et al. Cardiovascular complications of radiation therapy for thoracic malignancies: the role for non-invasive imaging for detection of cardiovascular disease. Eur Heart J. 2014;35(10):612–23.

[33] Elmore S. Apoptosis: a review of programmed cell death. Toxicol Pathol. 2007;35(4):495–516.

[34] Yentrapalli R, Azimzadeh O, Sriharshan A, et al. The PI3K/Akt/mTOR pathway is implicated in the premature senescence of primary human endothelial cells exposed to chronic radiation. PLoS One. 2013;8(8):e70024.

[35] Jacinto E, Loewith R, Schmidt A, et al. Mammalian TOR complex 2 controls the actin cytoskeleton and is rapamycin insensitive. Nat Cell Biol. 2004;6(11):1122–8.

[36] Lowe D, Raj K. Premature aging induced by radiation exhibits pro-atherosclerotic effects mediated by epigenetic activation of CD44 expression. Aging Cell. 2014;13(5):900–10.

[37] Doyle B, Metharom P, Caplice NM. Endothelial progenitor cells. Endothelium. 2006;13(6):403–10.

[38] Mendonca MS, Chin-Sinex H, Dhaemers R, et al. Differential mechanisms of x-ray-induced cell death in human endothelial progenitor cells isolated from cord blood and adults. Radiat Res. 2011;176(2):208–16.

[39] Azimzadeh O, Sievert W, Sarioglu H, et al. PPAR alpha: a novel radiation target in locally exposed Mus musculus heart revealed by quantitative proteomics. J Proteome Res. 2013;12(6):2700–14.

[40] Baker JE, Fish BL, Su J, et al. 10 Gy total body irradiation increases risk of coronary sclerosis, degeneration of heart structure and function in a rat model. Int J Radiat Biol. 2009;85(12):1089–100.

[41] Boerma M, Hauer-Jensen M. Preclinical research into basic mechanisms of radiation-induced heart disease. Cardiol Res Pract. 2010;2011.

[42] Ferlay J, Colombet M, Soerjomataram I, et al. Cancer incidence and mortality patterns in Europe: Estimates for 40 countries and 25 major cancers in 2018. Eur J Cancer. 2018;103:356–87.

[43] Krause DS, Van Etten RA. Tyrosine kinases as targets for cancer therapy. N Engl J Med. 2005;353 (2):172–87.

[44] Bellinger AM, Arteaga CL, Force T, et al. Cardio-Oncology: How New Targeted Cancer Therapies and Precision Medicine Can Inform Cardiovascular Discovery. Circulation. 2015;132(23):2248–58.

[45] Bair SM, Choueiri TK, Moslehi J. Cardiovascular complications associated with novel angiogenesis inhibitors: emerging evidence and evolving perspectives. Trends Cardiovasc Med. 2013;23 (4):104–13.

[46] Totzeck M, Mincu RI, Mrotzek S, Schadendorf D, Rassaf T. Cardiovascular diseases in patients receiving small molecules with anti-vascular endothelial growth factor activity: A meta-analysis of approximately 29,000 cancer patients. Eur J Prev Cardiol. 2018;25(5):482–94.

[47] Li DP, McDermott DF, Ben-Yehuda O, Moslehi J. Vascular and Metabolic Implications of Novel Targeted Cancer Therapies: Focus on Kinase Inhibitors. J Am Coll Cardiol. 2015;66(10):1160–78.

[48] Verheul HM, Pinedo HM. Possible molecular mechanisms involved in the toxicity of angiogenesis inhibition. Nat Rev Cancer. 2007;7(6):475–85.

[49] Schraermeyer U, Julien S. Formation of immune complexes and thrombotic microangiopathy after intravitreal injection of bevacizumab in the primate eye. Graefes Arch Clin Exp Ophthalmol. 2012;250(9):1303–13.

[50] Moslehi JJ, Salem JE, Sosman JA, Lebrun-Vignes B, Johnson DB. Increased reporting of fatal immune checkpoint inhibitor-associated myocarditis. Lancet. 2018;391(10124):933.

[51] Mahmood SS, Fradley MG, Cohen JV, et al. Myocarditis in Patients Treated With Immune Checkpoint Inhibitors. J Am Coll Cardiol. 2018;71(16):1755–64.

[52] Johnson DB, Balko JM, Compton ML, et al. Fulminant Myocarditis with Combination Immune Checkpoint Blockade. N Engl J Med. 2016;375(18):1749–55.

[53] Bronte E, Bronte G, Novo G, et al. Cardiotoxicity mechanisms of the combination of BRAF-inhibitors and MEK-inhibitors. Pharmacol Ther. 2018.

[54] Knispel S, Zimmer L, Kanaki T, et al. The safety and efficacy of dabrafenib and trametinib for the treatment of melanoma. Expert Opin Drug Saf. 2018;17(1):73–87.

[55] Dummer R, Ascierto PA, Gogas HJ, et al. Encorafenib plus binimetinib versus vemurafenib or encorafenib in patients with BRAF-mutant melanoma (COLUMBUS): a multicentre, open-label, randomised phase 3 trial. Lancet Oncol. 2018;19(5):603–15.

[56] Robert C, Karaszewska B, Schachter J, et al. Improved overall survival in melanoma with combined dabrafenib and trametinib. N Engl J Med. 2015;372(1):30–9.

[57] Banks M, Crowell K, Proctor A, Jensen BC. Cardiovascular Effects of the MEK Inhibitor, Trametinib: A Case Report, Literature Review, and Consideration of Mechanism. Cardiovasc Toxicol. 2017;17(4):487–93.

[58] Kubin T, Cetinkaya A, Schonburg M, et al. The MEK1 inhibitors UO126 and PD98059 block PDGF-AB induced phosphorylation of threonine 292 in porcine smooth muscle cells. Cytokine. 2017;95:51–4.

[59] Liu F, Jiang CC, Yan XG, et al. BRAF/MEK inhibitors promote CD47 expression that is reversible by ERK inhibition in melanoma. Oncotarget. 2017;8(41):69477–92.

[60] Rose BA, Force T, Wang Y. Mitogen-activated protein kinase signaling in the heart: angels versus demons in a heart-breaking tale. Physiol Rev. 2010;90(4):1507–46.

[61] Ascierto PA, McArthur GA, Dreno B, et al. Cobimetinib combined with vemurafenib in advanced BRAF(V600)-mutant melanoma (coBRIM): updated efficacy results from a randomised, double-blind, phase 3 trial. Lancet Oncol. 2016;17(9):1248–60.

[62] Zhu H, Tan L, Li Y, et al. Increased Apoptosis in the Paraventricular Nucleus Mediated by AT1R/Ras/ERK1/2 Signaling Results in Sympathetic Hyperactivity and Renovascular Hypertension in Rats after Kidney Injury. Front Physiol. 2017;8:41.

[63] Bronte G, Bronte E, Novo G, et al. Conquests and perspectives of cardio-oncology in the field of tumor angiogenesis-targeting tyrosine kinase inhibitor-based therapy. Expert Opin Drug Saf. 2015;14(2):253–67.

[64] Totzeck M, Hendgen-Cotta UB, Luedike P, et al. Nitrite regulates hypoxic vasodilation via myoglobin-dependent nitric oxide generation. Circulation. 2012;126(3):325–34.

[65] Rassaf T, Bryan NS, Maloney RE, et al. NO adducts in mammalian red blood cells: too much or too little? Nat Med. 2003;9(5):481–2; author reply 2–3.

[66] Mrotzek SM, Rassaf T, Totzeck M. Cardiovascular Damage Associated With Chest Irradiation. Front Cardiovasc Med. 2020;7:41.

[67] Saiki H, Petersen IA, Scott CG, et al. Risk of Heart Failure With Preserved Ejection Fraction in Older Women After Contemporary Radiotherapy for Breast Cancer. Circulation. 2017;135 (15):1388–1396.

[68] Michel L, Helfrich I, Hendgen-Cotta UB, et al. Targeting early stages of cardiotoxicity from anti-PD1 immune checkpoint inhibitor therapy. Eur Heart J. 2022;43(4):316–329.

2 Epidemiologie

Janick Weberpals, Hermann Brenner

2.1 Epidemiologie und Risikofaktoren kardiovaskulärer und onkologischer Erkrankungen

2.1.1 Allgemeines

Erkrankungen des Herz-Kreislaufsystems und Krebs gehören weltweit zu den führenden Todesursachen [1]. In einer Schätzung der Weltgesundheitsbehörde (WHO) waren 2016 kardiovaskuläre Erkrankungen mit 31,4 % die insgesamt häufigste Todesursache, gefolgt von Krebserkrankungen mit 15,8 % [2]. Innerhalb der kardiovaskulären Erkrankungen tragen hier insbesondere die koronare Herzkrankheit (KHK) mit 16,6 % und Schlaganfälle mit 10,2 % den größten Anteil zu allen Todesursachen insgesamt bei, während bei den Krebserkrankungen besonders viele Sterbefälle auf bronchiale und gastrointestinale Tumore (insgesamt 7,2 % aller Sterbefälle) zurückzuführen sind. In Deutschland ließen sich in 2015 im Vergleich etwa 38,5 % aller Sterbefälle auf eine kardiovaskuläre Indikation und 24,5 % auf eine bösartige Neubildung zurückführen [3]. Ein entscheidender Risikofaktor, den beide Indikationsfelder hierbei teilen, ist das Alter, da sich das Lebenszeitrisiko sowohl für Krebs als auch für kardiovaskuläre Erkrankungen mit steigendem Alter drastisch erhöht [4,5]. Erfreulicherweise hat sich die Prognose bei einigen Krebserkrankungen in den letzten Jahrzehnten durch Fortschritte in der Früherkennung und Therapie deutlich verbessert [6]. Wie in Kapitel 1 bereits ausführlich diskutiert wurde, gehen jedoch einige dieser systemischen Therapien, insbesondere die Bestrahlungstherapie in der Herzgegend oder der Einsatz kardiotoxischer Chemotherapeutika wie z. B. die Anthrazykline, mit unerwünschten Wirkungen am Herzen und im kardiovaskulären System einher. Diesbezüglich fanden einige Studien in den vergangenen Jahren starke Assoziationen zwischen Krebstherapie-induzierter Kardiotoxizität und kardiovaskulärer Morbidität und Mortalität bei Langzeitüberlebenden von Krebserkrankungen [7].

Auch über die Krebstherapie-induzierte Kardiotoxizität hinaus lassen sich Risikofaktoren definieren, die bereits vor der Therapie einen entscheidenden Einfluss auf mögliche kardiovaskuläre Folgen bei einer Krebserkrankung haben können (Abb. 2.1). Zu diesem multifaktoriellen Risikomodell zählen genetische Prädispositionen, die kardiovaskuläre Beteiligung durch die Krebserkrankung selbst (z. B. kardiale Metastasen), sowie gemeinsame Risikofaktoren, die in der Pathophysiologie sowie auch in der Prognose bei beiden Indikationen eine bedeutende Rolle spielen. Besonders die gemeinsamen Risikofaktoren nehmen einen wichtigen Stellenwert ein, wenn es darum geht Krebspatienten mit erhöhtem Risiko für kardiovaskuläre Komplikationen zu identifizieren und frühzeitig engmaschig zu kontrollieren und ggf. zu intervenieren.

https://doi.org/10.1515/9783110592450-002

kard. Nebenwirkungen	Krebstherapie	vask. Nebenwirkungen
– myokardiale Dysf.	– Bestrahlung	– Hypertonie
– Herzinsuffizienz	– Chemotherapie	– Thromboembolie
– Rhythmusstörungen	– gezielte Tumor-	– pulmonale Hypertonie
– Peri-/Myokarditis	therapien	– Vasospasmen
– Perikarderguß		– Proteinurie
– Myokardinfarkt		– Atherosklerose

kardiovaskuläre Folgen

genetische Prädisposition und Vorschäden (Infarkt, Hypertonus)	gemeins. Risikofaktoren	kardiovask. Beteiligung der Krebserkrankung
	– Rauchen	– kard. Amyloidose
	– Übergewicht	– kardiale Metastasen
	– Hyperlipidämie	– Karzinoid Herz-
	– Diabetes	erkrankung
	– Alter	– „Kachexokine"

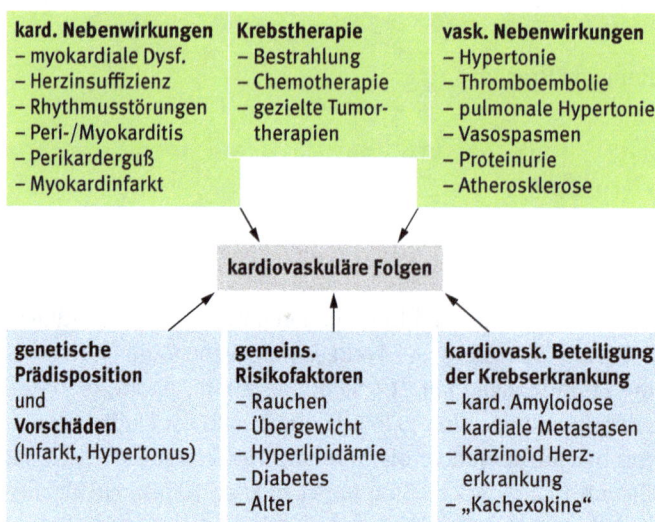

Abb. 2.1: Multifaktorielles Risikomodell kardiovaskulärer Folgen bei onkologischen Patienten.

2.1.2 Gemeinsame Risikofaktoren

Viele Risikofaktoren für kardiovaskuläre Erkrankungen weisen eine erhebliche Schnittmenge mit gesicherten Risikofaktoren verschiedener Krebserkrankungen und deren Prognose auf [8]. Im Folgenden sollen die Epidemiologie und mögliche Wirkmechanismen für die wichtigsten der gemeinsamen Risikofaktoren beschrieben werden.

Rauchen

Einer der wohl stärksten und bekanntesten Risikofaktoren für die Entstehung sowohl von kardiovaskulären Erkrankungen als auch von zahlreichen Krebserkrankungen ist das Rauchen [9]. Im Vergleich zu Nichtrauchern ist das Risiko der Entstehung einer KHK, von Schlaganfällen, Aortenaneurysmen, einer peripheren arteriellen Verschlusskrankheit (pAVK) und weiterer kardiovaskulärer Erkrankungen bei Rauchern um das Zwei- bis Vierfache erhöht [10,11]. Bisherige Arbeiten deuten auf eine nichtlineare Dosis-Wirkungsbeziehung des Zigarettenrauchens hin, wobei das Risiko einer KHK schon ab wenigen (< 5) Zigaretten pro Tag stark ansteigt [10,12]. Nach Schätzungen der *American Heart Association* (AHA) sind etwa 30 % aller kardiovaskulären Todesfälle auf das Rauchen zurückzuführen [13]. In Bezug auf Krebs kam der *Surgeon General's Report des U. S. Department of Health and Human Services* in 2014 zu dem Schluss, dass es hinreichende Evidenz für einen kausalen Zusammenhang zwischen dem Rauchen und der Entstehung zahlreicher Tumorerkrankungen gibt, darunter die Akute Myeloische Leukämie (AML) sowie Lungen-, Kehlkopf-, Mundhöhlen-, Rachen-, Ösophagus-, Pankreas-, Blasen-, Nieren-, Zervix- und Magenkarzinom [14]. Weiterhin gilt ein kausaler Zusammenhang mit Darm- und Leberkarzinomen ebenso als sehr wahrscheinlich. Allein das Risiko einer Lungenkrebsdiagnose ist bei Rauchern um das bis zu 25-fache erhöht [11,14]. So sind beispielsweise 90 % aller Lungenkrebspatienten mit dem kleinzelligen histologischen Subtyp (SCLC) ehemalige oder aktive Raucher [15]. Die amerikanische Krebsgesellschaft (*American Cancer Society*) geht davon aus, dass das Rauchen in den USA für 30 % aller Krebs-assoziierten Todesfälle verantwortlich ist. Im Vergleich zu kontinuierlichen Rauchern kann sich jedoch das Risiko an einer Lungenkrebserkrankung zu versterben bei einer erfolgreichen Rauchentwöhnung nach 10 Jahren wieder um 50 % reduzieren, während das Risiko für eine kardiovaskuläre Erkrankung nach dieser Zeit wieder mit dem Risiko von Nichtrauchern vergleichbar ist [11].

Jeder Zug an einer Zigarette beinhaltet etwa 1000 verschiedene Stoffe, darunter 60 bekannte Karzinogene und andere toxische Substanzen [10,16]. Die karzinogenen Prozesse, die durch das Rauchen verursacht werden, sind daher vielfältig. Im Allgemeinen wird die Mehrheit dieser Substanzen durch Cytochrom P-450 Enzyme (CYP450) aktiviert, welche anschließend zur Bildung von DNA-Addukten und DNA-Veränderungen führen [10]. Dadurch verursachte Aktivierungen in Protoonkogenen bzw. Inaktivierungen in Tumorsuppressorgenen (z. B. p53) sind mit einer erhöhten Karzinogenese assoziiert [17]. In der Pathogenese von kardiovaskulären Erkrankungen und Krebs gilt Nikotin als einer der wichtigsten gemeinsamen Risikofaktoren [8]. Nikotin wirkt sympathomimetisch und vasokonstriktorisch und führt dadurch zu einer unmittelbaren Erhöhung des Blutdrucks und der Herzfrequenz [10,16,18]. Die durch das chronische Rauchen erhöhte und persistierende Stimulation des Sympathikus wird als eine der gemeinsamen Ursachen von kardiovaskulären Erkrankungen und Krebserkrankungen diskutiert [10,18,19]. Tabakrauch besitzt darüber hinaus auch direkte atherogene Effekte und induziert im Respirationstrakt sowie weiteren Geweben oxidativen Stress [16].

Übergewicht und Adipositas

Gemäß der WHO werden bei Erwachsenen Übergewicht bzw. Adipositas definiert als ein Body Mass Index (BMI) von größer gleich 25 kg/m^2 bzw. größer gleich 30 kg/m^2 [20]. Zusammen mit weiteren Risikofaktoren wie Insulinresistenz, Bluthochdruck und Hypercholesterinämie ist die Adipositas ebenso Teil des metabolischen Syndroms, welches in dieser Kombination eine sehr starke Assoziation mit der Entstehung von diversen kardiovaskulären Erkrankungen besitzt [11,21,22]. Auch in Bezug auf Krebserkrankungen wurde die Adipositas, nach dem Risikofaktor Rauchen, als zweitstärkster vermeidbarer Risikofaktor für viele verschiedene solide Tumoren sowie auch Leukämien identifiziert [21,23]. Eine große populationsbasierte Studie aus Großbritannien mit mehr als fünf Millionen Teilnehmern fand unabhängig vom Raucherstatus signifikante Assoziationen zwischen einem erhöhten BMI und der Inzidenz von 10 aus 22 untersuchten Krebsentitäten [24]. Besonders stark war diese Assoziation für Tumore der Gebärmutter, der Gallenblase, der Nieren, der Leber und des Kolons. Nach Schätzungen der Autoren würde eine bevölkerungsweite Erhöhung des BMI um 1 kg/m² zu 3790 zusätzlichen Krebsfällen in Großbritannien führen. Konsistent mit diesen Resultaten berichtete auch eine weitere populationsbasierte britische Studie mit mehr als einer Million Frauen ein signifikant erhöhtes Risiko bei erhöhtem BMI an Krebs zu erkranken für 10 von 17 untersuchten Krebsarten (Relatives Risiko pro 10 BMI Einheiten: 1,12 [95 % Konfidenzintervall (KI) 1,09–1,14] für alle Krebsarten kombiniert) [25]. Die Assoziation war dabei besonders stark für Endometriumskarzinome und Adenokarzinome des Ösophagus. Bei postmenopausalen Frauen waren weiterhin 5 % aller Krebsfälle auf Übergewicht oder Adipositas zurückzuführen. Eine weitere Schätzung einer vorherigen Arbeit geht sogar davon aus, dass insgesamt 20 % aller Krebserkrankungen mit Übergewicht oder Adipositas assoziiert sind [26].

In einer großen Netzwerk Metaanalyse aus 2016 wurde Adipositas nicht nur in Verbindung mit der Entstehung von Krebs gebracht, sondern auch mit erhöhter Chemotherapie-induzierter Kardiotoxizität assoziiert [27]. Diese Assoziation war jedoch nur signifikant, wenn man Adipositas und Übergewicht als kombinierte unabhängige Variable definierte, während Adipositas und Übergewicht getrennt statistisch nicht signifikant mit Anthrazyklin- und Trastuzumab-induzierter Kardiotoxizität assoziiert waren.

Als gemeinsamer pathophysiologischer Mechanismus der mit Übergewicht und Adipositas assoziierten Entstehung von kardiovaskulären Erkrankungen und Krebs wird insbesondere die Entwicklung einer Insulinresistenz diskutiert [21]. Eine Übersichtsarbeit aus den USA verleiht hierbei dem Peptidhormon Adiponektin eine Schlüsselrolle in der Korrelation zwischen Adipositas und der Krebsentstehung [28]. Im Allgemeinen wird Adiponektin von Adipozyten gebildet und besitzt antidiabetische, antiatherogene, antiinflammatorische und antiangiogene Wirkungen. Im Falle einer Adipositas sind die frei zirkulierenden Adiponektin Konzentrationen niedriger, was mit einer höheren Inzidenz von Krebs und kardiovaskulären Erkrankungen assoziiert wurde [29,30]. Ein weiterer Mechanismus, der bereits in vielen Studien diskutiert wurde, ist die Insulinresistenz-assoziierte und dauerhaft erhöhte Verfügbarkeit des Insulin-like growth factors-1 (IGF-1) [8,21].

Mangelnde körperliche Aktivität und Ernährung

Neben dem Rauchen und der Fettleibigkeit, haben in den letzten Jahren einige Studien zeigen können, dass weitere Lebensstilfaktoren wie mangelnde körperliche Aktivität und bestimmte Ernährungsweisen nicht nur als Risikofaktoren für kardiovaskuläre Erkrankungen, sondern auch für einige Krebserkrankungen relevant sind. Insbesondere das Risiko für Darm-, Endometriums- und Mammakarzinome sind vielfach mit einem „westlichen Lebensstil" assoziiert worden [11,31]. Darunter versteht man einige Lebensstilvarianten, die insbesondere in Europa, Nordamerika und Ozeanien weit verbreitet sind und neben dem Rauchen durch einen hohen Konsum von rotem Fleisch, Wurstwaren [32,33] und Alkohol [34], sowie mangelnde körperliche Bewegung [35] gekennzeichnet sind. In einer großen Metaanalyse war mangelnde körperliche Bewegung signifikant mit einem 30 % erhöhten Risiko für die Entstehung eines Kolonkarzinoms, jedoch nicht eines Rektumkarzinoms, assoziiert [36]. Dieses Ergebnis war konsistent mit einer weiteren Metaanalyse, die eine inverse Assoziation zwischen einer höheren körperlichen Aktivität und Inzidenz an Kolonkarzinom-Fällen fand [37]. Generell empfehlen Leitlinien eine körperliche Aktivität von mindestens 150 Minuten mit moderater Intensität oder 75 Minuten mit hoher Intensität pro Woche. Das Einhalten dieser Mindestanforderungen an körperlicher Aktivität ging in einer Studie mit mehr als einer halben Million Teilnehmern mit einem signifikant niedrigeren Risiko einher, an einer kardiovaskulären Erkrankung (Hazard Ratio [HR] 0,67 [95 % KI 0,65–0,70]) oder einer Krebserkrankung (HR 0,79 [95 %KI 0,75–0,82]) zu versterben [38].

Neben körperlicher Aktivität gibt es auch hinreichende Evidenz, dass ein geringerer Konsum von rotem Fleisch [33,39,40] sowie eine mediterrane Ernährungsweise invers mit Inzidenz und Mortalität kardiovaskulärer Erkrankungen und Krebs assoziiert sind [11,41,42]. In der randomisierten PREDIMED Studie wurden Teilnehmer einer mediterranen Diät mit nativem Olivenöl oder Nüssen oder einer Kontroll-Diät zugeteilt. Die beiden Gruppen mit der mediterranen Diät zeigten hierbei ein vielfach geringeres Risiko an Brustkrebs (nur Frauen) zu erkranken [41] bzw. ein kardiovaskuläres Ereignis zu erfahren (Frauen und Männer) [42].

Die Pathophysiologie der genannten Lebensstilfaktoren ist nicht einheitlich beschrieben, geht aber von mehreren möglichen Hypothesen aus. Einige Studien haben berichtet, dass genetische Varianten des Folat-Metabolismus sowohl mit einer höheren Inzidenz an kardiovaskulären Erkrankungen als auch an Krebserkrankungen einhergehen [8,43,44]. Weitere Studien gehen von inflammatorischen Prozessen durch Cholesterol, Hyperlipidämie und gesättigten Fettsäuren aus, die über karzinogene Metaboliten direkt mit der DNA wechselwirken und neben dem Risiko für kardiovaskuläre Erkrankungen so auch das Risiko für Krebserkrankungen erhöhen [8,45,46].

Herzinsuffizienz als Risikofaktor für Krebs

Neben den bisher genannten Risikofaktoren in der gemeinsamen Pathophysiologie von kardiovaskulären Erkrankungen und Krebs gibt es neuerdings auch Hinweise darauf, dass insbesondere das Bestehen einer Herzinsuffizienz selbst ein Risikofaktor für die Entstehung von Krebs sein könnte [47–50]. In mehreren epidemiologischen Studien aus den USA [49,50] und Dänemark [48] wurde konsistent eine signifikant höhere Inzidenz im Bereich von 18,9–33,7 Krebsfällen pro 1000 Personenjahren unter Patienten berichtet, die mit Herzinsuffizienz diagnostiziert wurden im Vergleich zu Personen ohne Herzinsuffizienz (6,3–15,6 Krebsfälle pro 1000 Personenjahre). Die

Stärke dieser Assoziation wurde hierbei auf ein 24 %–68 % höheres Risiko unter Personen mit Herzinsuffizienz geschätzt [48,50]. In einer Studie unter Überlebenden eines vorherigen Myokardinfarkts war die Assoziation zwischen Herzinsuffizienz und Krebsinzidenz in einer für mögliche Störgrößen adjustierten Schätzung noch höher (HR 2,16 [95 % KI 1,39–3,35]) [49]. Mögliche Gründe für diese Assoziation sind jedoch bisher eher hypothetisch. Es wäre denkbar, dass Patienten mit einer bestehenden Herzinsuffizienz häufiger Routine- und Follow-up Untersuchungen wahrnehmen, was die Diagnose eines Tumors im frühen Stadium wahrscheinlicher machen würde („surveillance bias"). In einer Sensitivitätsanalyse der dänischen Studie, in der alle Krebsdiagnosen während des ersten Jahres nach der Herzinsuffizienzdiagnose ausgeschlossen wurden, war die Assoziation zwar schwächer, jedoch immer noch statistisch signifikant. Außerdem war die mediane Dauer zwischen Herzinsuffizienzdiagnose und Krebsdiagnose mit zwei Jahren und vier Monaten relativ lang. Weitere mögliche Erklärungen für diese Assoziation sind bisher noch kaum charakterisierte molekulare Mechanismen im Zusammenhang mit chronischen Entzündungsprozessen, die in der Pathophysiologie beider Erkrankungen eine bedeutende Rolle spielen [51,52]. Ebenso wird derzeit eine neurohormonale Aktivierung des Sympathikus diskutiert, die wesentlich das Remodeling des Herzens bei einer progredienten Herzinsuffizienz beeinflusst und auch in Verbindung mit der Entstehung von Krebs durch das β-adrenerge System gebracht wurde [53–55].

2.2 Epidemiologie kardialer Tumore

Primäre Tumoren des Herzens sind sehr selten. Zahlen zur Häufigkeit primärer kardialer Tumore basieren bisher nur auf Autopsiestudien. Auf der Datenbasis von 22 Autopsiestudien wurden ca. 200 primäre kardiale Tumore pro 1 Million Autospien gefunden [56]. Ein großer Unterschied besteht hierbei zwischen benignen und malignen primären Herztumoren. Mit 75 % ist die große Mehrheit kardialer Tumore benigne, 25 % sind maligne.

Unter den benignen primären Herztumoren spielen Myxome, insbesondere das Vorhofmyxom, eine große Rolle, die fast die Hälfte aller gutartigen Herztumoren ausmachen [57]. Kardiale Myxome treten in der Regel im mittleren Lebensalter auf, betreffen mit einem Verhältnis von 1:2 bis 1:2,5 häufiger Frauen als Männer und sind meistens in den Vorhöfen lokalisiert, häufig mit Ursprung in der Region der Fossa ovalis [57,58]. Die überwiegende Zahl der Fälle (90 %) treten sporadisch ohne familiäre Häufung auf, postoperative Rezidive sind relativ selten. Nur in etwa 10 % der Fälle tritt das Myxom familiär gehäuft im Rahmen des Carney-Komplexes (oder auch „Carney-Syndroms") auf [59]. Häufig leiden Patienten unter Symptomen wie Gewichtsverlust und Abgeschlagenheit (B-Symptomatik) sowie Herzinsuffizienzen, Arrhythmien und Embolisationen. Jedoch können kardiale Myxome über Jahre hinweg auch asymptomatisch verlaufen. Klinisch können Myxome der Symptomatik von Kollagenosen, rheumatischen Herzerkrankungen oder einer infektiösen Endokarditis ähneln [57]. Myxome führen durch diese unspezifischen Symptome und Befunde daher zu diagnostischen Herausforderungen. Der bisherige Goldstandard in der Diagnostik von Myxomen umfasst die Echokardiographie, insbesondere die transösophageale Echokardiographie, ergänzt durch kernspintomographische Verfahren (MRT) und die kardiale Computertomographie (CT) [57]. In der Literatur wird außerdem auf die Bedeutung der 18F-Fluordeoxyglukose-Positronenemissionstomographie (FDG/PET-CT) zum Ausschluss von malignen Tumoren hingewiesen [58]. Therapeutisch werden bei gutartigen Tumoren in der Regel (einfache) Tumorresektionen empfohlen. Nach operativer Resektion des Myxoms ist die Prognose in der Regel gut, in der Literatur werden 5-Jahresüberleben von 83 % berichtet [58]. Rezidive sind nach kompletter Resektion äußerst selten. Eine Empfehlung zur intraoperativen Entnahme einer Biopsie zur weiteren histologischen Abklärung kann aufgrund des hohen Risikos von Embolisationen derzeit nicht gegeben werden [57].

Neben dem Myxom gibt es noch weitere gutartige Herztumore wie z. B. das papilläre Fibroelastom (endokardiales Papillom), die lipomatöse Hypertrophie (LHIS), das Rhabdomyom, Hämangiome und AV-Knoten-Tumore. Auf diese wird aufgrund ihrer extremen Seltenheit hier nicht näher eingegangen.

Während die Prognose bei benignen Herztumoren wie oben beschrieben in der Regel gut ist, haben Patienten mit malignen kardialen Tumoren unabhängig von der spezifischen Histologie zumeist eine ungünstige Prognose. Die häufigsten malignen Herztumoren sind die Angiosarkome und Rhabdomyosarkome, weitere maligne kardiale Tumorformen umfassen die Fibrosarkome, Leiomoysarkome, Liposarkome sowie primäre kardiale hämatologische Tumore, wobei bei Letzteren die Beurteilung einer primären kardialen Manifestation schwierig ist und bisher nur wenige Fallberichte existieren [57]. Angiosarkome, die mit 30 % die häufigste maligne Herztumorform darstellen, kommen häufiger bei Männern im mittleren Lebensalter vor, während Rhabdomyosarkome beide Geschlechter gleich häufig betreffen [58]. Da jedoch bei diesen malignen Tumoren eine MRT- oder CT-basierte Diagnostik meist in schon sehr fortgeschrittenen Stadien erfolgt, in denen der Tumor bereits infiltrativ gewachsen ist, ist eine operative R0-Resektion des Tumors meist nicht mehr möglich [57]. Sofern möglich sollte eine frühe Diagnose und komplette Resektion des Tumors angestrebt werden, obwohl Ergebnisse in Bezug auf das Langzeitüberleben enttäuschend sind [60]. Oft steht nur noch die adjuvante Behandlung mittels Chemo- oder Strahlentherapie zur Auswahl, wobei hier in Bezug auf die Aggressivität der Behandlung meist die Sensitivität des Herzens der limitierende Faktor ist. Eine retrospektive Analyse der Krankheitsverläufe von Patienten mit malignen Herztumoren nach chirurgischer Therapie am Universitätsklinikum Münster fand eine 5-Jahresüberlebensrate von lediglich 30 % [58]. Generell wird ein multimodaler Therapieansatz empfohlen [61], die Evidenz für den Einsatz adjuvanter Chemo- und Radiotherapie ist bisher jedoch sehr begrenzt [60,61] und man geht allenfalls von einem geringen [58,61] bis hin zu keinem [57] Überlebensvorteil aus.

Die häufigsten Manifestationen maligner Tumoren am Herzen sind jedoch durch hämatogene oder lymphogene Streuung anderer primärer Tumoren am Herzen bedingt. Die Symptomatik, Behandlung und Prognose werden hierbei in der Regel in erster Linie durch den Primärtumor determiniert. Die Prognose eines sekundären kardialen Tumors ist in der Regel ungünstig, es wurden 5-Jahres-Überlebensraten von 26 % berichtet [57,58].

2.3 Kardiovaskuläre Komplikationen onkologischer Therapien im Kindesalter

In Deutschland liegt die Inzidenz von Tumoren bei Kindern unter 15 Jahren bei etwa 16,8 pro 100.000 [62]. Mit einer daraus errechneten Wahrscheinlichkeit von 0,2 % eines Neugeborenen an Krebs zu erkranken, sind Krebserkrankungen im Kindes- und Jugendalter eher selten und machen weniger als 0,5 % aller Krebserkrankungen aus [63]. Die häufigsten Krebserkrankungen im Kindes- und Jugendalter sind hämato-onkologische Tumore. So waren in den Jahren 2009–2015 bei den unter 18-jährigen Krebspatienten in Deutschland die Leukämien (30,4 %), ZNS-Tumore (23,6 %) sowie Lymphome (14,6 %) die häufigsten Diagnosen [63]. Obwohl maligne Tumore bei Kindern immer noch die zweithäufigste Todesursache darstellen, hat sich in den vergangenen Jahrzenten aufgrund der fortgeschrittenen Diagnostik und der Entwicklung moderner multimodaler Therapieansätze erfreulicherweise das Überleben nach Krebs im Kindesalter deutlich verbessert. So ist insgesamt das 5-Jahresüberleben bei Kindern seit Anfang der 1980er Jahre von 67 % auf 85 % gestiegen [62]. Das Deutsche Kinderkrebsregister schätzt in dessen Jahresbericht aus 2016, dass 82 % aller Kinder mit Krebs mindestens 15 Jahre überleben [63].

Der Anstieg stellt damit aber auch die langfristige Nachsorge der Langzeitüberlebenden in den Fokus, da die Rezidiv- und Neuerkrankungsrate für Zweitneoplasien bei Tumoren im Kindesalter mit 6,6 % innerhalb von 30 Jahren nach Diagnose relativ hoch ist [63]. Besonders zu berücksichtigen sind dabei mögliche unerwünschte Langzeitfolgen der initialen Krebstherapien, die bei Tumoren im Kindesalter auch häufig eine Anthrazyklin-basierte Chemotherapie oder auch eine Bestrahlungstherapie im Thoraxbereich umfassen können. So ist beispielsweise das Anthrazyklin *Doxorubicin (Adriamycin)* u. a. zur Remissionsinduktion und Konsolidierungstherapie bei der akuten lymphatischen Leukämie (ALL), sowie zur Therapie des Hodgkin-Lymphoms (HL) und der akuten myeloblastischen Leukämie (AML) zugelassen [64]. Analysen der Childhood Cancer Survivor Study (CCSS) aus den USA ergaben, dass die kumulative Inzidenz einer behandlungsassoziierten chronischen Erkrankung bei Langzeitüberlebenden innerhalb der ersten 30 Jahren nach Diagnose bei schätzungsweise 75 % lag [65]. In Abhängigkeit von spezifischen Risiko- und prognostischen Faktoren, die im Folgenden dargestellt werden sollen, sind insbesondere akute und chronische Effekte im kardiovaskulären Bereich auszumachen.

2.3.1 Risikofaktoren

Im Allgemeinen kann man die Risikofaktoren für kardiotoxische Spätfolgen bei Langzeitüberlebenden von Krebs im Kindesalter in behandlungsbezogene, modifizierbare und nicht-modifizierbare sowie genetische Risikofaktoren unterteilen [66]. Tab. 2.1 fasst die wichtigsten Risikofaktoren zusammen.

Behandlungsbezogene Risikofaktoren

Unter den behandlungsbezogenen Risikofaktoren ist primär insbesondere die stark dosisabhängige Kardiotoxizität von Anthrazyklinen aufzuführen, die womöglich den größten Einfluss auf mögliche kardiotoxische Spätfolgen besitzt. Je nach dem Zeitpunkt des Auftretens von messbaren kardialen Abnormitäten oder klinischen Symptomen lässt sich die Anthrazyklin-induzierte Kardiotoxizität in die akute Phase („acute toxicity"), frühe Phase („early onset") und in langfristige Spätfolgen („late onset") unterteilen. Eine akute Kardiotoxizität kann sich in seltenen Fällen (meistens weniger als 1 %) schon während oder bis zu einer Woche nach der Infusion in Arrhythmien, elektrokardiographischen Abnormitäten, Kardiomyopathien oder dem Myokarditis-Perikarditis-Syndrom manifestieren [67]. Die frühe Phase einer Kardiotoxizität tritt meist innerhalb eines Jahres auf und äußert sich subklinisch u. a. in linksventrikulären Dysfunktionen, die mit Fortschreiten der Zeit in eine dilatative Kardiomyopathie übergehen können [68]. Von Spätfolgen spricht man nach einer Nachbeobachtungszeit von mehr als einem Jahr nach Behandlungsende, kardiale Dysfunktionen sind aber meist erst nach 15 Jahren zu entdecken. Besonders kritisch ist jedoch die über die Behandlungszeit akkumulierte (= kumulative) Gesamtdosis.

Laut Fachinformation ist Doxorubicin aufgrund der Gefahr einer langfristigen behandlungsinduzierten Kardiotoxizität bei Kindern unter 12 Jahren auf eine maximale kumulative Dosis von 300 mg/m^2 und bei Kindern über 12 Jahren auf maximal 450 mg/m^2 beschränkt [64]. Einige Analysen deuten darauf hin, dass im Vergleich zu kumulativen Dosen unter 300 mg/m^2, eine kumulative Dosis von über 300 mg/m^2 auf lange Sicht mit einem bis zu 11-fach höheren Risiko einer Anthrazyklin-induzierten klinischen Herzinsuffizienz assoziiert ist (Relatives Risiko [RR] 11,8, 95 % KI 1,6–59,5) [69,70]. Kardiale Schädigungen ergeben sich jedoch auch schon bei kumulativen Dosen unter 240 mg/m^2, weshalb man in der Regel von keiner „sicheren" kumulativen Dosis von Anthrazyklinen ausgehen kann, insbesondere in Hinsicht auf sehr späte Folgen [63,71].

Tab. 2.1: Auflistung der wichtigsten Risikofaktoren für kardiotoxische Spätfolgen bei Langzeitüberlebenden nach Krebs im Kindesalter (kein Anspruch auf Vollständigkeit) [66].

Behandlungsbezogene
- hohe kumulative Anthrazyklin-Dosis
- Co- & Begleitmedikation (weitere kardiotoxische Chemotherapeutika)
- Bestrahlungstherapie (insbesondere im thorakalen Bereich)
- Kraniale Bestrahlungstherapie (vermutlich durch Abnahme von ILGF-1)

Nicht-modifizierbare
- Alter
- Zeit nach Therapie
- weibliches Geschlecht
- bestehende kardiovaskuläre Erkrankungen
- sonstige Komorbiditäten (z. B. Diabetes, Nieren- und Lungenerkrankungen)
- Trisomie 21
- Afro-amerikanische Ethnizität

Modifizierbare
- Übergewicht & Adipositas
- mangelnde körperliche Aktivität/Bewegung
- hoher Alkoholkonsum

Genetische Mutationen bzw. Polymorphismen
- UGT1A6
- SLC28A3
- CBR3
- HFE C282Y Mutationen (Hämochromatose)
- ABCC5
- NOS3

Abkürzungen: ABCC5 = ATP binding cassette subfamily C member 5, CBR3 = Carbonyl reductase 3, HFE = Homeostatic iron regulator, ILGF-1 = Insulin-like growth factor 1, NOS3 = Nitric oxide synthase 3, SLC28A3 = solute carrier family 28 member 3, UGT1A6 = UDP glucuronosyltransferase family 1 member A6

Ein weiterer Parameter, der sich auf kardiotoxische Spätfolgen auswirken kann, ist die Art und Geschwindigkeit der Infusion (Bolus vs. Kontinuierlich). In einer Cochrane Übersichtsarbeit aus dem Jahr 2016 kamen die Autoren zu dem Schluss, dass eine Anthrazyklin-Infusionsdauer von ≥ 6 Stunden das Risiko für eine Herzinsuffizienz und möglicherweise auch das Risiko von subklinischen kardialen Schädigungen bei Erwachsenen reduziert [72]. Eine ähnliche Metaanalyse konnte für pädiatrische Tumore jedoch aufgrund der geringen Anzahl an Studien (N = 3) und der heterogenen Definition der Endpunkte nicht durchgeführt werden. Eine dieser Studien [73], die 2012 mit einem längeren Follow-up aktualisiert wurde [74], stellte keinen Unterschied zwischen einer Bolus-Infusion und einer kontinuierlichen Infusion in Bezug auf eine mögliche Kardioprotektion oder beim ereignisfreien Überleben fest [74]. Besonders für pädiatrische Tumore ist die Datenlage daher noch sehr gering [72]. Weiterhin muss man bedenken, dass Therapieprotokolle in der Regel noch weitere potenziell kardiotoxische Chemotherapeutika und möglichweise eine Bestrahlungstherapie beinhalten, die sich nochmal zusätzlich additiv kardiotoxisch auswirken können.

Besonders gut charakterisiert ist hierbei die Kardiotoxizität, die von einer thorakalen Bestrahlungstherapie ausgeht. Einflussparameter sind die mittlere Dosis des gesamten Herzens (mittlere Herzdosis), das Volumen, die Geometrie der Strahlenfelder und die Lokalisation des Tumors und damit die möglichen Herzanteile mit hoher Strahlenbelastung [75]. Dabei haben Patienten mit besonders hoher Bestrahlungslast ein besonders hohes Risiko eine Herzinsuffizienz, eine koronare Herzkrankheit (KHK) oder eine nichtrheumatische Erkrankung der Herzklappen mit Fibrose und Verkalkung im Bereich der Aorten- und Mitralklappe zu entwickeln. Diese Assoziationen sind dabei auch stark Dosisabhängig. In einer multizentrischen Studie unter 5-Jahresüberlebenden eines Tumors in der Kindheit wurde beispielsweise ein linearer Zusammenhang zwischen mittlerer Bestrahlungsdosis und kardialer Mortalität gefunden [76]. Im Vergleich zu Patienten, die mit einer mittleren Dosis von 5 Gy behandelt wurden, ergab sich ein relatives Risiko von 12,5 bzw. 25,1 für Patienten mit einer mittleren Strahlungsdosis zwischen 5 und 14,9 Gy bzw. > 15 Gy. Besonders bei Leukämien und ZNS-Tumoren im Kindesalter ist die kraniale Bestrahlung eine Standardbehandlung, um Metastasen im Gehirn vorzubeugen. In einer Studie aus den USA war sie überraschenderweise auch mit einer um 12 % verringerten linksventrikulären Masse und einem Rückgang linksventrikulärer Dimensionen um 3,6 % assoziiert [77]. Da außerdem eine signifikante Verringerung der Konzentration des Insulin-like growth factor-1 (ILGF-1) in der exponierten Patientengruppe beobachtet wurde, diskutieren die Autoren dieser Arbeit Wachstumshormon-Defizite als mögliche Mediatoren des Zusammenhangs zwischen kranialer Bestrahlung und verringerter linksventrikulärer Masse.

Nicht-modifizierbare und modifizierbare Risikofaktoren

Zusammen mit weiteren möglichen unabhängigen Risikofaktoren ist das Alter einer der größten nicht-modifizierbaren prognostischen Faktoren für kardiovaskuläre Erkrankungen [78]. Das Risiko einer kardiovaskulären Erkrankung korreliert daher auch stark mit der Zeit nach Krebs bei Langzeitüberlebenden von Tumoren im Kindesalter und kann sich additiv zu dem schon möglicherweise bestehenden Risiko durch die Behandlung auswirken [79]. In Hinblick auf das Alter bei Behandlung legen einige Studien nahe, dass die Behandlung im ersten Lebensjahr und im höheren Kindesalter besonders stark mit einem kardiotoxischen Risiko assoziiert ist [66,80,81]. Eine erhöhte Mortalität wurde außerdem insbesondere bei weiblichen Patientinnen mit Krebs im Kindesalter festgestellt [80,82]. Ein möglicher Grund hierfür könnte in der Pharmakokinetik von Doxorubicin liegen. Da Doxorubicin in der Regel nach der Körperoberfläche (KOF) dosiert wird [64] und Mädchen tendenziell einen höheren Körperfettanteil und eine geringere Doxorubicin-Clearance als Jungen gleichen Alters aufweisen, könnte die höhere Doxorubicin-Konzentration zu einer stärkeren Ausprägung der Kardiotoxizität führen [66,80,83]. Dieser Mechanismus könnte auch für die um 38 % (95 % KI 6 %–80 %) höhere Kardiotoxizität verantwortlich sein, die bei Patienten mit Übergewicht oder Adipositas berichtet wurde [27]. Damit eng verbunden sind bei Langzeitüberlebenden von Krebs im Kindesalter möglicher Weise auch das höhere Risiko für das langfristige Auftreten kardiovaskulärer Erkrankungen bei mangelnder Bewegung und einem hohen atherosklerotischen Risiko-Score in der Jugend (PDAY) [84,85].

Genetische Risikofaktoren

Insbesondere bei pädiatrischen Tumoren gibt es zunehmende Evidenz, dass genetische Prädispositionen nicht nur für die Pathogenese der Krebserkrankung selbst, sondern auch für das Langzeitrisiko kardiovaskulärer Erkrankungen eine bedeutende Rolle spielen. Der Einzelnukleotid-Polymorphismus (SNP) rs17863783 im Gen der Glucuronosyltransferase 1A6 (UGT1A6) wurde als starker Prädiktor für eine Anthrazyklin-induzierte Kardiotoxizität identifiziert und bereits in einer unabhängigen Kohorte validiert [86]. In derselben Studie wurden ebenso zwei weitere prädiktive SNPs (rs7853758 & rs885004) des SLC28A3 Gens validiert, die einzeln eine zwar geringere prädiktive Aussagekraft besaßen aber in Kombination mit klinischen Faktoren eine sehr gute Vorhersage von Fällen mit Kardiotoxizität und Fällen ohne Kardiotoxizität ermöglichten. Eine spezifische dosisabhängige Assoziation wurde für homozygote Träger des G Allels des Carbonylreduktase-Gens CBR3 (V244M) gefunden. Träger dieses Allels, die mit einer niedrigen bis mittleren Dosis an Anthrazyklinen behandelt wurden, zeigten im dosisabhängigen Vergleich mit Trägern der übrigen Allelausprägungen eine signifikant stärkere Kardiotoxizität [87]. Wurde dieser Polymorphismus nicht dosisabhängig analysiert, war ein ähnlicher Trend zu beobachten, der jedoch nicht statistisch signifikant war [88]. In weiteren Studien wurde eine mögliche Rolle des Multidrug-resistance (MDR) Gens ABCC5 diskutiert. Der zelluläre Effluxtransporter ABCC5 wird mit dem Signalweg und Metabolismus von zyklischen Nukleotiden wie cGMP und einigen Arzneimitteln, darunter auch Doxorubicin, in Kardiomyozyten und kardiovaskulären Endothelzellen in Verbindung gebracht [89]. In einer Studie mit 251 pädiatrischen ALL-Patienten war der TT-1629 Genotyp des ABCC5 Gens mit einer um 8–12 % verringerten Ejektionsfraktion assoziiert, und dieser Zusammenhang wurde in einer weiteren Kohorte validiert [90]. In derselben Studie wurde ebenso eine protektive Assoziation für den TT894 Genotyp des Gens für die endotheliale Stickstoffmonoxid-Synthase (NOS3) für Hochrisikopatienten gefunden. Unter der Hypothese, dass höhere Gewebekonzentrationen an Eisen mit der Entwicklung Anthrazyklin-induzierter Kardiotoxizität zusammenhängen könnten, wurde in einer weiteren Studie beobachtet, dass Kinder, die an ALL erkrankt waren und die für die erbliche Hämochromatose verantwortliche Mutation C282Y trugen (~10 %), 2 Jahre nach Diagnose im Vergleich zu Kindern ohne diese Mutation eine signifikant niedrigere linksventrikuläre Funktion, linksventrikuläre Masse und Wanddicke aufwiesen [91].

Aufgrund der z. T. geringen Prävalenz der Allelträger in den jeweiligen Studien und der damit verbundenen statistischen Unsicherheit ist die Evidenz für spezifische Genotypen jedoch bisher insgesamt noch relativ gering und bisher eher von wissenschaftlichem Interesse. Dennoch könnte in Zukunft die Kombination aus genetischen und klinischen Markern deutlich zur Risikostratifizierung bei Hochrisikopatienten beitragen.

2.3.2 Prognose & Survivorship

Eine der größten Studien zum Überleben nach Krebs im Kindesalter ist die amerikanische Childhood Cancer Survivor Study [92]. In einer Auswertung dieser Daten aus dem Jahr 2014 wurden über 14.000 Patienten, die mit unter 21 Jahren an Krebs erkrankt waren und mindestens fünf Jahre nach Krebs überlebt hatten, mit über 4000 Geschwistern dieser Kohorte bezüglich Morbidität und Mortalität verglichen. Nach einer medianen Nachbeobachtungszeit von 24,5 Jahren betrug die kumulative Inzidenz schwerwiegender gesundheitlicher Beeinträchtigungen 53,6 % (95 % KI 51,5 %–55,6 %) im Vergleich zu 19,8 % (95 % KI 17,0 %–22.7 %) bei den Geschwistern ohne Krebserkrankung [93]. Die Krebspatienten wiesen bereits im Alter von 24 Jahren dieselbe kumulative Inzidenz schwerwiegender gesundheitlicher Beeinträchtigungen auf wie ihre Geschwister im Alter von 50 Jahren. Das Risiko einer schwerwiegenden kardiovaskulären Erkrankung war fast siebenfach erhöht (HR 6,9; 95 %KI 5,2–9,1).

In der deutschen CVSS (cardiac and vascular late sequelae in long-term survivors of childhood cancer) Studie wurden 951 15-Jahresüberlebende im Alter von 23–48 Jahren untersucht und mit 15.000 Probanden dreier Kohorten der Allgemeinbevölkerung in Hinsicht auf die Inzidenz kardiovaskulärer Erkrankungen verglichen. Es wurde dabei ein höheres Risiko für das Auftreten arterieller Hypertonien (RR 1,38 [95 % KI 1,21–1,57]) sowie von Dyslipidämien (RR 1,38 [95 % KI 1,21–1,57]) gefunden. Insgesamt traten diese beiden Erkrankungen in etwa 6 bis 8 Jahre früher als in der allgemeinen Bevölkerung auf [94].

Die Langzeitfolgen unterscheiden sich jedoch auch sehr nach primärer diagnostizierter Krebsentität und der Zeit nach Behandlungsende. Eine Schweizer Studie, in der knapp 4000 5-Jahres-Überlebende nach Krebs im Kindesalter (0–14 Jahre) mit Diagnose zwischen 1976 und 2007 bis 2012 nachbeobachtet wurden, fand eine im Vergleich zur Schweizer Allgemeinbevölkerung 11-fach erhöhte Gesamtmortalität (SMR 11,0). In den ersten 10 Jahren der Nachbeobachtungszeit (5–15 Jahre nach Diagnose) waren 78,9 % der Zusatzmortalität auf Rezidive zurückzuführen, 25 Jahre nach Diagnose waren 36,5 % durch Rezidive, 21,3 % durch Zweittumoren und 33,3 % durch kardiovaskuläre Erkrankungen bedingt [95]. Vergleichbare Erhöhungen der Gesamt-mortalität bei 5-Jahres-Überlebenden von Krebs im Kindesalter fanden sich in der British Cancer Survivor Study (SMR 10,7) [96], in einer skandinavischen Studie (SMR 8,3) [97] und der bereits erwähnten amerikanischen Childhood Cancer Survivor Study (SMR 8,4) [98].

Aufgrund der hohen Rezidivrate und des Risikos kardiovaskulärer Komplikatio-nen bei Überlenden nach Krebs stimmen viele nationale Fachgesellschaften überein, dass bei Überlebenden einer potenziell kardiotoxischen Therapie bei Krebs im Kin-desalter eine lebenslange Überwachung empfohlen werden soll [99,100]. Besonders nach hohen Anthrazyklin-Dosen (kumulativ > 300 mg/m^2 Doxorubicin oder Äquiva-lent) und bei Patienten mit aufgetretener Kardiotoxizität und medikamentöser Herz-insuffizienztherapie wird eine Echokardiographie nach 1 und 5 Jahren empfohlen [100].

2.4 Kardiovaskuläre Komplikationen onkologischer Therapien im Erwachsenenalter

2.4.1 Risikofaktoren

Aufgrund der zum Teil zeitlich lang andauernden Manifestation von kardialen Spät-folgen bei Krebspatienten im Erwachsenenalter spielt die Kardio-Onkologie beson-ders eine Rolle bei Krebsentitäten, die in der Regel auch eine gute Prognose bieten. Der Schnittbereich zwischen dem häufigen Vorkommen potenziell kardiotoxischer Risikofaktoren und generell langem krebsspezifischen Überleben ist in der Literatur besonders für Patienten mit Hodgkin Lymphom und Mammakarzinom beschrieben, für die inzwischen 10-Jahresüberlebensraten von ≥ 80 % berichtet wurden [75]. Da sich die Risikofaktoren für kardiovaskuläre Komplikationen bei Krebspatienten (z. B. Alter, Stadium bei Krebsdiagnose, kardiovaskuläre Vorerkrankung, etc. [101,102]) im Erwachsenenalter weitgehend mit denen unter Kap. 2.1.2 und 2.3.1 genannten über-schneiden, soll folgend nur auf wenige speziellere Risikofaktoren beim Mammakarzi-nom eingegangen werden.

Auch im Erwachsenenalter ist die kumulative Anthrazyklin-Dosis entscheidend für das Risiko von kardiotoxischen Langzeitfolgen. So steigt das Risiko einer Herz-insuffizienz bei Mammakarzinom-Patienten exponentiell von 3 % bei einer kumulati-ven Lebenszeitdosis von 400 mg/m^2 auf 18 % bei 700 mg/m^2 [103]. Weitere Faktoren wie Alter und vorbestehende kardiovaskuläre Erkrankungen bestimmen das indivi-duelle Risiko maßgeblich mit. Eine Möglichkeit die Kardiotoxizität von Doxorubicin bei gleichbleibender Effektivität zu verringern, hat sich in den vergangenen Jahren durch die galenische Modifikation als pegylierte liposomale Formulierung gezeigt. Durch die Beschichtung Doxorubicin-haltiger Liposomen mit Polyethylenglykol (PEG) werden Makrophagen und Monozyten des retikuloendothelialen Systems überlistet und die pharmakokinetische intravasale Halbwertszeit des Doxorubicins verlängert sich relevant auf 30 bis 50 Stunden [104]. Bilden die Tumore neue Blutgefäße (Angiogenese) kann sich das Doxorubicin durch Gewebelücken („Gaps"), die im gesunden Gewebe so nicht existieren, in hohen Konzentrationen im Tumorgewebe ansammeln [105]. Aufgrund der geringeren frei verfügbaren Doxorubicin-Konzentrationen im Blut ist der kardiotoxische Effekt des Doxorubicins gleichzeitig deutlich kleiner. Zugelassen ist diese PEG-liposomale Form des Doxorubicins in Bezug auf das Mammakarzinom jedoch nur für Patientinnen mit metastasierendem Mammakarzinom und erhöhtem kardialen Risiko [106]. In einer größeren randomisierten klinische Phase III Studie konnte an über 500 Patientinnen mit metastasierendem Mammakarzinom festgestellt werden, dass im direkten Vergleich die PEG-liposomale Formulierung des Doxorubicins im Vergleich mit konventionellem Doxorubicin als First-line Behandlung eine vergleichbare Effektivität zeigte (Gesamtüberleben HR 0,94 [95 % KI 0,74–1,19] und progressionsfreies Überleben HR 1,00 [95 % KI 0,82–1,22]), während das Risiko einer auftretenden Kardiotoxizität unter konventionellem Doxorubicin um mehr als dreimal so hoch war (HR 3,16 [95 % KI 1,58–6,31]; P < 0,001). Dieses Ergebnis konnte in weiteren kleineren klinischen Studien reproduziert werden [107–109].

Es besteht in der S3-Leitlinie ein starker Konsens, dass nach brusterhaltender Operation bei Mammakarzinompatientinnen mit invasivem Karzinom eine adjuvante Bestrahlung der betroffenen Brust durchgeführt werden soll [110]. Mögliche kardiotoxische Risiken aufgrund einer Bestrahlungstherapie wurden schon im Jahr 2005 in einer auf 78 randomisierten Studien basierenden Metaanalyse beschrieben [111]. Entscheidende Parameter für das Risiko strahlungsinduzierter Kardiotoxizität sind u. a. die Tumorlateralität (links- vs. rechtsseitig) und die mittlere Dosis des gesamten Herzens (mittlere Herzdosis) [75]. Die Tumorlateralität scheint hierbei jedoch eine geringere Rolle zu spielen als die exakte individuelle mittlere Herzdosis, mit der eine Patientin im Verlauf ihrer Behandlung exponiert wird. In einer Studie aus Schweden und Dänemark konnte anhand von 963 Brustkrebspatientinnen mit einem koronaren Ereignis und 1205 Kontrollen festgestellt werden, dass das relative Risiko koronarer Ereignisse linear um 7,4 % pro Gy mittlerer Herzdosis (95 % KI 2,9–14,5) steigt [112]. Im Durchschnitt ergaben sich mittlere Herzdosen von 2,9 Gy bei rechtsseitiger und 6,6 Gy bei linksseitiger Bestrahlung [75,112].

Während die Analyse von genetischen Variationen und Mutation in der pädiatrischen Onkologie bereits einige Ergebnisse liefern konnte, ist die Evidenz in Bezug auf eine mögliche Risikostratifizierung kardiovaskulärer Komplikationen bei Krebspatienten im Erwachsenenalter anhand von genetischen Informationen sehr gering. Wenige Analysen konzentrierten sich hierbei auf eine mögliche unterschiedliche Risikoverteilung anhand der Mutationen BRCA1 und BRCA2 bei Mammakarzinompatientinnen, jedoch konnte bisher keine Assoziation zu einem differentiellen kardioonkologischen Risikoprofil anhand dieser zwei genetischen Mutationen gefunden werden [113]. Es erscheint naheliegend, dass genetische Variationen im Arzneimittelmetabolismus zu unterschiedlichen Risikoprofilen führen könnten. Es gibt hierzu bislang jedoch noch wenig gesicherte Erkenntnisse und entsprechend weiteren Forschungsbedarf [114,115].

2.4.2 Prognose & Survivorship

In einer umfassenden Analyse der in den USA erhobenen Routineversorgungsdaten wurden 92,5 % aller Brustkrebspatientinnen, die eine Chemotherapie erhielten, mit Anthrazyklinen behandelt, 62,2 % mit Taxanen, 93,2 % der Hormonrezeptor positiven Patientinnen mit endokriner Therapie, 18,1 % mit Trastuzumab. 42,6 % der Patientinnen erhielten eine Bestrahlungstherapie. Mögliche Assoziationen zwischen diesen Behandlungen und der langfristigen kardiovaskulären Morbidität und Mortalität bei Langzeitüberlebenden wurden bereits in einigen Beobachtungsstudien untersucht.

In Bezug auf die Mortalität von Mammakarzinompatientinnen, die eine Bestrahlungstherapie erhalten haben, zeigte eine große Analyse von über 100.000 amerikanischen Patientinnen wie sich die Prognose in Abhängigkeit von den Diagnosejahren und Tumor- und Bestrahlungslateralität verändert hat [116]. Für Patientinnen mit linksseitiger Tumorlateralität, die zwischen 1972–82 bestrahlt wurden, war das kardiovaskuläre Mortalitätsrisiko relativ zu einer rechten Tumorlateralität signifikant um 20 % (innerhalb der ersten 10 Jahre), 42 % (nach 10–14 Jahren) und 58 % (nach mindestens 15 Jahren) erhöht (p = 0,03 für Trend). Für Patientinnen, die dagegen zwischen 1983–92 diagnostiziert wurden, gab es hierbei innerhalb der ersten 10 Jahre nach Diagnose (1,04 [95 % KI 0,91–1,18]) und mehr als zehn Jahren nach Diagnose (1,27 [95 % KI 0,99–1,63]) keine statistisch signifikanten Unterschiede mehr. Bei Patientinnen, die schließlich zwischen 1993–2001 diagnostiziert wurden bestätigte sich dieser Trend, da auch hier innerhalb der ersten 10 Jahre der Nachbeobachtungszeit kein Unterschied in der kardiovaskulären Mortalität zwischen links- und rechtsseitiger Tumorlateralität zu beobachten war (0,96 [0,82–1,12]). Die Tatsache, dass insbesondere in den vergangenen zwei Dekaden das Risiko einer strahlungsinduzierten Schädigung des Herzens zurückgegangen ist, schien sich auch in weiteren Studien zu bestätigen [102,117]. Mögliche Gründe sind Fortschritte in der Bestrahlungstherapie wie CT-basierte Bestrahlungspläne, optimierte Applikationen und dadurch geringere mittlere Herzdosen [75,118]. Laut einer aktuellen Studie mit Daten aus den amerikanischen Krebsregistern (SEER) hatten Patientinnen mit einer Diagnose zwischen 2006 und 2011 im Vergleich zu Patientinnen mit Diagnose zwischen 2000 und 2005 ein 17 % geringeres Risiko an einer kardiovaskulären Erkrankung zu versterben [102].

In einer niederländischen Übersichtsarbeit aus 2017 zur kardiovaskulären Mortalität wurden 14 Studien mit insgesamt über 1,2 Millionen Mammakarzinompatientinnen ausgewertet [119]. Absolut starben 1,6 % bis 10,4 % aller Patientinnen an einer kardiovaskulären Erkrankung. Insgesamt kam diese Übersichtsarbeit zu dem Schluss, dass das kardiovaskuläre Mortalitätsrisiko im Vergleich zur Allgemeinbevölkerung erhöht ist. Dies hing jedoch stark von den individuellen Risikofaktoren, Therapien und der Nachbeobachtungszeit der Patientinnen ab.

In einer amerikanischen Studie bspw., in der 1413 Patientinnen zwischen 1996–97 mit einem Mammakarzinom diagnostiziert und mit gleichaltrigen Probanden ohne Krebs verglichen wurden, war das kardiovaskuläre Mortalitätsrisiko in den ersten sieben Jahren nicht unterschiedlich (HR 0,8 [95 % KI 0,5–1,2]), siebe Jahre nach Diagnose jedoch statistisch signifikant erhöht (HR 1,8 [95 % KI 1,3–2,5]) [120].

In einer weiteren größeren Studie aus den Niederlanden mit über 70.000 Mammakarzinompatientinnen, die zwischen 1989 und 2005 mit Stadium I–III diagnostiziert wurden, wurde im Vergleich mit der niederländischen Bevölkerung insgesamt keine erhöhte, sondern im Gegenteil sogar eine signifikant niedrigere kardiovaskuläre Sterblichkeit gefunden (SMR 0,92 [95 % KI 0,88–0,97]) [121]. In einer detaillierteren Analyse, in der die einzelnen kardiovaskulären Todesursachen separat analysiert wurden, zeigte sich jedoch eine erhöhte Sterblichkeit aufgrund einer Herzklappenerkrankung (SMR 1,28 [95 % KI 1,08–1,52]). In Hinblick auf das Risiko kardiovaskulärer Erkrankungen und kardiovaskulärer Ereignisse wurden besonders bei Frauen mit einem Alter bei Diagnosedatum unter 50 Jahren eine linksseitige (im Vergleich zu einer rechtsseitigen) Bestrahlung und eine Chemotherapie nach 1997 als signifikante Risikofaktoren identifiziert [121].

Diese Resultate stehen im Einklang mit den Ergebnissen einer neueren Studie, die das Langzeitüberleben von mehr als 300.000 zwischen 2000 und 2011 diagnostizierten Mammakarzinompatientinnen in der US-basierten Surveillance, Epidemiology and End Results Datenbank analysiert hat [102]. Die Brustkrebserkrankung wurde im altersstratifizierten Vergleich durchweg als häufigste Todesursache identifiziert, jedoch stieg auch die kumulative kardiovaskuläre Mortalität mit höherem Alter bei Diagnose an. Im altersstandardisierten Vergleich mit der allgemeinen weiblichen US-Bevölkerung zeigte sich jedoch bei Mammakarzinompatientinnen, die zwischen 2000 und 2002 diagnostiziert wurden und mindestens 10 Jahre überlebt haben, im Einklang mit der oben erwähnten niederländischen Studie, keine erhöhte kardiale Mortalität. Diese Ergebnisse müssen allerdings vor dem Hintergrund interpretiert werden, dass Brustkrebspatientinnen, die eine potenziell kardiotoxische Chemotherapie und Bestrahlungstherapie erhalten, in der Regel jünger und weniger komorbide sind und damit auch weniger kardiovaskuläre Erkrankungen und Risikofaktoren aufweisen [122]. Dazu kommt, dass diese Analysen auf aggregierter Bevölkerungsebene meistens bis auf Alter und Geschlecht kaum für andere prognostische Faktoren adjustiert werden konnten, da diese Informationen nicht im Detail für die gesamte Bevölkerung erhoben werden.

Resultate einer kanadischen Studie aus 2016, die Mammakarzinompatientinnen mit einer krebsfreien Stichprobe aus der Region Ontario als Kontrollkohorte verglichen und damit für eine Vielzahl an prognostischen Faktoren adjustieren konnte, zeigten jedoch auch keine signifikante Assoziation zwischen der Exposition mit Anthrazyklinen und/oder Trastuzumab und einer potenziell erhöhten kardiovaskulären Mortalität [123]. Wurde die kardiovaskuläre Todesursache jedoch mit einer stationären Diagnose für Herzinsuffizienz, einem pulmonären Ödem, einer Kardiomyopathie oder einer ambulanten Herzinsuffizienzdiagnose als kombinierten Endpunkt erweitert, zeigte insbesondere die sequentielle Therapie mit Anthrazyklinen und Trastuzumab eine starke Assoziation.

Diesen Ergebnissen stehen aktuelle Daten der *National Institute of Environmental Health Sciences Sister Study cohort* (NIEHS) Studie aus 2018 gegenüber, die zeitliche Änderungen im kardiovaskulären Risikoprofil von 813 Patientinnen, die während der Nachbeobachtungszeit der NIEHS Studie mit einem Mammakarzinom diagnostiziert wurden, und 1049 krebsfreien Kontrollen verglich [124]. Die Autoren fanden nach einer medianen Nachbeobachtungszeit von 7,8 Jahren keine signifikanten Unterschiede bezüglich der Änderungen des kardiovaskulären Erkrankungsrisikos und kardiovaskulärer Risikoprofile zwischen diesen beiden Gruppen. Dies traf auch dann zu, wenn nur Patientinnen in die Analyse eingeschlossen wurden, die entweder eine Chemotherapie oder eine endokrine Therapie erhielten. Jedoch wurde hierbei nicht nach Art der Chemotherapie differenziert.

Das kardio-onkologische Assessment und Monitoring von Brustkrebspatientinnen bleibt daher aufgrund der bisher noch sehr inkonsistenten und fehlenden Evidenz aussagekräftiger Studien ein unverzichtbarer Bestandteil in der multidisziplinären Versorgung von Patientinnen mit potenziell kardiotoxischen Therapieinterventionen. Trotz erster Positionspapiere entsprechender Fachgesellschaften zu Fragen bezüglich kardiovaskulärer Risikokonstellationen, Überwachungsintervallen während und nach der Therapie sowie der Langzeitnachsorge bedarf es somit in Zukunft noch mehr Forschung auf diesem Gebiet [7,100].

Literatur

[1] Global, regional, and national age-sex specific mortality for 264 causes of death, 1980–2016: a systematic analysis for the Global Burden of Disease Study 2016. Lancet. 2017;390 (10100):1151–210. Epub 2017/09/19. doi: 10.1016/s0140-6736(17)32152-9. PubMed PMID: 28919116; PubMed Central PMCID: PMCPmc5605883.

[2] World Health Organization (WHO). Cause-specific mortality, 2000–2016. http://www.who.int/healthinfo/global_burden_disease/estimates/en/. [Letzter Zugriff: 29.05.2018].

[3] Statistisches Bundesamt. Genesis-Online Datenbank. Tab. 23211–0004- Gestorbene: Deutschland, Jahre, Todesursachen, Geschlecht, Altersgruppen. https://www-genesis.destatis.de/genesis/online/link/tabelleErgebnis/23211-0004. [Letzter Zugriff: 29.05.2018].

[4] Surveillance, Epidemiology, and End Results (SEER) Program. DevCan – Probability of Developing or Dying of Cancer. https://surveillance.cancer.gov/devcan/. [Letzter Zugriff: 29.05.2018].

[5] Berry JD, Dyer A, Cai X, et al. Lifetime Risks of Cardiovascular Disease. New England Journal of Medicine. 2012;366(4):321–9. doi: 10.1056/NEJMoa1012848. PubMed PMID: 22276822.

[6] Noone AM, Howlader N, Krapcho M, et al. SEER Cancer Statistics Review, 1975–2015, National Cancer Institute. Bethesda, MD, https://seer.cancer.gov/csr/1975_2015/, based on November 2017 SEER data submission, posted to the SEER web site, April 2018.

[7]   Zamorano JL, Lancellotti P, Rodriguez Munoz D, et al. 2016 ESC Position Paper on cancer treat-
        ments and cardiovascular toxicity developed under the auspices of the ESC Committee for
        Practice Guidelines: The Task Force for cancer treatments and cardiovascular toxicity of the Eu-
        ropean Society of Cardiology (ESC). Eur J Heart Fail. 2017;19(1):9–42. Epub 2016/08/28. doi:
        10.1002/ejhf.654. PubMed PMID: 27565769.

[8]   Koene RJ, Prizment AE, Blaes A, Konety SH. Shared Risk Factors in Cardiovascular Disease and
        Cancer. Circulation. 2016;133(11):1104–14. doi: 10.1161/CIRCULATIONAHA.115.020406. PubMed
        PMID: PMC4800750.

[9]   Mons U, Gredner T, Behrens G, Stock C, Brenner H. Cancers Due to Smoking and High Alcohol
        Consumption. Dtsch Arztebl Int. 2018;115(35–36):571–7. Epub 2018/09/22. doi: 10.3238/arzt-
        ebl.2018.0571. PubMed PMID: 30236215; PubMed Central PMCID: PMCPMC6206255.

[10]   Centers for Disease Control and Prevention (US); National Center for Chronic Disease Prevention
        and Health Promotion (US); Office on Smoking and Health (US). How Tobacco Smoke Causes
        Disease: The Biology and Behavioral Basis for Smoking-Attributable Disease: A Report of the
        Surgeon General. Atlanta (GA): Centers for Disease Control and Prevention (US); 2010. Available
        from: https://www.ncbi.nlm.nih.gov/books/NBK53017/. [Letzter Zugriff: 30.05.2018].

[11]   Singh J, Blaes A. Shared Modifiable Risk Factors Between Cancer and CVD. Expert Analysis.
        American College of Cardiology. Apr 26, 2017. http://www.acc.org/latest-in-cardiology/articles/
        2017/04/26/08/01/shared-modifiable-risk-factors-between-cancer-and-cvd [Letzter Zugriff:
        30.05.2018].

[12]   Rosengren A, Wilhelmsen L, Wedel H. Coronary heart disease, cancer and mortality in male
        middle-aged light smokers. J Intern Med. 1992;231(4):357–62. Epub 1992/04/01. PubMed PMID:
        1588259.

[13]   Mozaffarian D, Benjamin EJ, Go AS, et al. Heart Disease and Stroke Statistics-2016 Update: A
        Report From the American Heart Association. Circulation. 2016;133(4):e38-360. Epub 2015/12/
        18. doi: 10.1161/cir.0000000000000350. PubMed PMID: 26673558.

[14]   Warren GW, Alberg AJ, Kraft AS, et al. The 2014 Surgeon General's report: "The Health Conse-
        quences of Smoking–50 Years of Progress": A paradigm shift in cancer care. Cancer. 2014;120
        (13):1914–6. doi: doi:10.1002/cncr.28695.

[15]   van Meerbeeck JP, Fennell DA, De Ruysscher DK. Small-cell lung cancer. Lancet. 2011;378
        (9804):1741–55. Epub 2011/05/14. doi: 10.1016/s0140-6736(11)60165-7. PubMed PMID:
        21565397.

[16]   Kapitel 36 – Wichtige Gifte und Vergiftungen. In: Aktories K, Förstermann U, Hofmann F, Starke
        K, editors. Allgemeine und spezielle Pharmakologie und Toxikologie (Elfte Ausgabe). Munich:
        Urban & Fischer; 2013. p. 967–1099.

[17]   La DK, Swenberg JA. DNA adducts: biological markers of exposure and potential applications to
        risk assessment. Mutat Res. 1996;365(1–3):129–46. Epub 1996/09/01. PubMed PMID:
        8898994.

[18]   Porchet HC, Benowitz NL, Sheiner LB, Copeland JR. Apparent tolerance to the acute effect of ni-
        cotine results in part from distribution kinetics. J Clin Invest. 1987;80(5):1466–71. Epub 1987/
        11/01. doi: 10.1172/jci113227. PubMed PMID: 3680508; PubMed Central PMCID:
        PMCPmc442405.

[19]   Cole SW, Nagaraja AS, Lutgendorf SK, Green PA, Sood AK. Sympathetic nervous system regulati-
        on of the tumour microenvironment. Nature reviews Cancer. 2015;15(9):563–72. doi: 10.1038/
        nrc3978. PubMed PMID: PMC4828959.

[20]   WHO. Obesity: preventing and managing the global epidemic. Report of a WHO Consultation.
        WHO Technical Report Series 894. Geneva: World Health Organization, 2000.

[21]   Pothiwala P, Jain SK, Yaturu S. Metabolic Syndrome and Cancer. Metab Syndr Relat Disord.
        2009;7(4):279–87. doi: 10.1089/met.2008.0065. PubMed PMID: PMC3191378.

[22] Hubert HB, Feinleib M, McNamara PM, Castelli WP. Obesity as an independent risk factor for cardiovascular disease: a 26-year follow-up of participants in the Framingham Heart Study. Circulation. 1983;67(5):968–77. Epub 1983/05/01. PubMed PMID: 6219830.

[23] Behrens G, Gredner T, Stock C, et al. Cancers Due to Excess Weight, Low Physical Activity, and Unhealthy Diet. Dtsch Arztebl Int. 2018;115(35–36):578–85. Epub 2018/09/22. doi: 10.3238/arztebl.2018.0578. PubMed PMID: 30236216; PubMed Central PMCID: PMCPMC6206246.

[24] Bhaskaran K, Douglas I, Forbes H, et al. Body-mass index and risk of 22 specific cancers: a population-based cohort study of 5·24 million UK adults. Lancet. 2014;384(9945):755–65. doi: https://doi.org/10.1016/S0140-6736(14)60892-8.

[25] Reeves GK, Pirie K, Beral V, et al. Cancer incidence and mortality in relation to body mass index in the Million Women Study: cohort study. BMJ. 2007;335(7630):1134. Epub 2007/11/08. doi: 10.1136/bmj.39367.495995.AE. PubMed PMID: 17986716; PubMed Central PMCID: PMCPmc2099519.

[26] Wolin KY, Carson K, Colditz GA. Obesity and cancer. Oncologist. 2010;15(6):556–65. Epub 2010/05/29. doi: 10.1634/theoncologist.2009-0285. PubMed PMID: 20507889; PubMed Central PMCID: PMCPmc3227989.

[27] Guenancia C, Lefebvre A, Cardinale D, et al. Obesity As a Risk Factor for Anthracyclines and Trastuzumab Cardiotoxicity in Breast Cancer: A Systematic Review and Meta-Analysis. J Clin Oncol. 2016;34(26):3157–65. doi: 10.1200/JCO.2016.67.4846. PubMed PMID: PMC5569689.

[28] Barb D, Pazaitou-Panayiotou K, Mantzoros CS. Adiponectin: a link between obesity and cancer. Expert Opin Investig Drugs. 2006;15(8):917–31. Epub 2006/07/25. doi: 10.1517/13543784.15.8.917. PubMed PMID: 16859394.

[29] Shibata R, Ouchi N, Murohara T. Adiponectin and cardiovascular disease. Circ J. 2009;73 (4):608–14. Epub 2009/03/06. PubMed PMID: 19261992.

[30] Kelesidis I, Kelesidis T, Mantzoros CS. Adiponectin and cancer: a systematic review. Br J Cancer. 2006;94(9):1221–5. doi: 10.1038/sj.bjc.6603051. PubMed PMID: PMC2361397.

[31] Silver A, Palomo A, Okwuosa TM. Chapter 10 – Identification of At-Risk Patients and Comorbidities That Increase Risk. In: Gottlieb RA, Mehta PK, editors. Cardio-Oncology. Boston: Academic Press; 2017. p. 155–72.

[32] Carr PR, Holleczek B, Stegmaier C, Brenner H, Hoffmeister M. Meat intake and risk of colorectal polyps: results from a large population-based screening study in Germany. Am J Clin Nutr. 2017;105(6):1453–61. Epub 2017/05/05. doi: 10.3945/ajcn.116.148304. PubMed PMID: 28468894.

[33] Carr PR, Walter V, Brenner H, Hoffmeister M. Meat subtypes and their association with colorectal cancer: Systematic review and meta-analysis. Int J Cancer. 2016;138(2):293–302. Epub 2015/01/15. doi: 10.1002/ijc.29423. PubMed PMID: 25583132.

[34] Walter V, Jansen L, Ulrich A, et al. Alcohol consumption and survival of colorectal cancer patients: a population-based study from Germany. Am J Clin Nutr. 2016;103(6):1497–506. Epub 2016/05/06. doi: 10.3945/ajcn.115.127092. PubMed PMID: 27146651.

[35] Walter V, Jansen L, Knebel P, et al. Physical activity and survival of colorectal cancer patients: Population-based study from Germany. Int J Cancer. 2017;140(9):1985–97. Epub 2017/01/26. doi: 10.1002/ijc.30619. PubMed PMID: 28120416.

[36] Cong YJ, Gan Y, Sun HL, et al. Association of sedentary behaviour with colon and rectal cancer: a meta-analysis of observational studies. Br J Cancer. 2013;110:817. doi: 10.1038/bjc.2013.709.

[37] Harriss DJ, Atkinson G, George K, et al. Lifestyle factors and colorectal cancer risk (1): systematic review and meta-analysis of associations with body mass index. Colorectal Disease. 2009;11 (6):547–63. doi: doi:10.1111/j.1463-1318.2009.01766.x.

[38] Arem H, Moore SC, Patel A, et al. Leisure time physical activity and mortality: a detailed pooled analysis of the dose-response relationship. JAMA Intern Med. 2015;175(6):959–67. Epub 2015/04/07. doi: 10.1001/jamainternmed.2015.0533. PubMed PMID: 25844730; PubMed Central PMCID: PMCPmc4451435.

[39] Bellavia A, Stilling F, Wolk A. High red meat intake and all-cause cardiovascular and cancer mortality: is the risk modified by fruit and vegetable intake? Am J Clin Nutr. 2016;104(4):1137–43. Epub 2016/08/26. doi: 10.3945/ajcn.116.135335. PubMed PMID: 27557655.

[40] Abete I, Romaguera D, Vieira AR, Lopez de Munain A, Norat T. Association between total, processed, red and white meat consumption and all-cause, CVD and IHD mortality: a meta-analysis of cohort studies. Br J Nutr. 2014;112(5):762–75. Epub 2014/06/17. doi: 10.1017/s000711451400124x. PubMed PMID: 24932617.

[41] Toledo E, Salas-Salvado J, Donat-Vargas C, et al. Mediterranean Diet and Invasive Breast Cancer Risk Among Women at High Cardiovascular Risk in the PREDIMED Trial: A Randomized Clinical Trial. JAMA Intern Med. 2015;175(11):1752–60. Epub 2015/09/15. doi: 10.1001/jamainternmed.2015.4838. PubMed PMID: 26365989.

[42] Estruch R, Ros E, Salas-Salvadó J, et al. Primary Prevention of Cardiovascular Disease with a Mediterranean Diet. N Engl J Med. 2013;368(14):1279–90. doi: 10.1056/NEJMoa1200303. PubMed PMID: 23432189.

[43] Lee JE, Wei EK, Fuchs CS, et al. Plasma folate, methylenetetrahydrofolate reductase (MTHFR), and colorectal cancer risk in three large nested case-control studies. Cancer Causes Control. 2012;23(4):537–45. Epub 2012/03/01. doi: 10.1007/s10552-012-9911-3. PubMed PMID: 22367721; PubMed Central PMCID: PMCPmc3721151.

[44] Holmes MV, Newcombe P, Hubacek JA, et al. Effect modification by population dietary folate on the association between MTHFR genotype, homocysteine, and stroke risk: a meta-analysis of genetic studies and randomised trials. Lancet. 2011;378(9791):584–94. Epub 2011/08/02. doi: 10.1016/s0140-6736(11)60872-6. PubMed PMID: 21803414; PubMed Central PMCID: PMCPmc3156981.

[45] Erlinger T, Appel L. The Relationship Between Meat Intake and Cardiovascular Disease. Review Paper Published by the Johns Hopkins Center for a Livable Future. April 17, 2003.

[46] Wood AD, Strachan AA, Thies F, et al. Patterns of dietary intake and serum carotenoid and tocopherol status are associated with biomarkers of chronic low-grade systemic inflammation and cardiovascular risk. Br J Nutr. 2014;112(8):1341–52. Epub 2014/10/15. doi: 10.1017/s0007114514001962. PubMed PMID: 25313576.

[47] Ameri P, Canepa M, Anker MS, et al. Cancer diagnosis in patients with heart failure: epidemiology, clinical implications and gaps in knowledge. Eur J Heart Fail. 2018;20(5):879–87. Epub 2018/02/22. doi: 10.1002/ejhf.1165. PubMed PMID: 29464808.

[48] Banke A, Schou M, Videbaek L, et al. Incidence of cancer in patients with chronic heart failure: a long-term follow-up study. Eur J Heart Fail. 2016;18(3):260–6. doi: 10.1002/ejhf.472. PubMed PMID: 26751260.

[49] Hasin T, Gerber Y, Weston SA, et al. Heart Failure After Myocardial Infarction Is Associated With Increased Risk of Cancer. J Am Coll Cardiol. 2016;68(3):265–71. Epub 2016/07/16. doi: 10.1016/j.jacc.2016.04.053. PubMed PMID: 27417004; PubMed Central PMCID: PMCPmc4947209.

[50] Hasin T, Gerber Y, McNallan SM, et al. Patients With Heart Failure Have an Increased Risk of Incident Cancer. J Am Coll Cardiol. 2013;62(10):881–6. doi: https://doi.org/10.1016/j.jacc.2013.04.088.

[51] Gullestad L, Aukrust P. Review of trials in chronic heart failure showing broad-spectrum anti-inflammatory approaches. Am J Cardiol. 2005;95(11a):17C-23C; discussion 38C-40C. Epub 2005/06/01. doi: 10.1016/j.amjcard.2005.03.008. PubMed PMID: 15925560.

[52] Balkwill F, Mantovani A. Cancer and inflammation: implications for pharmacology and therapeutics. Clin Pharmacol Ther. 2010;87(4):401–6. Epub 2010/03/05. doi: 10.1038/clpt.2009.312. PubMed PMID: 20200512.

[53] Florea VG, Cohn JN. The autonomic nervous system and heart failure. Circ Res. 2014;114 (11):1815–26. Epub 2014/05/24. doi: 10.1161/circresaha.114.302589. PubMed PMID: 24855204.

[54] Egami K, Murohara T, Shimada T, et al. Role of host angiotensin II type 1 receptor in tumor angiogenesis and growth. J Clin Invest. 2003;112(1):67–75.

[55] Le CP, Nowell CJ, Kim-Fuchs C, et al. Chronic stress in mice remodels lymph vasculature to promote tumour cell dissemination. Nat Commun. 2016;7:10634. Epub 2016/03/02. doi: 10.1038/ncomms10634. PubMed PMID: 26925549; PubMed Central PMCID: PMCPMC4773495.

[56] Reynen K. Frequency of primary tumors of the heart. Am J Cardiol. 1996;77(1):107.

[57] Strotmann J. Kardiale Tumoren – Klinik, Diagnostik und Therapie. Medizinische Klinik. 2008;103(3):175–80. doi: 10.1007/s00063-008-1025-2.

[58] Hoffmeier A, Sindermann JrR, Scheld HH, Martens S. Herztumoren – Diagnostik und chirurgische Therapie. Dtsch Arztebl International. 2014;111(12):205–11. doi: 10.3238/arztebl.2014.0205.

[59] Carney JA, Gordon H, Carpenter PC, Shenoy BV, Go V. The complex of myxomas, spotty pigmentation, and endocrine overactivity. Medicine. 1985;64(4):270–83.

[60] Burazor I, Aviel-Ronen S, Imazio M, et al. Primary Malignancies of the Heart and Pericardium. Clin Cardiol. 2014;37(9):582–8. doi: doi:10.1002/clc.22295.

[61] Lestuzzi C. Primary tumors of the heart. Curr Opin Cardiol. 2016;31(6):593–8. Epub 2016/10/18. doi: 10.1097/hco.0000000000000335. PubMed PMID: 27652810.

[62] Zentrum für Krebsregisterdaten, Robert Koch Institut, Krebs in Deutschland für 2013/2014. Berlin: Robert-Koch-Institut (Hrsg) und die Gesellschaft der epidemiologischen Krebsregister in Deutschland e. V.; 2017.

[63] Jahresbericht/Annual Report, Deutsches Kinderkrebsregister. Mainz: Deutsches Kinderkrebsregister am Institut für Medizinische Biometrie, Epidemiologie und Informatik (IMBEI) Universitätsmedizin der Johannes Gutenberg-Universität Mainz; 2016.

[64] Fachinformation Doxorubicinhydrochlorid Teva® 2 mg/ml Konzentrat zur Herstellung einer Infusionslösung. Mai 2016.

[65] Oeffinger KC, Mertens AC, Sklar CA, et al. Chronic Health Conditions in Adult Survivors of Childhood Cancer. N Engl J Med. 2006;355(15):1572–82. doi: 10.1056/NEJMsa060185.

[66] Gottlieb RA, Mehta PK. Cardio-Oncology : Principles, Prevention and Management. San Diego, UNITED STATES: Elsevier Science & Technology; 2016.

[67] Bansal N, Franco VI, Lipshultz SE. Anthracycline cardiotoxicity in survivors of childhood cancer: Clinical course, protection, and treatment. Prog Pediatr Cardiol. 2014;36(1):11–8. doi: https://doi.org/10.1016/j.ppedcard.2014.09.012.

[68] Steiner RK, Franco VI, Lipshultz SE. How do we improve the long-term consequences of cardiotoxicity in survivors of childhood cancer? Prog Pediatr Cardiol. 2014;36(1):27–30. doi: https://doi.org/10.1016/j.ppedcard.2014.09.004.

[69] Kremer LCM, van Dalen EC, Offringa M, Ottenkamp J, Voûte PA. Anthracycline-Induced Clinical Heart Failure in a Cohort of 607 Children: Long-Term Follow-Up Study. J Clin Oncol. 2001;19 (1):191–6. doi: 10.1200/JCO.2001.19.1.191.

[70] Nysom K, Holm K, Lipsitz SR, et al. Relationship between cumulative anthracycline dose and late cardiotoxicity in childhood acute lymphoblastic leukemia. J Clin Oncol. 1998;16(2):545–50. doi: 10.1200/JCO.1998.16.2.545.

[71] Lipshultz SE, Franco VI, Miller TL, Colan SD, Sallan SE. Cardiovascular Disease in Adult Survivors of Childhood Cancer. Annu Rev Med. 2015;66(1):161–76. doi: 10.1146/annurev-med-070213-054849.

[72] van Dalen EC, van der Pal HJ, Kremer LC. Different dosage schedules for reducing cardiotoxicity in people with cancer receiving anthracycline chemotherapy. Cochrane Database Syst Rev. 2016;3:Cd005008. Epub 2016/03/05. doi: 10.1002/14651858.CD005008.pub4. PubMed PMID: 26938118.

[73] Lipshultz SE, Giantris AL, Lipsitz SR, et al. Doxorubicin administration by continuous infusion is not cardioprotective: the Dana-Farber 91–01 Acute Lymphoblastic Leukemia protocol. J Clin Oncol. 2002;20(6):1677–82. Epub 2002/03/16. doi: 10.1200/jco.2002.20.6.1677. PubMed PMID: 11896119.

[74] Lipshultz SE, Miller TL, Lipsitz SR, et al. Continuous Versus Bolus Infusion of Doxorubicin in Children With ALL: Long-term Cardiac Outcomes. Pediatrics. 2012;130(6):1003.

[75] Merzenich H, Wollschläger D, Almstedt K, et al. Kardiale Spätfolgen nach Strahlentherapie und Chemotherapie. Der Onkologe. 2018:1–8.

[76] Tukenova M, Guibout C, Oberlin O, et al. Role of Cancer Treatment in Long-Term Overall and Cardiovascular Mortality After Childhood Cancer. J Clin Oncol. 2010;28(8):1308–15. doi: 10.1200/JCO.2008.20.2267.

[77] Landy DC, Miller TL, Lipsitz SR, et al. Cranial Irradiation as an Additional Risk Factor for Anthracycline Cardiotoxicity in Childhood Cancer Survivors: An Analysis from the Cardiac Risk Factors in Childhood Cancer Survivors Study. Pediatr Cardiol. 2013;34(4):826–34. doi: 10.1007/s00246-012-0539-6.

[78] Berry JD, Dyer A, Cai X, et al. Lifetime Risks of Cardiovascular Disease. N Engl J Med. 2012;366 (4):321–9. doi: 10.1056/NEJMoa1012848. PubMed PMID: PMC3336876.

[79] Lipshultz SE, Cochran TR, Franco VI, Miller TL. Treatment-related cardiotoxicity in survivors of childhood cancer. Nat Rev Clin Oncol. 2013;10:697. doi: 10.1038/nrclinonc.2013.195.

[80] Lipshultz SE, Lipsitz SR, Mone SM, et al. Female Sex and Higher Drug Dose as Risk Factors for Late Cardiotoxic Effects of Doxorubicin Therapy for Childhood Cancer. N Engl J Med. 1995;332 (26):1738–44. doi: 10.1056/NEJM199506293322602.

[81] Lipshultz SE, Adams MJ. Cardiotoxicity After Childhood Cancer: Beginning With the End in Mind. J Clin Oncol. 2010;28(8):1276–81. doi: 10.1200/JCO.2009.26.5751.

[82] Mertens AC, Yasui Y, Neglia JP, et al. Late mortality experience in five-year survivors of childhood and adolescent cancer: the Childhood Cancer Survivor Study. J Clin Oncol. 2001;19 (13):3163–72. Epub 2001/07/04. doi: 10.1200/jco.2001.19.13.3163. PubMed PMID: 11432882.

[83] Reeg JA. Dissertationsschrift "Pharmakokinetisches Profil von Doxorubicin und Doxorubicinol unter dem Einfluss von Geschlecht, Alter und Body-Maß-Index sowie in Verbindung mit kardialen biochemischen Markern". Ruprecht-Karls Universität Heidelberg, Medizinische Fakultät Mannheim 2013.

[84] Gidding SS, Rana JS, Prendergast C, et al. Pathobiological Determinants of Atherosclerosis in Youth (PDAY) Risk Score in Young Adults Predicts Coronary Artery and Abdominal Aorta Calcium in Middle Age: The CARDIA Study. Circulation. 2016;133(2):139–46. Epub 2016/03/31. doi: 10.1161/circulationaha.115.018042. PubMed PMID: 27028434; PubMed Central PMCID: PMCPMC4817359.

[85] McMahan CA, McGill HC, Gidding SS, et al. PDAY risk score predicts advanced coronary artery atherosclerosis in middle-aged persons as well as youth. Atherosclerosis. 2007;190(2):370–7. Epub 2006/03/15. doi: 10.1016/j.atherosclerosis.2006.02.008. PubMed PMID: 16530772.

[86] Visscher H, Ross CJ, Rassekh SR, et al. Validation of variants in SLC28A3 and UGT1A6 as genetic markers predictive of anthracycline-induced cardiotoxicity in children. Pediatr Blood Cancer. 2013;60(8):1375–81. Epub 2013/02/27. doi: 10.1002/pbc.24505. PubMed PMID: 23441093.

[87] Blanco JG, Sun CL, Landier W, et al. Anthracycline-related cardiomyopathy after childhood cancer: role of polymorphisms in carbonyl reductase genes–a report from the Children's Oncology Group. J Clin Oncol. 2012;30(13):1415–21. Epub 2011/11/30. doi: 10.1200/jco.2011.34.8987. PubMed PMID: 22124095; PubMed Central PMCID: PMCPMC3383117.

[88] Blanco JG, Leisenring WM, Gonzalez-Covarrubias VM, et al. Genetic polymorphisms in the carbonyl reductase 3 gene CBR3 and the NAD(P)H:quinone oxidoreductase 1 gene NQO1 in patients who developed anthracycline-related congestive heart failure after childhood cancer. Cancer. 2008;112(12):2789–95. Epub 2008/05/07. doi: 10.1002/cncr.23534. PubMed PMID: 18457324.

[89] Dazert P, Meissner K, Vogelgesang S, et al. Expression and localization of the multidrug resistance protein 5 (MRP5/ABCC5), a cellular export pump for cyclic nucleotides, in human heart. Am J Pathol. 2003;163(4):1567–77. Epub 2003/09/26. doi: 10.1016/s0002-9440(10)63513-4. PubMed PMID: 14507663; PubMed Central PMCID: PMCPMC1868287.

[90] Krajinovic M, Elbared J, Drouin S, et al. Polymorphisms of ABCC5 and NOS3 genes influence doxorubicin cardiotoxicity in survivors of childhood acute lymphoblastic leukemia. Pharmacogenomics J. 2016;16(6):530–5. Epub 2015/09/09. doi: 10.1038/tpj.2015.63. PubMed PMID: 26345518.

[91] Lipshultz SE, Lipsitz SR, Kutok JL, et al. Impact of hemochromatosis gene mutations on cardiac status in doxorubicin-treated survivors of childhood high-risk leukemia. Cancer. 2013;119 (19):3555–62. Epub 2013/07/19. doi: 10.1002/cncr.28256. PubMed PMID: 23861158; PubMed Central PMCID: PMCPMC3788065.

[92] Robison LL, Mertens AC, Boice JD, et al. Study design and cohort characteristics of the Childhood Cancer Survivor Study: a multi-institutional collaborative project. Med Pediatr Oncol. 2002;38(4):229–39. Epub 2002/03/29. PubMed PMID: 11920786.

[93] Armstrong GT, Kawashima T, Leisenring W, et al. Aging and risk of severe, disabling, life-threatening, and fatal events in the childhood cancer survivor study. J Clin Oncol. 2014;32(12):1218–27. Epub 2014/03/19. doi: 10.1200/jco.2013.51.1055. PubMed PMID: 24638000; PubMed Central PMCID: PMCPMC3986385.

[94] Faber J, Wingerter A, Neu MA, et al. Burden of cardiovascular risk factors and cardiovascular disease in childhood cancer survivors: data from the German CVSS-study. Eur Heart J. 2018;39 (17):1555–62. doi: 10.1093/eurheartj/ehy026.

[95] Schindler M, Spycher BD, Ammann RA, et al. Cause-specific long-term mortality in survivors of childhood cancer in Switzerland: A population-based study. Int J Cancer. 2016;139(2):322–33. Epub 2016/03/08. doi: 10.1002/ijc.30080. PubMed PMID: 26950898; PubMed Central PMCID: PMCPMC5071665.

[96] Reulen RC, Winter DL, Frobisher C, et al. Long-term cause-specific mortality among survivors of childhood cancer. JAMA 2010;304(2):172–9. Epub 2010/07/16. doi: 10.1001/jama.2010.923. PubMed PMID: 20628130.

[97] Garwicz S, Anderson H, Olsen JH, et al. Late and very late mortality in 5-year survivors of childhood cancer: changing pattern over four decades–experience from the Nordic countries. Int J Cancer. 2012;131(7):1659–66. Epub 2011/12/16. doi: 10.1002/ijc.27393. PubMed PMID: 22170520.

[98] Mertens AC, Liu Q, Neglia JP, et al. Cause-specific late mortality among 5-year survivors of childhood cancer: the Childhood Cancer Survivor Study. J Natl Cancer Inst. 2008;100(19):1368–79. Epub 2008/09/25. doi: 10.1093/jnci/djn310. PubMed PMID: 18812549; PubMed Central PMCID: PMCPMC2556702.

[99] Armenian SH, Hudson MM, Mulder RL, et al. Recommendations for cardiomyopathy surveillance for survivors of childhood cancer: a report from the International Late Effects of Childhood Cancer Guideline Harmonization Group. Lancet Oncol. 2015;16(3):e123-36. Epub 2015/03/11. doi: 10.1016/s1470-2045(14)70409-7. PubMed PMID: 25752563; PubMed Central PMCID: PMCPMC4485458.

[100] Pfister R, Achenbach S, Bönner F, et al. Kommentar zum 2016 Positionspapier der Europäischen Gesellschaft für Kardiologie (ESC) zu kardiovaskulären Komplikationen onkologischer Therapien. Der Kardiologe. 2018;12(1):19–25.

[101] Tilemann LM, Heckmann MB, Katus HA, Lehmann LH, Muller OJ. Cardio-oncology: conflicting priorities of anticancer treatment and cardiovascular outcome. Clin Res Cardiol. 2018;107 (4):271–80. Epub 2018/02/18. doi: 10.1007/s00392-018-1202-x. PubMed PMID: 29453595; PubMed Central PMCID: PMCPMC5869944.

[102] Weberpals J, Jansen L, Muller OJ, Brenner H. Long-term heart-specific mortality among 347 476 breast cancer patients treated with radiotherapy or chemotherapy: a registry-based cohort study. Eur Heart J. 2018. Epub 2018/04/11. doi: 10.1093/eurheartj/ehy167. PubMed PMID: 29635274.

[103] Swain SM, Whaley FS, Ewer MS. Congestive heart failure in patients treated with doxorubicin: a retrospective analysis of three trials. Cancer. 2003;97(11):2869–79. Epub 2003/05/27. doi: 10.1002/cncr.11407. PubMed PMID: 12767102.

[104] Mutschler E. Mutschler Arzneimittelwirkungen: Pharmakologie-Klinische Pharmakologie-Toxikologie: Wiss. Verlagsges.; 2012.

[105] Gil-Gil MJ, Bellet M, Morales S, et al. Pegylated liposomal doxorubicin plus cyclophosphamide followed by paclitaxel as primary chemotherapy in elderly or cardiotoxicity-prone patients with high-risk breast cancer: results of the phase II CAPRICE study. Breast Cancer Res Treat. 2015;151 (3):597–606. Epub 2015/05/20. doi: 10.1007/s10549-015-3415-2. PubMed PMID: 25981896.

[106] Fachinformation Caelyx® 2 mg/ml Konzentrat zur Herstellung einer Infusionslösung. Januar 2017.

[107] Chia S, Clemons M, Martin LA, et al. Pegylated liposomal doxorubicin and trastuzumab in HER-2 overexpressing metastatic breast cancer: a multicenter phase II trial. J Clin Oncol. 2006;24 (18):2773–8. Epub 2006/05/10. doi: 10.1200/jco.2005.03.8331. PubMed PMID: 16682726.

[108] Harris L, Batist G, Belt R, et al. Liposome-encapsulated doxorubicin compared with conventional doxorubicin in a randomized multicenter trial as first-line therapy of metastatic breast carcinoma. Cancer. 2002;94(1):25–36. Epub 2002/01/30. PubMed PMID: 11815957.

[109] Safra T, Muggia F, Jeffers S, et al. Pegylated liposomal doxorubicin (doxil): reduced clinical cardiotoxicity in patients reaching or exceeding cumulative doses of 500 mg/m2. Ann Oncol. 2000;11(8):1029–33. Epub 2000/10/19. PubMed PMID: 11038041.

[110] S3-Leitlinie Diagnostik, Therapie und Nachsorge des Mammakarzinoms (Version 4.1, 2018). https://www.leitlinienprogramm-onkologie.de/fileadmin/user_upload/Downloads/Leitlinien/Mammakarzinom_4_0/Version_4.1/LL_Mammakarzinom_Langversion_4.1.pdf [Letzter Zugriff: Oktober 2018].

[111] Clarke M, Collins R, Darby S, et al. Effects of radiotherapy and of differences in the extent of surgery for early breast cancer on local recurrence and 15-year survival: an overview of the randomised trials. Lancet. 2005;366(9503):2087–106. Epub 2005/12/20. doi: 10.1016/s0140-6736 (05)67887-7. PubMed PMID: 16360786.

[112] Darby SC, Ewertz M, McGale P, et al. Risk of ischemic heart disease in women after radiotherapy for breast cancer. N Engl J Med. 2013;368(11):987–98. Epub 2013/03/15. doi: 10.1056/NEJMoa1209825. PubMed PMID: 23484825.

[113] Pearson EJ, Nair A, Daoud Y, Blum JL. The incidence of cardiomyopathy in BRCA1 and BRCA2 mutation carriers after anthracycline-based adjuvant chemotherapy. Breast Cancer Res Treat. 2017;162(1):59–67. Epub 2017/01/10. doi: 10.1007/s10549-016-4101-8. PubMed PMID: 28066861.

[114] Magdy T, PW B. Pharmacogenomics in Cardio-Oncology. https://www.acc.org/latest-in-cardiology/articles/2017/02/20/09/27/pharmacogenomics-in-cardio-oncology. [Letzter Zugriff: Oktober 2018]. J Am Coll Cardiol. 2017.

[115] Reis-Mendes AF, Sousa E, de Lourdes Bastos M, Costa VM. The Role of the Metabolism of Anticancer Drugs in Their Induced-Cardiotoxicity. Curr Drug Metab. 2015;17(1):75–90. Epub 2015/11/04. PubMed PMID: 26526839.

[116] Darby SC, McGale P, Taylor CW, Peto R. Long-term mortality from heart disease and lung cancer after radiotherapy for early breast cancer: prospective cohort study of about 300,000 women in US SEER cancer registries. Lancet Oncol. 2005;6(8):557–65. Epub 2005/08/02. doi: 10.1016/s1470-2045(05)70251-5. PubMed PMID: 16054566.

[117] Henson KE, McGale P, Taylor C, Darby SC. Radiation-related mortality from heart disease and lung cancer more than 20 years after radiotherapy for breast cancer. Br J Cancer. 2013;108 (1):179–82. Epub 2012/12/22. doi: 10.1038/bjc.2012.575. PubMed PMID: 23257897; PubMed Central PMCID: PMCPMC3553540.

[118] Senkus E, Kyriakides S, Ohno S, et al. Primary breast cancer: ESMO Clinical Practice Guidelines for diagnosis, treatment and follow-up. Ann Oncol. 2015;26 Suppl 5:v8-30. doi: 10.1093/annonc/mdv298. PubMed PMID: 26314782.

[119] Gernaat SAM, Ho PJ, Rijnberg N, et al. Risk of death from cardiovascular disease following breast cancer: a systematic review. Breast Cancer Res Treat. 2017;164(3):537–55. Epub 2017/05/16. doi: 10.1007/s10549-017-4282-9. PubMed PMID: 28503723; PubMed Central PMCID: PMCPMC5495872.

[120] Bradshaw PT, Stevens J, Khankari N, et al. Cardiovascular Disease Mortality Among Breast Cancer Survivors. Epidemiology. 2016;27(1):6–13. Epub 2015/09/29. doi: 10.1097/ede.0000000000000394. PubMed PMID: 26414938; PubMed Central PMCID: PMCPMC4666721.

[121] Boekel NB, Schaapveld M, Gietema JA, et al. Cardiovascular Disease Risk in a Large, Population-Based Cohort of Breast Cancer Survivors. Int J Radiat Oncol Biol Phys. 2016;94(5):1061–72. Epub 2016/03/31. doi: 10.1016/j.ijrobp.2015.11.040. PubMed PMID: 27026313.

[122] Kurian AW, Lichtensztajn DY, Keegan TH, et al. Patterns and predictors of breast cancer chemotherapy use in Kaiser Permanente Northern California, 2004–2007. Breast Cancer Res Treat. 2013;137(1):247–60. Epub 2012/11/10. doi: 10.1007/s10549-012-2329-5. PubMed PMID: 23139057; PubMed Central PMCID: PMCPMC3769522.

[123] Thavendiranathan P, Abdel-Qadir H, Fischer HD, et al. Breast Cancer Therapy-Related Cardiac Dysfunction in Adult Women Treated in Routine Clinical Practice: A Population-Based Cohort Study. J Clin Oncol. 2016;34(19):2239–46. doi: 10.1200/JCO.2015.65.1505. PubMed PMID: 27091709.

[124] Anderson C, Nichols HB, Deal AM, Park Y-MM, Sandler DP. Changes in cardiovascular disease risk and risk factors among women with and without breast cancer. Cancer. 2018;0(0). doi: 10.1002/cncr.31775.

3 Genetik in Kardio-Onkologie

Weng-Teng Gi, Benjamin Meder

3.1 Einleitung

Das Auftreten einer Kardiotoxizität hat eine große Variabilität und kann 8 % bis 26 % bei Doxorubicin betragen, 7 % bis 28 % bei Patienten, die Trastuzumab erhalten, oder 5 bis 30 % bei Patienten, die Paclitaxel erhalten [1]. Nach derzeitigem Kenntnisstand sind die kardialen Nebenwirkungen chemotherapeutischer Behandlungen hauptsächlich, aber nicht ausschließlich, auf Nekrose oder Apoptose von Kardiomyozyten zurückzuführen, was zur Entwicklung einer Kardiomyopathie, Herzinsuffizienz und zum Auftreten von malignen Arrhythmien [1] führen kann. Die Einschränkung der maximalen kumulativen chemotherapeutischen Dosis bei kardialen Hochrisikopatienten trägt zur Verringerung des unerwünschten kardialen Ergebnisses bei. Bei der Titration von Chemotherapeutika ist daher die Einhaltung eines Gleichgewichts zwischen Wirksamkeit und Toxizität die wichtigste Herausforderung. In diesem Kapitel werden wir Konzepte der Genetik vermitteln und auf den Zusammenhang zwischen genetischer Variabilität und den Mechanismen der chemotherapieinduzierten Kardiotoxizität aufzeigen und einen Ausblick auf Präzisionsmedizinische Konzepte diskutieren.

3.2 Welche Rolle spielt die Genetik in der Kardio-Onkologie?

Ein Beispiel für die Schlüsselrolle von genetischen Mechanismen bei der Modulation der chemotherapieinduzierten Kardiotoxizität ist ein von Young et al. berichtetes Geschwisterpaar, dass nach der Chemotherapie ihres Brustkrebses eine Herzinsuffizienz entwickelte, obwohl beide vor der Chemotherapie noch eine normale Herzfunktion hatten [2]. Welche Mechanismen können für diese Koinzidenz verantwortlich zeichnen?

Die DNA (Desoxyribonukleinsäure) ist Träger der Erbinformation in allen bekannten Organismen. Die Aufklärung der Molekülstruktur der doppelsträngigen DNA gelang 1953 als James D. Watson und Francis Crick eine Molekülstruktur im „Eagle Pub" in Cambridge vorstellten, welches als Meilenstein auf dem Weg zur Entschlüsselung des Humangenoms gilt. Ein Gen ist die definierte Region einer genomischen Basensequenz, die zu einer Erbeinheit gehört und transkribiert, also in ein RNA Molekül überführt wird. Die genetische Diagnostik hat die Detektion krankheitsverursachender oder krankheitsbegünstigender Variationen bzw. Mutationen zum Ziel. Gerade in der Kardiologie gibt es eine Vielzahl von Erkrankungen, wie z. B. die Kardiomyopathien, die eine genetische Ursache haben. So stellt sich die Frage, wel-

https://doi.org/10.1515/9783110592450-003

chen klinischen Stellenwert die molekulargenetische Diagnostik im Fach Kardio-Onkologie aktuell hat oder in Zukunft haben sollte.

Zunächst ist es wichtig zu wissen, dass das Ansprechen eines einzelnen Patienten auf eine Chemotherapie durch die Plasma- und Zielgewebekonzentration der verabreichten Antikrebsmittel bestimmt wird, was durch die Pharmakokinetik beschrieben werden kann. Die Expression und Produktion von arzneimittelmetabolisierenden Enzymen und Transportern können durch genetische Polymorphismen beeinflusst werden und dementsprechend zu einer unterschiedlichen Pharmakokinetik bei verschiedenen Personen führen. Genetische Veränderungen von Arzneimittel metabolisierenden Zielenzymen, Transportern, Ionenkanälen und Rezeptoren können aber auch die Pharmakodynamik von Arzneimitteln verändern [3]. Daher stellt die Weiterentwicklung der individualisierten Medizin unter Einbeziehung prädiktiver genetischer Faktoren eine wichtige Option dar, um die Behandlung und das Ergebnis der chemotherapieinduzierten Kardiotoxizität zu verbessern [4].

3.3 Was sind somatische und was sind Keimbahnvarianten?

Mutationen (heute in der Regel als pathogene genetische Varianten bezeichnet) sind Veränderungen in der DNA, die verschiedenste (Erb-)Krankheiten auslösen können. Monogene Erkrankungen (Mendel'sche Erkrankungen) sind relativ selten. Komplexe Erkrankungen entstehen dagegen häufiger (Volkskrankheiten wie Diabetes mellitus Typ 2), haben aber prinzipiell multiple zugrundeliegende Ursachen, die durch mehrere Genvarianten und Umweltfaktoren beeinflusst werden. Varianten in einem Gen können heterozygot (1 Allel, also die Base auf einem Strang ist betroffen) oder homozygot (beide Allele betroffen) vorliegen [4].

Bei Krebspatienten hat die Information über genetische Varianten einen wichtigen prognostischen Wert: die somatische Mutation im Tumorgewebe und die Keimbahnmutationen im gesamten Individuum haben dabei unterschiedlichen Stellenwert. Eine gesunde Zelle kann bösartig entarten, indem sie ihre Fähigkeit verliert sich selbst zu regulieren. Diese anfängliche Änderung der genetischen Information kann eine einfache Änderung der DNA-Sequenz oder eine Änderung sein, die eine breitere genetische oder sogar chromosomale Region betrifft – bis hin zur Chemotrypsis, der kompletten Änderung der Chromosomenstruktur. Das Genom dieser entarteten Zelle kann als somatisches Gründergenom bezeichnet werden. Durch die wiederholte zelluläre Replikation und fehllaufende Mechanismen der DNA-Reparatur erhält dieses somatische Genom zusätzliche Anomalien [5]. Einige dieser erworbenen genetischen Variationen können das Fortschreiten des Krebses weiter begünstigen, beispielsweise Mutationen in Genen, die das Metastasierungsrisiko regulieren [6]. Die anfängliche und erworbene genetische Variation definiert die Natur des Tumors, sein Metastasierungspotential und die Art der Behandlung, auf die er ansprechen kann. Daher kann die somatische Genanalyse bei der Vorhersage der Tumorprognose und des Behandlungsansprechens hilfreich sein. Die Keimbahnvariationen definieren den genetischen Hintergrund des Individuums und sein prinzipielles Ansprechen auf Krankheit und Therapie. Keimbahnmutationen in Signalwegen, die die DNA-Reparaturmaschinerie, die Zellteilung und die Zellzyklen regulieren, können die Entstehung oder Expansion von Krebszellen begünstigen. Zudem ist es bekannt, dass eine Vielzahl von kardiovaskulären Erkrankungen durch Keimbahnmutationen verursacht werden können. Es wurden beispielsweise genetische Varianten in mehr als 40 Genen beim Menschen entdeckt, welche eine dilatative Kardiomyopathie (DCM) verursachen. Die meisten dieser Gene kodieren für Proteine des Sarkomers, der Z-Scheibe und des Zytoskeletts. Interessanterweise sind bei Patienten mit Chemotoxizität häufiger DCM-verursachende Mutationen nachweisbar [7–9] (siehe unten).

3.4 Genetik moduliert die Entwicklung der Herzinsuffizienz in Tumorpatienten

3.4.1 Pharmakogenomik und genomweite Assoziationsstudien (GWAS) in der Kardio-Onkologie

Verschiedene Patienten sprechen unterschiedlich auf dasselbe Medikament an, einschließlich chemotherapeutischer Wirkstoffe. Dieses universell beobachtete Phänomen steht im Einklang mit der Tatsache, dass erbliche genetische Variationen wichtige Determinanten in Bezug auf die Arzneimittelantwort sind. Es wurde festgestellt, dass die individuelle genetische Ausstattung 20 bis 95 Prozent der Unterschiede der Arzneimittelverteilung und -wirksamkeit erklären kann [10]. Klinische Beobachtungen der genetischen Variation der Arzneimittelantwort wurden erstmals zwischen 1950 und 1960 berichtet [11–14], was die Forschungen zur Pharmakogenetik und später zur Pharmakogenomik anregte. Die Pharmakogenomik unterscheidet sich geringfügig von der Pharmakogenetik und verwendet „genomweite" Ansätze, um die genetischen Grundlagen unterschiedlicher Reaktionen auf Arzneimittel zwischen Individuen zu untersuchen [3,15].

Bei der Herzinsuffizienz wurden mehrere genetische Polymorphismen im Endothelin-1 Gen sowie in den β_1-, β_2- und α_{2c}-adrenergen Rezeptoren detektiert, die großen Einfluss auf das Ansprechen einer Beta-Blocker Therapie haben [16–19]. Eine homozygote Deletion im Gen des Angiotensin I Konversionsenzyms (ACE) korreliert mit erhöhter Aktivität des Enzyms und führt zur Verminderung der Wirkung von ACE-Hemmern bei Patienten mit Herzinsuffizienz [20]. Bisher ist das Portfolio pharmakogenetischer Tests im Vorfeld einer kardiologischen Therapie noch überschaubar. In Zukunft wird die Kenntnis über die genetische Konstitution eines Patienten (Genomsequenzierung als Standard in der Kardiologie wie die Auskultation mittels Stethoskops) die Grundlage für alle Pharmakotherapien sein. Hierdurch kann durch einen *a priori* genetischen Test die angemessenste Medikation für den Patienten identifiziert werden, anstatt verschiedene Medikamente *in vivo* nacheinander zu testen und unerwünschte Nebenwirkungen und Krankheitsprogression zu provozieren. Kosten können hierdurch ebenfalls eingespart werden.

In pharmakogenomischen Studien wird häufig das Design einer Fall-Kontroll-Studie verwendet, in der Häufigkeiten genetischer Varianten, insbesondere Einzelnukleotid-Polymorphismen (SNP), bei betroffenen Personen und nicht betroffenen Kontrollen beobachtet und verglichen werden. Entweder ein einzelnes Gen oder eine Liste vorausgewählter Gene kann somit auf ihren Einfluss überprüft werden. Darüber hinaus können genomweite Assoziationsstudien (GWAS) durchgeführt werden, um umfassende Informationen bereitzustellen, in denen genetische Variationen über das gesamte Genom untersucht und mit dem Phänotyp der Studienkrankheit in Verbindung gebracht werden. Kurz gesagt, Kandidatengenstudien befassen sich mit der Assoziation von Krankheitsphänotyp und wenigen selektierten SNPs oder einem vollständigen Gen. Andererseits untersucht GWAS die Beziehung zwischen einem bestimmten Krankheitsphänotyp und dem „variablen" Genomanteil eines Individuums, das von mehreren hunderttausend bis zu Millionen SNPs reichen kann [1]. Beide Methoden können vor allem Assoziationen aufzeigen, kausale oder mechanistische Schlussfolgerungen erfordern weitere Strategien, wie Mendelian Randomization oder in-vitro/vivo Studien [1].

3.4.2 Genetik der Doxorubicin-induzierten Kardiotoxizität (DIC)

Daunorubicin und Doxorubicin (DOX) sind aus der Natur entnommene Anthracycline. Anthracycline wirken als Inhibitor der Topoisomerase 2-α (TOP2A), ein Enzym welches doppelsträngige DNA-Brüche induzieren kann, durch die die DNA-Superwicklung während der Replikation und Transkription von DNA gelöst werden soll. Anthracycline verhindern, dass TOP2A nach einem Strangschnitt vom DNA-Strang freigesetzt wird, und behindern anschließend die erneute Ligation von DNA. Außerdem binden Anthracycline direkt an DNA, fördern die Entwicklung reaktiver Sauerstoffspezies und verstärken die Histon-DNA-Bindung. Zusammen induzieren diese Mechanismen schließlich den programmierten Zelltod [21].

Dosisabhängige Doxorubicin-induzierte Kardiotoxizität (DIC) tritt bei bis zu 50 % der behandelten Patienten auf [1], was zu einer Dosisreduktion oder einem Behandlungsabbruch führen muss. Eine schwerwiegende Langzeitfolge der DIC ist die chronische dilatative Kardiomyopathie (DCM). Die DCM führt zu einer Verringerung der Ejektionsfraktion und schließlich zur Herzinsuffizienz, was in einigen Fällen die Notwendigkeit einer Herztransplantation nach sich zieht oder zum Tod führt [22]. Leider entwickeln etwa 10–20 % der Krebsüberlebenden eine chronische DCM, meist 10 bis 15 Jahre nach der Behandlung [23–25]. Die Entstehung der DCM auch erst nach Beendigung der Behandlung impliziert die Möglichkeit eines chronischen maladaptiven Umbaus (remodeling) nach anfänglicher Exposition gegenüber DOX [26].

Viele Gene spielen eine Rolle bei der Entstehung der DIC, hauptsächlich aufgrund des Zusammenspiels der folgenden vier molekularen Mechanismen:

1. Der aromatische Chinonring als Elektronenakzeptor, der durch die DOX-Metaboliten geteilt wird, nimmt schnell an Oxidations-Reduktions-Reaktionen teil, was zur Ausbreitung von O2- und H2O2 und zur anschließenden Bildung von toxischen reaktiven Sauerstoffspezies (ROS) führt.

2. DOX ruft eine mitochondriale Dysregulation hervor und verursacht die Freisetzung von CYCS (Cytochrom c), was letztendlich die Bildung des Apoptosomenkomplexes fördert [27]. Mitochondrien spielen eine entscheidende Rolle bei der Entstehung von Kardiotoxizität, da sie in adulten Kardiomyozyten, die etwa 30 % des Zellvolumens ausmachen, reichlich vorhanden sind. Darüber hinaus machen Mitochondrien etwa 90 % der ATP-Produktion in erwachsenen Herzzellen aus, so dass das Herz besonders anfällig für DOX-induzierte Schäden ist [15].

3. Ähnlich wie der zuvor erwähnte Mechanismus zur Hemmung der Topoisomerase 2-α (TOP2A) hemmt DOX auch die Reaktivierung der Topoisomerase II-β (TOP2B) in Herzzellen und führt daher zu einer durch DNA-Doppel-Apoptose ausgelösten Zellapoptose.

4. DOX aktiviert den Ryanodinrezeptor 2 (RYR2), der die Freisetzung von Calcium in der Zelle verursacht. Darüber hinaus blockiert DOX das ATPase-sarkoplasmatische/endoplasmatische Retikulum Ca2+2 (SERCA2 oder ATP2A2), was die Wiederaufnahme von Calcium hemmt [1].

Experimentelle und klinische Studien haben zahlreiche Zusammenhänge zwischen genetischen Polymorphismen und der DOX-Toxizität entdeckt. Krajinovic et al. untersuchten die Auswirkung des genetischen Polymorphismus auf die spät einsetzende DIC bei 251 Überlebenden einer akuten lymphoblastischen Leukämie im Kindesalter und entdeckten eine modulierende Wirkung von zwei Varianten: A1629T in ABCC5 (zugunsten der Kardiotoxizität), einem ATP-bindenden Kassettentransporter, und G894T im NOS3-Endothel-Stickoxidsynthase-Gen (Schutz gegen Kardiotoxizität) [28]. Visscher et al. testeten 23 Varianten auf Assoziation mit Doxorubicin-induzierter Kardiotoxizität und bestätigten die Assoziation von rs17863783 in UGT1A6 und ACT in der Replikationskohorte (P = 0,0062, Odds Ratio (OR) 7,98) sowie Assoziation von rs7853758 (P = 0,058, OR 0,46) und rs885004 (P = 0,058, OR 0,42) wurden in SLC28A3 gefunden (kombiniert P = $1,6 \times 10^{-5}$ bzw. P = $3,0 \times 10^{-5}$) [29]. Darüber hinaus wurde kürzlich eine GWAS-Untersuchung mit > 650.000 SNPs bei Patienten durchgeführt, die DOX erhielten, um neue Risiko-Allele für DIC zu identifizieren. Als Schlussfolgerung haben Aminkeng et al. pharmakogenomische Tests für RARG 2229774 (S427L), SLC28A3 7853758 (L461L) und UGT1A6 * 4 1863783 (V209V) vor Erhalt von Doxorubicin propagiert [30]. Interessanterweise finden sich 45 % der beschriebenen SNPs in Genen, die für Transporterproteine kodieren. Der Rest der SNPs ist wie folgt zugeordnet; 27 % finden sich in Genen, die mit oxidativem Stress zusammenhängen, 19 % in DOX-metabolisierenden Enzymen und 9 % in Genen, die die

DNA-Reparatur und -Replikation regulieren [1]. Obwohl bisher große Anstrengungen und Studien zur Identifizierung der Assoziation von genomischer Variation und DIC unternommen wurden, müssen viele andere Gene, die nachweislich an DIC beteiligt sind, noch umfassend genetisch untersucht werden. Beispiele solcher Gene umfassen: ABCC2, ABCG2, RALBP1, AKR1A1, CSL1, SOD3, TP53, TOP2B, PPARGC1A (PGC-1α), PPARGC1B (PGC-1β), PPARA, PPARD und CYP2J2[1].

3.4.3 Erhöhtes kardiovaskuläres Risiko bei BRCA1- und BRCA2-Mutationsträgern

BRCA1/2-Mutationsträger tragen nicht nur ein höheres Risiko für Brust- und Eierstockkrebs, sondern sind aufgrund mehrerer Faktoren auch anfälliger für die Entstehung von kardiovaskulären Erkrankungen [31]. Erstens spielen die beiden BRCA-Gene eine Rolle bei der Aufrechterhaltung der genomischen Stabilität und sind an der zellulären Reaktion bei DNA-Schäden beteiligt [32–34]. Eine gestörte DNA-Reparatur in *BRCA1/2*-Mutationsträgern führt vermehrt zu einer Zellapoptose, mitunter bei Kardiomyozyten und Endothelzellen [35]. Unabhängig vom Krebsstatus zeigten Studien außerdem, dass *BRCA1/2*-Träger im Vergleich zu Kontrollprobanden erhöhte Plasmaspiegel von prothrombotischen Faktoren haben [36,37]. Darüber hinaus werden viele *BRCA1/2*-Mutationsträger aus therapeutischen oder prophylaktischen Gründen einer bilateralen Salpingo-Oophorektomie unterzogen. Bei diesen Patientinnen tritt in der Folge eine frühzeitige Menopause auf, die zu einem vorzeitigen Östradiolverlust führt und die Arteriosklerose durch Verstärkung der endothelialen Dysfunktion und durch metabolische Veränderungen fördert [37–39]. Auf der anderen Seite legen neuere Erkenntnisse nahe, dass die genetische Veranlagung für kardiovaskuläre Erkrankungen (CVD) und die vorhandenen CV-Risikofaktoren vor der Menopause ein stärkerer Prädiktor für das postmenopausale CVD-Risiko im Vergleich zur vorzeitigen Menopause nach Salpingo-Oophorektomie sind [40–42]. Zudem wurde beobachtet, dass bei *BRCA1/2*-Knockout-Mäusen eine höhere Anfälligkeit für Doxorubicin-induzierte Kardiotoxizität besteht [43,44]. Eine prospektive humane Studie an 39 *BRCA1/2*-Mutationsträgern im Vergleich zu 42 sporadischen Brustkrebspatientinnen ergab jedoch kein signifikant erhöhtes Risiko für Doxorubicin-induzierte Kardiotoxizität bei menschlichen *BRCA1/2*-Mutationsträgern [45]. Auf Grund der ambivalenten Datenlage sollte die Anfälligkeit von *BRCA1/2*-Mutationsträgern für eine Kardiotoxizität in prospektiven Studien mit größerem Stichprobenumfang weiter untersucht werden.

3.4.4 Chemotherapie-induzierte Kardiomyopathie kann durch DCM-Mutationen vermittelt werden

Wasielewski et al. haben systematisch hinterfragt, ob eine genetische oder familiäre Veranlagung für DCM ein Risikofaktor für eine chemotherapieinduzierte Kardiomyopathie sein könnte [7]. Sie identifizierten drei Patienten mit Chemotherapie-induzierter Kardiomyopathie mit familiärer Disposition mit DCM. Außerdem stellten sie bei zwei dieser drei Patienten sowie bei ihren Familienmitgliedern pathogene Mutationen in der Myosin-Schwerenkette (*MYH7*) fest. Weitere Fallberichte veranschaulichten dieses Konzept eindrucksvoll [46].

Ein weiteres Beispiel sind trunkierende Varianten in Titin (TTNtv). TTN ist das größte humane Gen, das das Myofilament-Titin kodiert. Linschoten et al. berichteten, dass zwei Frauen mit Brustkrebs nach Chemotherapie eine schwere Herzinsuffizienz entwickelten, während das genetische Screening beider Frauen genetische Mutationen aufwies, die zu einer Leserasterverschiebung von TTN führten [8]. Bemerkenswerterweise zeigten diese beiden TTNtv-Träger einen unverhältnismäßig schweren Phänotyp der Kardiomyopathie (LVEF unter 20 %) im Vergleich zu anderen Patienten, die eine Kardiotoxizität hatten [8,9]. TTNtv ist für die Mehrzahl der genetischen DCM-Fälle verantwortlich, die in 15–20 % der familiären Fälle und in bis zu 18 % der sporadischen Fälle nachgewiesen werden konnten [47]. Außerdem treten diese Variationen auch bei 10 % der Frauen auf, die eine peripartale Kardiomyopathie entwickeln [48]. Es wurde daher vermutet, dass Träger von TTNtv eine höhere Anfälligkeit für die Entwicklung einer Herzinsuffizienz nach „Überlastung" oder „Second Hit" des Herzens aufweisen können, z. B. durch ein erhöhtes Herzzeitvolumen während der Schwangerschaft oder durch eine Exposition gegenüber einer kardiotoxischen Chemotherapie [8]. Da die Prävalenz von TTNtv in der Allgemeinbevölkerung ungefähr 0,5 % beträgt [49,50] und eine große Anzahl von Krebspatienten weltweit mit einer Chemotherapie mit potenzieller Kardiotoxizität behandelt wird, wird es in Zukunft unserer Meinung nach unerlässlich sein, vor Beginn der Therapie einen Gentest für TTN durchzuführen, um damit ein Risikokollektiv vorzeitig zu identifizieren und engmaschiger zu überwachen.

3.5 Funktionell-genomische Modell zur Untersuchung der Kardiotoxizität

Es ist essenziell, dass die in GWAS statistisch identifizierten Kardiotoxizität-assoziierten Genen in weiteren funktionellen Studien untersucht werden, mit dem Ziel den Kausalzusammenhang und die krankheitsverursachenden Mechanismen aufzuklären und durch Entwicklung therapeutischer Interventionen zu verhindern. Die validierten kausalen SNPs oder genetischen Variationen können in neue Biomarker übersetzt und in die tägliche klinische Praxis eingeführt werden.

3.5.1 Der Zebrafisch und iPSC als Modelle für Herzinsuffizienz und Kardiotoxizität

Für funktionellen Studien zur Herzinsuffizienz dient der Zebrafisch als valides Tiermodell. Er erlaubt die Analyse der biologischen Funktion vieler Kandidatengene in einem hohen Durchsatz [51]. Larven von Zebrafischen sind durchsichtig und ermöglichen eine gute Sichtbarmachung des Herzens und des Gefäßsystems zur Erkennung des Phänotyps. Fluoreszenzmarker können in vivo angewendet werden, um bestimmte Zelltypen hervorzuheben und deren Migration während der Embryogenese sichtbar zu machen. Außerdem können videomikroskopische Techniken verwendet werden, um die Auswurffraktion von Ventrikeln zu quantifizieren und den Herzrhythmus zu erkennen. Aufgrund seiner guten Eignung sowohl als Herzinsuffizienzmodell, als auch als Modell der Tumormetastasierung, wurden einige Studien zur Kardiotoxizität im Zebrafisch-Modell durchgeführt. Ding et al. fanden heraus, dass eine einzige intraperitoneale Bolusinjektion von Doxorubicin bei erwachsenen Zebrafischen zum Phänotyp einer Kardiomyopathie führen kann [52]. Doxorubicin wird auch zur Induktion von Insertionsmutationen in Mutagenese-Screens eingesetzt [52,53].

Patientenspezifische hiPSC-CMs dienen als neuartige Technologie, die erfolgreich bei der Modellierung von Herzerkrankungen sowie beim Screening von Arzneimitteln auf Wirksamkeit und Toxizität eingesetzt wurde. In den letzten Jahren wurden enorme Fortschritte bei der Neuprogrammierung von menschlichen Körperzellen, der Differenzierung von hiPSCs sowie der strukturellen und funktionellen phänotypischen Charakterisierung der entwickelten hiPSC-CMs erzielt [1]. Die Anwendung von hiPSCs-CM ermöglicht die Simulation patientenspezifischer und damit genetischer identer Krankheitsphänotypen und pharmakologischer Arzneimittelantworten.

HiPSCs-CMs haben gezeigt, dass sie mehrere herzrelevante Gene exprimieren können, wie die Gene in Bezug auf Ionenkanäle des menschlichen Herzens (z. B. *SCN5A, KCNJ2, CACNA1C, KCNQ1* und *KCNH2*), die Gene für wichtige Transkriptionsfaktoren im Herzen (*NKX2,5, GATA4* und *GATA6*) sowie die Gene assoziiert mit kardial gewebespezifischen Bestandteilen (*MYH6, MYLPF , MYBPC3, DES, TNNT2 und TNNI3*). Außerdem weisen hiPSCs-CMs im Vergleich zu natürliche Herzmuskelzellen eine analoge elektrophysiologische, biochemische und kontraktile Aktivität auf [54–56]. Damit sollte es in Zukunft möglich sein, genetische Informationen mit funktionellen Untersuchungen patientenspezifisch vor einer Chemotherapie durchzuführen um potenzielle Probleme im Voraus zu verhindern.

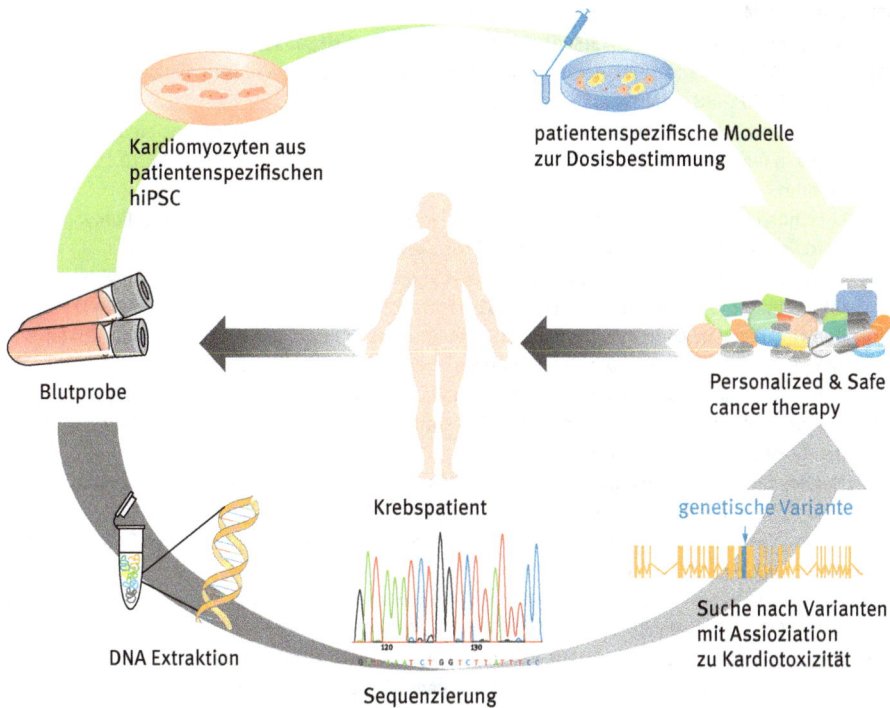

Abb. 3.1: Genetische Verfahren im Bereich der personalisierte Risikobewertung und individualisierten Therapien auf dem Gebiet der Kardioonkologie.

3.6 Schlussfolgerung

Genetische Faktoren haben eine Schlüsselrolle bei der Entwicklung der Herzinsuffizienz nach einer Tumorbehandlung. Genetische Diagnoseverfahren spielen eine immer größere Rolle im Bereich der personalisierte Risikobewertung und individualisierten Therapien auf dem Gebiet der Kardioonkologie (Abb. 3.1).

Literatur
[1] Magdy T, Burmeister BT, Burridge PW. Validating the pharmacogenomics of chemotherapy-induced cardiotoxicity: What is missing? Pharmacol Ther. 2016;168:113–125. doi:10.1016/j.pharmthera.2016.09.009.
[2] Young AC, Mercer B, Perren TJ, Dodwell D. Anthracycline-induced cardiomyopathy in siblings with early breast cancer. Ann Oncol. 2011;22:1692. doi:10.1093/annonc/mdr272.
[3] Evans WE, McLeod HL. Pharmacogenomics–drug disposition, drug targets, and side effects. N Engl J Med. 2003;348:538–549. doi:10.1056/NEJMra020526.
[4] Meder B. Genetische Kardiomyopathien: Leitfaden für den klinischen Alltag, 2017.

[5]   Gerlinger M, et al. Intratumor heterogeneity and branched evolution revealed by multiregion se-
      quencing. N Engl J Med. 2012;366:883–892. doi:10.1056/NEJMoa1113205.

[6]   Ganem NJ, Pellman D. Linking abnormal mitosis to the acquisition of DNA damage. J Cell Biol.
      2012;199:871–881. doi:10.1083/jcb.201210040.

[7]   Wasielewski M, et al. Potenzial genetic predisposition for anthracycline-associated cardiomyo-
      pathy in families with dilated cardiomyopathy. Open Heart. 2014;1:e000116. doi:10.1136/
      openhrt-2014-000116.

[8]   Linschoten M, et al. Truncating Titin (TTN) Variants in Chemotherapy-Induced Cardiomyopathy. J
      Card Fail. 2017;23:476–479. doi:10.1016/j.cardfail.2017.03.003.

[9]   Cardinale D, et al. Early detection of anthracycline cardiotoxicity and improvement with heart
      failure therapy. Circulation. 2015;131:1981–1988. doi:10.1161/CIRCULATIONAHA.114.013777.

[10] Kalow W, Tang B, Endrenyi I. Hypothesis: comparisons of inter- and intra-individual variations
      can substitute for twin studies in drug research. Pharmacogenetics. 1998;8:283–289.

[11] Kalow W. Familial incidence of low pseudocholinesterase level. Lancet. 1956;2:576.

[12] Carson P, Flanagan C, Ickes C, Alving A. Enzymatic deficiency in primaquine-sensitive erythrocy-
      tes. Science. 1956;124:484–485.

[13] Hughes BJ, Jones AP, Schmidt LH. Metabolism of isoniazid in man as related to the occurrence
      of peripheral neuritis. Am Rev Tuberc. 1954;70:266–273.

[14] Evans D, Manley K, McKusick V. Genetic control of isoniazid metabolism in man. Br Med J.
      1960;2:485–491.

[15] Mestroni L, Begay RL, Graw SL, Taylor MR. Pharmacogenetics of heart failure. Curr Opin Cardiol.
      2014;29:227–234. doi:10.1097/HCO.0000000000000056.

[16] Taylor MR, et al. Pharmacogenetic effect of an endothelin-1 haplotype on response to bucindo-
      lol therapy in chronic heart failure. Pharmacogenet Genomics. 2009;19:35–43. doi:10.1097/
      FPC.0b013e328317cc57.

[17] Magnusson Y, et al. Ser49Gly of beta1-adrenergic receptor is associated with effective beta-blo-
      cker dose in dilated cardiomyopathy. Clin Pharmacol Ther. 2005;78:221–231. doi:10.1016/j.
      clpt.2005.06.004.

[18] Kaye DM, et al. Beta-adrenoceptor genotype influences the response to carvedilol in patients
      with congestive heart failure. Pharmacogenetics. 2003;13:379–382. doi:10.1097/01.
      fpc.0000054104.48725.15.

[19] Lobmeyer MT, et al. Synergistic polymorphisms of beta1 and alpha2C-adrenergic receptors and
      the influence on left ventricular ejection fraction response to beta-blocker therapy in heart failu-
      re. Pharmacogenet Genomics. 2007;17:277–282. doi:10.1097/FPC.0b013e3280105245.

[20] McNamara DM, et al. Pharmacogenetic interactions between angiotensin-converting enzyme in-
      hibitor therapy and the angiotensin-converting enzyme deletion polymorphism in patients with
      congestive heart failure. J Am Coll Cardiol. 2004;44:2019–2026. doi:10.1016/j.
      jacc.2004.08.048.

[21] Champoux J. DNA topoisomerases: structure, function, and mechanism. Annual Review of Bio-
      chemistry. 2001;70:369–413.

[22] Lenneman AJ, et al. Heart transplant survival outcomes for adriamycin-dilated cardiomyopathy.
      Am J Cardiol. 2013;111:609–612. doi:10.1016/j.amjcard.2012.10.048.

[23] Singal PK, Iliskovic N. Doxorubicin-induced cardiomyopathy. N Engl J Med. 1998;339:900–905.
      doi:10.1056/NEJM199809243391307.

[24] Lipshultz SE, et al. Late cardiac effects of doxorubicin therapy for acute lymphoblastic leukemia
      in childhood. N Engl J Med. 1991;324:808–815. doi:10.1056/NEJM199103213241205.

[25] Lipshultz SE, et al. Anthracycline-related cardiotoxicity in childhood cancer survivors. Curr Opin
      Cardiol. 2014; 29:103–112. doi:10.1097/HCO.0000000000000034.

[26] Von Hoff DD, et al. Risk factors for doxorubicin-induced congestive heart failure. Ann Intern Med. 1979;91:710–717.

[27] Piquereau J, et al. Mitochondrial dynamics in the adult cardiomyocytes: which roles for a highly specialized cell? Front Physiol. 2013;4:102. doi:10.3389/fphys.2013.00102.

[28] Krajinovic M, et al. Polymorphisms of ABCC5 and NOS3 genes influence doxorubicin cardiotoxicity in survivors of childhood acute lymphoblastic leukemia. Pharmacogenomics J. 2016;16:530–535. doi:10.1038/tpj.2015.63.

[29] Visscher H, et al. Validation of variants in SLC28A3 and UGT1A6 as genetic markers predictive of anthracycline-induced cardiotoxicity in children. Pediatr Blood Cancer. 2013;60:1375–1381.

[30] Aminkeng F, et al. Recommendations for genetic testing to reduce the incidence of anthracycline-induced cardiotoxicity. Br J Clin Pharmacol. 2016;82:683–695. doi:10.1111/bcp.13008.

[31] van Westerop LL, Arts-de Jong M, Hoogerbrugge N, de Hullu JA, Maas AH. Cardiovascular risk of BRCA1/2 mutation carriers: A review. Maturitas. 2016;91:135–139. doi:10.1016/j.maturitas.2016.06.012.

[32] Smith SA, Easton DF, Evans DGR, Ponder BAJ. Allele losses in the region 17q12–21 in familial breast and ovarian cancer involve the wild–type chromosome. Nature Genetics. 1992;2:128–131.

[33] Collins N, et al. Consistent loss of the wild-type allele in breast cancers from a family linked to the BRCA2 gene on chromosome. Oncogene. 1995.

[34] Welcsh PL, King M-C. BRCA1 and BRCA2 and the genetics of breast and ovarian cancer. Human Molecular Genetics. 2001;10:705–713.

[35] Friedenson B. BRCA1 and BRCA2 pathways and the risk of cancers other than breast or ovarian. MedGenMed. 2005.

[36] Perez-Segura P, et al. BRCA2 gene mutations and coagulation-associated biomarkers. Thromb Haemost. 2016;115:415–423. doi:10.1160/TH15-06-0520.

[37] Mauvais-Jarvis F, Clegg DJ, Hevener AL. The role of estrogens in control of energy balance and glucose homeostasis. Endocr Rev. 2013;34:309–338. doi:10.1210/er.2012-1055.

[38] van der Graaf Y, de Kleijn MJ, van der Schouw YT. Menopause and cardiovascular disease. J Psychosom Obstet Gynaecol. 1997;18:113–120.

[39] Mendelsohn, ME, Karas RH. The Protective Effects of Estrogen on the Cardiovascular System. N Engl J Med. 1999;340:1801–1811.

[40] Appiah D, et al. Is Surgical Menopause Associated With Future Levels of Cardiovascular Risk Factor Independent of Antecedent Levels? The CARDIA Study. Am J Epidemiol. 2015;182:991–999.

[41] Appiah D, et al. Cardiovascular disease among women with and without diabetes mellitus and bilateral oophorectomy. Diabetes Research and Clinical Practice. 2015;108:473–481).

[42] Lennep JERv, Heida KY, Bots ML, Hoek A. Cardiovascular disease risk in women with premature ovarian insufficiency: A systematic review and meta-analysis. European Journal of Preventive Cardiology. 2016;23.

[43] Shukla PC, et al. BRCA1 is an essential regulator of heart function and survival following myocardial infarction. Nature Communications. 2011;2.

[44] Singh K, et al. BRCA2 Protein Deficiency Exaggerates Doxorubicin-induced Cardiomyocyte Apoptosis and Cardiac Failure. THE JOURNAL OF BIOLOGICAL CHEMISTRY.2012;287(9):6604–14.

[45] Barac A, et al. Cardiac function in BRCA1/2 mutation carriers with history of breast cancer treated with anthracyclines. Breast Cancer Res Treat. 2016;155:285–293. doi:10.1007/s10549-016-3678-2.

[46] Shipman KE, Arnold I. Case of epirubicin-induced cardiomyopathy in familial cardiomyopathy. J Clin Oncol. 2011;29:e537-538. doi:10.1200/JCO.2011.34.8052.

[47] Herman DS, et al. Truncations of titin causing dilated cardiomyopathy. N Engl J Med. 2012;366:619–628. doi:10.1056/NEJMoa1110186.

[48] Ware JS, et al. Shared Genetic Predisposition in Peripartum and Dilated Cardiomyopathies. N Engl J Med. 2016;374:233–241. doi:10.1056/NEJMoa1505517.

[49] Lek M, et al. Analysis of protein-coding genetic variation in 60,706 humans. Nature. 2016;536:285–291. doi:10.1038/nature19057.

[50] Roberts AM, et al. Integrated allelic, transcriptional, and phenomic dissection of the cardiac effects of titin truncations in health and disease. Sci Transl Med. 2015;7:270ra276. doi:10.1126/scitranslmed.3010134.

[51] Kettleborough RN, et al. A systematic genome-wide analysis of zebrafish protein-coding gene function. Nature. 2013;496:494–497. doi:10.1038/nature11992.

[52] Ding Y, et al. A modifier screen identifies DNAJB6 as a cardiomyopathy susceptibility gene. JCI Insight. 2016;1. doi:10.1172/jci.insight.88797.

[53] Packard RRS, et al. Automated Segmentation of Light-Sheet Fluorescent Imaging to Characterize Experimental Doxorubicin-Induced Cardiac Injury and Repair. Sci Rep. 2017;7:8603. doi:10.1038/s41598-017-09152-x.

[54] Babiarz JE, et al. Determination of the human cardiomyocyte mRNA and miRNA differentiation network by fine-scale profiling. Stem Cells Dev. 2012;21:1956–1965. doi:10.1089/scd.2011.0357.

[55] Ma J, et al. High purity human-induced pluripotent stem cell-derived cardiomyocytes: electrophysiological properties of action potentials and ionic currents. Am J Physiol Heart Circ Physiol. 2011;301:H2006-2017. doi:10.1152/ajpheart.00694.2011.

[56] Puppala D, et al. Comparative gene expression profiling in human-induced pluripotent stem cell–derived cardiocytes and human and cynomolgus heart tissue. Toxicol Sci. 2013;131:292–301. doi:10.1093/toxsci/kfs282.

4 Bildgebende Verfahren zur Diagnostik kardialer Tumoren

Florian André, Janek Salatzki, Johannes Riffel

4.1 Einleitung

Kardiale Raumforderungen stellen eine heterogene Gruppe von Pathologien dar, die primäre kardiale Tumore, sekundäre kardiale Tumore und nicht-tumoröse Raumforderungen umfasst. Während primäre kardiale Tumore sehr selten sind, treten Metastasen als sekundäre kardiale Tumore 20-40-mal häufiger auf. Die Prävalenz wird in Studien mit unter 0,1 % für primäre kardiale Tumore und mit bis zu 3,5 % für kardiale Metastasen in der Allgemeinbevölkerung angegeben [1,2]. Ferner finden sich nicht-tumoröse kardiale Raumforderungen wie beispielsweise Thromben. Davon abzugrenzen sind kardiale Strukturen wie beispielsweise die Crista terminalis, denen keine pathologische Bedeutung zukommt und deren diagnostische Zuordnung in der klinischen Routine – insbesondere bei eingeschränkter Bildqualität – mitunter herausfordernd sein kann.

Primäre kardiale Tumore sind in rund drei Viertel der Fälle benigne. Ihre Symptomatik ist sehr variabel und reicht von asymptomatischen Befunden, die sich im Rahmen einer anderweitig indizierten Untersuchung zufällig ergeben, bis zu akuten Verläufen mit hämodynamisch relevantem Perikarderguss, Myokardinfarkt oder Thrombembolien. Der klinische Verlauf kardialer Metastasen wird meist von der zugrunde liegenden Neoplasie bestimmt.

4.2 Bildgebende Verfahren

4.2.1 Echokardiographie

Die transthorakale Echokardiographie (TTE) stellt meist die erste bildgebende Modalität zur Diagnostik von kardialen Raumforderungen dar. Durch ihre hohe Verfügbarkeit und dem meist unkomplizierten Untersuchungsablauf kann häufig bereits eine erste Charakterisierung der Raumforderung vorgenommen werden. Neben deren Größe und Lokalisation sollte eine mögliche hämodynamische Relevanz beispielsweise durch die Verlegung der Strombahn, die Beteiligung von Herzklappen oder das Vorliegen eines Perikardergusses beurteilt werden. Durch Zusammenschau von Morphologie, Echogenität und Lokalisation kann meist eine differenzialdiagnostische Eingrenzung vorgenommen werden. Aufgrund von Nahfeldartefakten ist die Beurteilbarkeit von Strukturen im Apex oft erschwert. Diese kann jedoch durch die Verwendung von Echokontrastmitteln verbessert werden.

https://doi.org/10.1515/9783110592450-004

Bei Raumforderungen im Bereich der Vorhöfe sowie der Herzklappen bietet die transösophageale Echokardiographie (TEE) meist eine deutlich bessere Darstellung der Strukturen. Aufgrund der hohen zeitlichen Auflösung ist die Echokardiographie den schnittbildgebenden Verfahren bei der Darstellung kleiner flottierender Strukturen wie beispielsweise Vegetationen oder Fibroelastomen häufig überlegen.

4.2.2 Kardiale Magnetresonanztomographie

Die kardiale Magnetresonanztomographie (Kardio-MRT) stellt das bildgebende Referenzverfahren zur Charakterisierung kardialer Raumforderungen dar. Sie erlaubt neben der Darstellung anatomischer Strukturen in frei wählbaren Bildebenen oder als Volumendatensatz eine differenzierte Gewebecharakterisierung sowie eine Untersuchung der Durchblutung (Perfusion) und Kontrastmittelaufnahme. Eine Übersicht der Prädilektionsstellen und charakteristischen Merkmale kardialer Tumore in der Kardio-MRT wird in Tab. 4.1 gegeben. Durch den hohen intrinsischen Kontrast verschiedener Gewebe kann eine mögliche Infiltration der Raumforderung in umliegende Strukturen wie beispielsweise das Perikard beurteilt werden. Zur Darstellung der kardialen Morphologie und Funktion wird meist eine steady-state free precession-Sequenz (SSFP) verwendet, die einen hohen intrinsischen Blut-Gewebekontrast aufweist. Die zeitliche Auflösung der cine SSFP sollte mindestens 45 ms betragen, um eine Beurteilung regionaler oder globaler Wandbewegungsstörungen zu erlauben. Darüber hinaus ist eine Quantifizierung des myokardialen Strain mittels dedizierter Sequenzen (beispielsweise MR Tagging, SENC, DENSE) oder Postprocessing-Verfahren (beispielsweise Feature Tracking Imaging) möglich. Ziel ist es, neben der Darstellung der Raumforderung auch deren räumliche Beziehung zu anderen kardialen Strukturen sowie gegebenenfalls ihren Einfluss auf die kardiale Funktion zu beurteilen. Insbesondere zur Darstellung kleiner Strukturen muss eine Reduktion der Schichtdicke, die normalerweise 6–10 mm beträgt, vorgenommen werden. Um eine Vergleichbarkeit zwischen verschiedenen Modalitäten und Untersuchungszeitpunkten zu gewährleisten, empfiehlt sich als Ergänzung zu herzachsenorientierten Aufnahmen eine Bildakquisition in mindestens zwei Körperebenen. Während die SSFP-Sequenz eine hohe T1- und T2-Sensitivität aufweist, kommen zur weiteren Gewebecharakterisierung dedizierte Sequenzen mit einer T1- oder T2-Wichtung und gegebenenfalls einer sogenannten Fettsättigung zur Unterdrückung des Fettsignals zur Anwendung. Die Auswertung dieser Sequenzen erfolgt meist semiquantitativ, jedoch kommen in den letzten Jahren vermehrt sogenannte Mapping-Verfahren zum Einsatz, die eine Quantifizierung der T1- und T2-Relaxationszeiten ermöglichen [3]. Referenzwerte, die eine klinische Anwendung zur Tumoridentifikation erlauben würden, fehlen derzeit jedoch noch. Zur Evaluation der Durchblutung und somit der Vaskularisierung einer Raumforderung erfolgt parallel zur Gabe eines Gadolinium-haltigen Kontrastmittels die Bildakquisition mittels dedizierter Perfusionssequenzen. Rund zwei Minuten nach Kontrastmittelgabe können die frühe Kontrastmittelaufnahme (Early Gadolinium Enhancement, EGE) und nach 7–10 min die späte Kontrastmittelaufnahme (Late Gadolinium Enhancement, LGE) mittels spezieller Sequenzen dargestellt werden. In Einzelfällen, wie beispielsweise bei einer erschwerten Abgrenzbarkeit zwischen einer nekrotischen Raumforderung und einem Thrombus, kann eine Darstellung der sehr späten Kontrastmittelaufnahme rund 20 min nach der initialen Gabe hilfreich sein. Der Untersuchungsablauf wird in Tab. 4.2 schematisch dargestellt.

Tab. 4.1: Prädilektionsstellen und charakteristische Merkmale kardialer Tumore in der kardialen Magnetresonanztomographie (modifiziert nach [4,5]).

Tumor	Prädilektionsstelle	Nativ	T1 ohne Fettsättigung	T1 mit Fettsättigung	T2	Late Gadolinium Enhancement
Myxom	linkes Atrium (75 %), rechtes Atrium (15–20 %), seltener in Ventrikeln, häufig interatriales Septum	iso- bis leicht hyperintens, kugelförmig oder oval, gestielt, gallertartig, 1–15 cm Diameter	hypo- bis Isointens	hypo- bis Isointens	hyperintens	ja, heterogen verteilt, üblicherweise im Zentrum
Lipom	alle Kammern, subendokardial (50 %), subepikardial (25 %), myokardial (25 %)	hypo- bis isointens, gekapselt	stark hyperintens	hypointens (supprimiert wie umliegendes Fettgewebe)	hyperintens	nein
Fibrom	interventrikuläres Septum, linker Ventrikel häufiger als rechter Ventrikel	iso- bis hypointens	isointens	isointens	hypointens	ja, deutlich hyperintens
Fibroelastom	häufig Aorten- oder Mitralklappe, seltener Trikuspidal- oder Pulmonalklappe	iso-/hypointens, klein (< 10 mm) und mobil, regulär, gestielt, rund, angehängt an Klappen oder Endothel	isointens	isointens	hyperintens	ja, homogen

Tab. 4.1: (fortgesetzt)

Tumor	Prädilektions- stelle	Nativ	T1 ohne Fettsätti- gung	T1 mit Fett- sättigung	T2	Late Gadolini- um Enhance- ment
Häman- giom	freie Wand des rechten und linken Ventri- kels, rechtes Atrium, inter- ventrikuläres Septum ist sel- ten	iso- bis hyperintens, kugelförmig, gestielt, ka- vernös, kapil- lär	iso- bis hyper- intens	iso- bis hyper- intens	hyper- intens	ja, beginnend in der Peri- pherie
Rhabdo- myom	Ventrikel, intra- myokardial, multiple Lokali- sationen mög- lich	variable In- tensität, soli- de, homogen, 1 mm–10 cm	isointens	isointens	iso-/ hyper- intens	nein oder minimal
Teratom	perikardial	variable In- tensität, irre- gulär, solide und zystische Anteile, Kalzi- fikationen	variabel, iso-/hypo- intens	variabel, iso-/hypo- intens	multi- zystisch, hyper- intens	ja, heterogen
Angio- sarkom	rechtes Atrium, Sinus coronari- us, kann kom- primierend wachsen (Vor- höfe)	variable In- tensität, zen- tral hyper- intens, hä- morrhagisch, infiltrierend wachsend, blumenkohl- ähnlich	variabel, häufig isointens mit hyper- intensen Arealen	variabel, häufig isointens mit hyper- intensen Arealen	variabel, häufig heterogen hyperin- tens	ja, heterogen, strahlenför- mig
Rhabdo- myosar- kom	alle Kammern, Myokard be- treffend und häufig den Klappenappa- rat	variable Intensität	isointens	isointens	hyper- intens	ja, homogen (bei Nekrose auch hetero- gen)
Lymphom	alle Kammern, bevorzugt rech- tes Artrium und rechter Ventri- kel	variable Intensität	isointens	isointens	iso- bis leicht hyper- intens	gering, heterogen

Tab. 4.1: (fortgesetzt)

Tumor	Prädilektions-stelle	Nativ	T1 ohne Fettsätti-gung	T1 mit Fett-sättigung	T2	Late Gadolini-um Enhance-ment
Metasta-sen (außer malignes Melanom)	am häufigsten perikardial, ansonsten oft rechtsatrial/-ventrikulär	variabel	hypointens	hypointens	hyper-intens	ja, heterogen

Anzumerken ist, dass die Charakteristika der jeweiligen Tumoren sowohl in verschiedenen Studien als auch unterschiedlichen Stadien (z. B. Nekrose) variieren können, so dass nicht immer eine eindeutige Zuordnung möglich ist.

Tab. 4.2: Beispielprotokoll einer kardialen Magnetresonanztomographie zur Charakterisierung kardialer Raumforderungen, modifiziert nach [5].

Akquisition	Sequenz	Ziel
axiale Aufnahmen	T1-gewichtet FSE, Schichtdicke optimal 4–6 mm ansonsten 8–10 mm	Vergleichbarkeit bei Folgeuntersuchungen/anderen Modalitäten
anatomische Aufnahmen	SSFP-Standardaufnahmen (2-, 3-, 4-Kammerblick, Kurzachsenstapel), Schichtdicke 6–10 mm, Gap 4–10 mm (insgesamt 10 mm)	Evaluation der kardialen Funktion
anatomische Aufnahmen	SSFP-Aufnahmen der Raumforderung in mindestens 2 orthogonalen Ebenen, Schichtdicke optimal 4–6 mm	Abschätzung der Mobilität und der Beziehung zu umliegenden Strukturen
Strainmessung	Tagging/SENC/DENSE	verbesserte Beurteilbarkeit einer möglichen myokardialen/perikardialen Infiltration
T1-Wichtung ohne Fettsättigung	T1-gewichtet double IR FSE, Schichtdicke 6 mm, optimierte Schichtposition	T1-Wichtung ohne Fettsignalunterdrückung
T1-Wichtung mit Fettsättigung	Wiederholung mit Fettsättigung, optimierte Schichtposition wie zuvor	T1-Wichtung mit Fettsignalunterdrückung
T2-Wichtung	T2-gewichtet triple IR FSE, Schichtdicke 6 mm, optimierte Schichtposition wie zuvor	

Tab. 4.2: (fortgesetzt)

Akquisition	Sequenz	Ziel
Mapping	T1-Mapping/T2-Mapping	Datenlage zu T1-/T2-Werten derzeit noch begrenzt
Perfusion	Perfusionssequenz, Perfusion mit 0,05–0,1 mmol Gd/kg KG, optimierte Schichtposition	Untersuchung der Durchblutung der Raumforderung
Early Gadolinium Enhancement (< 2 min nach Kontrastmittelgabe) der Raumforderung	T1-gewichtete double IR FSE, Schichtdicke 6 mm, TI-Zeit 440–500 ms	Beurteilung der frühen Kontrastmittelaufnahme
Late Gadolinium Enhancement (7–10 min nach Kontrastmittelgabe)	T1-gewichtete double IR FSE, Schichtdicke 6 mm	Late Gadolinium Enhancement der normalen Anatomie
Late Gadolinium Enhancement (7–10 min nach Kontrastmittelgabe) der Raumforderung mit optimierter Schichtposition	T1-gewichtete double IR FSE, Schichtdicke 6 mm	Beurteilung der späten Kontrastmittelaufnahme
Very Late Gadolinium Enhancement (20 min nach Kontrastmittelgabe) der Raumforderung mit optimierter Schichtposition	T1-gewichtete double IR FSE, Schichtdicke 6 mm, optimierte Schichtposition	Beurteilung der sehr späten Kontrastmittelaufnahme

4.2.3 Kardiale Computertomographie

Die kardiale Computertomographie (Kardio-CT) bietet die höchste räumliche Auflösung aller schnittbildgebender Verfahren. Somit ist die genaue morphologische Darstellung von Raumforderungen und der umliegenden anatomischen Strukturen innerhalb kürzester Zeit möglich, was insbesondere für die präoperative Planung bei großen oder komplexen kardialen und parakardialen Raumforderungen von entscheidender Bedeutung sein kann. Darüber hinaus bietet sich die Möglichkeit, mittels koronarer CT-Angiographie präoperativ eine Koronardiagnostik vorzunehmen und eine mögliche Blutversorgung des Tumors sowie dessen Lagebeziehung zu den Koronararterien darzustellen. Ferner kann eine Suche nach weiteren Raumforderungen oder thrombembolischen Komplikationen der Raumforderung (beispielsweise Lungenarterienembolie) vorgenommen werden. Der intrinsische Gewebekontrast ist deutlich niedriger als in der Kardio-MRT, jedoch kann anhand der Bestimmung der Röntgendichte (gemessen in Hounsfield Units, HU) ebenfalls eine gewisse Gewebedifferenzierung vorgenommen werden, wobei sich insbesondere kalzifizierte Strukturen exzellent darstellen lassen.

Die Kardio-CT sollte grundsätzlich mit EKG-Triggerung erfolgen. In den meisten Fällen ist eine Kontrastmittelgabe erforderlich, um eine gute Abgrenzbarkeit der Raumforderung zu erreichen und deren Vaskularisierung beurteilen zu können. Da die Untersuchungsprotokolle je nach genauer Fragestellung, Gerätetyp, Herzrhythmus und -frequenz deutlich variieren können, kann keine allgemeine Empfehlung bezüglich eines Protokolls gegeben werden. Im Zweifelsfall kann ein sogenanntes Tripel Rule Out-Protokoll verwendet werden, das eine Kontrastierung aller Herzhöhlen, der Lungenstrombahn sowie der Koronararterien gewährleisten soll, jedoch meist mit einer signifikant höheren Strahlenexposition als dedizierte Protokolle einhergeht. Gegebenenfalls kann vor der Kontrastmittelgabe eine low-dose-Untersuchung zur Darstellung von Kalzifikationen (analog zum sogenannten Calcium-Scoring) oder deutlich nach Kontrastmittelgabe eine weitere Bildakquisition zur Beurteilung der späten Kontrastmittelaufnahme (Late Iodine Enhancement) erfolgen.

4.3 Kardiale Raumforderungen

4.3.1 Thrombus

Thromben stellen die häufigsten kardialen Raumforderungen dar. Die Diagnostik von intrakardialen Thromben und die nicht-invasive Abgrenzung von kardialen Tumoren ist wichtig, da Patienten ein erhöhtes Risiko für systemische und pulmonale Embolien haben [6,7]. Thromben befinden sich am häufigsten im linken Vorhof und sind mit Vorhofflimmern, Erkrankungen der Mitralklappe, ausgeprägter linksventrikulärer Dysfunktion, Myokardinfarkt und Kardiomyopathien assoziiert [8,9].

Die Echokardiographie wird in Leitlinien zum Screening nach intrakardialen Thromben nach systemischen Embolien empfohlen [10]. Die TTE ist insbesondere zur Beurteilung von linksventrikulären (LV) Thromben gut geeignet. Zur Suche nach atrialen Thromben empfiehlt sich die TEE, da die diagnostische Sensitivität im Gegensatz zur TTE durch limitierende Patientencharakteristika wie Anomalien des Thorax oder Adipositas meist nur gering beeinflusst wird [11].

Die Darstellung von LV-Thromben mittels Kardio-MRT mit Kontrastmittel ist der TTE und TEE überlegen und wird als Goldstandard angesehen [9,12,13]. Abhängig vom Alter des Thrombus zeigen sich unterschiedliche Signalintensität in T1- und T2-gewichteten Aufnahmen. Aufgrund des höheren Hämoglobin-Gehalts haben Thromben im akuten Stadium erhöhte T1- und T2-Relaxationszeiten. Nach etwa zwei Wochen, im subakuten Stadium, weisen sie – aufgrund der Abnahme des Wassergehalts, des höheren Zellgehalts und der Zunahme des Bindegewebes – erhöhte T1-Zeiten jedoch erniedrigte T2-Relaxationszeiten auf. Im chronischen Stadium sind dann sowohl die T1- als auch die T2-Relaxationszeiten erniedrigt [4]. Sowohl mittels EGE als auch LGE lassen sich intrakardiale Thromben vom angrenzenden Myokard gut differenzieren [14,15] (Abb. 4.1).

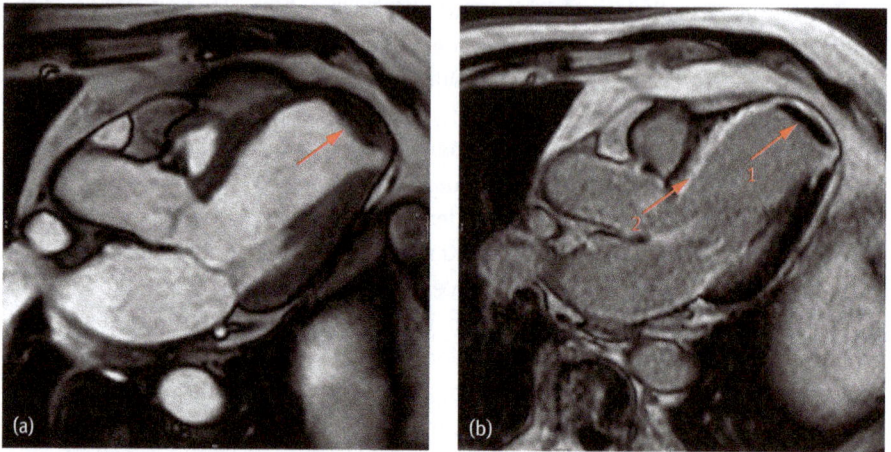

Abb. 4.1: Apexthrombus. Nachweis eines Apexthrombus im linken Ventrikel mittels Kardio-MRT. 70-jähriger Mann mit abgelaufenem Myokardinfarkt bei kollateralisiert verschlossener LAD mit Apexaneurysma und eingeschränkter linksventrikulärer Ejektionsfraktion (35 %). (a) Der Thrombus (roter Pfeil) zeigt sich in der SSFP-Aufnahme hypointens im LV-Apex. (b) In der LGE-Darstellung lässt sich der Apexthrombus (1) gut von der hyperintensen Myokardnarbe (2) abgrenzen.

In einer frühen Studie zur Detektion linksatrialer Thromben konnte die kardiale CT-Angiographie im Vergleich zum Referenzstandard TEE eine Sensitivität von 96 % und eine Spezifizität von 92 % erreichen [16]. Die hohe Sensitivität und Spezifizität konnten in anderen prospektiven Studien bestätigt werden. Daher kann die CT-Angiographie als sinnvolle Alternative zum Ausschluss linksatrialer Thromben bei Patienten, bei denen eine TEE schwer oder nicht möglich ist, in Betracht gezogen werden [17].

4.3.2 Benigne kardiale Tumore

Myxom
Myxome stellen die häufigste primäre kardiale Tumorentität mit 40–50 % dar. Sie treten häufig bei Frauen zwischen der dritten und sechsten Lebensdekade auf [18–20]. Die Mehrheit der Myxome (ca. 75 %) sind im linken Atrium lokalisiert – hauptsächlich am interatrialen Septum im Bereich der Fossa. Ein kleiner Anteil (ca. 15–20 %) befindet sich im rechten Atrium. Lediglich in Ausnahmefällen sind sie in den Ventrikeln zu finden [20,21]. Myxome sind meist oval bis rund, mobil, gestielt und teils polypenartig und haben häufig eine Größe zwischen 1–15 cm, so dass es zum Prolaps vom Vorhof in den Ventrikel kommen kann. Die Oberfläche kann sich glatt bis villös zeigen [21–24]. Myxome sind histologisch benigne, haben jedoch ein throm-

bembolisches Potenzial und können zu intrakardialen Obstruktionen führen [20,25]. Sie treten meist sporadisch auf. Eine Ausnahme bildet der Carney-Komplex, ein autosomal-dominantes Syndrom, welches mit Pigmentflecken (Lentigines), multiplen endokrinen Neoplasien (MEN) und bei ca. 70 % der Betroffenen mit Myxomen einhergeht [26]. Beim Carney-Komplex treten Myxome häufiger multipel bei jüngeren und männlichen Patienten auch an atypischen Lokalisationen auf und neigen vermehrt zu Rezidiven nach chirurgischer Entfernung [25].

Bei der Diagnostik hat die TEE eine höhere Sensitivität als die TTE [21]. Echokardiographisch lässt sich die Oberfläche meist gut beurteilen. Myxome können hypo- oder hyperechogene Areale enthalten [21]. Zur Differenzierung des Myxoms von anderen Tumoren und Thromben ist die Kardio-MRT der Echokardiographie überlegen [21,27]. In SSFP-Aufnahmen stellen sich Myxome iso- bis leicht hyperintens zum umliegenden Myokard dar, jedoch hypointens zu Blut. Intratumorös können sich abweichende Signalintensitäten aufgrund von Einblutungen, Zysten, Nekrosen und Kalzifikationen zeigen [4,24,28]. Diese können in LGE-Aufnahmen dazu führen, dass sich Myxome heterogen darstellen [25,28]. In T1-gewichteten Aufnahmen erscheinen Myxome isointens und hyperintens in T2-gewichteten Aufnahmen. Areale mit älteren Einblutungen zeigen sich in T1- und T2-gewichteten Aufnahmen hypointens [4,29,30] (Abb. 4.2).

Lipom

Kardiale Lipome machen ca. 10 % aller primären kardialen Tumore aus und sind häufig Zufallsbefunde bei jungen Patienten [31,32]. Sie bleiben meist asymptomatisch und müssen nur selten operativ entfernt werden. Lipome subepikardialen Ursprungs können gelegentlich durch ihre Größe zu kardialer Dysfunktion und damit zu Dyspnoe und Abgeschlagenheit führen [33,34]. Eine Beteiligung der Koronararterien ist in Einzelfällen beschrieben [35]. Endokardiale Lipome haben ihren Ursprung meist am interatrialen Septum und liegen im rechten Vorhof [36]. Morphologisch zeigen sich Lipome abgegrenzt, homogen und gekapselt und enthalten histologisch neoplastische Adipozyten [4]. Damit unterscheiden sie sich von lipomatösen Vorhofsepten. Charakteristischerweise zeigen Lipome MR-tomographisch ein homogen hyperintenses Signal in T1-gewichteten Aufnahmen, welches bei der Verwendung einer Fettsättigung deutlich abgeschwächt wird [35]. In T2-gewichteten Aufnahmen zeigen sie sich, wie Fettgewebe auch, hypointens [37]. Sie nehmen kein Kontrastmittel auf und zeigen daher ein unverändertes Signal in LGE-Aufnahmen [4]. Damit können Lipome mittels Kardio-MRT gut von anderen Raumforderungen differenziert werden.

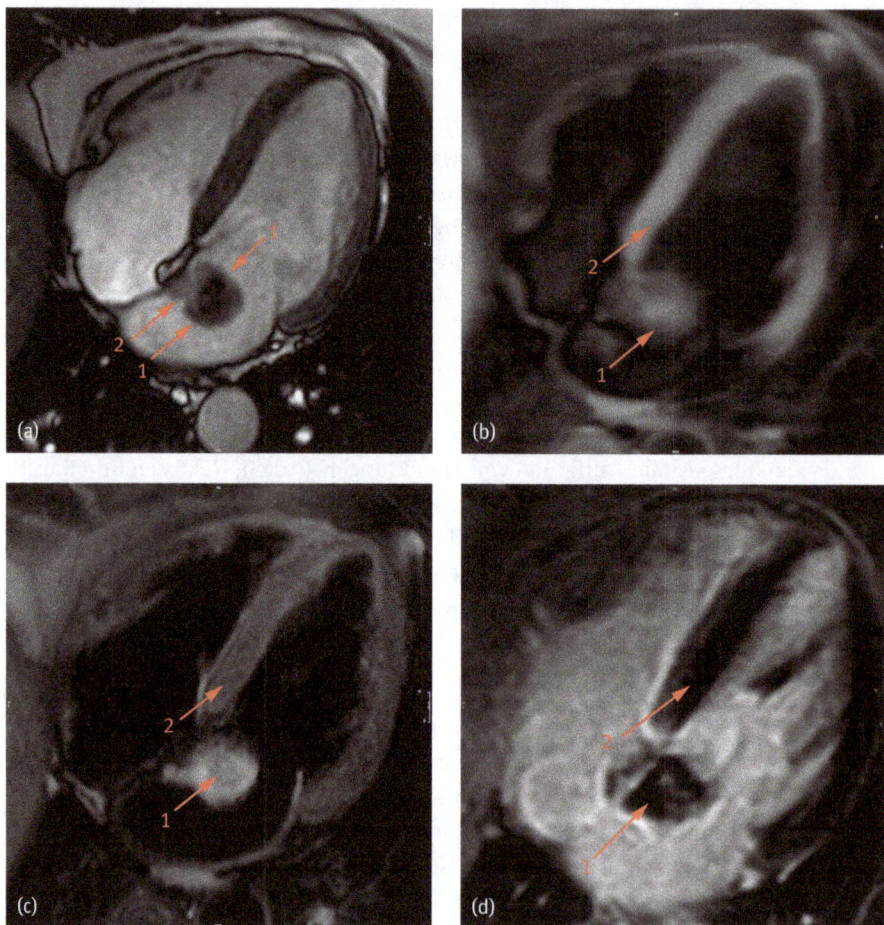

Abb. 4.2: Myxom. Darstellung eines Myxoms im linken Vorhof mittels Kardio-MRT. Die Patientin (61 Jahre) präsentierte sich mit Palpitationen. In der Echokardiographie ergab sich der Verdacht auf ein Myxom. Dieser konnte mittels Kardio-MRT bestätigt werden. Es erfolgte eine zeitnahe Resektion en bloc und in toto. (a) Das Myxom (roter Pfeil 1) zeigt sich in der SSFP-Aufnahme isointens bis leicht hyperintens mit charakteristischem Stiel (2) und polypenartiger Form. (b) In der T1-gewichteten Aufnahme zeigt sich das Myxom (1) isointens zum Myokard (2). (c) In der T2-Wichtung präsentiert sich das Myxom (1) hyperintens im Vergleich zum Myokard (2). (d) In der LGE-Darstellung zeigt es sich heterogen (2).

Fibrom

Fibrome sind häufige kardiale Tumore bei Kindern und Jugendlichen, können aber auch im Erwachsenenalter auffällig werden [37,38]. Sie können mit Polyposis-Syndromen wie der familiären adenomatösen Polyposis oder dem Gardner-Syndrom einhergehen [24,39]. Obwohl sie histologisch benigne sind, können Fibrome zu Thoraxschmerzen, Herzinsuffizienz, Arrhythmien und einem erhöhten Risiko für plötzlichen Herztod führen und sollten daher gegebenenfalls auch bei asymptomatischen Patienten operativ entfernt werden [40,41]. Makroskopisch zeigen sie sich solide, mit einer glatten Oberfläche und wachsen meist intramyokardial in den Ventrikeln (links häufiger als rechts) und am interventrikulären Septum [42]. Histologisch finden sich neoplastische Fibroblasten ohne Zysten oder Einblutungen. Sie können zentrale Kalzifikationen aufweisen [37]. MR-tomographisch sind sie in der T1-Wichtung isointens und hypointens in der T2-Wichtung im Vergleich zum Myokard, was sie von vielen anderen kardialen Tumoren unterscheidet [40]. Sie zeigen keine Perfusion und sind deutlich hyperintens in LGE-Aufnahmen, was an dem ausgeprägten Kollagengehalt und dem damit ausgeprägten extrazellulären Volumen liegt [37,43]. Kalzifikationen können in der Kardio-MRT häufig nicht gut dargestellt werden. Daher kann, bei einem unklaren Befund, die Kardio-CT die Diagnostik eines Fibroms ergänzen [37].

Papilläres Fibroelastom

Fibroelastome sind endokardiale Papillome und die häufigsten benignen Tumore an den Herzklappen [44]. Sie machen etwa 10 % der primären benignen kardialen Tumore aus, jedoch wird ihre Prävalenz in der Gesamtbevölkerung unterschätzt, da sie häufig nur zufällig entdeckt werden [45]. In 90 % der Fälle finden sie sich an den Herzklappen [46]. Sie treten bei beiden Geschlechtern gleich häufig auf und haben ihren Altershöhepunkt in der sechsten Lebensdekade [44]. Histologisch bestehen sie aus Elastin und Kollagen und sind mit Endothel ummantelt [44]. Die Diagnose von papillären Fibroelastomen ist klinisch wichtig, da sie durch Embolisation symptomatisch werden können [47]. Eine chirurgische Entfernung wird bei symptomatischen Patienten ab einer Größe > 10 mm im linken Herzen empfohlen [24]. Makroskopisch sind sie gestielt, mobil, umschrieben und eher klein (meist < 10 mm) [27,38]. Echokardiographisch lassen sich Fibroelastome gut erkennen. Sie zeigen sich elongiert oder mit einem definierten Kopf, flottierend und erinnern an eine Seeanemone [48]. Aufgrund ihrer Mobilität und kleinen Größe spielen die Kardio-MRT und -CT für die Diagnostik eine eher untergeordnete Rolle [4]. MR-tomographisch zeigen sie sich als kleine, homogene, valvuläre Masse. In der T1-Wichtung sind sie isointens und hyperintens in der T2-Wichtung. In LGE-Aufnahmen zeigen sie eine Kontrastmittelaufnahme, wodurch sie sich von Thromben unterscheiden lassen [49,50]. Bei der Unterscheidung von Klappenvegetationen sollte der klinische Kontext einbezogen werden [4].

Hämangiom

Hämangiome finden sich bevorzugt ventrikulär, insbesondere an den freien Wänden. Prinzipiell können sie jedoch in allen Kammern vorkommen und in jedem Alter und geschlechtsunabhängig auftreten [51]. Sie präsentieren sich makroskopisch als solide Masse und können histologisch in einen kavernösen, kapillären und arteriovenösen Typ unterteilt werden [4]. Je nach anatomischer Lage und Größe können Dyspnoe, atypische Thoraxschmerzen, Palpitationen und ventrikuläre Arrhythmien auftreten [52,53]. Auch Fälle von Tamponaden und plötzlichem Herztod sind beschrieben [54,55]. Echokardiographisch präsentieren sich Hämangiome mit hypoechogenen Arealen [56]. In der Koronarangiographie findet sich teilweise ein charakteristischer „tumor blush" [56,57]. MR-tomographisch zeigen sie sich heterogen und iso- bis hyperintens in der T1-Wichtung und hyperintens in T2-gewichteten Aufnahmen. Aufgrund der ausgeprägten vaskulären Versorgung sind sie hyperintens während der Applikation von Gadolinium-haltigen Kontrastmittel [58]. Es zeigt sich zudem eine charakteristisch heterogene Signalerhöhung in der LGE-Darstellung [56] (Abb. 4.3).

Rhabdomyom

Rhabdomyome stellen die häufigsten kardialen Tumore bei Kleinkindern und Kindern dar [59]. Sie treten in mehr als 50 % der Fälle in Zusammenhang mit tuberöser Sklerose auf [60]. Vorwiegend finden sie sich intramural in den Ventrikeln und in bis zu 90 % der Fälle sind sie multipel lokalisiert [4]. Makroskopisch sind sie solide und zwischen 1 mm–10 cm groß [56]. Histologisch zeigen sich vergrößerte Myozyten mit Vakuolen, welche mit Glykogen beladen sind. Durch die viele Septen ergibt sich ein Spinnennetz-ähnliches Bild [32]. Häufig kommt es zur spontanen Regression der Tumore vor dem 4. Lebensjahr und chirurgische Interventionen sind nur selten bei symptomatischen Patienten notwendig [61]. Echokardiographisch zeigen sie sich als definierte hyperechogene Massen im Ventrikel [56]. MR-tomographisch präsentieren sie sich isointens zum Myokard in der T1-Wichtung und iso-/hyperintens in der T2-Wichtung und lassen sich so von Fibromen (T2 hypointens) unterscheiden. Rhabdomyome nehmen nur wenig bis gar kein Kontrastmittel auf [62,63].

Teratom

Teratome kommen vorwiegend bei jungen Erwachsenen und Kinder vor und treten bei Männern und Frauen etwa gleich häufig auf [64,65]. Sie finden sich bevorzugt im vorderen Mediastinum und sind zu etwa 80 % benigne [65,66]. Sie sind häufiger rechtsventrikulär lokalisiert, multizystisch und können mit Perikardergüssen assoziiert sein [67]. Makroskopisch zeigen sie sich meist zystisch, glatt und rundlich umschrieben, können jedoch auch asymmetrisch und gelappt sein. Prinzipiell können sie Gewebe aus allen drei Keimblättern enthalten [65]. In der Regel sind sie asymptomatisch, können jedoch, abhängig von Größe und Lokalisation, Symptome wie Husten, Dyspnoe und atypische Thoraxschmerzen verursachen [67–69]. In Einzelfällen

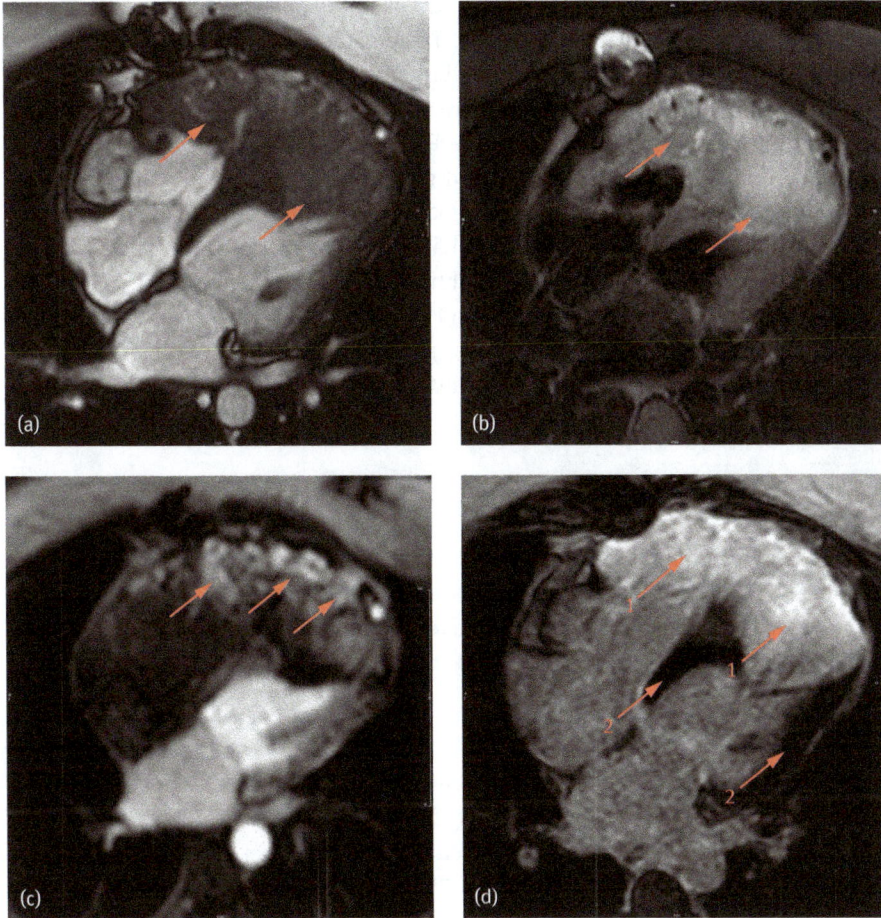

Abb. 4.3: Hämangiom. Beispiel eines größenprogredienten Hämangioms bei einer 40-jährigen Frau. Das Hämangiom wurde bereits vier Jahre zuvor bei der Patientin diagnostiziert, welche zu dem Zeitpunkt noch asymptomatisch war. Im Verlauf kam es zu Belastungsdyspnoe und Palpitationen. Eine Resektion war aufgrund der Größe nicht möglich. (a) Das Hämangiom (roter Pfeil) zeigt sich biventrikulär und aufgrund der ausgeprägten Vaskularisation hyperintens in der SSFP-Aufnahme. (b) In der T2-Wichtung zeigt sich das Hämangiom hyperintens. (c) Die Perfusionsaufnahme direkt nach Applikation von Gadolinium-haltigen Kontrastmittel erlaubt die Darstellung der irregulären vaskulären Versorgung. (d) In der LGE-Darstellung zeigt sich eine deutliche und heterogene Kontrastmittelaufnahme (1) im Vergleich zum Myokard (2). Mit freundlicher Genehmigung von Kristóf Hirschberg, Universität Budapest.

sind spontane Größenzunahmen aufgrund von intrakapsulären Hämorrhagien beschrieben, die zu ausgeprägter Dyspnoe, Tamponaden und sogar zum kardiogenen Schock führten [66,70]. Die chirurgische Entfernung von Teratomen ist daher Mittel der Wahl [69,71]. Echokardiographisch lassen sie sich meist gut darstellen. Hier können sich multiple Zysten und assoziierte Perikardergüsse zeigen. Zudem lässt sich die Größe und Abgrenzung zum Myokard gut beurteilen [67]. Durch die pränatalen Ultraschalluntersuchungen können Teratome bereits intrauterin diagnostiziert werden [67]. In der CT zeigen sich in ihnen häufig Weichgewebe, Fett und Kalzifikationen, welche durch komplett gebildete Zähne oder Knochen bedingt sind [65]. Mittels Kardio-MRT lassen sich Teratome gut von kardialen Zysten differenzieren. Sie zeigen sich in der T1-Wichtung iso-/hypointens, in T2-gewichteten Aufnahmen heterogen hyperintens und nehmen Kontrastmittel auf [72].

4.3.3 Maligne kardiale Tumore

Sarkome sind die häufigsten malignen kardialen Tumore [73]. Die Prognose ist im Allgemeinen mit einer medianen Überlebensdauer von 6 bis 12 Monaten trotz operativer Therapie ungünstig [74]. Ein wichtiger Risikofaktor ist eine vorrangegangene Radiatio bei anderen malignen Prozessen (z. B. Mamma-Karzinom) [73].

Angiosarkom

Angiosarkome sind die häufigsten malignen primären kardialen Tumore im Erwachsenenalter und treten bevorzugt zwischen der dritten und fünften Lebensdekade auf [4,61]. Sie finden sich vorwiegend im rechten Atrium, wobei ein Wachstum in den rechten Ventrikel häufig beobachtet wird [75]. Angrenzende Strukturen wie die Trikuspidalklappe oder die Vena cava können ebenfalls infiltriert werden [61]. Hämorrhagische Perikardergüsse, Tamponaden und Zeichen des Rechtsherzversagens sind mögliche Folgen [4]. Typischerweise präsentieren sie sich blumenkohlartig, hämorrhagisch, infiltrierend wachsend und unscharf begrenzt [76]. Mikroskopisch zeigen sich infiltrierende anaplastische Zellen von Blutgefäßen und Regionen mit Hämorrhagien und Nekrosen [77]. Die Kardio-MRT ist die bildgebende Modalität der Wahl zur Diagnostik von Sarkomen. Hier erscheinen Angiosarkome polymorph und im Zentrum hyperintens. In der T1-Wichtung zeigen sie sich vorwiegend isointens mit hyperintensen Arealen (Einblutungen) und Signal Voids (Gefäße) und in der T2-Wichtung meist heterogen mit hyperintensen Anteilen in den Arealen der Nekrose [78]. Aufgrund der ausgeprägten Vaskularisierung nehmen sie Kontrastmittel auf und zeigen ein typisches sonnenstrahlen-ähnliches Bild [79]. Die PET-CT hilft, mögliche Metastasen zu diagnostizieren, wobei kardiale Angiosarkome bevorzugt in Lunge, Knochen, Leber und Gehirn metastasieren [80].

Rhabdomyosarkom

Als häufigste maligne primäre kardiale Tumore im Kindesalter können kardiale Rhabdomyosarkome alle Herzkammern und auch Klappen befallen [59,81]. Sie zeigen sich typischerweise groß, solide und infiltrierend wachsend. Immunhistologische Färbungen sind positiv für die Bestandteile der glatten Muskulatur wie Aktin, Desmin und Myogenin [82]. In der Kardio-MRT zeigen sie sich in T1-gewichteten Aufnahmen isointens, in T2-Wichtungen hyperintens. Sie stellen sich homogen in den LGE-Aufnahmen dar, bei Nekrosen kann das Erscheinungsbild jedoch auch heterogen sein [4].

Lymphom

Kardiale Lymphome (primäre und sekundäre) sind meist aus der Reihe der diffusen-großzelligen B-Zell-Lymphome [83]. Primäre kardiale Lymphome sind für weniger als 2 % aller kardialen Tumore (nach Autopsie) verantwortlich [84]. Die sekundäre kardiale Beteiligung bei Lymphom-Patienten beträgt in postmortem Studien jedoch ca. 25 % [85]. Kardiale Lymphome präsentieren sich als voluminöse und multipel noduläre Massen vorwiegend im rechten Herzen sowie perikardial [86]. Die Symptome sind meist unspezifisch wie Herzinsuffizienz, Thoraxschmerzen, Arrhythmien oder Embolien. Bei perikardialem Wachstum kann es mitunter zu hämorrhagischen Perikardergüssen kommen [87]. Die TTE ist Mittel der Wahl zum Screening auf kardiale Lymphome [88]. Die Kardio-MRT ist die bevorzugte Methode zur Differenzierung von anderen Tumoren und zur Evaluation der Ausdehnung des Tumors ins Peri- bzw. Myokard [89]. Lymphome sind in der Kardio-MRT im Vergleich zum Myokard isointens in T1-Wichtungen und iso- bis leicht hyperintens in T2-Wichtungen [90,91]. Nach Kontrastmittelgabe zeigen sie ein mildes Enhancement nach wenigen Minuten und ein heterogenes Bild in LGE-Aufnahmen [92].

4.3.4 Metastasen

Metastasen stellen die größte Gruppe maligner kardialer Tumore dar. In Autopsiestudien betrug der Anteil von Krebspatienten mit kardialer Metastasierung bis zu 9 % und stieg bei bekannter Metastasierung auf bis zu 14 % an [1,93]. Aufgrund ihrer hohen Prävalenz und ihrer Metastasierungstendenz bilden Lungenkarzinome, Mammakarzinome und hämatologische Malignome die größten Gruppen [94,95]. Insbesondere maligne Melanome und Mesotheliome weisen eine hohe kardiale Metastasierungstendenz auf. Darüber hinaus finden sich bei Ovarialkarzinomen, Pankreaskarzinomen, Weichteilsarkomen, Nierenzellkarzinomen, hepatozellulären Karzinomen und Schilddrüsenkarzinomen kardiale Beteiligungen. Die Lokalisation wird durch den Metastasierungsweg bestimmt. Endokardiale Metastasen sind häufig Folge einer hämatogenen Metastasierung oder eines Tumorwachstums durch die Vena cava oder die Venae pulmonales, können aber auch durch Diffusion myokardialer Metastasen entstehen. Diese wiederum treten meist als Folge einer retrograden lymphatischen Metastasierung auf – häufig nach bereits erfolgter perikardialer Metastasierung. Perikardiale Metastasen stellen die häufigste Lokalisation dar und können durch direkte Tumorinvasion, retrograde lymphatische Metastasierung oder als Folge der Ausbreitung einer endo- oder myokardialen Metastase entstehen [1]. In der überwiegenden Anzahl der Fälle führen kardiale Metastasen zu keinen Symptomen und werden daher häufig nicht diagnostiziert [95]. Beim Auftreten von Reizleitungsverzögerungen, Änderungen der ST-Strecke, Arrhythmien, Herzgeräuschen oder kardialen Beschwerden sollte insbesondere bei Patienten mit bekannten Malignomen eine kardiale Metastasierung differenzialdiagnostisch zu einer Kardiotoxizität der Chemotherapie oder primär kardialen Erkrankungen in Betracht gezogen werden. Zudem können auch kardiogene Embolien oder lokalisationsspezifische Symptome, wie beispielsweise Synkopen bei Ausflusstraktobstruktionen, Zeichen einer kardialen Beteiligung sein. Das Auftreten eines Perikardergusses erfordert in jedem Fall – auch bei Patienten ohne bekannte Malignome – ein stufenweises diagnostisches Vorgehen [96]. Im Gegensatz zu transsudativen Ergüssen weisen exsudative, bzw. hämorrhagische Ergüsse aufgrund ihres Proteingehalts meist ein starkes T1-Signal und ein schwaches T2-Singal auf [97]. Jedoch können Bewegungsartefakte insbesondere bei der Verwendung von Spin-Echo-Sequenzen zu falsch hohen T1-Signalen führen. Computertomographisch weisen Exsudate eine höhere Röntgendichte als Transsudate auf, wobei in der Literatur ein Cut-off-Wert von 4,7 HU angegeben wird [98]. Hämorrhagische Ergüsse können noch deutlich höhere Röntgendichten erreichen. Die Diagnostik kardialer Metastasen umfasst neben der Echokardiographie, der Kardio-MRT und der Kardio-CT auch die PET-CT. Echokardiographisch können insbesondere myokardiale und perikardiale Metastasen schwer von den umgebenden anatomischen Strukturen abzugrenzen sein. Die Kardio-CT ermöglich eine hochaufgelöste Darstellung des Tumors und der umgebenden anatomischen Strukturen, was primär bei direkter Tumorinvasion oder Beteiligung von Blutgefäßen für die Planung vor einem operativen Eingriff oder einer Radiotherapie von großer Bedeutung sein kann. Die Kardio-MRT ermöglicht die Differenzierung unterschiedlicher Gewebe und somit die Darstellung infiltrativer Prozesse, den Nachweis von Perfusion als Surrogatmarker für Vitalität sowie die Abgrenzung von nicht-tumorösen Raumforderungen wie Thromben und gilt als bildgebendes Referenzverfahren zur Beurteilung kardialer Metastasen [99]. Diese weisen jedoch kein spezifisches Muster auf, was eine Zuordnung zu einem Primärtumor oder die Abgrenzung von einem primären kardialen Tumor deutlich erschwert. Meist stellen sie sich hypointens in der T1-Wichtung und hyperintens in der T2-Wichtung bei heterogener Kontrastmittelaufnahme dar. Eine Ausnahme bilden Metastasen des malignen Melanoms, welche hyperintens in der T1- und hypointens in der T2-Wichtung erscheinen [4]. In einzelnen Fallstudien konnten PET-Untersuchungen zu einer verbesserten Diagnostik und Nachsorge von Patienten mit kardialen Metastasen beitragen, wobei die Erfahrungen diesbezüglich derzeit noch begrenzt sind [100–102].

4.4 Weitere kardiale Raumforderungen

4.4.1 Perikardzysten

Perikardzysten sind benigne flüssigkeitsgefüllte Strukturen, welche meist angeboren sind, jedoch auch erworben sein können (beispielsweise post-hämorrhagisch). Sie finden sich meist im rechten, teilweise auch im linken kostophrenischen Rezessus [32,103]. Die meisten Zysten sind asymptomatisch und werden als Zufallsbefunde diagnostiziert. Sehr große Zysten können jedoch auch zur Kompressionen angrenzender Strukturen führen und somit beispielsweise mit Dyspnoe, Dysphagie oder atypischen thorakalen Beschwerden symptomatisch werden. Echokardiographisch zeigen sie sich als rundliche bis ovale echoleere Strukturen. In der CT nehmen sie kein Kontrastmittel auf und können so von Weichgewebe differenziert werden. Die Kardio-MRT ist am besten zur Differenzierung von Perikardzysten und perikardialen Tumoren geeignet. MR-tomographisch zeigen sie sich hypo- bis isointens in der T1-Wichtung und haben ein starkes hyperintenses Signal in der T2-Wichtung. Die Flüssigkeit nimmt kein Kontrastmittel auf. Teilweise können sich intrazystische Septen hyperintens in der LGE-Darstellung zeigen [104].

4.4.2 Vegetationen

Vegetationen stellen pathologische Auflagerungen dar, die meist an den Herzklappen oder Fremdmaterialien wie beispielsweise Schrittmachersonden auftreten. Von der infektiösen Endokarditis als häufigste Ursache sind nicht-infektiöse Endokarditiden wie beispielsweise die Endokarditis thrombotica oder die Endokarditis parietalis fibroelastica (Löffler) abzugrenzen. Bei Verdacht auf Endokarditis stellt die TTE das primäre Bildgebungsverfahren dar. In einem großen Teil der Fälle sollte – auch bei positivem Befund – jedoch eine ergänzende TEE vorgenommen werden. Bei unklarem Befund können mittels Kardio-CT paravalvuläre Abszesse beziehungsweise mittels ^{18}F-FDG-PET/CT oder SPECT mit radioaktiv markierten Leukozyten Entzündungsaktivität nachgewiesen werden [105]. Eine besondere Bedeutung kommt diesen Verfahren bei Patienten mit Klappenprothesen zu, da diese echokardiographisch aufgrund von Artefakten häufig schwierig zu beurteilen sind. Differenzialdiagnostisch müssen bei Raumforderungen an Nativklappen neben infektiösen und nicht-infektiösen Endokarditiden papilläre Fibroelastome in Betracht gezogen werden.

4.4.3 Lipomatöses Vorhofseptum

Ein lipomatöses Vorhofseptum besteht aus reifen, hyperplasierten Adipozyten zwischen Myozyten, tritt häufiger im höheren Alter auf und ist mit Adipositas assoziiert [106]. Eine Hyperplasie ist definiert als größer 2 cm im transversalen Diameter und befindet sich häufig im Bereich um die Fossa ovalis [107,108]. Die Infiltration des Fettgewebes spart die Fossa ovalis jedoch meist aus, was echokardiographisch, sowie in der Kardio-CT und -MRT nachweisbar ist [44] (Abb. 4.4). Ein lipomatöses Vorhofseptum kann gelegentlich mit einem Lipom verwechselt werden, da beide eine vergleichbare Signalintensität aufgrund ihres Fettgehalts aufweisen [24]. Das lipomatöse Vorhofseptum ist anders als Lipomen jedoch nicht gekapselt und nicht-neoplastisch [106].

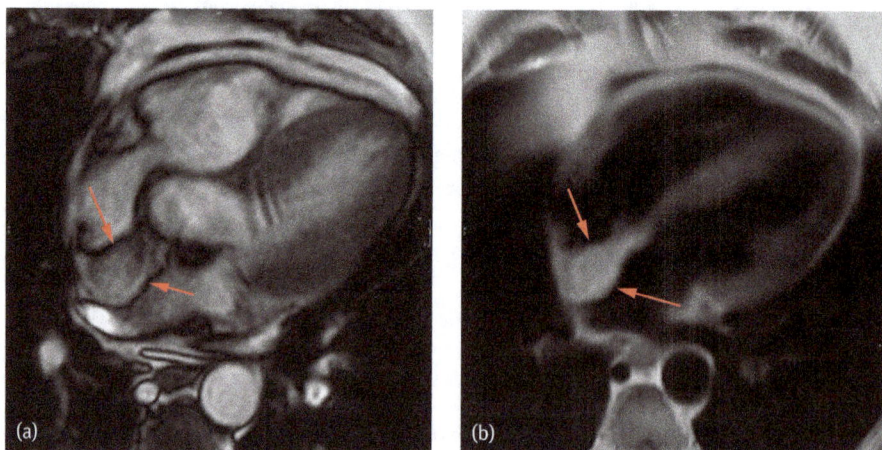

Abb. 4.4: Lipomatöses Vorhofseptum. 56-jährige Patientin mit einem ausgeprägten lipomatösem Vorhofseptum (42 × 22 mm). Die Patientin präsentierte sich initial mit Dyspnoe und ausgeprägtem kardiovaskulärem Risikoprofil mit Adipositas. Echokardiographisch ergab sich der Verdacht auf ein Lipom. Mittels Kardio-MRT konnte dies ausgeschlossen werden. (a) In der SSFP-Aufnahme zeigt sich das lipomatöse Vorhofseptum (roter Pfeil) nicht gekapselt und homogen hyperintens. (b) In der T1-Wichtung ohne Fettsättigung kann das lipomatöse Vorhofseptum gut vom Myokard differenziert werden.

4.4.4 Mitralanuluskalzifikation/Kolliquationsnekrose

Mitralanuluskalzifikationen sind bedingt durch nicht-inflammatorische Prozesse aufgrund von Kalziumablagerungen um den Klappenring der Mitralklappe [109]. Sie sind mit höherem Alter, Störungen des Phosphat- und Kalziumstoffwechsels und chronischer Niereninsuffizienz assoziiert. Sie präsentieren sich als immobile Masse und sind meist auf das posteriore Segel begrenzt, wobei auch der gesamte Anulus zirkumferentiell betroffen sein kann [109]. Die Kolliquationsnekrose ist eine seltene Form der Mitralanuluskalzifikation (ca. 1 %), welche sich histologisch im Zentrum aus Fettsäuren, Cholesterin und inflammatorischen Zellen zusammensetzt, das von fibrotischem und kalzifiziertem Material umgeben ist [110]. Echokardiographisch kann es zu Verwechselungen mit kardialen Tumoren, Abszessen oder thrombotischem Material kommen. Die Kardio-MRT kann daher bei der Gewebecharakterisierung hilfreich sein [4]. Mitralanuluskalzifikationen zeigen sich MR-tomographisch hypointens in den SSFP- sowie in den T1- und T2-gewichteten Aufnahmen [109]. Kolliquationsnekrosen sind hingegen leicht hyperintens in T1- und T2-Wichtungen und zeigen einen hyperintensen Rand um ein hypointenses nekrotisches Zentrum in den LGE-Aufnahmen [111]. Mitralanuluskalzifikationen und Kolliquationsnekrosen an der Mitralklappe sind benigne, können jedoch zu Mitralklappenstenosen oder -insuffizienzen, Embolisationen oder einer Endokarditis führen, welche eine chirurgische Entfernung erfordern [112].

4.4.5 Crista terminalis

Die Crista terminalis ist eine im rechten Atrium posterolateral gelegene, von der Vena cava superior zur Vena cava inferior verlaufende fibromuskuläre Leiste, welche die Grenze zwischen dem glattwandigen Sinus venosus und dem eigentlichen rechten Atrium mit dem rechten Vorhofohr darstellt. Sie bildet den Ursprung der Mm. pectinati und weist eine glatte Oberfläche auf. Es handelt sich hierbei um eine normale anatomische Struktur, die in Einzelfällen jedoch prominent erscheinen und somit für eine rechtsatriale Raumforderung gehalten werden kann. Sollte in der TTE keine ausreichende Abklärung möglich sein, empfiehlt sich die Durchführung einer TEE [113].

4.4.6 Chiarinetz

Das Rete chiari ist eine rechtsatriale netzartige Struktur im Bereich der Mündung der V. cava inferior und des Sinus coronarius, die aus einer unvollständigen Rückbildung embryonaler Strukturen resultiert. Die Prävalenz wird mit ca. 2 % angegeben. In Einzelfällen wurde ein Zusammenhang mit dem Auftreten von Arrhythmien, Endokarditiden, Thrombenbildung oder Schwierigkeiten bei interventionellen Eingriffen beschrieben, jedoch kommt dem Rete chiari meist keine pathologische Bedeutung zu [114]. Häufig fällt das Chiarinetz im Rahmen einer TTE auf. Sollte eine sichere Abgrenzung gegenüber pathologischen Prozessen nicht möglich sein, kann eine weitere Abklärung mittels transthorakaler 3D-Echokardiographie, TEE oder Kardio-MRT erfolgen.

Literatur

[1] Bussani R, et al. Cardiac metastases. Journal of Clinical Pathology. 2007;60(1):27–34.

[2] Lam KY, Dickens P, Chan AC. Tumors of the heart. A 20-year experience with a review of 12,485 consecutive autopsies. Arch Pathol Lab Med. 1993;117(10):1027–31.

[3] Messroghli DR, et al. Clinical recommendations for cardiovascular magnetic resonance mapping of T1, T2, T2* and extracellular volume: A consensus statement by the Society for Cardiovascular Magnetic Resonance (SCMR) endorsed by the European Association for Cardiovascular Imaging (EACVI). Journal of Cardiovascular Magnetic Resonance. 2017;19(1): 75.

[4] Motwani M, et al. MR imaging of cardiac tumors and masses: a review of methods and clinical applications. Radiology. 2013;268(1):26–43.

[5] Herzog B, Greenwood J, Plein S, Garg P, Haaf P, Onciul S. EACVI Cardiovascular Magnetic Resonance Pocket Guide. 2017.

[6] Poss J, et al. Left Ventricular Thrombus Formation After ST-Segment-Elevation Myocardial Infarction: Insights From a Cardiac Magnetic Resonance Multicenter Study. Circ Cardiovasc Imaging. 2015;8(10):e003417.

[7] Visser CA, et al. Embolic potential of left ventricular thrombus after myocardial infarction: a two-dimensional echocardiographic study of 119 patients. J Am Coll Cardiol. 1985;5(6):1276–80.

[8] Dooms GC, Higgins CB. MR imaging of cardiac thrombi. J Comput Assist Tomogr. 1986;10 (3):415–20.

[9] Weinsaft JW, et al. Detection of left ventricular thrombus by delayed-enhancement cardiovascular magnetic resonance prevalence and markers in patients with systolic dysfunction. J Am Coll Cardiol. 2008;52(2):148–57.

[10] Saric M, et al. Guidelines for the Use of Echocardiography in the Evaluation of a Cardiac Source of Embolism. Journal of the American Society of Echocardiography. 2016;29(1):1–42.

[11] de Bruijn SF, et al. Transesophageal echocardiography is superior to transthoracic echocardiography in management of patients of any age with transient ischemic attack or stroke. Stroke. 2006;37(10):2531–4.

[12] Baher A, et al. Cardiac MRI improves identification of etiology of acute ischemic stroke. Cerebrovasc Dis. 2014;37(4):277–84.

[13] Barkhausen J, et al. Detection and characterization of intracardiac thrombi on MR imaging. AJR Am J Roentgenol. 2002;179(6):1539–44.

[14] Paydarfar D, et al. In vivo magnetic resonance imaging and surgical histopathology of intracardiac masses: distinct features of subacute thrombi. Cardiology. 2001;95(1):40–7.

[15] Caspar T, et al. Magnetic resonance evaluation of cardiac thrombi and masses by T1 and T2 mapping: an observational study. Int J Cardiovasc Imaging. 2017;33(4):551–559.

[16] Romero J, et al. Detection of left atrial appendage thrombus by cardiac computed tomography in patients with atrial fibrillation: a meta-analysis. Circ Cardiovasc Imaging. 2013;6(2):185–94.

[17] Pathan F, et al. Roles of Transesophageal Echocardiography and Cardiac Computed Tomography for Evaluation of Left Atrial Thrombus and Associated Pathology: A Review and Critical Analysis. JACC Cardiovasc Imaging. 2018;11(4):616–627.

[18] Giusca S, et al. Incremental value of cardiac magnetic resonance for the evaluation of cardiac tumors in adults: experience of a high volume tertiary cardiology centre. Int J Cardiovasc Imaging. 2017;33(6):879–888.

[19] Bicer A, et al. Asymptomatic left ventricular myxoma diagnosed incidentally by transthoracic echocardiography. Echocardiography. 2005;22(10):855–6.

[20] Reynen K. Cardiac myxomas. N Engl J Med. 1995;333(24):1610–7.

[21] Cianciulli TF, et al. Twenty Years of Clinical Experience with Cardiac Myxomas: Diagnosis, Treatment, and Follow Up. J Cardiovasc Imaging. 2019;27(1):37–47.

[22] Hurst JW, Copper HR. Neoplastic disease of the heart. Am Heart J. 1955;50(5):782–802.

[23] Ha JW, et al. Echocardiographic and morphologic characteristics of left atrial myxoma and their relation to systemic embolism. Am J Cardiol. 1999;83(11):1579–82, a8.

[24] Bruce CJ. Cardiac tumours: diagnosis and management. Heart. 2011;97(2):151–60.

[25] Grebenc ML, et al. Cardiac myxoma: imaging features in 83 patients. Radiographics. 2002;22 (3):673–89.

[26] Carney JA, et al. Dominant inheritance of the complex of myxomas, spotty pigmentation, and endocrine overactivity. Mayo Clin Proc. 1986;61(3):165–72.

[27] Beroukhim RS, et al. Characterization of cardiac tumors in children by cardiovascular magnetic resonance imaging: a multicenter experience. J Am Coll Cardiol. 2011;58(10):1044–54.

[28] Schvartzman PR, White RD. Imaging of cardiac and paracardiac masses. J Thorac Imaging. 2000;15(4):265–73.

[29] Masui T, et al. Cardiac myxoma: identification of intratumoral hemorrhage and calcification on MR images. AJR Am J Roentgenol. 1995;164(4):850–2.

[30] Matsuoka H, et al. Morphologic and histologic characterization of cardiac myxomas by magnetic resonance imaging. Angiology. 1996;47(7):693–8.

[31] Elbardissi AW, et al. Survival after resection of primary cardiac tumors: a 48-year experience. Circulation. 2008;118(14 Suppl):S7-15.

[32] McAllister HA Jr. Primary tumors of the heart and pericardium. Pathol Annu. 1979;14 Pt 2:325–55.

[33] Moulton AL, et al. Massive lipoma of heart. N Y State J Med. 1976;76(11):1820–25.

[34] Puvaneswary M, et al. Pericardial lipoma: ultrasound, computed tomography and magnetic resonance imaging findings. Australas Radiol. 2000;44(3):321–4.

[35] Hananouchi GI, Goff WB 2nd. Cardiac lipoma: six-year follow-up with MRI characteristics, and a review of the literature. Magn Reson Imaging. 1990;8(6):825–8.

[36] Acosta J, et al. Scar Characterization to Predict Life-Threatening Arrhythmic Events and Sudden Cardiac Death in Patients With Cardiac Resynchronization Therapy: The GAUDI-CRT Study. JACC Cardiovasc Imaging. 2017.

[37] O'Donnell DH, et al. Cardiac tumors: optimal cardiac MR sequences and spectrum of imaging appearances. AJR Am J Roentgenol. 2009;193(2):377–87.

[38] Burke AP, et al. Cardiac fibroma: clinicopathologic correlates and surgical treatment. J Thorac Cardiovasc Surg. 1994;108(5):862–70.

[39] Yang HS, et al. Images in cardiovascular medicine. Left atrial fibroma in gardner syndrome: real-time 3-dimensional transesophageal echo imaging. Circulation. 2008;118(20):e692-6.

[40] Luna A, et al. Evaluation of cardiac tumors with magnetic resonance imaging. Eur Radiol. 2005;15(7):1446–55.

[41] Alkadhi H, et al. Fibroelastoma of the aortic valve. Evaluation with echocardiography and 64-slice CT. Herz. 2005;30(5):438.

[42] Cho JM, et al. Surgical resection of ventricular cardiac fibromas: early and late results. Ann Thorac Surg. 2003;76(6):1929–34.

[43] Kiaffas MG, Powell AJ, Geva T. Magnetic resonance imaging evaluation of cardiac tumor characteristics in infants and children. Am J Cardiol. 2002;89(10):1229–33.

[44] Araoz PA, et al. CT and MR imaging of benign primary cardiac neoplasms with echocardiographic correlation. Radiographics. 2000;20(5):1303–19.

[45] Tazelaar HD, Locke TJ, McGregor CG. Pathology of surgically excised primary cardiac tumors. Mayo Clin Proc. 1992;67(10):957–65.

[46] Edwards FH, et al. Primary cardiac valve tumors. Ann Thorac Surg. 1991;52(5):1127–31.

[47] Sun JP, et al. Clinical and echocardiographic characteristics of papillary fibroelastomas: a retrospective and prospective study in 162 patients. Circulation. 2001;103(22):2687–93.

[48] Klarich KW, et al. Papillary fibroelastoma: echocardiographic characteristics for diagnosis and pathologic correlation. J Am Coll Cardiol. 1997;30(3):784–90.

[49] de Arenaza DP, et al. Cardiac fibroelastoma: cardiovascular magnetic resonance characteristics. J Cardiovasc Magn Reson. 2007;9(3):621.

[50] Jahnke C, et al. Tissue characterization of a suspected aortic valve fibroelastoma with cardiac magnetic resonance imaging. Circ Cardiovasc Imaging. 2008;1(1):87–8.

[51] Beebeejaun MY, Deshpande R. Conservative management of cardiac haemangioma. Interact Cardiovasc Thorac Surg. 2011;12(3):517–9.

[52] Serri K, et al. Cardiac hemangioma presenting as atypical chest pain. Eur J Echocardiogr. 2007;8(1):17–8.

[53] Burke A, Johns JP, Virmani R. Hemangiomas of the heart. A clinicopathologic study of ten cases. Am J Cardiovasc Pathol. 1990;3(4):283–90.

[54] Abu-Omar Y, et al. Intractable ventricular tachycardia secondary to cardiac hemangioma. Ann Thorac Surg. 2010;90(4):1347–9.

[55] Huang CL, et al. Malignant presentation of cardiac hemangioma: a rare cause of complete atrioventricular block. Circ Cardiovasc Imaging. 2008;1(1):e1-3.

[56] Auger D, et al. Cardiac masses: an integrative approach using echocardiography and other imaging modalities. Heart. 2011;97(13):1101–9.

[57] Hirschberg K, et al. Incidental finding of a giant intracardiac angioma infiltrating both ventricles in a 35-year-old woman: a case report. J Med Case Rep. 2016;10:94.

[58] Oshima H, et al. Cardiac hemangioma of the left atrial appendage: CT and MR findings. J Thorac Imaging. 2003;18(3):204–6.

[59] Burke A, Tavora F. The 2015 WHO Classification of Tumors of the Heart and Pericardium. J Thorac Oncol. 2016;11(4):441–52.

[60] Abushaban L, Denham B, Duff D. 10 year review of cardiac tumours in childhood. Br Heart J. 1993;70(2):166–9.

[61] Butany J, et al. Cardiac tumours: diagnosis and management. Lancet Oncol. 2005;6(4):219–28.

[62] Berkenblit R, et al. MRI in the evaluation and management of a newborn infant with cardiac rhabdomyoma. Ann Thorac Surg. 1997;63(5):1475–7.

[63] Syed IS, et al. MR imaging of cardiac masses. Magn Reson Imaging Clin N Am. 2008;16(2):137–64, vii.

[64] Mullen B, Richardson JD. Primary anterior mediastinal tumors in children and adults. Ann Thorac Surg. 1986;42(3):338–45.

[65] Hammen I, Lal Yadav A. Teratoma as unusual cause of chest pain, hemoptysis and dyspnea in a young patient. Respir Med Case Rep. 2018;23:77–79.

[66] Massari FM, et al. [Benign mediastinal teratoma with pericardial symptoms. The utility of echocardiography in diagnosis]. G Ital Cardiol. 1997;27(5):476–9.

[67] Tollens M, et al. Pericardial teratoma: prenatal diagnosis and course. Fetal Diagn Ther. 2003;18(6):432–6.

[68] Beghetti M, et al. Pediatric primary benign cardiac tumors: a 15-year review. Am Heart J. 1997;134(6):1107–14.

[69] Xiao-Dong L, et al. Identification of a giant mediastinal teratoma by echocardiography: A case report. J Clin Ultrasound. 2019;47(6):380–383.

[70] Ahmed MA, et al. Massive pericardial effusion and multiple pericardial masses due to an anterior mediastinal teratoma rupturing in pericardial sac. BMJ Case Rep. 2012.

[71] Li X, et al. A case of giant mediastinal cyst initially detected and diagnosed by echocardiography. Echocardiography. 2015;32(7):1193–5.

[72] Mendes GS, et al. A cardiac mass beyond symptomatic palpitations. Cardiovasc Pathol. 2019;39:1–4.

[73] Poterucha TJ, et al. Cardiac Tumors: Clinical Presentation, Diagnosis, and Management. Curr Treat Options Oncol. 2019;20(8):66.

[74] Hamidi M, et al. Primary cardiac sarcoma. Ann Thorac Surg. 2010;90(1):176–81.

[75] Reardon MJ, Walkes JC, Benjamin R. Therapy insight: malignant primary cardiac tumors. Nat Clin Pract Cardiovasc Med. 2006;3(10):548–53.

[76] Colin GC, et al. Value of CMR to Differentiate Cardiac Angiosarcoma From Cardiac Lymphoma. JACC Cardiovasc Imaging. 2015;8(6):744–6.

[77] Donsbeck AV, et al. Primary cardiac sarcomas: an immunohistochemical and grading study with long-term follow-up of 24 cases. Histopathology. 1999;34(4):295–304.

[78] Deetjen AG, et al. Cardiac angiosarcoma diagnosed and characterized by cardiac magnetic resonance imaging. Cardiol Rev. 2006;14(2):101–3.

[79] Esposito A, et al. CMR in the assessment of cardiac masses: primary malignant tumors. JACC Cardiovasc Imaging. 2014;7(10):1057–61.

[80] Juergens KU, et al. Early detection of local tumour recurrence and pulmonary metastasis in cardiac angiosarcoma with PET-CT and MRI. Eur Heart J. 2007;28(6):663.

[81] Hayes-Jordan A, Andrassy R. Rhabdomyosarcoma in children. Curr Opin Pediatr. 2009;21 (3):373–8.

[82] Kimura A, et al. A Mass Filling the Right Atrium: Primary Cardiac Rhabdomyosarcoma. Intern Med. 2018;57(24):3575–3580.

[83] Petrich A, Cho SI, Billett H. Primary cardiac lymphoma: an analysis of presentation, treatment, and outcome patterns. Cancer. 2011;117(3):581–9.

[84] Jeudy J, Burke AP, Frazier AA. Cardiac Lymphoma. Radiol Clin North Am. 2016;54(4):689–710.

[85] Chinen K, Izumo T. Cardiac involvement by malignant lymphoma: a clinicopathologic study of 25 autopsy cases based on the WHO classification. Ann Hematol. 2005;84(8):498–505.

[86] Meng Q, et al. Echocardiographic and pathological characteristics of cardiac metastasis in patients with lymphoma. Oncol Rep. 2002;9(1):85–8.

[87] Al-Mehisen R, Al-Mohaissen M, Yousef H. Cardiac involvement in disseminated diffuse large B-cell lymphoma, successful management with chemotherapy dose reduction guided by cardiac imaging: A case report and review of literature. World J Clin Cases. 2019;7(2):191–202.

[88] Palaskas N, et al. Evaluation and Management of Cardiac Tumors. Curr Treat Options Cardiovasc Med. 2018;20(4):29.

[89] Carter BW, et al. Multimodality imaging of cardiothoracic lymphoma. Eur J Radiol. 2014;83 (8):1470–82.

[90] Mazzola A, et al. Leiomyosarcoma of the left atrium mimicking a left atrial myxoma. J Thorac Cardiovasc Surg. 2006;131(1):224–6.

[91] Dorsay TA, et al. Primary cardiac lymphoma: CT and MR findings. J Comput Assist Tomogr. 1993;17(6):978–81.

[92] Page M, et al. Primary Cardiac Lymphoma: Diagnosis and the Impact of Chemotherapy on Cardiac Structure and Function. Can J Cardiol. 2016;32(7):931.e1-3.

[93] Silvestri F, et al. Metastases of the heart and pericardium. G Ital Cardiol. 1997;27(12):1252–5.

[94] Butany J, et al. A 30-year analysis of cardiac neoplasms at autopsy. Can J Cardiol. 2005;21 (8):675–80.

[95] Al-Mamgani A, et al. Cardiac metastases. Int J Clin Oncol. 2008;13(4):369–72.

[96] Adler Y, et al. 2015 ESC Guidelines for the diagnosis and management of pericardial diseases: The Task Force for the Diagnosis and Management of Pericardial Diseases of the European Society of Cardiology (ESC)Endorsed by: The European Association for Cardio-Thoracic Surgery (EACTS). Eur Heart J. 2015;36(42):2921–2964.

[97] Bogaert J, Francone M. Cardiovascular magnetic resonance in pericardial diseases. Journal of Cardiovascular Magnetic Resonance. 2009;11(1):14.

[98] Cetin MS, et al, Effectiveness of computed tomography attenuation values in characterization of pericardial effusion. Anatol J Cardiol. 2017;17(4):322–327.

[99] Lichtenberger JP 3rd, et al. Metastasis to the Heart: A Radiologic Approach to Diagnosis With Pathologic Correlation. AJR Am J Roentgenol. 2016;207(4):764–772.

[100] Rahbar K, et al. Differentiation of malignant and benign cardiac tumors using 18F-FDG PET/CT. J Nucl Med. 2012;53(6):856–63.

[101] Nensa F, et al. Integrated 18F-FDG PET/MR imaging in the assessment of cardiac masses: a pilot study. J Nucl Med. 2015;56(2):255–60.

[102] Saponara M, et al. (18)F-FDG-PET/CT imaging in cardiac tumors: illustrative clinical cases and review of the literature. Ther Adv Med Oncol. 2018;10:1758835918793569.

[103] Stoller JK, Shaw C, Matthay RA. Enlarging, atypically located pericardial cyst. Recent experience and literature review. Chest. 1986;89(3):402–6.

[104] Cummings KW, et al. Imaging of Pericardial Diseases. Semin Ultrasound CT MR. 2016;37 (3):238–54.

[105] Habib G, et al. 2015 ESC Guidelines for the management of infective endocarditis: The Task Force for the Management of Infective Endocarditis of the European Society of Cardiology (ESC). Endorsed by: European Association for Cardio-Thoracic Surgery (EACTS), the European Association of Nuclear Medicine (EANM). Eur Heart J. 2015;36(44):3075–3128.

[106] Restrepo CS, et al. CT and MR imaging findings of benign cardiac tumors. Curr Probl Diagn Radiol. 2005;34(1):12–21.

[107] Heyer CM, et al. Lipomatous hypertrophy of the interatrial septum: a prospective study of incidence, imaging findings, and clinical symptoms. Chest. 2003;124(6):2068–73.

[108] Suarez-Mier MP, Fernandez-Simon L, Gawallo C. Pathologic changes of the cardiac conduction tissue in sudden cardiac death. Am J Forensic Med Pathol. 1995;16(3):193–202.

[109] Shah BN, et al. Severe mitral annular calcification: insights from multimodality imaging. Tex Heart Inst J. 2014;41(2):245–7.

[110] Harpaz D, et al. Caseous calcification of the mitral annulus: a neglected, unrecognized diagnosis. J Am Soc Echocardiogr. 2001;14(8):825–31.

[111] Di Bella G, et al. Images in cardiovascular medicine. Liquefaction necrosis of mitral annulus calcification: detection and characterization with cardiac magnetic resonance imaging. Circulation. 2008;117(12):e292-4.

[112] Motwani M, et al. Caseous calcification of the mitral valve complicated by embolization, mitral regurgitation, and pericardial constriction. Eur Heart J Cardiovasc Imaging. 2012;13(9):792.

[113] Salustri A, et al. Prominent crista terminalis mimicking a right atrial mass: case report. Cardiovascular Ultrasound. 2010;8(1):47.

[114] Loukas M, et al. Chiari's network: review of the literature. Surg Radiol Anat. 2010;32(10):895–901.

5 Echokardiographie und kardiales MRT zur Beurteilung einer kardialen Dysfunktion

Henning Steen, Florian Andre

5.1 Einleitung

Bereits in den 1960er Jahren wurden erstmals in Fallbeispielen die kardialen Neben-effekte einer Chemotherapie (CTX) beschrieben [1]. Diese wurden zunächst invasiv mittels Endomyokardbiopsie als damaligem Goldstandard detektiert, welche jedoch im Zuge der Weiterentwicklung der kardialen Bildgebung durch die nicht-invasive Verfahren Echokardiographie und Magnetresonanztomographie (MRT) abgelöst wur-den. Nuklearmedizinische Verfahren spielen heutzutage diagnostisch bei der Beur-teilung der kardialen Chemotoxizität keine Rolle mehr; daher wird im Folgenden auf die Echokardiographie und die kardiale MRT eingegangen.

Definition der Chemotherapie induzierten kardialen Dysfunktion: In der Vergan-genheit gab es unterschiedliche Definitionen der „**C**hemotherapie **I**nduzierten **K**ar-dialen **D**ysfunktion" (CIKD). Im Folgenden wird daher die auf der Echokardiographie basierte Definition der **E**uropean **A**ssociation of **C**ardio**V**ascular **I**maging (EACVI) [2] verwendet. Diese ist definiert eine CIKD als Abfall der linksventrikulären Ejektions-fraktion (LVEF) um absolute 10 % unter einen Wert von < 53 %. Der Cut-Off Wert von 53 % wurde gewählt, da sich dieser in einer Vielzahl von Studien zu unter-schiedlichen kardialen Grunderkrankungen herauskristallisiert hatte [3,4]. Der ge-messene LVEF-Abfall unter Chemotherapie sollte echokardiographisch innerhalb von 2–3 Wochen erneut kontrolliert werden und kann Leitlinien gemäß weiter unter-teilt werden in [2]:

a) ein reversibler LVEF-Abfall: Verbesserung der 2. LVEF-Messung bis auf < 5 % zum gemessenen LVEF-Ausgangswert

b) ein partiell reversibler LVEF-Abfall: Verbesserung der 2. LVEF Messung um > 10 % bezogen auf die 1. LVEF-Messung, jedoch auf > 5 % unterhalb des ersten LVEF-Ausgangswertes

c) ein irreversibler LVEF-Abfall: Verbesserung der 2. LVEF Messung um < 10 % auf > 5 % unterhalb des LVEF-Ausgangswertes

Bei der Beurteilung der Herzfunktion kommt eine Vielzahl echokardiographischer Techniken zum Einsatz, die im Folgenden mithilfe der Abb. 5.1 kurz dargestellt wer-den. Zur Bestimmung von Wanddicken, enddiastolischen und -systolischen Dia-metern sowie der Größe der Vorhöfe wird häufig der M-Mode benutzt oder es werden direkt im anatomischen 2D-Bild Messungen durchgeführt (Abb. 5.1a). Zur Bestim-mung der enddiastolischen und-systolischen Volumina (EDV, ESV) und somit der LVEF wird die sogenannte modifizierte Simpson-Methode angewendet, bei der in zwei Ebenen (zumeist im Zwei- und Vierkammerblick) die enddiastolisch sowie die

https://doi.org/10.1515/9783110592450-005

endsystolischen endokardialen Grenzen bestimmt werden und einer Formel ein 3D-Volumen berechnet wird (Abb. 5.1b). Die longitudinale LV- und RV-Funktion wird mittels der sogenannten MAPSE und TAPSE (mitral-/tricuspid anulus plane systolic excursion) bestimmt, bei der die longitudinale Kontraktion der Ventrikel anhand der Bewegung des jeweiligen Klappenanulus bestimmt werden kann (Abb. 5.1c). Der myokardiale Blutfluss kann mittels Doppler-Echokardiographie zum einen farblich kodiert und somit abgeschätzt werden, zum anderen können auch die Blutfluss-geschwindigkeiten gemessen und Druckverhältnisse zwischen den verschiedenen Herzhöhlen somit bestimmt werden (Abb. 5.1d). Auch durch Anwendung des PW und CW Dopplers können Flussgeschwindigkeiten exakt bestimmt und deren Rela-tionen zueinander ermittelt werden. Eine Weiterentwicklung des Dopplers ist der so-genannte Gewebe-Doppler, bei dem zusätzlich die Geschwindigkeiten des Myokards an verschiedenen Stellen gemessen werden können, welche eine weitere Information zur diastolischen/systolischen Funktion liefern können (Abb. 5.1f). Durch die Kom-bination von Doppler-Flussprofilen und Gewebedopplermessungen kann somit die diastolische Funktion klassifiziert werden (Abb. 5.1e). Ein wichtiges neues echokar-diografisches Verfahren stellt die Strain-Bestimmung dar, bei der über den Kontrakti-onszyklus verschiedene Echogewebemuster zeitlich verfolgt werden. Hieraus erge-ben sich charakteristische negative Kontraktionsparameter (sogenannter Strain), so dass globale und teilweise segmentale Funktion bestimmt werden können (Abb. 5.1g–i). Ein weiteres neues Verfahren mit zunehmender Verbreitung ist die zeitlich aufgelöste 3D-Echokardiographie. Hierbei können noch exakter als bei der Simpson Methode die Volumetrie, Schlagvolumina und die LVEF bestimmt werden (Abb. 5.1j).

5.2 Moderne kardiale Bildgebung zur Detektion der CIKD: Echokardiographie

5.2.1 Echokardiographische Indikatoren einer kardialen Dysfunktion

Die moderne Echokardiographie stellt den Grundpfeiler der kardialen Bildgebung dar und ist die Basisdiagnostik vor, während und nach der CTX. Die Technik ist mo-bil, überall und schnell durchführbar, kostengünstig, weit verbreitet und wissen-schaftlich gut fundiert. Morphologisch können neben den einfachen Diametern und Volumina auch quantitative Aussagen zur systolischen und diastolischen Funktion, den Herzklappen, dem Perikard und dem Flüssigkeitsstatus getroffen werden. Nach-folgend eine Übersicht über die empfohlenen echokardiographischen Parameter bei kardio-onkologischen Untersuchungen (in Abgleich mit den ASE/EAE-Leitlinien) bei CTX Patienten (nach [2]):

Standard transthorakales Echokardiographie-Protokoll bei CTX-Patienten (nach EACVI/ASE/EAE):

– apikaler 2-/3-/4-Kammerblick über ≥ 3 kardiale Zyklen, Wahl einer konstanten Bildrate (40–90 frames/sec. oder > 40 % der Herzfrequenz) und Eindringtiefe

– 2D-Strain-Messungen (gemäß den EAE/ASE-Leitlinien) für den globalen longitudinalen Strain (GLS)

– aortale VTI (velocity time integral, aortale Ejektionszeit)

– Quantifizierung von segmentalem und globalem longitudinalem Strain (am besten in einer Bulls-Eye Darstellung, z. B. in Abb. 5.1i)

– wenn möglich 3D-Bildakquisition aus der apikalen Anlotung zur LV-Volumen- und LVEF-Bestimmung (z. B. Abb. 5.1j)

– Exklusion von Ektopien und Atemartefakten

– Report:

    – Auflistung des Echozeitpunktes nach CTX Gabe

    – Auflistung des arteriellen Blutdrucks und der Herzfrequenz

    – 3D-LVEF (oder mindestens biplanen LVEF nach der Simpson-Methode, Abb. 5.1b oder Abb. 5.1j)

    – Messung des GLS mit Auflistung des Echosystems, der Software und deren Version

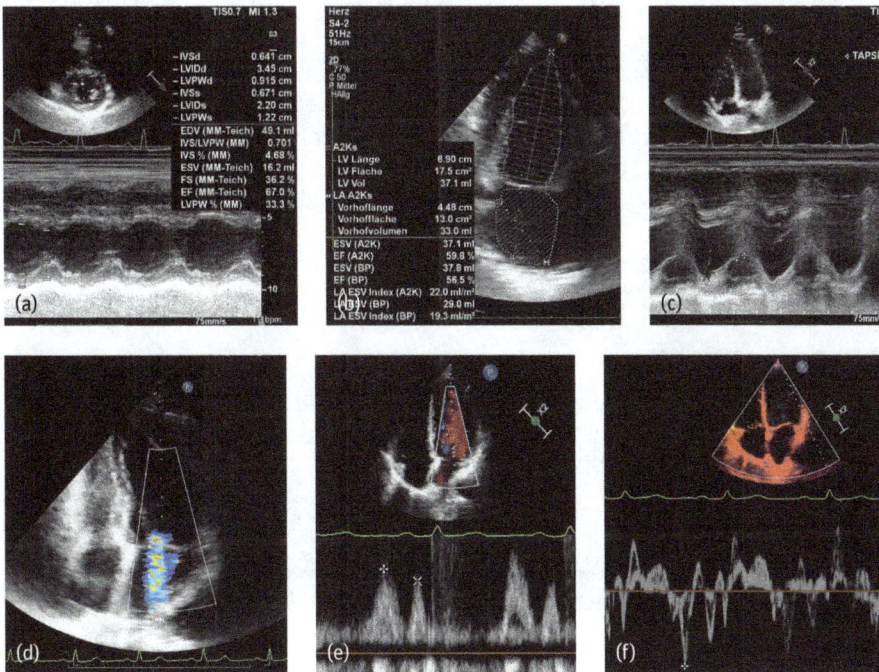

Abb. 5.1: Unterschiedliche echokardiographische Techniken.

– bei Nichtdurchführung des GLS, Durchführung einer Gewebedopplermessung von „medialem/lateralem s'" sowie der MAPSE
– RV-Messung: Bestimmung der TAPSE, „s'" und FAC (fractional area change)

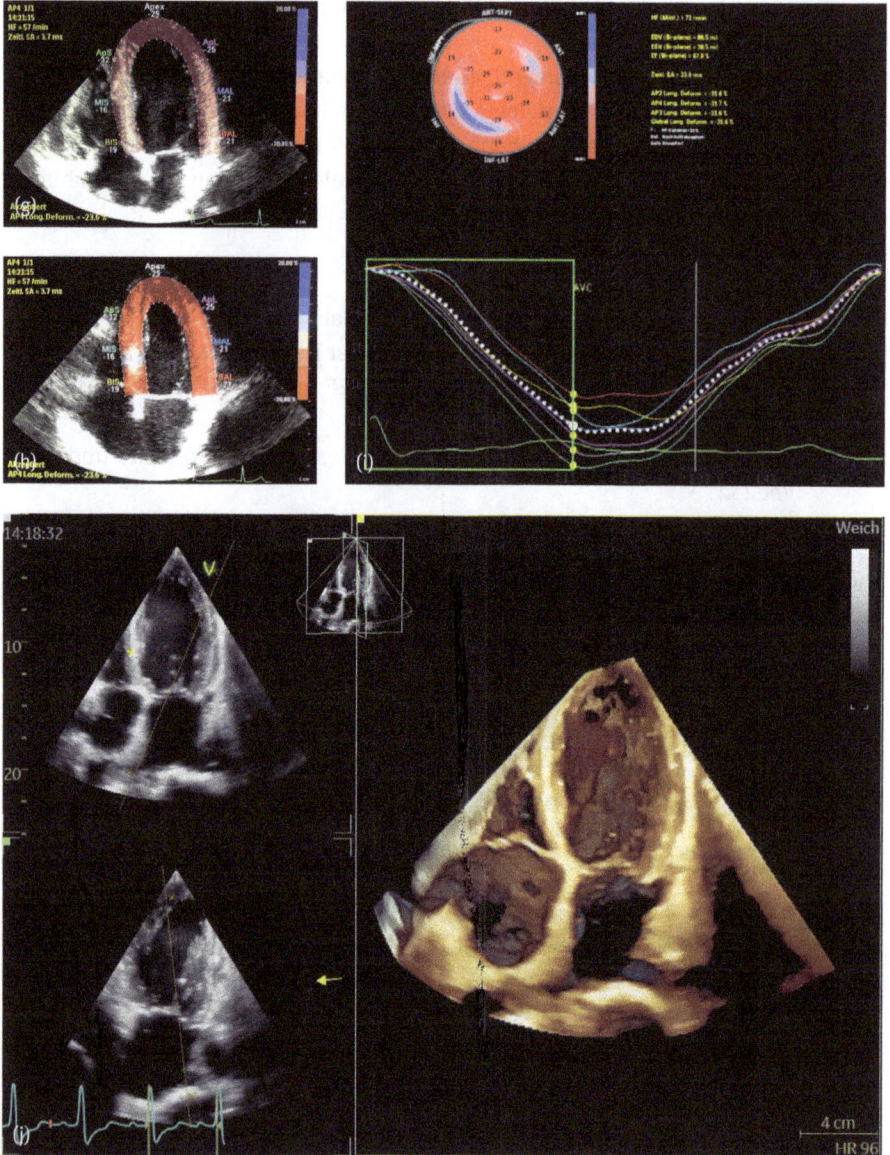

Abb. 5.1: Fortsetzung.

5.2.2 Linksventrikuläre Funktion

Systolische linksventrikuläre Funktion

Die echokardiographische Messung der LVEF während der CTX ist etabliert und wird durchgängig in allen Leitlinien empfohlen [5,6]. Besonders sinnvoll erscheint dieses bei Patienten mit erhöhtem kardiovaskulärem Risiko. Das umfasst im Wesentlichen Patienten mit den klassischen kardiovaskulären Risikofaktoren (arterielle Hypertonie, Hyperlipidämie, Diabetes mellitus, positive Familienanamnese, Nikotinkonsum) sowie Patienten nach stattgehabten kardiovaskulären Ereignissen [7,8]. Echokardiographisch sollte dabei immer die bestmögliche Technik angewendet werden [9], mindestens aber die biplane Simpson-Methode. Bei reduziertem Schallfenster sollte die Kontrastechokardiographie oder, wenn verfügbar und überhaupt durchführbar wegen schlechten Echoschallfensters, die 3D-Echokardiographie durchgeführt werden. Da CTX-Patienten meist mehrfach echokardiographisch untersucht werden, ist die digitale Speicherung der Daten wichtig und sinnvoll, um den zeitlichen Verlauf besser nachvollziehen zu können. Lineare Verfahren wie die Teichholz-Methode oder das „fractional shortening" sind als Methode zur globalen LVEF-Bestimmung inzwischen obsolet, da sie in der mathematischen Berechnung aufgrund idealisierter räumlicher Annahmen (nur zwei der 17 Wandsegmente werden verwendet!) mögliche segmentale Wandbewegungsstörungen nicht mit einbeziehen und es daher zu deutlichen Fehlbestimmungen der LVEF kommen kann [10]. Bei reduzierter echokardiographischer Bildqualität [11], bei der auch mittels Kontrastmittelechokardiographie oder der 3D-Echokardiographie keine gute Bildqualität erreicht werden kann, sollte konsequent die LVEF-Bestimmung mittels Kardio-MRT durchgeführt werden. Welche LVEF gilt heutzutage als normal? Wie oben erwähnt, wird heute zumeist der Cut-Off für die normale LVEF der EACVI verwendet, die als Werte zwischen 53–73 % definiert ist [3,4]. Zusätzlich zur Bestimmung der LVEF sollte der „wall motion score index (WMSI)" bestimmt werden. Dieser bezieht sich auf die modifizierte AHA Klassifikation von 16 myokardialen LV-Segmenten (6 basale, 6 mittventrikuläre, 4 apikale Segmente, [9]). Normokinetische Segmente erhalten hierbei den Wert 1, hypokinetische Segmente den Wert 2, akinetische Segmente den Wert 3 und dyskinetische Segmente den Wert 4. Durch den Quotienten Wandbewegungssumme und Segmentanzahl (16) ergibt sich der WMSI. Je höher dieser ist, desto gravierender ist die systolische Dysfunktion. In Studien zeigte sich, dass der WMSI ein sensitiverer Marker ist als die Bestimmung der LVEF [12]. In der Literatur gibt es eine größere Anzahl an Studien zum kardialen Monitoring von CTX-Patienten und zur Detektion einer CIKD, besonders bei Patienten unter Anthrazyklin-Therapie [13–16]. Kontrovers wurde jedoch hierbei immer diskutiert, ab wann es sich um eine CIKD handelt. Durch die Verwendung verschiedener Techniken (Simpson, etc.) und abweichenden Definitionen von Cut-off Werten für die LVEF-Bestimmung ergibt sich jedoch die Schwierigkeit der Vergleichbarkeit aller bisher durchgeführten Studien. Daher gibt es für viele chemotoxische Substanzen keine statistisch ausreichende Anzahl an Studienpatienten für eindeutige Monitoring-Empfehlungen [17]. Obwohl die LVEF ein robuster Prädiktor für das generelle kardiale Outcome in verschiedenen Populationen darstellt, weist sie eine geringe Sensitivität für die Erkennung von kleinen funktionellen Veränderungen auf. Gründe hierfür sind die häufig reduzierte Bildqualität insbesondere der Lateralwand und des Apex in bis 30 % der Untersuchungen, die zugrundeliegenden mathematischen Formeln zur LVEF Bestimmung (Fehleranfälligkeit durch falsche geometrische Annahmen), die fehlende Detektion subtiler regionaler Wandbewegungsstörungen sowie die Inter- und Intra-Observer-Variabilität [18]. Ebenfalls wichtig erscheint die Abhängigkeit der LVEF von der hämodynamischen Vor- und Nachlast und der Herzfrequenz. Veränderungen der Hämodynamik (Volumen-Expansion durch i. v. Gabe der Chemotherapeutika, Übelkeit, Erbrechen, Diarrhoe mit Flüssigkeitsverlust) sind jedoch während der CTX relativ häufig. Auch erhöhte Herzfrequenzen unter CTX sind beschrieben und können daher die LVEF signifikant verändern, welches bei der Diagnostik einer CIKD immer in Betracht gezogen werden sollte.

In unterschiedlichen Arbeiten wurde für die 2D-Echokardiographie eine CTX-induzierte LVEF-Änderung von absolut 10 % (beispielsweise LVEF von 55 % auf 45 %) als statistisch sicher detektierbar formuliert [18,19]. Da diese Sensitivität in etwa genau der der Definition einer Chemotoxizität entspricht, wird die 2D-Echokardiographie diesbezüglich zunehmend infrage gestellt und neuere Verfahren wie die Strain-Bildgebung erlangen zunehmend an Bedeutung.

Diastolische LV-Funktion

Eine kurze, übersichtliche Bestimmung der diastolischen Funktion unter Berücksichtigung der E/e´ Ratio als Maß für die LV-Füllungsdrücke sollte gemäß den ASE/EAE Leitlinien erfolgen, obwohl kritisch angemerkt werden muss, dass aufgrund der oben beschriebenen Abhängigkeit der Hämodynamik von der Vor- und Nachlast sowie der Herzfrequenz diese Werte stark von den Nebenwirkungen der CTX (Übelkeit, Erbrechen, etc.) abhängen. Somit kann häufig nicht exakt differenziert werden zwischen CIKD-bedingter verschlechterter Hämodynamik oder den CTX-Wirkungen auf die diastolische Funktion. Derzeit gibt es zudem keine Daten, die eine prognostische Relevanz der diastolischen Dysfunktion bei CIKD zeigen.

5.2.3 Rechtsventrikuläre Funktion

Eine RV-Dysfunktion bei CTX-Patienten ist durch mehrere Faktoren auslösbar:
1. bereits vorhandene RV-Dysfunktion (mit Verschlechterung unter CTX),
2. RV als betroffenes Substrat (neoplastisch/metastatisch primäres Geschehen im RV)
3. CTX-induziert

Frühere CTX-Studien, die alle eine kardiale RV-Biopsie beinhalteten, zeigten auch doppler-echokardiographisch RV Dysfunktionen unter CTX [20], wobei Häufigkeit, Ausprägung sowie der prognostischer Wert nur unzureichend untersucht wurden. Lediglich eine Studie zeigte einen subklinischen Abfall der systolischen und diastolischen echokardiografischen RV-Indizes, allerdings nur bei einer Studie mit 37 Patienten und relativ kurz nach Anthrazyklingabe [21].

Echokardiographisch sollte die Evaluation des rechten Herzens sowohl qualitativ als auch quantitativ erfolgen und folgende Parameter beinhalten: RV-Kammergröße (basale/mittventrikuläre Diameter), Fläche bzw. Volumen des rechten Vorhofs sowie die quantitative Bestimmung der longitudinalen Funktion des rechten Ventrikels (TAPSE). Falls möglich sollte eine Gewebedoppleruntersuchung mit Bestimmung der „peak velocity" der Trikuspidalklappenebene sowie die Messung der radialen RV-Funktion [22] und die Bestimmung des systolischen pulmonalarteriellen Drucks erfolgen.

5.2.4 Perikarderkrankungen

Perikarderkrankungen von CTX Patienten sind relativ häufig zu beobachten. Zum einen kann das Perikard selbst durch lokale Metastasierung betroffen sein, zum anderen kann es durch die stattfindende Radio-/Chemotherapie zu einer perikardialen Inflammation kommen [23,24].

Gelegentlich kommt es auch zur Mitbeteiligung des Myokards im Sinne einer Perimyokarditis. Die Perikarditis kann ohne oder mit Begleiterguss unterschiedlicher hämodynamischer Ausprägung und Schweregrades vorkommen.

Chemotherapeutika wie Anthracycline [24–26], Cyclophosphamid [27–29] und Cytarabine [29–31] gehen häufig mit einer Perikarditis, einem Perikarderguss oder einer Perimyokarditis einher. Auch Tyrosinkinase-Inhibitoren erzeugen perikardiale und pleurale Ergüsse, die in der Literatur teilweise mit einer kardialen Tamponade einhergingen. Bei Interferon-α, verwendet bei der Behandlung von Melanomen, wird das „retinoid acid syndrome" beobachtet, einhergehend mit Fieber, Bluthochdruck, akutem Nierenversagen und Pleura-/Perikardergüssen bei ca. 25 % der Patienten. Auch das Auftreten von subakuten Perikardergüssen und Endomyokardfibrosen nach Jahren, zumeist nach Gabe von z. B. Busulfan, wurde beschrieben [32]. Auch andere Substanzen wie Methotrexat, 5-Fluoro-Uracil oder Docetaxel haben inflammatorische Effekte, die zu Perikarditis und Begleitergüssen führen können [32–37].

Echokardiographisch kann die Perikarddicke trotz Inflammation vollkommen normal sein und lediglich ein Begleiterguss Hinweis auf eine Entzündung geben. Ergüsse sollten daher immer quantifiziert und in qualitativ beurteilt werden, um eine Verlaufsbeobachtung zu ermöglichen.

Die Beurteilung einer kardialen Tamponade, einer Konstriktion und Restriktion des linken Ventrikels sollte dabei nach Leitlinien erfolgen [38,39] und wird hier nicht weiter vertieft. Bei Perikardverdickungen besonders mit einhergehenden Zeichen des Rechtsherzversagens und „low cardiac outputs" trotz normaler Ventrikelgröße und -funktion, sollte immer eine mögliche konstriktive Komponente ausgeschlossen werden. Die „Constrictiva" ist eher typisch bei Patienten nach thorakalen Radiotherapien [40], jedoch gibt es auch Hinweise, dass diese teilweise gefährliche Form der Perikarderkrankung auch nach Hochdosis-CTX erfolgen kann [41]. Die echokardiografische Beurteilung einer Konstriktion sollte dabei nach publizierten Leitlinien erfolgen [42–44].

Die Differenzierung einer konstriktiven Perikarditis von einer restriktiven Kardiomyopathie bei onkologischen Patienten gestaltet sich manchmal schwierig, da es nicht selten zu einer Überlappung beider Formen kommt [45].

In einigen Fällen kann dabei die Durchführung eines Kardio-MRT sinnvoll sein, welches zum einen zur Differenzierung von restriktiver Kardiomyopathie und konstriktiver Perikarditis [45] und zum anderen zur Gewebetexturanalyse primärer und sekundärer kardialer Tumoren beitragen kann. Ferner kann häufig mittels Gadolinium-kontrastmittelgestützter Kardio-MRT eine perikardiale Inflammation oder auch peri-myokardiale Infiltration detektiert werden, die therapeutisch von einer anti-inflammatorischen Therapie profitiert.

5.2.5 Vorstellung verschiedener Echotechniken

3D versus 2D

Obwohl die 3D-Echokardiographie gegenüber der 2D-Echokardiographie eine exaktere geometrische Darstellung des linken Ventrikels erlaubt [46], so ist sind die LVEF-Bestimmungen beider Methoden vergleichbar [47], wobei die 2D-Echokardiographie eine deutlich höhere Verbreitung aufweist. Im Vergleich zum Referenzstandard, dem Kardio-MRT, weist die 3D jedoch eine deutlich bessere Übereinstimmung hinsichtlich der LVEF-Bestimmung auf, da keine geometrischen Annahmen bezüglich der Ventrikelgeometrie bei der Errechnung der verschiedenen Volumina benutzt werden und die Methode daher sehr viel weniger fehleranfällig ist.

Die native 3D-Echokardiographie zeigte bei der longitudinalen Bestimmung der LVEF eine Reproduzierbarkeit von 5,6 %, während die 2D-Messmethode mit ca. 10 % doppelt so hoch lag. Wenn möglich sollte daher die, 3D-Echokardiographie als Methode der Wahl für die Beurteilung der kardialen Funktion im zeitlichen Verlauf vor, während und nach CTX verwendet werden [48].

Jedoch hat auch diese Technologie einige Limitationen. Sie ist zum einen nicht überall verfügbar, ferner kostenintensiv und nicht adäquat vergütet, zum anderen ist die Bildqualität stark untersucherabhängig. Daher gilt insgesamt, sofern keine 3D-Echokardiographie zur LVEF-Bestimmung möglich ist, sollte (mindestens) die biplane Simpson Methode angewendet werden. Wichtig ist, dass standardisierte Bildakquisition sowie ein direkter Bildvergleich mit den Voraufnahmen erfolgt.

Stressechokardiographie

Die Stressechokardiographie ist ein etabliertes Verfahren für die Erkennung und Prognoseabschätzung der stabilen koronaren Herzkrankheit und wird von aktuellen Leitlinien als sinnvolle nicht-invasive Bildgebungsmodalität neben der Myokardszintigrafie, dem Stress-MRT oder auch dem Koronar CT zur Evaluation von Patienten mit intermediärem Risiko für eine koronare Herzkrankheit vorgeschlagen. Obwohl die Belastungs-EKG-Untersuchung noch in den aktuellen Leitlinien empfohlen wird, ist sie den bildgebenden Verfahren zum Ischämienachweis sowie dem Kardio-CT unterlegen. Die Abschätzung einer möglicherweise hämodynamisch relevanten KHK ist insbesondere für Patienten von Bedeutung, die eine Fluorouracil-, Bevacizumab-, Sorafenib- und Sunitinibtherapie erhalten sollen, die potenziell pro-ischämische Wirkungen haben [49].

5.2.6 Frühe Detektion subklinischer LV-Dysfunktion

Frühe echokardiographische Indikatoren einer kardialen Dysfunktion

Frühe systolische linksventrikuläre Dysfunktion: Obwohl eine Reduktion der LVEF während einer CTX-Behandlung mit Symptomen der Herzinsuffizienz einhergehen kann (aber nicht notwendigerweise muss), bleibt die serielle Messung der LVEF zur Detektion eine CIKD und deren Fähigkeit zur Prävention und dem Monitoring einer Herzinsuffizienz kontrovers diskutiert. Eine vor kurzem veröffentlichte Studie zeigte bei Mammakarzinom-Patientinnen mit Trastuzumab-Therapie, dass eine reduzierte LVEF (50–54 %) vor CTX-Beginn oder nach Anthrazyklingabe mit vermehrten kardiovaskulären Ereignissen assoziiert war, jedoch war die Anzahl der identifizierten Patienten mit reduzierter LVEF mit 10–12 % relativ klein [50]. Unglücklicherweise erscheint somit die Reduktion der LVEF ein relativ später Parameter zu sein, sodass neue, sensitiver Parameter für die LV Dysfunktion gesucht werden.

Frühe Zeichen der diastolischen Dysfunktion: Insgesamt stellen die verschiedenen mittels Dopplerechokardiographie erhobenen diastolischen Indizes keine sinnvolle Messmethode zur frühen Detektion der CIKD dar. In einer kleinen prospektiven Studie führte die Verlängerung der iso-volumetrischen Relaxationszeit zu einer prospektiven Reduktion der LVEF von > 10 % innerhalb der ersten drei Monate [51]. Jedoch konnten diese Ergebnisse von größeren Studien nicht reproduziert werden. Andere Studien berichten über ein reduziertes trans-mitrales Einstromprofil (E/A Ratio) bei Patienten mit frühem Abfall des globalen longitudinalen Strain bei normaler LVEF spät nach CTX [52], aber auch hier konnten die Ergebnisse in größeren Studien nicht reproduziert werden.

Frühe Zeichen beim Gewebedoppler: Mehrere Studien konnten zeigen, dass bereits schon kurz nach Beginn der Anthrazyklintherapie eine Reduktion des Geschwindigkeitsprofils für die frühe „e'-Einstromgeschwindigkeit" des Mitralanulus von > 10 % zu messen ist. Auch wurde beschrieben, dass auch Jahre nach einer CTX eine solche Einstromreduktion reduziert bleibt [52–54]. Die Ausprägung dieser Einstromreduktion bleibt heterogen, was vielleicht auf verschiedene inhomogen verteilt regionale myokardiale Prozesse schließen lassen könnte, z. B. fokale Fibrose. Auch eine Reduktion des systolischen Geschwindigkeitsparameters „s'" im Gewebedoppler konnte sowohl in Tierexperimenten mit Doxorubicin als auch bei Patienten während und nach Anthrazyklintherapie gezeigt werden [52]. Ob diese Reduktion jedoch auch prädiktiv ist und wie der genaue Cut-off für diesen Parameter lautet, bleibt weiterhin Gegenstand der Forschung.

Frühe echokardiographische Zeichen bei der Strain- und Strain Rate-Messung: In den letzten Jahren gab es viele Studien, die die kardiale Deformation mittels Strain, Strain Rate oder auch Twist bei CTX-Patienten während und nach Therapie mit zumeist Anthrazyklinen untersucht haben [55]. Diese Messmethoden sind ein Maß für die Verformung des Herzmuskels während des Herzzyklus.

Um exakt die regionalen Dysfunktionen zu beschreiben, wird das Herz gemäß dem AHA-Modell in 17 Segmente eingeteilt: 6 basale Segmente, 6 mittventrikuläre Segmente, 4 apikale Segmente und den Apex [56].

Während der systolischen Kontraktion kommt es, bezogen auf die Ausgangslängen der linken Herzkammer, zu einer Verkürzung der Herzachsen in alle drei Raumrichtungen: longitudinal, radiär und zirkumferentiell. Somit handelt es sich um eine prozentuale *Längenabnahme* (strain) aufgrund myokardialer Kontraktion, sodass dieser myokardiale *Strain* klassischerweise negative Werte aufweist. Je negativer die Werte sind, desto stärker ist dabei die abgelaufene Kontraktion und desto besser die kardiale Funktion. Berechnet man die Gesamtheit aller Segmente bezogen auf eine der drei Kontraktionsrichtungen spricht man z. B. jeweils vom *globalen* longitudinalen oder zirkumferentiellen Strain (GLS, GCS). Bezieht man sich funktionell nur auf ein Segment, sind dies *segmentale* Kontraktionsanalysen, die echokardiographisch häufig weniger stabil in der Analyseerhebung sind wie z. B. im MRT (siehe unten). *Strain Rate* ist eine abgeleitete Größe aus dem Strain und definiert als Kontraktionsverkürzung pro Zeit.

Eine dritte Funktionsgröße, der baso-apikale *Twist*, hat mit der systolischen Verwindung der linken Herzkammer zu tun und quantifiziert die relative systolische Verwindung der basalen (drehen sich um Uhrzeigersinn) zu den apikalen (gegen den Uhrzeigersinn) Myokardsegmenten der linken Kammer.

Der Abfall des systolischen Strain beginnt bereits recht früh ca. 2 Std. nach i. v. Gabe von Anthrazyklinen [57]. Wichtig ist, dass in allen Studien zuerst die Deformationsparameter reduziert waren (im Wesentlichen der GLS), bevor es zu einer Reduktion der LVEF kam. Vor allem der radiale und der longitudinale Strain (GRS, GLS) und die Strain Rate (SR) zeigten einen frühen Abfall [58–60]. Dieser Effekt trat sowohl bei Anthrazyklingabe, aber auch bei anderen Chemotherapeutika wie zum Beispiel Taxanen oder Trastuzumab auf, wobei der Abfall bis zu 20 % des GLS betrug. Gleiches galt in anderen Studien für den globalen und regionalen zirkumferentiellen Strain, zumeist bei Anthrazyklintherapie [59,60], wobei angemerkt werden muss, dass echokardiographisch dieser Parameter relativ schwierig messbar und mit einer erhöhten Observer-Variabilität behaftet ist. MR-tomographisch ist dieser Parameter wesentlich besser und einfacher zu generieren, so dass sich das Kardio-MRT als eine Alternative zur Echokardiographie für die Strain-Messung anbietet.

Auffällig bei allen Strain-Messmethoden war die regionale Heterogenität der systolisch segmentalen Dysfunktionen [58], wobei alle Myokardschichten gleichermaßen betroffen zu sein schienen: a) das Subendokard, b) mittmyokardiale Abschnitte und c) epi-myokardiale Gewebeschichten. Diese Beobachtung ging einher mit tierexperimentellen Studien, die eine über alle Wandschichten gleichermaßen verteilte kardiomyozytäre Apoptose zeigen konnten [61]. Die Messung der Strain-Rate schien dabei ein noch sensitiverer Parameter als die Strain-Messung zu sein. Dabei muss allerdings betont werden, dass die Messung und Analyse der Strain-Rate noch Artefakt-anfälliger und komplizierter ist als die Messung des einfachen myokardialen Strain [62].

Auch unter dem Gesichtspunkt der prognostischen Wertigkeit erscheinen die Strain-Parameter von klinischer Bedeutung zu sein [58,59]. Hierbei erscheint der Δ-GLS, also der Unterschied der GLS Werte im Verlauf eine CTX, in mehreren Studien als guter Prädiktor und robustester Parameter für die frühe Detektion einer CIKD zu sein. Eine Reduktion des GLS von < 8 % unter Chemotherapie gilt hierbei als tolerabel, während ein Abfall von > 15 % hochgradig verdächtig für einen frühen chemotoxischen Effekt auf das Myokard [63] und somit eine frühe CIKD (Sensitivität = 65 %, Spezifizität = 95 %,) ist.

Auch die Langzeiteffekte der CTX wurden mittels mehrerer Strain-Studien untersucht [52,64,65]. Hierbei wurden jeweils Veränderungen in allen drei Strain-Richtungen, also sowohl im GLS als auch im GCS und GRS (wenn messbar und gemessen), festgestellt. Die Bestimmung des myokardialer Strain erscheint somit als Methode der Wahl für die Detektion der asymptomatischen LV-Dysfunktion.

Die myokardiale Strain-Messung hat jedoch auch Nachteile, die für die Anwendung in der klinischen Routine in Betracht gezogen werden müssen. Zum einen gibt es wenig Daten zur Reproduzierbarkeit außerhalb von klinischen Studien. Die Interpretation der Ergebnisse sowie die korrekte Bildaufnahme erfordern ein spezielles Training und ein Qualitätsmonitoring. Weiterhin besteht eine Abhängigkeit der Strain-Messungen von den jeweiligen Ultraschallgeräten und deren Software-Algorithmen, welches besonders für den GCS und GRS zutrifft. Daher sollten Messungen immer standardisiert, vom selben Untersucher mit dem gleichen Gerät, unter gleichen Bedingungen, mit bekanntem Blutdruck und Herzfrequenz vor, während und nach CTX durchgeführt werden. Nicht nur technische Einflüsse, sondern auch der Effekt von Alter- und Geschlecht auf den myokardialen Strain konnte gezeigt werden [66,67,68].

Stärken und Limitationen des GLS

Stärken

- bessere prognostische Wertigkeit des GLS gegenüber der LVEF bzgl. der „all-cause mortality" bezogen auf die Gesamtbevölkerung [69]
- bessere Risikostratifizierung bei Patienten mit Herzinsuffizienz [70]
- Möglichkeit der frühen Detektion der CIKD bei Patienten während einer CTX sowie die Vorhersage der Entwicklung einer CIKD [59,63]
- verbesserte Reproduzierbarkeit gegenüber der LVEF

Limitationen:

- starke Abhängigkeit von der Echoqualität von 2D-Aufnahmen
- Abhängigkeit des Parameters von Vor- und Nachlast
- fehlende randomisierte Studiendaten bzgl. des Vorhersagewertes des GLS für eine persistierende LVEF-Dysfunktion oder symptomatische Herzinsuffizienz
- fehlende randomisierte Studiendaten bzgl. der Reproduzierbarkeit des GLS in der klinischen Routine
- Abhängigkeit des GLS vom jeweiligen Echogerät und Auswertealgorithmus

5.3 Moderne kardiale Bildgebung zur Detektion der CIKD: Kardiale Magnetresonanztomographie (KMRT)

Die kardiale Magnetresonanztomographie (KMRT) ist ein vergleichsweise neues Bildgebungsverfahren, dass zunehmend in der kardialen Diagnostik eingesetzt wird [71]. Sie gilt als Referenzstandard für die Darstellung kardialer Morphologie, die exakte Messung von rechts- und linksventrikulären Volumina, der daraus resultierenden LVEF und RVEF sowie die Bestimmung der LV-Masse [72,73]. Ferner erlaubt sie die Bestimmung der Herzklappeninsuffizienzen aller vier Herzklappen, die myokardialen Texturanalyse (fokale/diffuse Fibrose, Ödem) und zunehmend auch die Messung des myokardialen Strain [74]. War die MRT-Strain-Messung mittels „Tagging" vor Jahren noch deutlich zu langsam und zu komplex in der Anwendung, gibt es aktuell zunehmend neue, im Wesentlichen AI- (artificial intelligence) gestützte Software-Algorithmen und MRT-Sequenzen, die den gesamten Untersuchungsablauf beschleunigen und zu Untersuchungszeiten von < 30 min pro Patienten inklusive morphologischen Aufnahmen, Gewebecharakterisierung und myokardialer Strain-Analyse führen [74].

In der KMRT kommen wie in der modernen Echokardiographie eine Vielzahl unterschiedlicher Techniken und Sequenzen zur Beurteilung von Morphologie, Funktion und Myokardtextur zum Einsatz. Mittels der sogenannten Cine-Bildgebung (zumeist SSFP-Sequenzen) kann mit guter zeitlicher Auflösung (20–45 ms) die globale und regionale Funktion des rechten und linken Ventrikels sowohl qualitativ als auch quantitativ bestimmt werden. Anders als in der Echokardiographie, wird hierzu nicht die Simpson Methode angewandt, sondern es werden EDV und ESV in Kurzachsenaufnahmen des gesamten Ventrikels durch Markierung von endo- und epi-kardialen Grenzen in Enddiastole und Endsystole bestimmt. Hierdurch ergibt sich die allgemein anerkannte genaueste Messung (Goldstandard) der LV-/RV-Volumina, der LV-Myokardmasse, der LV-/RV Schlagvolumina und Ejektionsfraktionen [72,73] (Abb. 5.2a). Mittels Ödem-sensitiver T2-Sequenzen können sowohl transmurale wie auch intra- oder epi-myokardiale Ödeme dargestellt werden, wie sie häufig nach Myokardinfarkt oder bei Myokarditis auftreten (Abb. 5.2b, Pfeil). Neue quantitative Verfahren zur Bestimmung der Zusammensetzung des Myokards sind die sogenannten T1- und T2-Mapping Verfahren, die ohne Gabe eines Kontrastmittels durchgeführt werden können. Hierbei können gewebespezifische T1- und T2-Zeiten (in ms) gemessen werden. Diese werden beispielsweise beeinflusst durch Fibrosen (z. B. nach Infarkt), intra- und extramyozytäre Speichererkrankungen (kardiale Amyloidose, M. Fabry oder Myokardödeme [75]. Es handelt sich somit um quantifizierbare Mess-

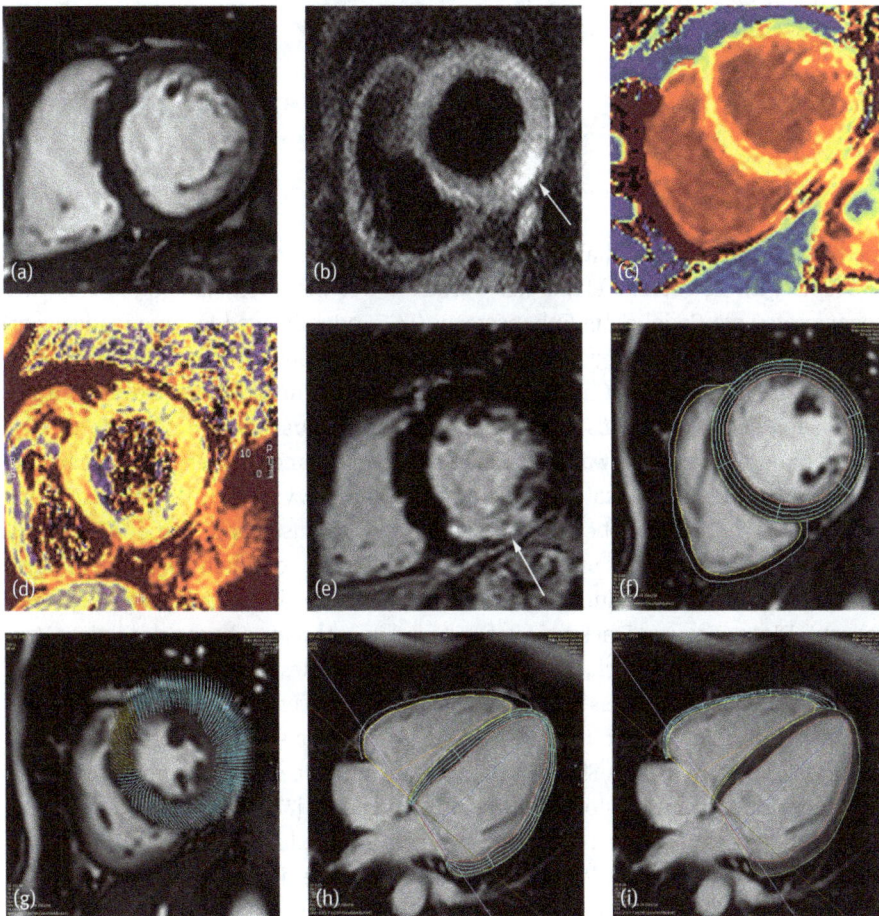

Abb. 5.2: Unterschiedliche MR-tomographische Techniken.

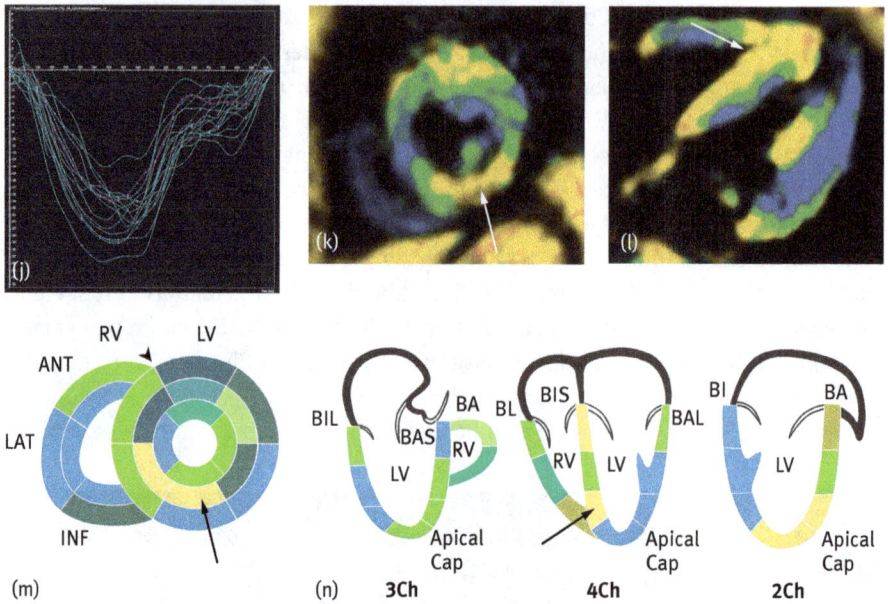

Abb. 5.2: Fortsetzung.

methoden zur myokardialen Gewebezusammensetzung („virtual histology")
(Abb. 5.2c, d). Ein bereits etabliertes Verfahren zur Gewebetexturanalyse stellt das
sogenannte Late Gadolinium Enhancement (LGE, oder delayed hyper-enhancement)
dar, bei der sich T1-abhängig ca. 10 Minuten (somit delayed) nach Gabe eines Kontrastmittels in Form vom Chelat-gebundenem Gadolinium fokale Fibrosen und Nekrosen deutlich hyper-intens (somit hyper-enhanced) darstellen [76] (Abb. 5.2e).

Anhand der bereits erwähnten Cine-Sequenzen können ferner durch einen speziellen Post-Processing „Feature Tracking" Algorithmus, vergleichbar der myokardialen Echo-Strain Technik, ebenfalls spezielle Grauwertmuster während des Kontrakti-
onsmechanismus zeitlich und räumlich verfolgt und dadurch eine quantitative
Wandbewegungsanalyse durchgeführt werden (Abb. 5.2f = diastolisch, Abb. 5.2g = systolisch). Diese „Feature Tracking Analyse" wird in mehreren Ebenen des linken Ventrikels (z. B. 4-Kammerblick, Abb. 5.2h), jedoch auch des rechten Ventrikels durchgeführt (Abb. 5.2i), so dass quantitative Strain-Analysen für beide Ventrikel vorgenommen werden können (Abb. 5.2j). Klassischerweise sind dabei die longitudinalen und zirkumferentiellen Strain-Werte stets negativ, da es um die prozentuale Verkürzung während einer systolischen Deformierung geht [77].

Neben dieser „Feature Tracking Technik" gibt es jedoch auch noch andere Verfahren zur quantitativen Wandbewegungsanalyse. Hierbei können mittels speziell
durchgeführter MRT Sequenzen reine Strain-Messungen des Myokards durchgeführt
werden (ältere TAGGING oder modernere DENSE-/SENC-Sequenzen, [74]). Hierbei

handelt es sich um spezielle MRT-Sequenzen, die in allen Ebenen des Herzens durchgeführt werden müssen (Abb. 5.2k = mittventrikuläre Kurzachse in Systole, Abb. 5.2l = Vierkammerachse in Systole). Nach kompliziertem Post-Processing können sehr exakte, hoch reproduzierbare, segmentale und globale quantitative LV- und RV-Wandbewegungsanalysen durchgeführt werden, die farbkodiert die segmentalen Dysfunktionen anzeigen können (Abb. 5.2m = gelb bedeutet deutlich reduzierter segmentaler longitudinaler Strain in diesem Areal). Bis zu 37 longitudinale und zirkumferentielle Segmente können so gemessen werden (Abb. 5.2m, n).

5.3.1 Detektion einer CIKD in der Frühphase der CTX

LV-Volumina, systolische Funktion und Myokardmasse
Während in der Echokardiographie die Messergebnisse sehr stark von der Qualität des Echo-Schallfensters [11] und der Erfahrung des jeweiligen Untersuchers bei Messung und Interpretation der Echobilder abhängig sind, gilt die KMRT als Referenzstandard für Volumina und Massenbestimmung (fast) ohne Abhängigkeit von der Bildqualität. Lediglich sehr starke Arrhythmien oder klinisch stark dyspnoeische Patienten ohne Fähigkeit zur Ausführung von Atemanhaltemanövern (8–10 Sek.) während der Bildakquisition können die Bildqualität reduzieren.

In kleineren Studien bei Patienten mit Anthrazyklintherapie zeigte sich eine signifikante Erhöhung der LV-Masse am dritten Tag der CTX (am ehesten bedingt durch ein myokardiales Ödem) mit erst danach folgendem Abfall der LVEF. In einer weiteren Studie an 36 Patienten mit Mammakarzinomen ergab sich eine frühe Erhöhung des LV endsystolischen Volumens als frühester Indikator für eine kardiale Toxizität, sogar noch vor Erhöhung des Troponins und vor Abfall des GLS [79,80].

Myokardialer Strain
Die Datenlage bezüglich des myokardialen Strain im Bereich der KMRT ist aufgrund der geringen Verbreitung der älteren und aufwändigen Tagging-Technik noch deutlich reduziert. Jedoch zeigt sich auch in Tagging-Sequenzen in mittventrikulären Arealen der GCS einen Monat nach Chemotherapie reduziert [80], wobei diese Reduktion auch noch sechs Monate nach Chemotherapie messbar ist. Eine oben bereits erwähnte technische Weiterentwicklung der älteren Tagging-Sequenz ist die sogenannte „Sensitivity ENCoding (SENC oder HARP) Strain-Messung. Die neue Strain-Messmethode birgt eine deutlich verbesserte räumliche Auflösung und ein schnelles Post-Processing mit automatisierter detaillierter Reportfunktion. Damit lassen sich durch nacheinander aufgenommene 2-, 3- und 4-Kammer- sowie 3 Kurzachsenebenen in nur einem Atemanhaltemanöver (8–10 s) SENC-Analysen für den gesamten Ventrikel generieren (siehe Abb. 5.2k, l). Nach kurzem semiautomatischem Post-Processing (ca. 5 min) lassen sich dann in modifizierten 16-Segment-Modell, Abb. 5.2m) der sowohl segmentaler als auch

globaler longitudinaler und zirkumferentieller Strain darstellen (Abb. 5.2n). Dabei gelten für die SENC-Analyse longitudinale und zirkumferentielle Messwerte von *–17 oder kleiner* (also –18, etc.) als normal, Messwerte zwischen –17 und –10 als leichtgradig dysfunktional bzw. reduziert und Messwerte > –10 (z. B. –8, etc.) als schwerwiegend dysfunktional. Interessanterweise sind auch Areale > –10 als potenziell reversibel dysfunktional einzustufen.

Myokardiale Inflammation

Die myokardiale Inflammation kann zum Beispiel durch die „Early Gadolinium Enhancement „Technik, einer Kontrastmittel-verstärkten T1-gewichtete MRT-Sequenz gezeigt werden. Mit dieser Methode konnte bei 22 asymptomatischen Patienten während einer Anthrazyklintherapie ein signifikant erhöhtes T1-Signal gemessen werden, das mit einer begleitenden Reduktion der LVEF verbunden war. Diese T1-Signalanhebungen können zum einen durch ein erhöhtes extrazellulares Verteilungsvolumen des Gadolinium-Kontrastmittels, zum anderen aber auch durch einen erhöhten myokardialen Wassergehalt (Ödem) bei frühen myokardialen Schädigungen erklärt werden. Interessanterweise war in dieser Studie bei keinem der Patienten das hsTNT erhöht [81,82].

Myokardiales Ödem

T2-gewichtete Sequenzen sowie T1- und T2-Mapping-Techniken gelten insgesamt als Gewebeödem-sensitive Sequenzen. Experimentell zeigten sich bei Doxorubicin behandelten Tieren bereits sehr früh erhöhte Werte sowohl für T1- als auch für T2-Messwerte, obwohl weder histologisch eine myokardiale Fibrose/Nekrose erkennbar war noch funktionell eine ventrikuläre Dysfunktion gemessen wurde [83]. Die Messung eines initialen frühen kardialen Ödems vor Abfall der LVEF bestätigte sich auch in mehreren kleinen Patientenstudien [81,82]. Somit erscheint das myokardiale Ödem als ein sehr früher Parameter für die Detektion der kardialen Toxizität bei CTX-Patienten, die mittels KMRT exzellent quantifiziert werden können. Jedoch ist die prognostische Signifikanz des erhöhten myokardialen Wassergehaltes zum jetzigen Zeitpunkt noch unklar und bedarf weiterer Untersuchungen.

5.3.2 Detektion einer CIKD während und nach Beendigung der CTX

LV Volumina, systolische Funktion und Myokardmasse

Der oben beschriebene Früheffekt des initial endsystolischen Volumenanstiegs mit folgendem LVEF-Abfall zeigt sich nicht nur in der Frühphase, sondern auch zu späteren Zeitpunkten nach z. B. 6 oder 12 Monaten post-CTX [83]. Etwa ein Viertel der Patienten dieser Studien mit initial normaler LVEF > 50 % zeigten eine Kardiotoxizität mit Abfall der LVEF auf kleiner 50 %.

Late Gadolinium Enhancement

LGE-Bildgebung ermöglicht die Detektion fokaler infarkt-typischer oder -atypischer Myokardfibrosen und Narben und ist inzwischen eine etablierte kardiale Diagnostik mit hoher prognostischer Relevanz [84]. Die bisher publizierten wissenschaftlichen Daten bezüglich der prognostischen Signifikanz bei CTX-Patienten sind uneinheitlich. Zwei retrospektive und eine prospektive Studie zeigten ein eher inflammatorisches LGE bei Mammakarzinom-Patientinnen während und nach Therapie mit Anthrazyklinen und Trastuzumab. Auch mittmyokardiales septales LGE, bekannt als sogenanntes „midwall sign", könnte bei ca. 30 % von Hodgkin-Lymphom Patienten drei Monaten nach Therapieende nachgewiesen werden [85]. Die prognostische Wertigkeit des LGE wurde in zwei retrospektiven Studien [86] gezeigt. Hierbei kam es bei etwa 40 % der Patienten mit inflammatorischem LGE-Muster zu keiner Verbesserung bzw. sogar eine Verschlechterung der LVEF 6 Monate nach CTX, obwohl diese Patienten sogar mit kardioprotektiver Medikation (ACE-Hemmer, Betablocker) behandelt wurden. Im Kontrast dazu konnte bei einigen Studien kein LGE-Muster vor, während und nach Chemotherapie erkannt werden. Zurzeit beschäftigen sich mehrere Studien mit dem Zusammenhang von LGE und der LVEF [87].

„Arterielle Wandsteifigkeit" (Arterial Stiffness)

Eine erhöhte vaskuläre „Steifigkeit der Aortenwand" ist ein häufiger Befund bei Patienten mit kardiovaskulären Risikofaktoren und ist assoziiert mit erhöhten kardiovaskulären Ereignissen. Bei Patienten während und nach Anthrazyklin-CTX konnte ein ähnlicher Effekt detektiert werden. Zum einen kam es zu einer deutlichen Zunahme der Pulswellengeschwindigkeit, zum anderen konnte auch eine Abnahme der vaskulären aortalen Dehnungsfähigkeit (Distensibilität) gemessen werden [87]. Diese beiden Studien zeigen, dass nicht nur das kardiale, sondern auch das vaskuläre System von der CTX betroffen ist.

5.3.3 Detektion einer CIKD in der Spätphase der CTX

LV-Volumina, systolische Funktion und Myokardmasse

Da sowohl die Überlebensrate von Patienten mit Tumoren während der Kindheit sowie auch die Überlebensrate Erwachsener mit Tumorerkrankungen zunimmt, ist die Detektion der Kardiotoxizität in der Spätphase nach Tumortherapie zunehmend bedeutend. Zumeist wurde bisher die echokardiographisch ermittelte LVEF als Indikator zur Detektion einer CTX-Spätfolge gewählt. In Vergleichsstudien von KMRT und 2D-/3D-Echokardiographie zeigt sich in den KMRT-Studien jeweils eine höhere Prävalenz von CIKDs (definiert als LVEF < 50 %, 19).

In mehreren Studien betrug die Rate von LV- und RV-Dysfunktionen zwischen 40 und 80 % [78]. Auch die LV-Masse unter CTX-Therapien als Parameter für eine

CIKD wurde in einigen Studien untersucht. Eine reduzierte LV Masse (≥ zwei Standardabweichung) wurde in bis zu 50 % aller pädiatrische Tumorpatienten gemessen [78].

Die prognostische Wertigkeit wurde an Patienten mit bereits reduzierter LVEF und erhöhter Masse untersucht. Bei diesen Patienten zeigte sich, dass die reduzierte LV-Masse ein Prädiktor für erhöhte kardiovaskuläre Sterblichkeit, ICD-Indikation und chronische Herzinsuffizienz darstellte. Dabei hatte ein LV-Massenindex < 57 g/m² Körperoberfläche eine Sensitivität von 100 % bei einer Spezifität von 85 % für die Vorhersage kardiovaskulärer Ereignisse.

Late Gadolinium Enhancement

Auch hier ist die Datenlage hinsichtlich der Inzidenz von LGE-Mustern nach CTX nicht eindeutig. In einer Studie zeigte sich einige Jahre nach Anthrazyklingabe bei ca. 10 % der Patienten ein mitt-myokardiales LGE-Muster (midwall sign), ähnlich dem einer Myokarditis. Ferner ergab sich häufig ein LGE an den RV-Insertionsstellen anteroseptal und inferoseptal des linken Ventrikels sowie teilweise auch ein epikardiales LGE. Widersprüchlich hierzu konnte in einer anderen Studie bei 62 Patienten, die in ihrer Kindheit eine Anthrazyklin CTX erhielten, selbst acht Jahre nach Beendigung der Chemotherapie keine erhöhte Inzidenz von LGE-Mustern nachgewiesen werden. Die verschiedenen LGE-Muster nach CTX waren interessanterweise in der publizierten Literatur nicht von prognostischer Relevanz [89,90].

Diffuse myokardiale Fibrose

Normale LGE-Sequenzen können zwar fokale Fibrosen (infarkt-typisch oder infarkt-atypisch) mit hoher Sensitivität detektieren, jedoch werden diffuse Fibrosen oft nicht erfasst. Um quantitative Aussagen diesbezüglich zu treffen, kann das sogenannte Extrazellularvolumen (ECV) ermittelt werden, welches bei diffusen Fibrosen erhöht ist und mithilfe von T1-Mapping-Sequenzen quantifiziert werden kann. Hierbei werden vor und nach Gadoliniumgabe T1-Zeitveränderungen gemessen, die direkt vom ECV abhängig sind und quantitativ bestimmt werden können. So konnten in einem Tiermodell zur chronischen CIKD verlängerte T1-und T2-Zeiten gemessen werden [91], welche Indikatoren für eine diffuse Fibrosierung darstellen.

Zudem zeigte sich nach Beendigung der CTX bei pädiatrischen und erwachsenen Patienten eine gute Korrelation zwischen dem gemessenen ECV, der Anthrazyklindosis und dem ventrikulären Remodeling.

5.3.4 Verlaufsbeurteilung mittels KMRT

Das KMRT bietet die Möglichkeit eines exakten Monitorings von LV-Funktion, Volumina, Masse und auch verschiedener Gewebemarker (T1-/T2-Mapping) sowie der globalen und segmentalen Analyse von longitudinalem und zirkumferentiellem Strain. Vorteile gegenüber der Echokardiographie ergeben sich in der verbesserten Reproduzierbarkeit, der niedrigeren Inter- und Intra-Observer-Variabilität und der besseren Bildqualität. Nachteilig sind die verlängerte Untersuchungszeit, die höheren Untersuchungskosten sowie die reduziertere Verfügbarkeit der Methode. Bei einer ersten randomisierten, Placebo-kontrollierten Doppelblind Longitudinalstudie, wo die protektiven Effekte von ACE-Hemmern/Betablockern auf die LV-Funktion während einer CTX getestet wurden (PRADA Studie), kam erstmalig die durch KMRT bestimmte LVEF zum Einsatz [92]. Wie oben erwähnt, stellt auch hier die myokardiale Strain-Analyse einen möglichen neuen Einsatz in der Verlaufsbeurteilung von kardialer Funktion unter Chemotherapie dar. Es gibt sowohl die Methode des Feature Trackings (FT, siehe Abb. 5.2h–j, [93]), als auch die DENSE- oder SENC-Sequenzen (Abb. 5.2k,l), wo eine reale Strain- bzw. Kompressionsinformation nach komplizierten Post-Processing zur Verfügung steht [74].

Im Folgenden wird die SENC-Methode ein wenig näher vorgestellt. In ca. 10–12 min können hier in Ultrakurzprotokollen neben der klassischen Volumetrie-/LVEF-Bestimmung (SSFP-Sequenzen) und dem T1-/T2-Mapping auch eine gesamte segmentale und globale Strain-Analyse von 37 Segmenten (16 Segmente in Kurzachsenorientierung [longitudinale Strain-Funktion], jeweils 7 Segmente in 2-/3-/4-Kammerblickorientierung, somit 21 Segmente [zirkumferentielle Strain-Funktion], siehe Abb. 5.3) vorgenommen werden.

Am Beispiel einer 47-jährigen Patientin mit Mamma-Karzinom zeigt die SENC-Methode den Verlauf des segmentalen und globalen Strain vor, während und nach Anthrazyklintherapie (Abb. 5.3).

Die Patientin war vor Chemotherapie asymptomatisch, kardiovaskulär unauffällig und ohne kardiovaskuläre Risikofaktoren. Die LVEF im Echo und MRT sowie die globalen GLS- und GCS-Strain-Parameter zeigten Normalwerte, die Serumbiomarker waren ebenfalls unauffällig. Nur in der *segmentalen* Strain-Analyse (gemessen in den oben beschriebenen 37 Segmenten des Herzens) ergab sich bereits ein beginnend pathologischer Befund („at risk"), wobei sich 1 Segment größer –10 % und 8 Segmente zwischen –10 % und –17 % funktionseingeschränkt zeigten. Möglicherweise könnte bei dieser asymptomatischen Patientin ohne kardiovaskuläre Risikofaktoren die segmentale Dysfunktion ein Hinweis auf eine mögliche kardio-depressive/-toxische Wirkung des Karzinoms auf das Myokard darstellen.

Während der CTX (270 mg/m^2 Epirubicin, ca. 43 Tage nach Therapiebeginn) ergab sich dann ein deutlicher Abfall vor allem des segmentalen zirkumferentiellen Strain (2 Segmente > –10 % und 14 Segmente zwischen –10 % und –17 %). Auch hier zeigten weder die echokardiographischen oder MR-tomographischen LVEF-

Baseline
vor der CTX

LVEF: 60 %; GLS: −21 %;
GCS: −19 %
[1 Segment mit Strain ≥ 10 %;
8 Segmente ≥ 17 %]

Serumbiomarker:
BNP = 36 pg/ml
Troponin < 0,01 ng/ml
C-Reactive Protein = 1,3 mg/L
Hematocrit = 42 %

Follow-Up #1
43 Tage nach Beginn der CTX

LVEF: 58 %; GLS: −19,6 %;
GCS: −15,4 %
[2 Segmente mit Strain ≥ 10 %;
14 Segmente ≥ 17 %]
270 mg/m² Epirubicin

Serumbiomarker:
BNP = 181 pg/ml
Troponin < 0,01 ng/ml
C-Reactive Protein = 5,0 mg/L
Hematocrit = 37 %

Follow-Up #2
66 Tage nach Beginn der CTX

LVEF: 65 %; GLS: −22,6 %;
GCS: −20,0 %
[1 Segment mit Strain ≥ 10 %;
3 Segmente ≥ 17 %]
360 mg/m² Epirubicin

Serumbiomarker:
BNP = 51 pg/ml
Troponin < 0,01 ng/ml
C-Reactive Protein = 8,5 mg/L
Hematocrit = 32,7 %

kardioprotektive Medikation
Candesartan 4 mg (1-0-1)
Metoprolol 50 mg (1-0-0)

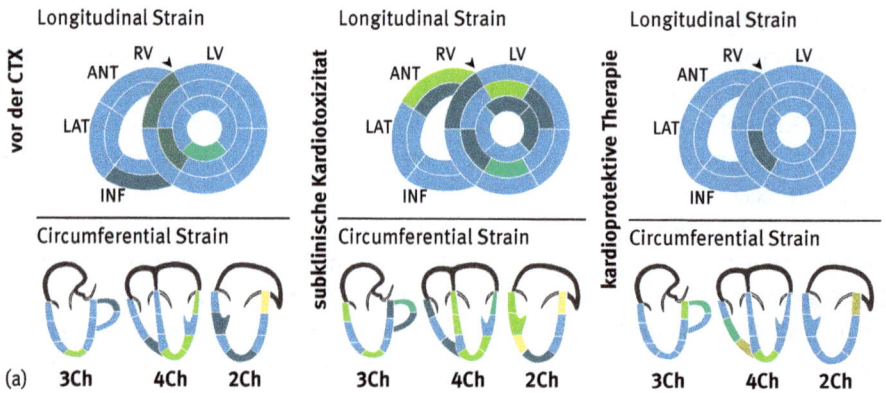

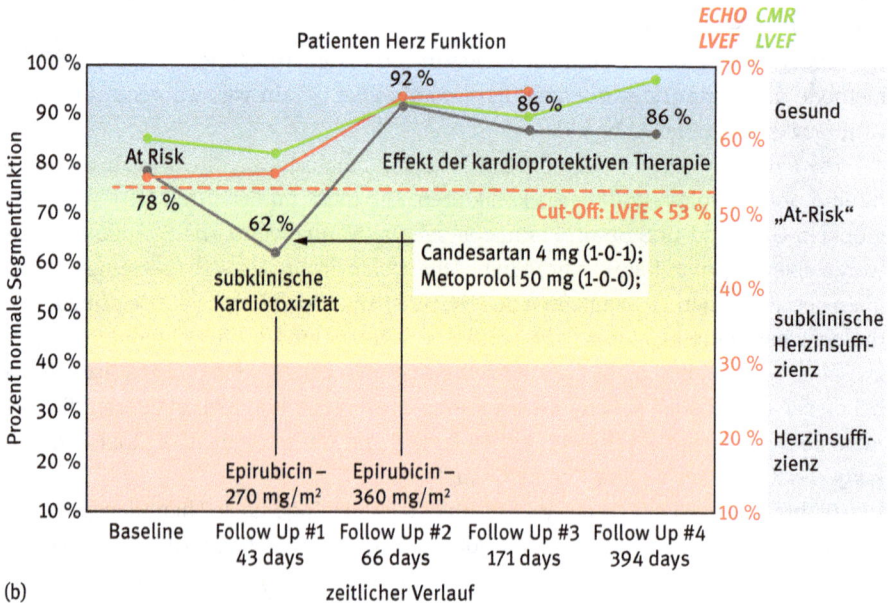

Abb. 5.3: (a) Segmentale und globale SENC-Verlaufsbeurteilung unter CTX. (b) Übersicht des Verlaufs der kardialen Funktionsparameter.

Messwerte (aktueller Leitlinien Standard!) noch die Serumbiomarker eine pathologische Tendenz. Bei von der Patientin jedoch geschilderter deutlicher Belastungsdyspnoe (NYHA 2–3) und bei Abfall des GCS von −19,0 % auf −15,4 % sowie bei zusätzlicher leichter Abnahme des GLS (jedoch weniger als 15 %! vom Ausgangswert) wurde entschieden, eine medikamentöse Therapie mit Candesartan und Metoprolol zu beginnen. 66 Tage nach CTX-Beginn wurde die Patientin erneut in der KMRT untersucht und es ergab sich nun eine deutliche Verbesserung der segmentalen und auch globalen Strain-Messwerte bei uneingeschränkter Fortführung der Epirubicin-CTX (Abb. 5.3b). Dabei wurde zum MR basierten kardialen CTX-Monitoring (Follow-Up #1 und #2) ein ultraschnelles MRT-Protokoll mit einer Gesamtscandauer von nur 11 Minuten verwendet. Diese innovative Methode könnte in Zukunft ein sehr sensitives CTX-Therapiemonitoring ermöglichen, welches dezente kardiale Dysfunktionen exakt bestimmt und damit ein kardioprotektives, MRT-basiertes Therapiemonitoring und -Guiding erlaubt. Der klinische Verlauf der Patientin findet sich in Abb. 5.3b).

Literatur

[1] Tan C, Tasaka H, Yu KP, Murphy ML, Karnofsky DA. Daunomycin, an antitumor antibiotic,in the treatment of neoplastic disease. Clinical evaluation with special reference to childhood leukemia. Cancer. 1967;20:333–353.

[2] Plana JC, Galderisi M, Barac A , et al. Expert consensus for multimodality imaging evaluation of adult patients during and after cancer therapy: a report from the American Society of Echocardiography and the European Association of Cardiovascular Imaging. Eur Heart J Cardiovasc Imaging. 2014;15(10):1063–1093.

[3] Muraru D, Badano LP, Peluso D, et al. Comprehensive analysis of left ventricular geometry and function by threedimensional echocardiography in healthy adults, J Am Soc Echocardiogr. 2013;26:618–628.

[4] Lancellotti P, Badano LP, Lang RM, et al. Normal Reference Ranges for Echocardiography: rationale, study design, and methodology (NORRE Study), Eur Heart J Cardiovasc Imaging. 2013;14:303–308.

[5] Cheitlin MD, Armstrong WF, Aurigemma GP, et al. ACC/AHA/ASE 2003 Guideline Update for the Clinical Application of Echocardiography: summary article. A report of the American College of Cardiology/American Heart Association Task Force on Practice Guidelines (ACC/AHA/ASE Committee to Update the 1997 Guidelines for the Clinical Application of Echocardiography)J Am Soc Echocardiogr. 2003;16:1091–1110.

[6] ACCF/ASE/AHA/ASNC/HFSA/HRS/SCAI/SCCM/SCCT/SCMR 2011 Appropriate Use Criteria for Echocardiography. A Report of the American College of Cardiology Foundation Appropriate Use Criteria Task Force, American Society of Echocardiography, American Heart Association, American Society of Nuclear Cardiology, Heart Failure Society of America, Heart Rhythm Society, Society for Cardiovascular Angiography and Interventions, Society of Critical Care Medicine, Society of Cardiovascular Computed Tomography, Society for Cardiovascular Magnetic Resonance American College of Chest Physicians. J Am Soc Echocardiogr. 2011;24:229–267.

[7] Steingart RM, Bakris GL, Chen HX, et al. Management of cardiac toxicity in patients receiving vascular endothelial growth factor signaling pathway inhibitors. Am Heart J. 2012;163:156–163.

[8] Eschenhagen T, Force T, Ewer MS, et al. Cardiovascular side effects of cancer therapies: a position statement from the Heart Failure Association of the European Society of Cardiology. Eur J Heart Fail. 2011;13:1–10.

[9] Lang RM, Bierig M, Devereux RB, et al. Recommendations for chamber quantification: a report from the American Society of Echocardiography's Guidelines and Standards Committee and the Chamber Quantification Writing Group, developed in conjunction with the European Association of Echocardiography, a branch of the European Society of Cardiology. J Am Soc Echocardiogr. 2005;18:1440–1463.

[10] Isner JM, Ferrans VJ, Cohen SR, et al. Clinical and morphologic cardiac findings after anthracycline chemotherapy. Analysis of 64 patients studied at necropsy. Am J Cardiol. 1983;51:1167–1174.

[11] Jenkins C, Moir S, Chan J, et al. Left ventricular volume measurement with echocardiography: a comparison of left ventricular opacification, three-dimensional echocardiography, or both with magnetic resonance imaging, European Heart Journal. 2009;30(1):98–106.

[12] Bountioukos M, Doorduijn JK, Roelandt JR, et al. Repetitive dobutamine stress echocardiography for the prediction of anthracycline cardiotoxicity. Eur J Echocardiogr. 2003;4:300–305.

[13] Ryberg M, Nielsen D, Skovsgaard T, et al. Epirubicin cardiotoxicity: an analysis of 469 patients with metastatic breast cancer. J Clin Oncol. 1998;16:3502–3508.

[14] Nousiainen T, Jantunen E, Vanninen E, Hartikainen J. Early decline in left ventricular ejection fraction predicts doxorubicin cardiotoxicity in lymphoma patients. Br J Cancer. 2002;86:1697–1700.

[15] Steinherz LJ, Steinherz PG, Tan CT, Heller G, Murphy ML. Cardiac toxicity 4 to 20 years after completing anthracycline therapy. JAMA. 1991;266:1672–1677.

[16] Moja L, Tagliabue L, Balduzzi S, et al. , Trastuzumab containing regimens for early breast cancer. Cochrane Database Syst Rev. 2012;4:CD006243.

[17] Carver JR, Shapiro CL, Ng A, et al. American Society of Clinical Oncology clinical evidence review on the ongoing care of adult cancer survivors: cardiac and pulmonary late effects. J Clin Oncol. 2007;25:3991–4008.

[18] Jacobs LD, Salgol S, Goonewardena S, et al. Rapid online quantification of left ventricular volume from real-time three-dimensional echocardiographic data. EurHeart J. 2006;27:460–468.

[19] Otterstad JE, Froeland G, St John Sutton M, Holme I. Accuracy and reproducibility of biplane two-dimensional echocardiographic measurements of left ventricular dimensions and function. Eur Heart J. 1997;18:507–513.

[20] Mason JW, Bristow MR, Billingham ME, Daniels JR. Invasive and non-invasive methods of assessing Adriamycin cardiotoxic effects in man: superiority of histiopathologic assessment using endomyocardial biopsy. Cancer Treat Rep. 1978;62:857–864.

[21] Tanindi A, Demirci U, Tacoy G, et al. Assessment of right ventricular functions during cancer chemotherapy. Eur J Echocardiogr. 2011;12:834–840.

[22] Rudski LG, Lai WW, Afilalo J, et al. Guidelines for the echocardiographic assessment of the right heart in adults: a report from the American Society of Echocardiography endorsed by the European Association of Echocardiography, a registered branch of the European Society of Cardiology, and the Canadian Society of Echocardiography. J Am Soc Echocardiogr. 2010;23:685–713.

[23] Gaya AM, Ashford RF. Cardiac complications of radiation therapy. Clin Oncol (R CollRadiol). 2005;17:153–159.

[24] Krupicka J, Markova J, Pohlreich D, et al. Echocardiographic evaluation of acute cardiotoxicity in the treatment of Hodgkin disease according to the German Hodgkin's Lymphoma Study Group. Leuk Lymphoma. 2002;43:2325–2329.

[25] Casey DJ, Kim AY, Olszewski AJ. Progressive pericardial effusion during chemotherapy for advanced Hodgkin lymphoma. Am J Hematol. 2012;87:521–524.

[26] Dazzi H, Kaufmann K, Follath F. Anthracycline-induced acute cardiotoxicity in adults treated for leukaemia. Analysis of the clinico-pathological aspects of documented acute anthracycline-induced cardiotoxicity in patients treated for acute leukaemia at the University Hospital of Zurich, Switzerland, between 1990 and 1996. Ann Oncol. 2001;12:963–966.

[27] Katayama M, Imai Y, Hashimoto H, et al. Fulminant fatal cardiotoxicity following cyclophospha-mide therapy. J Cardiol. 2009;54:330–334.

[28] Yamamoto R, Kanda Y, Matsuyama T, et al. Myopericarditis caused by cyclophosphamide used to mobilize peripheralblood stem cells in a myeloma patient with renal failure, Bone Marrow Transplant. 2000;26:685–688.

[29] Gahler A, Hitz F, Hess U, Cerny T. Acute pericarditis and pleural effusion complicating cytarabine chemotherapy. Onkologie. 2003;26:348–350.

[30] Reykdal S, Sham R, Kouides P. Cytarabine-induced pericarditis: a case report and review of the literature of the cardio-pulmonary complications of cytarabine therapy. Leuk Res. 1995;19:141–144.

[31] Hermans C, Straetmans N, Michaux JL, Ferrant A. Pericarditis induced by highdose cytosine ara-binoside chemotherapy. Ann Hematol. 1997;75:55–57.

[32] Terpstra W, de Maat CE. Pericardial fibrosis following busulfan treatment. Neth J Med. 1989;35:249–252.

[33] Savoia F, Gaddoni G, Casadio C, et al. A case of aseptic pleuropericarditis in a patient with chro-nic plaque psoriasis under methotrexate therapy. Dermatol Online J. 2010;16:13.

[34] Mohyuddin T, Elyan M, Kushner I. Pericarditis: a rare complication of methotrexa tetherapy. Clin Rheumatol. 2007;26:2157–2158.

[35] Huang SY, Chang CS, Tang JL, et al. Acute and chronic arsenic poisoning associated with treat-ment of acute promyelocytic leukaemia. Br J Haematol. 1998;103:1092–1095.

[36] Calik AN, Celiker E, Velibey Y, Cagdas M, Guzelburc O. Initial dose effect of 5-fluorouracil: rapid-ly improving severe, acute toxic myopericarditis. Am J Emerg Med. 2012;30:257.e1–257.e3.

[37] Vincenzi B, Santini D, Frezza AM, Rocci L, Tonini G. Docetaxel induced pericardial effusion. J Exp Clin Cancer Res. 2007;26:417–420.

[38] Pepi M, Muratori M. Echocardiography in the diagnosis and management of pericardial disease. J Cardiovasc Med. 2006;7:533–544.

[39] Wann S, Passen E. Echocardiography in pericardial disease. J Am Soc Echocardiogr. 2008;21:7–13.

[40] Kane GC, Edie RN, Mannion JD. Delayed appearance of effusive-constrictive pericarditis after ra-diation for Hodgkin lymphoma. Ann Intern Med. 1996;124:534–535.

[41] Tulleken JE, Kooiman CG, van der Werf TS, Zijlstra JG, de Vries EG. Constrictive pericarditis after high-dose chemotherapy. Lancet. 1997;350:1601.

[42] Oki T, Tabata T, Yamada H, et al. Right and left ventricular wall motion velocities as diagnostic indicators of constrictive pericarditis. Am J Cardiol. 1998;81:465–470.

[43] Sengupta PP, Mohan JC, Mehta V, et al. Accuracy and pitfalls of early diastolic motion of the mitralannulus for diagnosing constrictive pericarditis by tissue Doppler imaging. Am J Cardiol. 2004;93:886–890.

[44] Sohn DW, Kim YJ, Kim HS, et al. Unique features of early diastolic mitralannulus velocity incon-strictive pericarditis. J Am Soc Echocardiogr. 2004;17:222–226.

[45] Klein AL, Abbara S, Agler DA, et al. American society of echocardiography clinical recommenda-tions for multimodality cardiovascular imaging of patients with pericardial disease: endorsed by the society for cardiovascular magnetic resonance and society of cardiovascularcomputed tomography. J Am Soc Echocardiogr. 2013;26:965–1012.e15.

[46] Badano LP, Boccalini F, Muraru D, et al. Current clinical applications of transthoracic three-di-mensional echocardiography. J Cardiovasc Ultrasound. 2012;20:1–22.

[47] Armstrong GT, Plana JC, Zhang N, et al. Screening adult survivors of childhood cancer for cardio-myopathy: comparison of echocardiography and cardiac magnetic resonance imaging. J Clin On-col. 2012;30:2876–2884.

[48] Thavendiranathan P, Grant AD, Negishi T, et al. Reproducibility of echocardiographic techniques for sequential assessment of left ventricular ejection fraction and volumes: application to patients undergoing cancer chemotherapy. J Am Coll Cardiol. 2013;61:77–84.

[49] Yeh ETH, Bickford CL. Cardiovascular Complications of Cancer Therapy: Incidence, Pathogenesis, Diagnosis, and Management. J Am Coll Cardiol. 2009;53:2231–2247.

[50] Cardinale D, Colombo A, Lamantia G, et al. Anthracycline-induced cardiomyopathy: clinical relevance and response to pharmacologictherapy. J Am Coll Cardiol. 2010;55:213–220.

[51] Stoddard MF, Seeger J, Liddell NE, et al. Prolongation of isovolumetric relaxation time as assessed by Doppler echocardiography predicts doxorubicin-induced systolic dysfunction in humans. J Am Coll Cardiol. 1992;20:62–69.

[52] Ho E, Brown A, Barrett P, et al. Subclinical anthracycline-andtrastuzumab-induced cardiotoxicity in the long-term follow-up of asymptomatic breast cancer survivors: a speckle tracking echocardiographic study. Heart. 2010;96:701–707.

[53] Nagy AC, Tolnay E, Nagykalnai T, Forster T. Cardiotoxicity of anthracycline in young breastcancer female patients: the possibility of detection of early cardiotoxicity by TDI. Neoplasma. 2006;53:511–517.

[54] Nagy AC, Cserep Z, Tolnay E, Nagykalnai T, Forster T. Early diagnosis of chemotherapy-induced cardiomyopathy: a prospective tissue Doppler imaging study. Pathol Oncol Res. 2008;14:69–77.

[55] Thavendiranathan P, Poulin F, Lim KD, et al. Useof Myocardial Strain Imaging by Echocardiography for the Early Detection of Cardiotoxicity in Patients During and After Cancer Chemotherapy: A Systematic Review. J Am Coll Cardiol. 2014;63:2751–2768.

[56] Cerqueira MD, Weissman NJ, Dilsizian V, et al., American Heart Association Writing Group on Myocardial Segmentation and Registration for Cardiac Imaging Standardized myocardial segmentation and nomenclature for tomographic imaging of the heart. A statement for healthcare professionals from the Cardiac Imaging Committee of the Council on Clinical Cardiology of the American Heart Association. Circulation. 2002;105(4):539–42. Review

[57] Ganame J, Claus P, Eyskens B, et al. Acute cardiac functional and morphological changes afterAnthracycline infusions in children. Am J Cardiol. 2007;99:974–977.

[58] Poterucha JT, Kutty S, Lindquist RK, Li L, Eidem BW. Changes in left ventricular longitudinal strain with anthracycline chemotherapy in adolescents precede subsequent decreased left ventricular ejection fraction. J Am Soc Echocardiogr. 2012;25:733–740.

[59] Sawaya H, Sebag IA, Plana JC, Januzzi JL, et al. Assessment of echocardiography and biomarkers for the extended prediction of cardiotoxicity in patients treated with anthracyclines, taxanes, and trastuzumab. Circ Cardiovasc Imaging. 2012;5:596–603.

[60] Stoodley PW, Richards DA, Hui R, et al. Twodimensional myocardial strain imaging detects changes in left ventricular systolic function immediately after anthracycline chemotherapy. Eur J Echocardiogr. 2011;12:945–952.

[61] Neilan TG, Jassal DS, Perez-Sanz TM, et al. Tissue Doppler imaging predicts left ventricular dysfunction and mortality in a murine model of cardiacinjury. Eur Heart J. 2006;27:1868–1875.

[62] Hare JL, Brown JK, Leano R, et al. Use of myocardial deformation imaging to detect preclinical myocardial dysfunction before conventional measures in patients undergoing breast cancer treatment with trastuzumab. Am Heart J 2009;158:294–301.

[63] Negishi K, Negishi T, Hare JL, et al. Independent and incremental value of deformation indices for prediction of trastuzumab-induced cardiotoxicity, J Am Soc Echocardiogr. 2013;26:493–498.

[64] Cheung YF, Hong WJ, Chan GC, Wong SJ, Ha SY. Left ventricular myocardial deformation and mechanical dyssynchrony in children with normal ventricular shortening fraction afteranthracycline therapy. Heart. 2010;96:1137–1141.

[65] Tsai HR, Gjesdal O, Wethal T, et al. Left ventricular function assessed by two-dimensional speckle tracking echocardiography in long-term survivors of Hodgkin's lymphoma treated by mediastinal radiotherapy with or without anthracycline therapy. Am J Cardiol. 2011;107:472–477.

[66] Takigiku K, Takeuchi M, Izumi C, et al. Normal range of left ventricular 2-dimensional strain: Japanese Ultrasound Speckle Tracking of the Left Ventricle (JUSTICE) study. Circ J. 2012;76:2623–2632.

[67] Kuznetsova T, Herbots L, Richart T, et al. Left ventricular strain and strain rate in a general population. Eur Heart J. 2008;29:2014–2023.

[68] Cheng S, Larson MG, Mc Cabe EL, et al. Reproducibility of Speckle-Tracking-Based Strain Measures of Left Ventricular Function in a Community-Based Study. J Am Soc Echocardiogr. 2013;26:1258–1266.

[69] Stanton T, Leano R, Marwick TH. Prediction of all-cause mortality from global longitudinal speckle strain: comparison with ejection fraction and wall motion scoring. Circ Cardiovasc Imaging. 2009;2:356–364.

[70] Cho GY, Marwick TH, Kim HS, et al. Global 2-dimensional strain as a new prognosticator in patients with heart failure. J Am CollCardiol. 2009;54:618–624.

[71] Abbasi SA, Ertel A, Shah RV, et al. Impact of cardiovascular magnetic resonance on management and clinical decisionmaking in heart failure patients. J Cardiovasc Magn Reson. 2013;15:89–429.

[72] Bellenger NG, Burgess MI, Ray SG, et al. Comparison of left ventricular ejection fraction and volumes in heart failure by echocardiography, radionuclide ventriculography and cardiovascular magnetic resonance; are they interchangeable? Eur Heart J. 2000;21:1387–1396.

[73] Naik MM, Diamond GA, Pai T, Soffer A, Siegel RJ: Correspondence of left ventricular ejection fraction determinations from two-dimensional echocardiography, radionuclide angiography and contrast cineangiography. J Am Coll Cardiol. 1995;25:937–942.

[74] Korosoglou G, Giusca S, Hofmann NP, et al. Strain-encoded magnetic resonance: a method for the assessment of myocardial deformation. ESC Heart Fail. 2019 Apr 25. doi: 10.1002/ ehf2.12442. Review.

[75] Messroghli DR, Moon JC, Ferreira VM, et al. Clinical recommendations for cardiovascular magnetic resonance mapping of T1, T2, T2* and extracellular volume: A consensus statement by the Society for Cardiovascular Magnetic esonance (SCMR) endorsed by the European Association for Cardiovascular Imaging (EACVI). J Cardiovasc Magn Reson. 2017;19(1):75.

[76] Garbi M, Edvardsen T, Bax J, et al. EACVI appropriateness criteria for the use of cardiovascular imaging in heart failure derived from European National Imaging Societies voting. Eur Heart J Cardiovasc Imaging. 2016;17(7):711–21.

[77] Pedrizzetti G, Claus P, Kilner PJ, Nagel E. Principles of cardiovascular magnetic resonance feature tracking and echocardiographic speckle tracking for informed clinical use. J Cardiovasc Magn Reson. 2016;18(1):51. doi: 10.1186/s12968-016-0269-7.

[78] Armstrong GT, Plana JC, Zhang N, et al. Screening adult survivors of childhood cancer for cardiomyopathy: comparison of echocardiography and cardiac magnetic resonance imaging. J Clin Oncol. 2012;30:2876–2884.

[79] Drafts BC, Twomley KM, D'Agostino R Jr,et al. Low to moderate dose anthracycline-based chemotherapy is associated with early noninvasive imaging evidence of subclinical cardiovascular disease. J Am Coll Cardiol Cardiovasc Imaging. 2013;6:877–885.

[80] Hare J. Use of myocardial tissue characterization by cardiac magentic resonance imaging to predict left ventricular dysfunction in patients undergoing anthracycline chemotherapy. http:// www.anzctr.org.au/ACTRN12612001100886.aspx. Accessed April 8, 2013.

[81] Wassmuth R, Lentzsch S, Erdbruegger U, et al. Subclinical cardiotoxic effects of anthracyclines as assessed by magnetic resonance imaging-a pilot study. Am Heart J. 2001;141:1007–1013.

[82] Hundley WG. Mri in detecting heart damage in patients with cancer receiving chemotherapy. http://clinicaltrials.gov/show/NCT01719562. Accessed April 2, 2013.

[83] Ugander M, Bagi PS, Oki AJ, et al. Myocardial edema as detected by pre-contrast T1 and T2 CMR delineates area at risk associated with acute myocardial infarction. J Am Coll Cardiol Cardiovasc Imaging. 2012;5:596–603.

[84] Kim RJ, Wu E, Rafael A, et al. The use of contrast-enhanced magnetic resonance imaging to identify reversible myocardial dysfunction. N Engl J Med. 2000;343(20):1445–53.

[85] Lunning MA, Kutty S, Rome ET, et al. Cardiac magnetic resonance imaging for the assessment of the myocadium following doxorubicin-based chemotherapy. Am J Clin Oncol. 2013.

[86] Fallah-Rad N, Lytwyn M, Fang T, Kirkpatrick I, Jassal DS. Delayed contrast enhancement cardiac magnetic resonance imaging in trastuzumab induced cardiomyopathy. J Cardiovasc Magn Reson. 2008;10:5.

[87] Drafts BC, Twomley KM, D'Agostino R Jr, et al. Low to moderate dose anthracycline-based chemotherapy is associated with early noninvasive imaging evidence of subclinical cardiovascular disease. J Am Coll Cardiol Cardiovasc Imaging. 2013;6:877–885

[88] Ylänen K, Poutanen T, Savikurki-Heikkilä P, et al. Cardiac magnetic resonance imaging in the evaluation of the late effects of anthracyclines among long-term survivors of childhood cancer. J Am Coll Cardiol. 2013;61:1539–1547.

[89] Neilan TG, Coelho-Filho OR, Pena-Herrera D, et al. Left ventricular mass in patients with a cardiomyopathy after treatment with anthracyclines. Am J Cardiol. 2012;110:1679–1686.

[90] Thompson RC, Canby RC, Lojeski EW, et al. Adriamycin cardiotoxicity and proton nuclear magnetic resonance relaxation properties. Am Heart J. 1987;113:1444–1449.

[91] Gulati G, Heck SL, Ree AH, et al. Prevention of cardiac dysfunction during adjuvant breast cancer therapy (PRADA): a 2 × 2 factorial, randomized, placebo-controlled, double-blind clinical trial of candesartan and metoprolol. Eur Heart J. 2016;37(21):1671–80.

[92] Gong IY, Ong G, Brezden-Masley C, et al. Early diastolic strain rate measurements by cardiac MRI in breast cancer patients treated with trastuzumab: a longitudinal study.Int J Cardiovasc Imaging. 2019;35(4):653–662.

6 Kardiale Biomarker bei Krebserkrankungen

Evangelos Giannitsis, Mehrshad Vafaie, Hugo A. Katus

6.1 Einführung

Weltweit wurden 2013 acht Millionen Todesfälle auf Krebserkrankungen zurückgeführt [1]. Im Laufe der Jahre hat sich Krebs von der dritthäufigsten Todesursache im Jahr 1990 zur zweithäufigsten Todesursache im Jahr 2013, nach Herzerkrankungen, entwickelt [1]. Die Todesursachen bei Krebspatienten variieren, einschließlich Indexkrebs, Nicht-Indexkrebs und nicht-krebsbezogenen Ursachen [2]. Die Prävalenz spezifischer Todesursachen hängt auch von der zugrundeliegenden Krebsart ab. Nicht krebsbedingte Todesursachen sind bei Patienten mit Krebserkrankungen des Kolorektums, der Blase, der Niere, des Endometriums, der Brust, der Prostata und des Hodens am höchsten. Nicht krebsbezogene Todesursachen sind meist (> 40 %) zurückzuführen auf Herzerkrankungen, die auf eine Behandlung, allgemeine Risikofaktoren oder eine behandlungsassoziierte Infektion zurückgeführt werden können [2].

Kardiale Troponine (cTn) sind für die Diagnose eines Myokardinfarktes (MI) [3–5] und für das Management von Patienten mit ACS (Akutem Koronarsyndrom) fest etabliert. Darüber hinaus deutet zunehmende Evidenz auf eine wichtige Rolle von cTn für die Risikostratifizierung und Überwachung der myokardialen Toxizität von Krebstherapien.

Das folgende Buchkapitel soll ein besseres Verständnis über den Nutzen von kardialem Troponin, natriuretischen Peptiden und anderen Biomarkern bei Krebspatienten vermitteln und praktische Empfehlungen für die initiale Risikostratifizierung und Überwachung möglicher Kardiotoxizität während und nach Chemotherapie geben.

6.2 Risikostratifizierung von Krebspatienten

Eine Multi-Hit-Hypothese wird bei kardiotoxizitätsbedingter kardialer Dysfunktion diskutiert [6,7]. Erhöhtes myokardiales Risiko kann bedingt sein durch vorbestehende Herz-Kreislauf-Erkrankungen (koronare Herzerkrankung, Herzinsuffizienz und Arrhythmien) oder kardiovaskulären Risikofaktoren (Alter, Bluthochdruck, Diabetes mellitus und Hyperlipidämie) [6,7].

Baseline-Erhöhungen von cTn, insbesondere hsTn, stellen einen sensiblen Indikator für akute und chronische Myokardschäden dar. Diese können durch kardiovaskuläre Vorerkrankungen, Komorbiditäten, potenzielle negative Auswirkungen der Krebserkrankung selbst oder durch zurückliegende Chemotherapien bedingt sein.

Über einen möglichen Zusammenhang zwischen Vorhofflimmern (VHF) und malignen Krebserkrankungen wurde berichtet, die Assoziation ist jedoch noch nicht eindeutig geklärt [8,9]. Mehrere Studien haben ein erhöhtes Risiko für VHF nach einer

https://doi.org/10.1515/9783110592450-006

Krebstherapie mit Operation, insbesondere in der Thoraxchirurgie, sowie mit Chemotherapie, berichtet. Krebspatienten haben auch ein erhöhtes Risiko, VHF zu entwickeln, insbesondere in den ersten 90 Tagen nach Diagnosestellung, was auf eine Überschneidung pathophysiologischer Prozesse hindeutet [10,11].

Erhöhungen von hsTn sind assoziiert mit hohem Alter, strukturellen Herzerkrankungen, reduzierter Nierenfunktion, Bluthochdruck, Diabetes mellitus und VHF, unabhängig vom Vorhandensein einer Myokardischämie oder eines ACS [12].

6.2.1 Risikostratifizierung vor Beginn der Chemotherapie

Eine Risikostratifizierung sollte bei allen Patienten erfolgen, die sich einer Chemotherapie unterziehen sollen. Ein Überblick über die Empfehlungen einschließlich der Bestimmung von Biomarkern ist in Tab. 6.1 aufgeführt.

Tab. 6.1: Leitlinienempfehlungen zur Biomarkerdiagnostik bei Krebspatienten (2016 ESC Positionspapier [6]).

allgemeine Empfehlung	Biomarker-Empfehlung
Zeitpunkt: Baseline	
– Die Risikobewertung sollte Anamnese, körperliche Untersuchung und eine Baseline-Beurteilung der Herzfunktion umfassen. – Es ist wichtig, subklinische Herzanomalien zu erkennen, welche die klinische Entscheidung über die Wahl der Chemotherapie, die Indikation für kardioprotektive Maßnahmen oder engmaschigere Kontrollen (z. B. asymptomatische LV-Dysfunktion) beeinflussen können. – Die Basisbewertung des kardiovaskulären Risikos ermöglicht eine angemessene Interpretation späterer Messergebnisse und Veränderungen während regelmäßiger Kontrollen. – Ein hohes Risiko kann sowohl durch die Anzahl der Risikofaktoren als auch durch deren Schweregrad bedingt sein. – Patienten mit erhöhtem Risiko für Kardiotoxizität sollten von Kardiologen mit Expertise auf diesem Gebiet oder, falls erforderlich, von einem kardio-onkologischen Spezialistenteam untersucht werden.	– Darüber hinaus können kardiale Biomarker (natriuretische Peptide oder kardiales Troponin) in Betracht gezogen werden, vorzugsweise mit dem gleichen Assay, der bei Folgemessungen verwendet wird, um die Vergleichbarkeit zu erhöhen.

Tab. 6.1: (fortgesetzt)

allgemeine Empfehlung	Biomarker-Empfehlung
Zeitpunkt: Monitoring	
– Strategien für das Screening und den Nachweis von Kardiotoxizität beinhalten kardiale Bildgebung (Echokardiographie, Nuklearmedizin, kardiale Magnetresonanz [CMR]). – Genauer Zeitpunkt und Häufigkeit der Bildgebung hängen von der spezifischen Krebstherapie, der Gesamtdosis der kardiotoxischen Chemotherapie, von Verabreichungsprotokoll und -dauer sowie dem kardiovaskulären Basisrisiko ab.	– Strategien für das Screening und den Nachweis von Kardiotoxizität beinhalten Biomarker (kardiales Troponin, natriuretische Peptide). – Genauer Zeitpunkt und Häufigkeit der Biomarker-Testung hängt von der spezifischen Krebstherapie, Gesamtdosis der kardiotoxischen Chemotherapie, von Verabreichungsprotokoll und -dauer sowie dem kardiovaskulären Basisrisiko ab.

Abkürzungen: CMR = kardiale Magnetresonanztomographie

Es sollte eine sorgfältige klinische Evaluation und Erfassung der kardiovaskulären Risikofaktoren und Komorbiditäten erfolgen, insbesondere in Bezug auf eine koronare Herzerkrankung und arterielle Hypertonie [13,14]. Ausgehend von den Baseline-Risikofaktoren kann ein Risiko-Score [15] erstellt werden, der die kardioprotektive Behandlung sowie die Auswahl und Dosis der Chemotherapien (CTs) steuern kann. Eine Baseline-Messung von Biomarkern wie cTn wird jedoch in den ESCO Clinical Practice Guidelines [13] nicht empfohlen.

Die European Society of Medical Oncology (ESMO), die European Association of Cardiovascular Imaging (EACVI) und die American Society of Echocardiography (ASE) haben 2014 eine Konsensuserklärung zur multimodalen bildgebenden Beurteilung von Patienten während und nach einer Krebstherapie veröffentlicht [13]. Diese Algorithmen beginnen alle mit einer Baseline-Bewertung der linksventrikulären Ejektionsfraktion (LV-EF). Die Echokardiographie ist aufgrund ihrer weitreichenden Verfügbarkeit und der fehlenden Strahlenbelastung das am häufigsten eingesetzte bildgebende Verfahren.

Obwohl Biomarker wie cTn eine durch onkologische Therapien bedingte Kardiotoxizität erkennen können, bevor eine Reduktion der LV-EF stattgefunden hat [16,17], gibt es immer noch Zweifel, die zur Zurückhaltung bezüglich genereller Empfehlungen zur Überwachung der Kardiotoxizität außerhalb klinischer Studien geführt haben [13,14]. Die ESC-Leitlinien aus dem Jahr 2016 empfehlen eine Risikostratifizierung vor der CT, um jene Patienten zu identifizieren, die von einer reduzierten Gesamtdosis-CT, alternativen Chemotherapeutika oder einer sorgfältigeren Überwachung profitieren [6]. Die Basisrisikobewertung umfasst patienten- und krebsbezogene Risikofaktoren, klinische Evaluation, EKG und echokardiografische Bewertung vor der CT. Darüber hinaus empfehlen die ESC-Leitlinien von 2016, dass die

Messung von mindestens einem kardialen Biomarker – hochsensitives Troponin (I oder T) oder ein natriuretisches Peptid – als Ausgangswert und die Messung von hochsensitivem Troponin I bei jedem Zyklus der anthrazyklinhaltigen Chemotherapie in Betracht gezogen werden kann [6].

Derzeit empfehlen die ESMO Clinical Practice Guidelines die Verwendung der Echokardiographie als Gatekeeper vor Beginn der Chemotherapie [14]. Empfehlungen zur Bestimmung von cTn oder natriuretischen Peptiden wie brain-type natriuretischen Peptid (BNP), N-terminalen Fragment des brain-type natriuretischen Peptids (NT-pro BNP) oder atrialem natriuretischen Peptid (ANP) bei der initialen Evaluation sind jedoch inkonsistent (Tab. 6.1). Die Auswahl der am besten geeigneten Chemotherapie- oder präventiver Maßnahmen sollte auf Grundlage der anfänglichen Risikostratifizierung sowie der LV-Funktion während dem Follow-Up erfolgen. Bei Patienten, die mit adjuvanten Anthrazyklinen behandelt werden, sollte die initiale Herzfunktion beurteilt werden. Wenn eine systolische LV-Dysfunktion oder eine signifikante Herzklappenerkrankung festgestellt wird, sollte der Patient mit dem onkologischen Behandlungsteam besprochen und Optionen für eine nicht-anthrazyklinhaltige Chemotherapie und/oder eine kardioprotektive Therapie in Betracht gezogen werden. Am Ende der Behandlung sollte eine neuerliche Beurteilung der Herzfunktion erfolgen, insbesondere wenn der Patient ein erhöhtes Risiko für Kardiotoxizität hat oder aufeinanderfolgende Behandlungen mit potenziell kardiotoxischen Therapien geplant sind. Bei höher dosierten anthrazyklinhaltigen Therapien und bei Patienten mit hohem Basisrisiko sollte eine frühzeitigere Beurteilung der Herzfunktion nach einer kumulativen Gesamtdosis von 240 mg/m2 Doxorubicin (oder äquivalenter Dosis) in Betracht gezogen werden (Tab. 6.2).

Ein weiterer wichtiger Aspekt von Krebs und Krebstherapien ist das Risiko des Auftretens von venösen Thromboembolien (VTE). Vor kurzem haben mehrere Organisationen ihre Leitlinien zur krebsbedingten Thrombose aktualisiert [18–20]. Das American Society of Clinical Oncology VTE Guidelines Panel veröffentlichte kürzlich neue Empfehlungen, wonach Krebspatienten zum Zeitpunkt der Chemotherapieeinleitung und danach regelmäßig auf das Risiko einer venösen Thromboembolie (VTE) beurteilt werden sollten [18].

Es gibt keinen generellen Konsens über die optimale Strategie zur Risikostratifizierung. Möglichen Optionen sind die Verwendung klinischer Risiko-Scores und die Bestimmung von Biomarkern [21,22]. Mehrere Biomarker wurden als potenzielle Prädiktoren für VTE-Ereignisse beschrieben. Hierzu gehören erhöhte Thrombozyten- und Leukozytenzahl, niedriges Hämoglobin, erhöhtes D-Dimer, erhöhte Prothrombin-Aktivierungsprodukte, erhöhtes lösliches P-Selektin, Peak-Thrombinbildung und erhöhte Werte von Tissue Factor (TF)-tragenden Mikropartikeln [22]. Angesichts des Mangels an überzeugender Evidenz empfehlen die ASCO-Leitlinien keine bestimmten Biomarker zur Risikostratifizierung und Identifizierung von Hochrisikopatienten [23]. Ein multivariabler Risiko-Score (ergänzende Tab. 6.1) wurde entwickelt und extern validiert, um Hochrisikopatienten zu identifizieren [21,22]. Die Verwendung dieses Risiko-Scores

wird in den ASCO-Richtlinien 2013 zum Zeitpunkt der Chemotherapieeinleitung empfohlen [21,23]. Die NCCN-Richtlinien [24] schlagen ein Gespräch über Risiken und Nutzen der Prophylaxe bei Patienten mit einem Risiko-Score ≥ 3 vor. Die ESMO-Richtlinien
empfehlen die Berücksichtigung der Prophylaxe bei ambulanten Hochrisikokrebs-Pa-
tienten und die Verwendung des Risiko-Scores zur Identifizierung von Hochrisikopatienten. Patienten mit Krebserkrankungen sollten regelmäßig in Bezug auf das VTE-Risiko evaluiert werden [23] und Onkologen sollten Patienten über die Anzeichen und
Symptome von VTE aufklären. Studien zum Stellenwert einer prophylaktischen Antikoagulation zur Prävention von VTE bei gefährdeten Krebspatienten laufen noch und
es gibt derzeit keine Empfehlungen zur präventiven Behandlung.

Kürzlich veröffentlichte Experten-Konsensusdokumente empfehlen vor CT kardioprotektive Maßnahmen mit Beta-Blockern, Angiotensin-Antagonisten, Statinen
oder Dexrazoxan zur Verringerung der Kardiotoxizität [25,26], und die Verwendung
von ACE-Hemmern, Beta-Blockern, Aspirin und Statinen bei Patienten mit koronarer
Herzerkrankung [26–28].

6.3 Definitionen von Kardiotoxizität

Derzeit werden mehrere Definitionen von Kardiotoxizität verwendet, die auf Pathomechanismus, Zeitpunkt des Auftretens und Reversibilität oder auf den Folgen der
Kardiotoxizität basieren. In der klinischen Praxis und in Studien werden drei Definitionen der Kardiotoxizität häufig verwendet (Tab. 6.2).

Die American Society of Echocardiography hat zusammen mit der European Association of Cardiovascular Imaging [14] ein Konsensusdokument erstellt, das Kardiotoxizität als eine Abnahme der LVEF um > 10 % auf einen Wert von < 53 % (normaler Referenzwert für die 2D-Echokardiographie) definiert. Eine linksventrikuläre
Dysfunktion (LVD) sollte durch wiederholte kardiale Bildgebung 2–3 Wochen nach
jener Untersuchung, welche die initiale Abnahme der LVEF zeigte, bestätigt werden.
Das Dokument unterteilt LVD als symptomatisch oder asymptomatisch und in Bezug
auf die Reversibilität: reversibel (LVEF-Differenz von < 5 % der Baseline); teilrever-
sibel (Zunahme um ≥ 10 % vom Nadir, verbleib > 5 % unterhalb der Baseline) und
irreversibel (Zunahme um < 10 % vom Nadir und verbleib > 5 % unterhalb der Baseline) [24,40 47].

Tab. 6.2: Überblick über Definitionen der Kardiotoxizität.

Kriterium/Modalität	Definition	Referenz
nach Reversibilität		
– Typ 1	– dosisabhängig und irreversibel (Anthra-	Ewer [29]
– Typ 2	zykline)	
	– Nicht dosisabhängig und reversibel	
	(Trastuzumab)	

Tab. 6.2: (fortgesetzt)

Kriterium/Modalität	Definition	Referenz
nach dem Zeitpunkt des Auftretens		
– akut	– sofort	Steinherz [30]
– chronisch	– im ersten Jahr nach Behandlungsende	Buzdar [31]
– verzögert	– Jahre bis Jahrzehnte nach Exposition	
nach dem Bildgebungsverfahren		
– 2D-Echo-Standard	Abnahme der LVEF um > 10 % auf einen Wert < 53 %; bei abnormalen Werten nach 2–3 Wochen wiederholen.	Plana [14]
– reversibel	LVEF-Differenz < 5 % der Baseline	
– teilreversibel	Zunahme ≥ 10 % vom Nadir, und Verbleib > 5 % unterhalb des Ausgangswertes.	
– irreversibel	Zunahme < 10 % vom Nadir und Verbleib > 5 % unterhalb des Ausgangswertes.	
– Echo-Strain	Relative prozentuale Abnahme des globalen longitudinalen Strain (GLS) um > 15 % gegenüber dem Ausgangswert	
– MUGA-Scan + Echo	1) Kardiomyopathie, gekennzeichnet durch eine Abnahme der EF global oder aufgrund regionaler Kontraktionsänderungen des interventrikulären Septums; 2) Symptome, die mit Herzinsuffizienz assoziiert sind; 3) Zeichen, die mit Herzinsuffizienz vereinbar sind, wie S3-Gallopp, Tachykardie oder beides; und 4) Abnahme der initialen EF um mindestens 5 % bis < 55 % mit Anzeichen und Symptomen von Herzinsuffizienz oder asymptomatischer Abnahme der EF um mindestens 10 % bis < 55 %.	Cardiac Review and Evaluation Committee [32]
MUGA-Scan	> 15 % Abnahme der LVEF auf < 45 %.	Alexander [33]
– Radionuklid MUGA	Abnahme der LVEF um mehr als 10 % auf einen absoluten Wert < 50 %	Schwartz RG [34]
– Echokardiographie; 2D- und 3D-Kontrast, Kardiale Magnetresonanz-Tomographie, MUGA-Scan	≥ 10 % Abnahme der LVEF auf LVEF < 53 % (wiederholte Messungen empfohlen).	Plana [14]
– andere	Andere Definitionen umfassen kardiales Troponin und klinisch manifeste Herzinsuffizienz.	Common Terminology Criteria for Adverse Events, Version 4.03 [35]

Abkürzungen: MUGA = multiple gated acquisition scan

Linksventrikuläre Dysfunktion und Herzinsuffizienz werden auch anhand der Common Terminology Criteria for Adverse Events (CTCAE) definiert, die im Laufe der Jahre immer wieder angepasst wurden [35]. In den CTCAE 4.03 wurden Echokardiographie und Biomarker aufgenommen, um Kardiotoxizität präziser zur erfassen. Gemäß der CTCAE-Definition werden Erhöhungen von kardialem Troponin T in unterschiedliche Schweregrade eingeteilt. Erhöhungen von Troponin T der Stufe 1 sind definiert als: „Werte über der Obergrenze der Norm und unterhalb jener Höhe, die vom Hersteller als Myokardinfarkthöhe definiert wird". Erhöhungen von Troponin T der Stufe 3 werden definiert als: „Werte, die mit einem Myokardinfarkt gemäß Definition des Herstellers übereinstimmen".

Kommentar der Autoren: Die vorgeschlagenen CTCAE-Kriterien erscheinen willkürlich und werden weder durch die Universelle Myokardinfarkt-Definition noch durch die ESC-Leitlinien 2015 für das nicht ST-Strecken-Hebungs-Akute Koronarsyndrom (NSTE-ACS) unterstützt, da die Diagnose eines MI auf einer Troponin-Erhöhung oberhalb des 99. Perzentils einer gesunden Referenzpopulation zusammen mit einem relevanten Anstieg und/oder Abfall basiert, was in Verbindung mit einem mit myokardialer Ischämie vereinbarem klinischen Kontext vorliegen muss.

6.4 Biomarker für Myokardschaden, erhöhten linksventrikulären enddiastolischen Druck oder Volumenüberlastung

6.4.1 Marker der Myokardverletzung: kardiale Troponine

Kardiales Troponin

Kardiale Troponinkonzentrationen korrelieren mit dem Ausmaß des Myokardschadens und klinischen Outcomes [36]. Daher sind cTn ein Werkzeug für die Risikostratifizierung von Patienten mit und ohne ACS [12,37–39]. In Tiermodellen mit Anthrazyklin-Chemotherapie korrelierte die Schädigung der Kardiomyozyten mit dem Grad der Herzschädigung, der in der Histologie festgestellt wurde [40,41]. Kardiale Troponine könnten daher zur Vorhersage der Kardiotoxizität nach hochdosierter Chemotherapie (HDC) genutzt werden, unabhängig von der Krebsart [17,42–44]. Die Wertigkeit bezüglich der Prädiktion der Mortalität oder dem Auftreten von reversiblen oder irreversiblen Herzmuskelschäden sind jedoch heterogen und teilweise umstritten. Gründe dafür sind das Fehlen einer einheitlichen Definition von Kardiotoxizität, das Fehlen standardisierter Zeitintervalle, in denen Proben untersucht werden, das Fehlen eines allgemein akzeptierten und allgemein verfügbaren Referenzstandards für die frühzeitige und empfindliche Bildgebung der Kardiotoxizität, die fehlende Standardisierung von Troponin-I-Assays und die Heterogenität hinsichtlich der Empfehlungen für optimale Grenzwerte oder Entscheidungs-Cut-offs für Baseline cTn und serielle cTn-Konzentrationsänderungen [16,37,38,42]. Es ist nicht klar definiert, wann eine Veränderung von hsTnT bei Patienten mit Krebs oder Krebstherapien als klinisch signifikant angesehen wird.

Die Interpretation von erhöhtem hsTn mit oder ohne relevanter Konzentrationsänderung muss multiple Differentialdiagnosen berücksichtigen. Diese beinhalten ACS- und nicht-ACS-bezogene akute und chronische Erkrankungen mit einem starken Fokus auf krebsbezogene und krebsbehandlungsbezogene Ursachen (Abb. 6.1 und 6.2).

Kardiale Troponine, insbesondere hsTn-Assays, werden routinemäßig bei Patienten mit ACS [4,5] verwendet. Nicht-ACS-bezogene cTn-Erhöhungen erschweren die Diagnose von Myokardinfarkten (MI) und reduzieren die diagnostische Spezifität [4]. Daher hat die Universal MI Task Force als MI-Kriterium definiert, dass cTn über dem 99. Perzentil einer gesunden Referenzpopulation liegen und einen Anstieg und/oder Abfall in einem kurzen Zeitraum zwischen 1 und 6 Stunden, abhängig vom verwendeten cTn-Assay, zeigen muss [4,5]. Ein NSTEMI kann bereits bei Aufnahme bei sehr niedrigen hsTn-Konzentrationen unter Verwendung hierfür validierter hsTn-Assays ausgeschlossen werden. Eine signifikante obstruktive Koronarläsion mit Thrombusbildung durch Ruptur, Erosion oder Dissektion von koronarer Plaque, die als Typ-1-MI bezeichnet wird, muss nicht immer vorhanden sein [5]. Bei Vorliegen der MI-Diagnosekriterien ohne Nachweis einer Ruptur, Erosion, Dissektion oder Vorhandensein eines intrakoronaren Thrombus in der Koronarangiographie liegt ein Typ-2-MI vor. Im Konsens [45] und in ESC-Leitlinien für den STEMI [46] wird ein MI in Abwesenheit einer koronaren Obstruktion ≥ 50 % in der Koronarangiographie als Myokardinfarkt ohne obstruktive Atherosklerose (MINOCA) bezeichnet. Der angenommene Mechanismus ist ein Ungleichgewicht zwischen Sauerstoffbedarf und -angebot aufgrund von Koronarspasmen, endothelialer Dysfunktion oder anderer Ursachen von Myokardischämien [5]. Typ-1 und Typ-2-MI haben eine ähnlich schlechte Prognose, obwohl sie sich in Bezug auf die Pathophysiologie erheblich unterscheiden. Darüber hinaus gibt es keine etablierte Empfehlung zur gezielten Behandlung von Typ-2-MIs, insbesondere hinsichtlich der Intensität und Dauer der antithrombozytären Therapie [47]. Eine klinische Unterscheidung zwischen Typ-1 und Typ-2-MI ist ohne Kenntnis der koronaren Anatomie sehr schwierig. Daher gibt es starke Schwankungen der in der Literatur berichteten Angaben über die Prävalenz von Typ-2-MI [48]. Ein weiteres diagnostisches Dilemma betrifft Patienten mit vermutetem ACS, die weder die Kriterien für den Einschluss oder den Ausschluss eines MI erfüllen. Diese Observationszone ist gekennzeichnet durch mäßig erhöhte cTn-Konzentrationen ohne signifikante Konzentrationsänderungen [4,49]. Die Identifizierung der zugrunde liegenden Ursache(n) für einen Myokardschaden ist unerlässlich, da erhöhtes cTn/hsTn mit einer mittel- bis langfristigen Mortalität assoziiert ist, die mindestens so hoch ist wie bei Patienten mit einem MI [49]. Die diagnostische Abklärung ist schwierig und erfordert zusätzliche cTn-Messungen, zusätzliche Biomarker wie natriuretische Peptide und kardiovaskuläre Bildgebung [4].

Baseline Evaluation
Risikobewertung, Vorerkrankungen, Risikofaktoren, EKG, LV-EF, cTn/NT-pro BNP, Hb, Leukozyten, Thrombozyten, Nierenfunktion

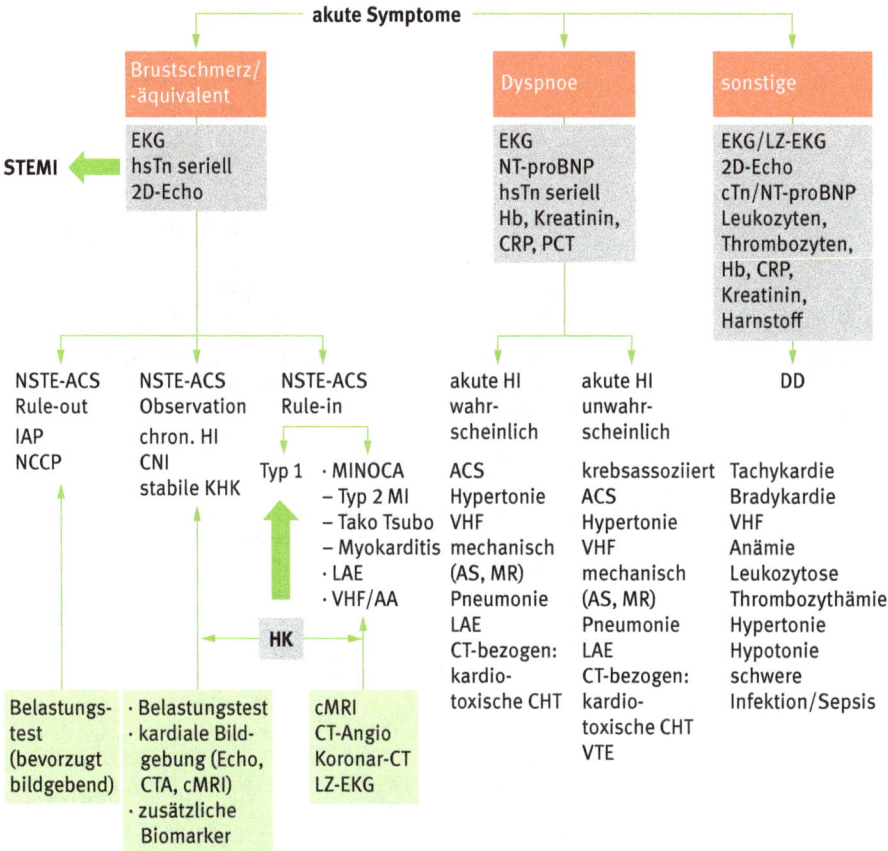

akute Symptome

Brustschmerz/-äquivalent

EKG
hsTn seriell
2D-Echo

STEMI

Dyspnoe

EKG
NT-proBNP
hsTn seriell
Hb, Kreatinin,
CRP, PCT

sonstige

EKG/LZ-EKG
2D-Echo
cTn/NT-proBNP
Leukozyten,
Thrombozyten,
Hb, CRP,
Kreatinin,
Harnstoff

NSTE-ACS Rule-out	NSTE-ACS Observation	NSTE-ACS Rule-in		akute HI wahr-scheinlich	akute HI unwahr-scheinlich	DD
IAP	chron. HI					
NCCP	CNI stabile KHK	Typ 1	· MINOCA – Typ 2 MI – Tako Tsubo – Myokarditis · LAE · VHF/AA	ACS Hypertonie VHF mechanisch (AS, MR) Pneumonie LAE CT-bezogen: kardio- toxische CHT	krebsassoziiert ACS Hypertonie VHF mechanisch (AS, MR) Pneumonie LAE CT-bezogen: kardio- toxische CHT VTE	Tachykardie Bradykardie VHF Anämie Leukozytose Thrombozythämie Hypertonie Hypotonie schwere Infektion/Sepsis

HK

Belastungs-test (bevorzugt bildgebend)

· Belastungstest
· kardiale Bild-gebung (Echo, CTA, cMRI)
· zusätzliche Biomarker

cMRI
CT-Angio
Koronar-CT
LZ-EKG

Abb. 6.1: Akutdiagnostische Abklärung. Abkürzungen: EKG = Elektrokardiogramm, LV-EF = links-ventrikuläre Ejektionsfraktion, cTn = kardiales Troponin, Hb = Hämoglobin, hsTn = hochsensitives kar-diales Troponin, Echo = Echokardiographie, STEMI = ST-Strecken-Elevationsinfarkt, NSTE-ACS = Nicht ST-Strecken-Elevations-akutes Koronarsyndrom, IAP = instabile Angina, NCCP = nicht-kardialer Brust-schmerz, HI = Herzinsuffizienz, CHF = chronische Herzinsuffizienz, CNI = chronische Nierenerkrankung, KHK = koronare Herzerkrankung, CT = Computertomographie, Angio = Angiographie, cMRI = Kardiale Magnetresonanztomographie, LAE = Lungenembolie, VHF = Vorhofflimmern, AA = atriale Arrhythmien, ACS = akutes Koronarsyndrom, PCT = Procalcitonin, AS = Aortenklappenstenose, MR = Mitralklappen-insuffizienz, CT = Kardiotoxizität, CHT = Chemotherapie, VTE = Venöse Thromboembolie. LZ-EKG = Langzeit-Elektrokardiogramm, DD = Differentialdiagnosen.

Basisbewertung
Risikobewertung, Vorerkrankungen, Risikofaktoren, EKG, LV-EF, cTn/NT-pro BNP, Hb, Leukozyten, Thrombozyten, Nierenfunktion

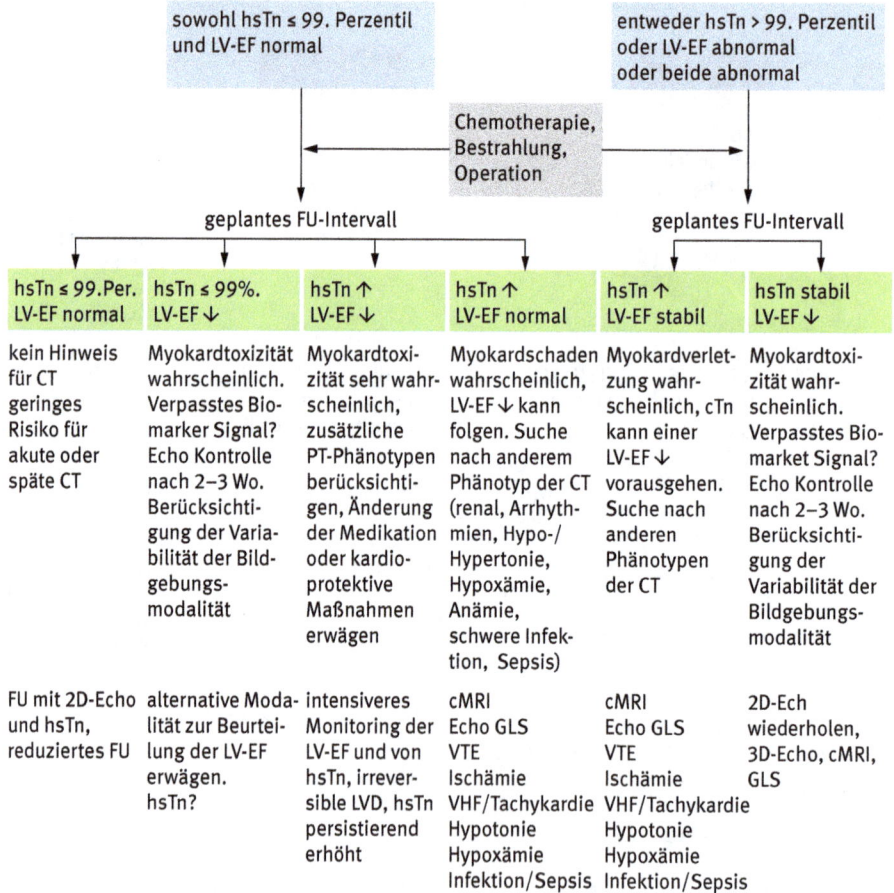

| sowohl hsTn ≤ 99. Perzentil und LV-EF normal | | entweder hsTn > 99. Perzentil oder LV-EF abnormal oder beide abnormal |

Chemotherapie, Bestrahlung, Operation

geplantes FU-Intervall geplantes FU-Intervall

hsTn ≤ 99.Per. LV-EF normal	hsTn ≤ 99%. LV-EF ↓	hsTn ↑ LV-EF ↓	hsTn ↑ LV-EF normal	hsTn ↑ LV-EF stabil	hsTn stabil LV-EF ↓
kein Hinweis für CT geringes Risiko für akute oder späte CT	Myokardtoxizität wahrscheinlich. Verpasstes Biomarker Signal? Echo Kontrolle nach 2–3 Wo. Berücksichtigung der Variabilität der Bildgebungsmodalität	Myokardtoxizität sehr wahrscheinlich, zusätzliche PT-Phänotypen berücksichtigen, Änderung der Medikation oder kardioprotektive Maßnahmen erwägen	Myokardschaden wahrscheinlich, LV-EF ↓ kann folgen. Suche nach anderem Phänotyp der CT (renal, Arrhythmien, Hypo-/ Hypertonie, Hypoxämie, Anämie, schwere Infektion, Sepsis)	Myokardverletzung wahrscheinlich, cTn kann einer LV-EF ↓ vorausgehen. Suche nach anderen Phänotypen der CT	Myokardtoxizität wahrscheinlich. Verpasstes Biomarket Signal? Echo Kontrolle nach 2–3 Wo. Berücksichtigung der Variabilität der Bildgebungsmodalität
FU mit 2D-Echo und hsTn, reduziertes FU	alternative Modalität zur Beurteilung der LV-EF erwägen. hsTn?	intensiveres Monitoring der LV-EF und von hsTn, irreversible LVD, hsTn persistierend erhöht	cMRI Echo GLS VTE Ischämie VHF/Tachykardie Hypotonie Hypoxämie Infektion/Sepsis	cMRI Echo GLS VTE Ischämie VHF/Tachykardie Hypotonie Hypoxämie Infektion/Sepsis	2D-Ech wiederholen, 3D-Echo, cMRI, GLS

Abb. 6.2: Elektive diagnostische Abläufe. Abkürzungen: FU = Follow-up, EKG = Elektrokardiogramm, LV-EF = linksventrikuläre Ejektionsfraktion, cTn = kardiales Troponin, Hb = Hämoglobin, hsTn = hochsensitives kardiales Troponin, Echo = Echokardiographie, VTE = venöse Thromboembolie, CT = Kardiotoxizität, CHT = Chemotherapie, GLS = globaler longitudinaler Strain, cMRI = kardiale Magnetresonanztomographie, LVD = linksventrikuläre Dysfunktion, VHF = Vorhofflimmern.

Im Gegensatz zu herkömmlichen oder kontemporär sensitiven cTn-Assays müssen hochsensitive Troponin-Assays kardiales Troponin an der 99. Perzentile mit einer Impräzision ≤ 10 % messen und bei mindestens 50 % einer gesunden Referenzpopulation einen Wert oberhalb der Detektionsgrenze anzeigen [50]. Die präzise Messung niedriger Werte kann bei seriellen Untersuchungen besonders wichtig sein zur Früherkennung von Myokardnekrosen im Rahmen von potenziell kardiotoxischen Krebstherapien [38]. Dementsprechend konnten frühe Studien zur CT unter Verwendung konventioneller cTn-Assays oft keinen erhöhten cTn-Wert zu Studienbeginn oder nach CT nachweisen [51–59]. Heutzutage ermöglicht die Verwendung von hsTn oder ultrasensitivem cTn (usTn) den Nachweis von Baseline-Erhöhungen von cTn bei einem beträchtlichen Teil von Patienten vieler medizinischer Fachrichtungen [60,61], bei stabiler koronarer Herzerkrankung [62], bei Herzinsuffizienz [63], bei stabilen und asymptomatischen ambulanten Patienten mit oder ohne CAD [64] sowie bei älteren Menschen [65]. Der Einsatz von hsTn hat eine zunehmende Bedeutung in der Überwachung von protektiven oder toxischen Auswirkungen medikamentöser Therapien [66,67]. Hochsensitive (hsTn) und usTn-Assays kombinieren Kardiospezifität mit einer analytischen Sensitivität, die es ermöglicht, kleinste myokardiale Schäden unterschiedlicher Genese zu erkennen, beispielsweise im Rahmen von Ischämie, Trauma, respiratorischem Versagen, toxische und infektiöse Schäden [12], winzigen periprozeduralen Myokardschäden nach perkutanen Koronarinterventionen [68] oder die Erkennung geringer ultrastruktureller Veränderungen bei Patienten mit Kardiomyopathien, die noch keine strukturellen oder funktionellen Anomalien in der Echokardiographie oder kardialen MRT zeigen [69].

Mit der Verbesserung der analytischen Sensitivität und Präzision der hs- und ultrasensitiven cTn-Assay-Generationen stellt sich die Frage nach der am besten geeigneten Referenzmethode zur Überwachung von Kardiotoxizität [68]. Die konventionelle 2D-Echokardiographie mit routinemäßiger Beurteilung der kardialen Volumina und der linksventrikulären Ejektionsfraktion muss hinsichtlich der diagnostischen Sensitivität und aufgrund der hohen Inter- und Intraobserver-Variabilität und technisch bedingter Variabilität zumindest hinterfragt werden [32,70].

Baseline Erhöhungen von cTn/hsTn: Blaes et al. [71] berichteten über die Rolle von Baseline hsTn in einer kleinen Serie von 18 Patienten, die Anthrazyklin-basierte CT erhielten. Personen mit einer Abnahme der LV-EF hatten ein höheres Baseline hsTnT als Personen ohne eine Abnahme (0,1 vs. 2,7 pg/ml, p = 0,07). Ob diese Abnahme der LV-Funktion auf eine strukturelle oder funktionelle Herzerkrankung oder auf die CT zurückzuführen ist, ließ sich nicht zuverlässig beantworten, da beide Ursachen plausibel sind. Die Prävalenz von erhöhter Baseline cTn oder hsTn variiert je nach Empfindlichkeit des verwendeten Assays. In der HERA-Studie [72] traten erhöhtes Baseline Troponin I > 40 ng/L (Siemens ultra) und hsTnT > 14 ng/L (Roche Diagnostics) bei 56 von 412 (13,6 %) bzw. 101 von 407 (24,8 %) Patienten auf. Die Abnahme der LV-EF galt als signifikant bei einer Abnahme von mindestens 10 % Ejektionsfraktion gegenüber dem Ausgangswert und auf einen Wert unter 50 %. Eine akute Erholung wurde definiert als mindestens zwei aufeinanderfolgende LV-EF-Messungen ≥ 50 %. Es zeigte sich eine HR von 3,59 (95 % CI, 1,95 bis 6,58; P < ,001) für hsTnT und eine HR von 4,47 (95 % CI, 2,42 bis 8,24; P < ,001) für cTnI im multivariaten Modell für das Auftreten einer ersten signifikanten LV-EF-Abnahme auf der Basis eines erhöhten Baseline-Troponinwertes [72].

Der Basistroponinspiegel kann aufgrund der malignen Erkrankung selbst erhöht sein. Kardiotoxische Effekte einer ausgeprägten Leukozytose, insbesondere auf die Koronarzirkulation, wurden bereits vor Anthrazyklinexposition berichtet [73–75]. Darüber hinaus können Krebserkrankungen selbst arrhythmogen sein und deren Behandlungen können das Risiko für supraventrikuläre Tachyarrhythmien und Vorhofflimmern erhöhen [76,77]. Eine Baseline-Erhöhung von hsTn kann als Surrogatmarker strukturelle Herzerkrankungen, koronare Herzerkrankung, Hypertonie, Diabetes und Niereninsuffizienz eine höhere Anfälligkeit für die Entwicklung von Kardiotoxizität nach Chemotherapie anzeigen [6,7,71,78].

Früher Anstieg von cTn/hsTn und persistierende Erhöhung: Ein frühzeitiger Anstieg von kardialem Troponin, d. h. innerhalb von 72 Stunden nach Behandlung, kann einen nachfolgenden Myokardschaden anzeigen [42,79–81]. Eine Übersicht von Studien, die den Zusammenhang zwischen einem Anstieg von cTn und LV-Dysfunktion untersuchten, findet sich bei Curigliano et al. [82].

In einer ersten Studie an 204 Patienten mit aggressiven Malignomen, die mit hochdosierter Chemotherapie (HDC) behandelt wurden, berichteten Cardinale et al. [83], dass ein Anstieg von cTnI (Dade, Stratus II) > 0,4 ng/ml nach HDC die Entwicklung einer zukünftigen LVEF-Depression voraussagte.

In einer zweiten Studie an 211 Frauen mit Hochrisiko-Brustkrebs zeigte ein Anstieg von cTnI > 0,5 ng/ml (Dade, Stratus II) nach HDC das Risiko einer späteren LVEF-Abnahme an [43]. In der größten Studie, in der 703 Patienten (46 % Brustkrebs) mit fortgeschrittenen Krebserkrankungen mit HDC behandelt wurden [17], wurde cTnI (Dade Behring, Stratus CS) 1 Monat nach Chemotherapie gemessen. Die kardiale Funktion wurde mittels Ermittlung der LV-EF zu Beginn und 1, 2, 6 und 12 Monate nach Abschluss der Chemotherapie beurteilt. Dreißig Prozent (208 von 703 Patienten) der Patienten zeigten sofortige cTnI-Erhöhungen > 0,08 ng/ml, und 30 % dieser Untergruppe zeigten erhöhte cTnI bei wiederholter Testung nach 1 Monat. Die maximale Abnahme der LV-EF wurde sowohl von frühen (r = 0,78, p < 0,001) als auch persistierenden (r = 0,92, p < 0,001) Troponin-Erhöhungen vorhergesagt. Ky et al. [79] berichteten über 78 Patienten, bei denen 8 Biomarker zu Studienbeginn und alle 3 Monate für bis zu 15 Monate bestimmt wurden [79]. Kardiotoxizität war mit Intervallveränderungen bei ultrasensitivem TnI (Siemens, präkommerzieller Immunoassay auf Basis der Loci-Technologie) mit einer HR von 1,38 pro SD (95 %CI: 1,05 bis 1,81; p < 0,02) und Myeloperoxidase (MPO) mit einer HR von 1,34 pro SD (95 %CI: 1,00 bis 1,80; p < 0,048) verbunden. Auner et al. [84] berichteten bei 78 Patienten, dass eine signifikante Änderung von cTnT mit einer signifikanten Abnahme der LV-EF 1 und 6 Monate nach Beginn der Behandlung assoziiert war. Obwohl weniger häufig, haben Studien eine Schädigung bei niedrigen bis mittleren Anthrazyklindosen (< 300 mg/m2) gezeigt [79,81]. Unter Verwendung von ultrasensitiven Troponin-Assays zeigten Sawaya et al. [81] und Ky et al. [79], dass kardiale Troponine einen prädiktiven Wert bei Brustkrebspatientinnen hatten, die eine niedrige bis mittlere (< 300 mg/m2) AC-Dosis erhielten. Sawaya et al. [81] berichteten über eine cTnI-Konzentration von ≥ 30 pg/mL bei 32 % ihrer Patienten, die Kardiotoxizität entwickeln, während Ky et al. [79] eine Wahrscheinlichkeit von 31,6 bis 33,9 % bei Patienten mit erhöhten cTnI-Werten berichteten. Es muss beachtet werden, dass die Patientenpopulation in den von Sawaya et al. und Ky et al. durchgeführten Studien mit Trastuzumab zusätzlich zu Anthrazyklinen behandelt wurden [79,81]. Da Trastuzumab bekanntlich inkrementelle Myokardschäden verursacht, wenn es in Verbindung mit Anthrazyklinen [85,86] verabreicht wird, hatten beide Studienpopulationen ein höheres Risiko für Kardiotoxizität. Zahlreiche kleinere Studien bestätigten wiederholt den Stellenwert serieller cTn-Messungen mit cTnT oder cTnI einschließlich hsTn-Assays.

Der Unterschied in den Patientenpopulationen kann ein Grund dafür sein, dass kardiale Troponine manchmal nicht prädiktiv für akute chemotherapieinduzierte Kardiotoxizität waren [58,87]. Der Optimismus bezüglich der Verwendung von Troponin-basierten Assays zum Nachweis von Kardiotoxizität wurde nicht von allen geteilt, da einige Studien keine Erhöhung nach Anthrazyklintherapie zeigten und keine Korrelation zwischen Troponinerhöhungen und Outcomes nachweisen konnten. Es gibt auch Studien, die nicht detektierbare cTn [88], keine Veränderung von cTn [89] oder keine Korrelation zwischen cTn-Anstieg und Kardiotoxizität aufzeigen konnten [58,90–92]. Die widersprüchlichen Ergebnisse können auch auf die Empfindlichkeit verschiedener Troponin-Assays zurückzuführen sein. Studien, die hochsensitive cTn-Assays verwendeten, erreichten eine höhere Präzision mit diagnostischen Cut-offs von weniger als 0,04 ng/ml (cTnI-Ultra-Assays) [93].

Persistierende/späte Erhöhung von cTn/hsTn: Ein früher Anstieg ist bei cTn-Erhöhungen während Trastuzumab-Therapie zu beobachten. Unter Anthrazyklin-CT ist ein langsamerer Anstieg von cTn beschrieben [94]. Das Muster dieser Erhöhung kann zusätzliche prognostische Informationen liefern. Eine anhaltende cTnI-Erhöhung (> 0,08 ng/ml) einen Monat nach Beendigung der Anthrazyklintherapie war mit größerer Häufigkeit von kardialen Ereignissen verbunden, verglichen mit temporär erhöhten Werten (84 % gegenüber 37 %) während einem mittleren Nachbeobachtungszeitraum von 20 Monaten [17].

Katsurada et al. berichten, dass die kontinuierliche Erhöhung von hsTnT nach 3 und 6 Monaten während der adjuvanten Trastuzumab-Therapie bei Brustkrebspatientinnen, die mit Anthrazyklinen und Trastuzumab behandelt wurden, die nachfolgende Abnahme der LVEF voraussagte [95]. Zwei Studien von Sawaya et al. bestätigten diese Ergebnisse [80,81]. Beide untersuchten cTnI bei Patienten, die mit AC und Trastuzumab sequenziell behandelt wurden. Sie fanden einerseits heraus, dass erhöhtes hsTnT 3 Monate nach Chemotherapie ein unabhängiger Prädiktor für Kardiotoxizität nach 6 Monaten war [80]. Die Folgestudie kombinierte zirkulierende Biomarker mit echokardiographischen Messungen, um ihr Vorhersagemodell zu verbessern. Mit einem ultrasensitiven Troponin-Assay, dessen Cut-off bei 30 pg/ml liegt, sagte TnI allein eine nachfolgende Kardiotoxizität mit einer PPV von 44 % und NPV von 77 % voraus [81].

Persistierend normales/undetektierbares cTn/hsTn: Cardinale et al. [17] zeigten bei 703 Patienten mit verschiedenen Malignomen, die sich einer hochdosierten Anthrazyklin-Chemotherapie unterzogen, dass die wiederholte Messung von Plasma-TnI zu verschiedenen Zeitpunkten die Vorhersage einer nachfolgenden Kardiotoxizität erlaubt. Persistierend nicht detektierbare cTnI-Werte waren mit einem negativ prädiktiven Wert von 99 % für das Auftreten einer nachfolgenden Kardiotoxizität assoziiert [17]. Sawaya et al. [80] untersuchten 43 Patienten mit Brustkrebs, die Anthrazykline und Trastuzumab erhielten und fanden heraus, dass cTnI nach 3 Monaten Behandlung bei 28 % der Patienten erhöht war. Ein normaler cTnI-Wert, definiert als ≤ 15 ng/L (Siemens, 1-stufiger, homogener, Sandwich-Chemilumineszenz-Immunoassay, LOCI-Technologie), in Kombination mit einer Abnahme des longitudinalen Strain um ≤ 10 %, war mit einem NPV von 90 % für Kardiotoxizität assoziiert [80]. Sawaya et al. haben auch über 81 Patienten berichtet [81], die Anthrazykline gefolgt von Taxanen und Trastuzumab erhielten. Die Messung eines ultrasensitiven cTnI-Assays (Siemens, noch in Forschungsphase befindlicher hochsensitiver Assay auf Basis der LOCI-Technologie und durchgeführt auf einem Dimension Vista 1500-System) in Kombination mit der Messung des longitudinalen Strain erhöhte die Empfindlichkeit der Biomarker von 74 % auf 87 % bei negativ prädiktivem Wert von 91 %. Daher kann die Messung sowohl des Strain als auch des Troponins zur Vorhersage fehlender Toxizität der Krebsbehandlung von Bedeutung sein. Nicht nachweisbare hsTn-Spiegel könnten möglicherweise eine Gruppe identifizieren, die keine zwingende langfristige Nachsorge für kardiovaskuläre Ereignisse benötigt [17,43,80].

Bedeutung des Zeitpunkts der Blutentnahme im Verhältnis zur Verabreichung der Chemotherapie

Der Nutzen von Troponinen zur Vorhersage von LV-EF-Veränderungen ist abhängig vom Zeitpunkt der Blutentnahme im Verhältnis zur Verabreichung der CT [78,96]. Viele Studien messen den Enzymspiegel nach Abschluss der Therapie, der den Grad der Myokardverletzung während der Chemotherapie oder die langfristige Kardiotoxizität der Therapie möglicherweise nicht genau widerspiegelt [97]. Dodos et al. [58] führten eine Reihe von Messungen von cTnT am 3. bis 5. Tag sowohl nach der ersten als auch nach der letzten Anthrazyklin-Therapie durch. Es zeigte sich keine Korrelation von Troponinerhöhungen mit nachfolgender EF-Abnahme [58]. Nur 7 % der Patienten hatten eine mäßige cTnT-Erhöhung, von denen nur einer eine Abnahme der EF hatte. In einer weiteren Studie von McArthur et al. [98] hatten 7 Patienten (9 %) eine symptomatische oder asymptomatische EF-Abnahme nach Behandlung mit Bevacizumab, Doxorubicin und Cyclophosphamid, gefolgt von Paclitaxel bei Brustkrebs im Frühstadium [98]. Es wurde jedoch spekuliert, dass cTnI-Freisetzungen möglicherweise verpasst wurden, da Proben vor der Chemotherapie entnommen wurden.

In der HERA-Studie [72] wurden cTnI (Siemens Ultra) und hsTnT (Roche Diagnostics) bei 452 Brustkrebspatientinnen gemessen mit dem Auftreten einer Trastuzumab-assoziierten kardialen Dysfunktion korreliert. Eine Erhöhung von hsTnI oder hsTnT zu Studienbeginn wurde bei 13,6 % und 24,8 % beobachtet, wobei nur bei wenigen Patienten während der Nachsorge ein Anstieg zu verzeichnen war. Während der Studie stiegen die mittleren und medianen absoluten Troponinwerte im Vergleich zum Ausgangswert nicht an, und die akuten Erholungsraten nach einem sekundären kardialen Endpunkt waren in den Behandlungsgruppen bei Patienten mit und ohne erhöhte cTnI- und cTnT-Werte hoch [72]. cTnI- und cTnT-Erhöhungen schon vor Beginn der Trastuzumab-Therapie waren mit einem 2,4- bis 4,5-fach erhöhten Risiko für einen signifikanten LVEF-Abfall assoziiert. Es gab jedoch keinen ausgeprägten Einfluss von Trastuzumab auf das Risiko einer signifikanten LVEF-Abnahme. Die Werte von hsTnT- oder hsTnI erlaubten es nicht, zwischen Patienten mit und ohne signifikante LVEF-Abnahme zu unterscheiden [72].

Überwachung kardioprotektiver Maßnahmen mit cTn: Kardiale Troponine waren entscheidend in der Bewertung von kardioprotektiven Wirkstoffen in zwei prospektiven randomisierten Studien [99,100]. Beide Studien randomisierten Kinder mit akuter lymphatischer Leukämie (ALL) auf eine Behandlung mit Doxorubicin mit oder ohne Dexrazoxan, einem Radikalfänger. In beiden Studien reduzierte Dexrazoxan die Inzidenz von cTn-Werten oberhalb der Norm während der Behandlung drastisch. Die cTn-Werte während der ersten 90 Tage der Behandlung waren prädiktiv für niedrige LV Masse und enddiastolische posteriore LV-Wanddicke nach 4 Jahren.

6.4.2 Marker für erhöhten LV-Druck oder Volumenüberlastung: natriuretische Peptide

Der prädiktive Wert von NT-pro-BNP vor der Verabreichung einer Chemotherapie wurde ebenfalls untersucht. Patienten mit erhöhtem NT-pro-BNP hatten ein höheres Risiko für eine Kardiotoxizität mit Progression der Herzinsuffizienz und erhöhte Mortalität [101]. Natriuretische Peptide waren empfindlicher in der Erkennung früher myokardialer Schäden als die LV-EF-Messung mittels Echokardiographie [102].

Wie bei cTn kann die Messung von natriuretischen Peptiden in den ersten Tagen sowie 3 Monate nach der Verabreichung einer Chemotherapie das Auftreten einer späten chronischen Toxizität vorhersagen [103]. Jedoch wurde in anderen Untersuchungen ein fehlender Zusammenhang zwischen transienten Erhöhungen von NT-pro-BNP und der Entwicklung von kardialer Dysfunktion berichtet [58].

Mögliche Ursachen für widersprüchliche Ergebnisse von Studien mit natriuretischen Peptiden sind retrospektives Design, geringe Fallzahlen und das Fehlen standardisierter Biomarker-Referenzbereiche. Ältere Individuen und Frauen haben höhere Normwerte von natriuretischen Peptiden [104,105], und eine Verschlechterung der Nierenfunktion erhöht die Spiegel von natriuretischen Peptiden [106]. Der klinische Nutzen der Messung natriuretischer Peptide in diesem Setting bleibt umstritten.

6.4.3 Entzündungsmarker

Bisher fehlt zuverlässige Evidenz, dass die Messung von C-reaktivem Protein (CRP) zum Nachweis von Kardiotoxizität im Rahmen einer konventionellen Chemotherapie genutzt werden kann [91]. Die Daten deuten darauf hin, dass der hsCRP-Spiegel mit der Tumorbelastung und -entzündung zusammenhängt und die zusätzlichen Effekte von Chemotherapien nicht unterscheiden kann [100]. Änderungen des CRP können aber nützlich sein bei Patienten, die mit adoptiven T-Zell-Therapien, wie beispielsweise CART-Zellen, behandelt werden. In diesem Kontext hat sich gezeigt, dass die tägliche Messung von CRP die Früherkennung des Cytokine Release Syndroms (CRS) erleichtert [107,108]. Erhöhungen von Interleukin-6 und reaktiven Sauerstoffspezies korrelierten mit der Abnahme der systolischen LV-Funktion [109]. Myeloperoxidase (MPO) ist ein Enzym, das von polymorphkernigen Leukozyten sezerniert wird und atherogene und prooxidative Wirkungen auf das Myokard hat, die durch das Abfangen von Stickstoffmonoxid, die Hemmung der Stickstoffmonoxid-Synthase und die Lipidperoxidation verursacht werden [79]. Einer der postulierten Mechanismen der Anthrazyklinkardiotoxizität ist oxidativer Stress durch Hemmung des Enzyms Topoisomerase 2 beta im Myokard [110]. Ky et al. [79] zeigten, dass ein früher Anstieg der MPO-Werte in Verbindung mit Troponin mit einer späteren Kardiotoxizität bei Patienten assoziiert war, die mit einer Kombinationstherapie mit Anthrazyklinen und Trastuzumab behandelt wurden [79]. Patienten mit Veränderungen der MPO- und Troponinwerte an der 90. Perzentile zwischen dem 2. Besuch und der Baseline hatten eine statistisch signifikant höhere vorhergesagte Rate der Krebstherapie-bezogenen kardialen Dysfunktion (CTRCD) (36,1 % nach 15 Monaten), verglichen mit Patienten mit einer Veränderung der MPO- und Troponinwerte zwischen dem 10. und 50. Perzentil, die keinen signifikanten Unterschied in ihrer vorhergesagten Kardiotoxizitätsrate hatten (26,5 % 15 Monate nach Behandlung).

6.4.4 Marker endothelialer Dysfunktion

Die endotheliale Aktivierung kann zu vaskulärer Dysfunktion und beschleunigter Atherosklerose führen. Höhere Konzentrationen von Fibrinogen, hs-CRP, von Willebrand Faktor (vWF), PAI-1 und t-PA wurden nach Chemotherapien nachgewiesen [111]. Erhöhte Konzentrationen von Markern für endotheliale Dysfunktion wurden viele Jahre nach Krebstherapien identifiziert, was auf ein erhöhtes Risiko einer beschleunigten Atherosklerose hindeutet. Die Überwachung dieser Marker kann möglicherweise bei der kardiovaskulären Risikobewertung helfen.

6.4.5 Weitere Biomarker

Neuregulin-1 (NRG-1) ist ein parakriner Wachstumsfaktor, der von Endothelzellen freigesetzt wird, die an ErbB (HER-2 Neu) Rezeptoren von Kardiomyozyten binden [112]. NRG-1 scheint Zellwachstum, Überleben und Reparatur zu fördern, die für die Aufrechterhaltung der Herzfunktion unerlässlich sind [112]. In einer prospektiven Studie mit 78 Frauen, die bei Brustkrebs mit Anthrazyklin und Trastuzumab behandelt wurden, wurden NRG-1-Werte vor und nach der Anthrazyklintherapie gemessen. Es zeigte sich ein signifikanter Rückgang der NRG-1-Werte, was auf einen Verlust des kardioprotektiven Wachstumsfaktors hindeutet [113]. Auch ein höherer NRG-1-Basiswert wurde bei Patienten mit einem stärkeren Rückgang der LVEF beobachtet, was darauf hindeutet, dass NRG-1 ein potenzieller prognostischer Marker für eine chemotherapieinduzierte Kardiotoxizität ist [113].

Lösliche Konzentrationen von ST2, einem Interleukin, das auf kardiales Remodeling und Fibrose hinweist, erwiesen sich nicht als prädiktiv für Kardiotoxizität [80]. Der Plazenta-Wachstumsfaktor (PlGF), ein vaskulärer endothelialer Wachstumsfaktor, kann möglicherweise durch Förderung der Angiogenese eine kardioprotektive Rolle einnehmen. Auch GDF-15, der als Reaktion auf Ischämie, Myokardschäden und Entzündungen freigesetzt wird, kann im Zusammenhang mit Anthrazyklin und Trastuzumab assoziierter Kardiotoxizität eine wichtige Rolle spielen und sollte künftig weiter erforscht werden [114].

6.4.6 Omics-basierte Biomarker

Genomische, proteomische und metabolomische Ansätze [115–117] werden zunehmend genutzt, um neue Pathways von Krebstherapie-assoziierter kardiovaskulärer Toxizität zu untersuchen. Zu den Methoden gehören genomweite Assoziationsstudien (GWAS) zur Identifizierung von Single Nucleotide Polymorphisms (SNPs) [118,119].

MicroRNAs sind kleine, hochkonservierte, nicht-proteinkodierende RNA-Moleküle, die an der Regulation der Genexpression beteiligt sind [120]. Desai et al. [121] fanden auch eine Hochregulierung von miR-34a bei Mäusen, die der Entwicklung von Doxorubicin-induzierten Herzschäden vorausging, was darauf hindeutet, dass myokardiale miR-34a-Werte hilfreich sein können, um Frühstadien von Myokardschäden vor Beginn der CTRCD zu erkennen. Die microRNA-Familie miR-208 ist mit Myosin-Genen assoziiert und reguliert die Expression von Myosin-Genen sowie die Beteiligung an einer Rückkopplungsschleife, die mit einer Beeinträchtigung der Kontraktilität verbunden ist. Vacchi-Suzzi et al. [122] beobachteten eine Hochregulierung von miR-208b bei Doxorubicin-behandelten Ratten ab Woche zwei mit signifikanten Erhöhungen in den folgenden vier Wochen bei anhaltenden Dosen, die vielleicht eine dosisabhängige Beziehung zwischen Doxorubicin und miR-208b-Expression widerspiegeln.

Ein Tiermodell einer Doxorubicin-bedingten Schädigung suggeriert, dass eine Herunterregulierung von miR-150 stattfindet, bevor die Schädigung eintritt. Ferner war ein weiterer Rückgang bei höheren Doxorubicin-Dosen zu verzeichnen, was auf einen potenziell dosisabhängigen Rückgang der miR-150-Werte als Indikator für eine höhere Anfälligkeit für kardiale Dysfunktion hindeutet [121].

6.4.7 Multimarker-Teststrategien

Ein weiterer Ansatz ist die Multimarkerstrategie, die gleichzeitig mehrere pathophysiologische Konzepte der Kardiotoxizität adressiert. Putt et al. [114] führten eine multizentrische Studie an 78 Brustkrebspatientinnen durch, die sich einer Doxorubicin- und Trastuzumab-Therapie unterzogen. Insgesamt wurden 8 Biomarker bewertet, darunter hochempfindliches kardiales Troponin I (hs-cTnI), hochempfindliches C-reaktives Protein (hsCRP), N-terminales pro-B-Typ natriuretisches Peptid (NT-proBNP), Wachstumsdifferenzierungsfaktor 15 (GDF-15), Myeloperoxidase (MPO), Plazenta-Wachstumsfaktor (PlGF), löslicher fms-ähnlicher Tyrosinkinase-Rezeptor-1 (sFlt-1) und Galectin 3 (gal-3). Die Patienten wurden zu Studienbeginn und alle 3 Monate über eine maximale Nachbeobachtungszeit von 15 Monaten evaluiert. Erhöhungen von MPO, PlGF und GDF-15 waren mit Kardiotoxizität mit einer HR von 1,38 ([95 % CI 1,10–1,71], p = 0,02; 3,78 [1,30–11,0], p = 0,047; und 1,71 [1,15–2,55], p = 0,01) verbunden. In einer Studie von Ky et al. [79], wurden nur frühe Intervalländerungen der cTnI- und MPO-Werte signifikant mit einer späteren Kardiotoxizität in Verbindung gebracht. Herzfettsäure-bindendes Protein und Glykogenphosphorylase-Isoenzym BB wurden in mehreren Studien [42,123–125] gemeinsam als potenzielle Biomarker der Kardiotoxizität bewertet, es gibt aber keine schlüssigen Beweise dafür, dass diese Biomarker die Kardiotoxizität zuverlässig vorhersagen können [42].

Angesichts fehlender Evidenz und kontroverser Studienergebnisse können außer (hs)Tn und – auf schwächerer Datenbasis auch natriuretische Peptide – keine sonstigen Biomarker als Routinetests empfohlen werden [7].

6.4.8 Kombination von Bildgebung und Biomarkern

Sawaya et al. [80] berichteten, dass eine Änderung des longitudinalen Strain zusammen mit Troponin I 3 Monate nach Chemotherapie mit Doxorubicin die Kardiotoxizität nach 6 Monaten vorhersagte. Die Kardiotoxizität war auch durch die Anzahl der Segmente, in denen eine Änderung des longitudinalen Strain nachweisbar war, nach 3 Monaten prädiktiv. Darüber hinaus berichteten die gleichen Autoren [81], dass eine Kombination bestehend aus einer 10 %igen Abnahme des longitudinalen Strain mit einer Erhöhung von cTnI Kardiotoxizität mit einer Spezifität von 97 % vorhersagten, wobei die jeweiligen Marker alleine eine Sensitivität von 89 % und einen NPV von 97 % hatten.

Zusätzlich zeigten Fallah-Rad et al. [137] bei 42 Brustkrebspatientinnen, die Trastuzumab erhielten, dass eine Kombination aus kardialen Biomarkern, TVI- und Strain-Bildgebung und kardialer Magnetresonanztomographie die Erkennung präklinische Veränderungen der LV-Funktion erlaubte, noch vor konventionellen Veränderungen der LVEF.

Zusammenfassend lässt sich sagen, dass die Daten dieser Studien einen möglichen Nutzen der Kombinationen von Risikomarkern (Strain-Imaging und Biomarker) bei der Identifizierung von Patienten mit einem Risiko für Kardiotoxizität nach einer Chemotherapie zeigen.

6.4.9 Praktische Empfehlungen zu Troponin-Messungen

Cut-offs, Deltas und biologische Variabilität

In der Vergangenheit wurden Grenzwerte für die Diagnose eines MI willkürlich auf hohe Konzentrationen unter Verwendung der WHO-Definition als Referenz festgelegt, oder auf die niedrigste Konzentration, die ein konventioneller sensitiver cTn-Assay mit einer Ungenauigkeit von ≤ 10 % messen konnte. Darüber hinaus mussten auch Grenzwerte auf der Grundlage weniger empfindlicher qualitativer oder semiquantitativer POCT-Tests berücksichtigt werden. Später kamen sensitive und hochsensitive cTn-Assays mit verbesserter Präzision im niedrigen Konzentrationsbereich auf den Markt, die es ermöglichten, den Grenzwert auf das 99. Perzentil einer gesunden Referenzpopulation oder leicht unterhalb des 99. Perzentils [126] festzulegen. Weitere wichtige Meilensteine waren sehr niedrige Cut-offs zum Ausschluss von Myokardschäden an der Detektionsgrenze (LoD) oder des Limit of blank (LoB) sowie höhere Cut-offs für den raschen Nachweis („Rule-in") des MI bei Konzentrationen über dem 3- bis 5-fachen der oberen Referenzgrenze [127,128]. Diese Cut-offs wurden bei Patienten mit ACS festgelegt und validiert und – aus praktischen Gründen – bei anderen akuten Erkrankungen, einschließlich der Risikostratifizierung bei gesicherter Lungenembolie angewandt [129]. Der Einfachheit halber ziehen es viele Ärzte vor, für die Diagnose das allgemeine 99. Perzentil anstelle des biologisch plausiblen alters- oder geschlechtsbezogenen 99. Perzentils zu verwenden [130]. Im Rahmen der Risikostratifizierung bei ACS und non-ACS Patienten sollte hsTn jedoch eher als Kontinuum betrachtet werden, da steigende Konzentrationen mit zunehmendem Risiko für negative Ereignisse korrelieren [4]

Verschiedene Parameter wie steigende Messwerte, Anzahl der Messungen oberhalb des Cut-offs, cTn-Spitzenkonzentrationen und anhaltend erhöhte cTn und hsTn Werte wurden als Prädiktoren von Outcomes identifiziert, einschließlich des LV-end-diastolischen Durchmessers und der Wanddicke, Abnahme der LV-EF, oder histologisch nachweisbarer myokardialer Veränderungen. Andererseits zeigen einige Studien [51,52,54–56,58,59,131–133] keinen Zusammenhang zwischen Troponinfreisetzung und Kardiotoxizität.

Die hypothetischen Ursachen umfassen die Heterogenität der untersuchten Patienten, Unterschiede in Dosierungsschemata und kumulativer Dosis von Anthrazyklinen, unterschiedliche Zeitpunkte der Bestimmung von kardialen Troponinen und unterschiedliche methodische Ansätze für die Bestimmung von Troponin. Bei nur leichten cTn-Anstiegen unter Anthrazyklintherapie ist es manchmal schwer zu unterscheiden, ob diese durch eine unabhängige andere Herz-Kreislauf-Erkrankung oder durch eine echte Kardiotoxizität der Therapie bedingt sind. Im Hinblick auf die optimale Methode zur Beurteilung der Kardiotoxizität muss festgehalten werden, dass das Konzept der relevanten Konzentrationsänderungen zur Unterscheidung von akuten von chronischen Myokardschäden fast ausschließlich bei Patienten mit Verdacht auf ein ACS validiert wurde, mit seriellen cTn/hsTn-Messungen im Abstand von 60 Minuten bis wenigen Stunden. Im Gegensatz dazu wird angenommen, dass Myokardschäden nach einer Chemotherapie über längere Zeiträume hinweg weniger abrupt auftreten. Reference Change Values (RCV) können biologische Schwankungen besser berücksichtigen, auch in Bezug auf die Bewertung biologisch relevanter Konzentrationsänderungen über Tage, Wochen oder Monate. Es gibt keine expliziten Studien zur Derivation von RCV-Werten für Krebspatienten. Daher muss die biologische Variation bei Krebspatienten aus RCV-Werten extrapoliert werden, die aus gesunden Individuen oder anderen Herz-Kreislauf-Erkrankungen wie Hämodialyse, stabiler KHK oder stabiler Herzinsuffizienz berechnet werden (ergänzende Tabellen 6.3–6.6). Zusammen mit RCV wurde die Messung der minimalen wichtigen Differenz (MID) von seriellen Messungen, die zu Beginn und nach 12 Monaten durchgeführt wurden, als nützlich erachtet, um einen stabilen klinischen Verlauf ohne Nebenwirkungen vorherzusagen [134]. Die klinische Stabilität wurde durch sehr geringe absolute Konzentrationsänderungen vorhergesagt.

In der HERA-Studie [72] wurden für cTnI und hsTnT mittels c-Statistik optimale Cut-off-Werte für die Vorhersage eines späteren signifikanten LVEF-Abfalls berechnet. Die Area under the Curve (AUC) lag bei 0,613 (95 % CI, 0,510 bis 0,717) für cTnI und 0,615 (95 % CI, 0,515 bis 0,710) für hsTnT. Der optimale Cut-off-Wert betrug 40,0 ng/L für cTnI und 15,3 ng/L für hsTnT [72].

Zusammenfassend lässt sich sagen, dass es derzeit keinen allgemein akzeptierten, etablierten oder validierten Cut-off- oder Delta-Änderungswert gibt, um Kardiotoxizität zuverlässig zu diagnostizieren.

6.5 Zusammenfassung

– Die Beurteilung des kardiovaskulären Risikos ist bei Krebspatienten unerlässlich, unabhängig davon, ob sie mit Chemotherapie, Strahlentherapie oder beiden Therapien behandelt werden.
– Biomarker, die Myokardschäden und/oder myokardiale Belastungen anzeigen, sind besonders attraktiv, weil sie eine Vorhersage des kardiovaskulären Risikos ermöglichen. Sie können zur Überwachung von Krebspatienten in Bezug auf Kardiotoxizität, aber auch zur Risikostratifikation unabhängig von der Krebsbehandlung genutzt werden.
– Neben kardialen Troponinen und natriuretischen Peptiden gibt es zahlreiche andere Biomarker, die Informationen über Pathomechanismen und Outcomes geben können.
– Leitlinien für das Management von Krebspatienten unterscheiden sich erheblich in Bezug auf Empfehlungen zur grundlegenden Risikobewertung und Überwachung der Medikamententoxizität unter Verwendung von Biomarkern.
– Ein wesentliches Hindernis für die Standardisierung und Einführung individualisierter Protokolle ist die gleichzeitige Verwendung verschiedener Definitionen von Kardiotoxizität, eine unangemessene Beschränkung der Kardiotoxizität auf die systolische LV-Funktion anstelle eines umfassenderen Verständnisses der kardiovaskulären Medikamententoxizität. Dementsprechend sollte auch das Auftreten von diastolischer Dysfunktion, venöser Thromboembolien oder Arrhythmien bei der Interpretation von Biomarker-Ergebnissen berücksichtigt werden.
– Krebspatienten können aufgrund von sich überschneidenden Risikofaktoren, hohem Lebensalter, der Krebserkrankung selbst oder der Krebsbehandlung ein erhöhtes Risiko für kardiovaskuläre Ereignisse haben. Daher müssen klinische Zeichen und Symptome zusammen mit Biomarkerbefunden im klinischen Kontext kritisch interpretiert werden.
– Die Komplexität der Materie erfordert eine interdisziplinäre Bewertung und Zusammenarbeit zwischen Onkologen und Kardiologen, die ihre Expertise bündeln.

6.6 Ergänzendes Material

Tab. 6.3: Prädiktives Modell für VTE [21].

Patientenmerkmale	Risiko-Score
Krebsort	
– sehr hohes Risiko (Magen, Bauchspeicheldrüse)	2
– hohes Risiko (Lunge, Lymphom, Gynäkologie, Blase, Hoden)	1
Anzahl der Blutplättchen vor der Chemotherapie 350.000/mm³ oder mehr	1
Hämoglobinspiegel unter 10 g/dl oder Verwendung von roten Zellwachstumsfaktoren	1
Prächemotherapie Leukozytenzahl mehr als 11.000/mm³	1
Body mass index 35 kg/m² oder mehr	1
hohes Risiko: Score ≥ 3	
mittleres Risiko: Score = 1–2	
niedriges Risiko: Score = 0	
Dieser Risiko-Score wurde auch für D-Dimer und lösliches P-Selektin erweitert [135].	

Tab. 6.4: Reference Change Values (RCV) für hochsensitive Troponin-Assays bei gesunden Individuen.

	gesunde Individuen					
Messintervall	pro Woche		8w	9 Monate	pro Woche	
Assay	hsTnT Elecsys 2010	hsTnT E170	cTnI*	hsTnI Singulex	hsTnT Modular	hsTnI**
N =	17	17	17	19	14	15
CVA, % (95 % CI wurden berichtet)	9,7	7,8	15	15	5,4 (3,8–8,9)	13,8 (12,0–16,4)
CVI, % (95 % CI wurden berichtet)	30	31	14	28	9,7 (6,4–11,7)	15,6 (13,0–19,8)
CVG, % (95 % CI wurden berichtet)	NA	NA	63	71	NA	NA
RCV normal, %	86	87	NA	NA	NA	NA
RCV log-normal (Anstieg/Abnahme), %.	135/–58	138/–58	83/–45	98/–49	42/–30	77/–44

Tab. 6.4: (fortgesetzt)

	gesunde Individuen					
Index of Individuality	NA	NA	0,39	0,45	0,45	0,80
Anzahl der Proben zur Schätzung des homöostatischen Sollwertes	NA	NA	NA	NA	NA	NA
Ref		Frankenstein [136]	Wu [137]	Wu [138]	Aakre [139]	

*Der Siemens TnI-Ultra-Assay, **Abbott Architect

Tab. 6.5: Reference Change Values (RCV) für hochsensitive Troponin-Assays bei Patienten mit nichtkardialem Brustschmerz, Kardiomyopathie und stabiler koronare Herzerkrankung.

Setting	nichtkardialer Brustschmerz		Kardiomyopathie			stabile koronare Herzerkrankung	
Messintervall	2–12 h		2w	2 Monate	3 Monate	23 (4–58)	
Assay	hsTnT	cTnI*	hsTnT Elecsys 2010			hsTnT	hsTnI**
N =	188	134	41	41	41	16	23
CVA, %	7,8	10,7	1,5	1,5	1,5	4	8
CVI, % (95 % CI)	11 (0–66)	18 (0–49)	22,6 (6,5–33,8)	28,9 (10,6–43,9)	15,6 (4,2–30,6)	11 (1–47)	25 (1–87)
CVG, % (95 % CI)	14 (0–48)	21 (0–50)	NA	NA	NA	65	163
RCV normal, %	38	57	62,5	80	43,3	32	69
RCV log-normal (Anstieg/Abnahme), %	46/−32 (39)	76/−43 (60)	NA	NA	NA	37/−27	97/−49
Index of Individuality	0,12	0,31	0,28	0,33	0,19	0,18	0,15
Anzahl der Proben zur Schätzung des homöostatischen Sollwertes	–	–	NA	NA	NA	NA	NA
Ref	Scharnhorst [140]	Frankenstein [141]				Nordenskjöld [142]	

* Siemens TnI-ultra-Assay von Siemens; ** Abbott Architect

Tab. 6.6: Reference Change Values (RCV) für hochsensitive Troponin-Assays bei Patienten mit Hämodialyse.

Einstellung	Patienten mit Hämodialyse					
Messintervall	10 w		12 w		pro Woche	
Assay	hsTnT	cTnI*	hsTnT	hsTnI*	hsTnT Modular E	hsTnI*
N =	16	15	677	677	15	14
CVA, % (95 % CI wurden berichtet)	2,1	7,1	< 5	< 5	1,7 (1,4–2,0)	5,8 (4,9–7,0)
CVI, % (95 % CI)	10,5 (9,3–12,0)	20,2 (18,0–23,0)	NA	NA	8,3 (7,4–9,5)	14,3 (14,1–18,7)
CVG, % (95 % CI)	64,2 (47,4–99,4)	100,5 (73,6–158,5)	NA	NA	NA	NA
RCV normal, %.	28,1	59,3	NA	NA	NA	NA
RCV log-normal (Anstieg/Abnahme), %.	34,4/−25,6	79,8/−44,4	25/−20	37/−30	26/−21	53/−35
Index of Individuality	0,17	0,21	0,09	0,24	0,08	0,12
Anzahl der Proben zur Schätzung des homöostatischen Sollwertes	5	18	2	12	NA	NA
Ref	Mbagaya [143]		Sandoval [144]		Aakre [139]	

* Abbott Architect

Literatur

[1] GBD 2013 Mortality and Causes of Death Collaborators. Global, regional, and national age-sex specific all-cause and cause-specific mortality for 240 causes of death, 1990–2013: a systematic analysis for the Global Burden of Disease Study 2013. Lancet. 2015;385(9963):117–71.

[2] Zaorsky NG, Churilla TM, Egleston BL, et al. Causes of death among cancer patients. Ann Oncol. 2017;28(2):400–7.

[3] Katus HA, Remppis A, Looser S, et al. Enzyme linked immuno assay of cardiac troponin T for the detection of acute myocardial infarction in patients. J Mol Cell Cardiol. 1989;21(12):1349–53.

[4] Roffi M, Patrono C, Collet JP, et al. 2015 ESC Guidelines for the management of acute coronary syndromes in patients presenting without persistent ST-segment elevation: Task Force for the Management of Acute Coronary Syndromes in Patients Presenting without Persistent ST-Segment Elevation of the European Society of Cardiology (ESC). Eur Heart J. 2016;37(3):267–315.

[5] Thygesen K, Alpert JS, Jaffe AS, et al. Fourth universal definition of myocardial infarction (2018). Eur Heart J. 2019;40(3):237–69.

[6]   Zamorano JL, Lancellotti P, Rodriguez Munoz D, et al. 2016 ESC Position Paper on cancer treat-
       ments and cardiovascular toxicity developed under the auspices of the ESC Committee for
       Practice Guidelines: The Task Force for cancer treatments and cardiovascular toxicity of the Eu-
       ropean Society of Cardiology (ESC). Eur Heart J. 2016;37(36):2768–801.

[7]   Chang HM, Moudgil R, Scarabelli T, Okwuosa TM, Yeh ETH. Cardiovascular Complications of
       Cancer Therapy: Best Practices in Diagnosis, Prevention, and Management: Part 1. J Am Coll Car-
       diol. 2017;70(20):2536–51.

[8]   Farmakis D, Parissis J, Filippatos G. Insights into onco-cardiology: atrial fibrillation in cancer. J
       Am Coll Cardiol. 2014;63(10):945–53.

[9]   Conen D, Wong JA, Sandhu RK, et al. Risk of Malignant Cancer Among Women With New-Onset
       Atrial Fibrillation. JAMA Cardiol. 2016;1(4):389–96.

[10]   Guzzetti S, Costantino G, Sada S, Fundaro C. Colorectal cancer and atrial fibrillation: a case-con-
       trol study. Am J Med. 2002;112(7):587–8.

[11]   Erichsen R, Christiansen CF, Mehnert F, et al. Colorectal cancer and risk of atrial fibrillation and
       flutter: a population-based case-control study. Intern Emerg Med. 2012;7(5):431–8.

[12]   Giannitsis E, Katus HA. Cardiac troponin level elevations not related to acute coronary syndro-
       mes. Nat Rev Cardiol. 2013;10(11):623–34.

[13]   Curigliano G, Cardinale D, Suter T, et al. Cardiovascular toxicity induced by chemotherapy, tar-
       geted agents and radiotherapy: ESMO Clinical Practice Guidelines. Ann Oncol. 2012;23 Suppl 7:
       vii155-66.

[14]   Plana JC, Galderisi M, Barac A, et al. Expert consensus for multimodality imaging evaluation of
       adult patients during and after cancer therapy: a report from the American Society of Echocar-
       diography and the European Association of Cardiovascular Imaging. Eur Heart J Cardiovasc Ima-
       ging. 2014;15(10):1063–93.

[15]   Herrmann J, Lerman A, Sandhu NP, et al. Evaluation and management of patients with heart
       disease and cancer: cardio-oncology. Mayo Clin Proc. 2014;89(9):1287–306.

[16]   Dolci A, Dominici R, Cardinale D, Sandri MT, Panteghini M. Biochemical markers for prediction
       of chemotherapy-induced cardiotoxicity: systematic review of the literature and recommendati-
       ons for use. Am J Clin Pathol. 2008;130(5):688–95.

[17]   Cardinale D, Sandri MT, Colombo A, et al. Prognostic value of troponin I in cardiac risk stratifica-
       tion of cancer patients undergoing high-dose chemotherapy. Circulation. 2004;109(22):2749–
       54.

[18]   Lyman GH, Bohlke K, Khorana AA, et al. Venous thromboembolism prophylaxis and treatment in
       patients with cancer: american society of clinical oncology clinical practice guideline update
       2014. J Clin Oncol. 2015;33(6):654–6.

[19]   Streiff MB, Holmstrom B, Ashrani A, et al. Cancer-Associated Venous Thromboembolic Disease,
       Version 1.2015. J Natl Compr Canc Netw. 2015;13(9):1079–95.

[20]   Mandala M, Falanga A, Roila F, Group EGW. Management of venous thromboembolism (VTE) in
       cancer patients: ESMO Clinical Practice Guidelines. Ann Oncol. 2011;22 Suppl 6:vi85-92.

[21]   Khorana AA, Kuderer NM, Culakova E, Lyman GH, Francis CW. Development and validation of a
       predictive model for chemotherapy-associated thrombosis. Blood. 2008;111(10):4902–7.

[22]   Pabinger I, Thaler J, Ay C. Biomarkers for prediction of venous thromboembolism in cancer.
       Blood. 2013;122(12):2011–8.

[23]   Lyman GH, Khorana AA, Kuderer NM, et al. Venous thromboembolism prophylaxis and treatment
       in patients with cancer: American Society of Clinical Oncology clinical practice guideline update.
       J Clin Oncol. 2013;31(17):2189–204.

[24]   Giordano SH, Elias AD, Gradishar WJ. NCCN Guidelines Updates: Breast Cancer. J Natl Compr
       Canc Netw. 2018;16(5 S):605–10.

[25] Vejpongsa P, Yeh ET. Prevention of anthracycline-induced cardiotoxicity: challenges and opportunities. J Am Coll Cardiol. 2014;64(9):938–45.

[26] Iliescu CA, Grines CL, Herrmann J, et al. SCAI Expert consensus statement: Evaluation, management, and special considerations of cardio-oncology patients in the cardiac catheterization laboratory (endorsed by the cardiological society of india, and sociedad Latino Americana de Cardiologia intervencionista). Catheter Cardiovasc Interv. 2016;87(5):E202-23.

[27] Elitok A, Oz F, Cizgici AY, et al. Effect of carvedilol on silent anthracycline-induced cardiotoxicity assessed by strain imaging: A prospective randomized controlled study with six-month follow-up. Cardiol J. 2014;21(5):509–15.

[28] Cardinale D, Colombo A, Sandri MT, et al. Prevention of high-dose chemotherapy-induced cardiotoxicity in high-risk patients by angiotensin-converting enzyme inhibition. Circulation. 2006;114(23):2474–81.

[29] Ewer MS, Lippman SM. Type II chemotherapy-related cardiac dysfunction: time to recognize a new entity. J Clin Oncol. 2005;23(13):2900–2.

[30] Steinherz LJ, Steinherz PG, Tan CT, Heller G, Murphy ML. Cardiac toxicity 4 to 20 years after completing anthracycline therapy. JAMA. 1991;266(12):1672–7.

[31] Buzdar AU, Marcus C, Smith TL, Blumenschein GR. Early and delayed clinical cardiotoxicity of doxorubicin. Cancer. 1985;55(12):2761–5.

[32] Seidman A, Hudis C, Pierri MK, et al. Cardiac dysfunction in the trastuzumab clinical trials experience. J Clin Oncol. 2002;20(5):1215–21.

[33] Alexander J, Dainiak N, Berger HJ, et al. Serial assessment of doxorubicin cardiotoxicity with quantitative radionuclide angiocardiography. N Engl J Med. 1979;300(6):278–83.

[34] Schwartz RG, McKenzie WB, Alexander J, Sager P, D'Souza A, Manatunga A, et al. Congestive heart failure and left ventricular dysfunction complicating doxorubicin therapy. Seven-year experience using serial radionuclide angiocardiography. Am J Med. 1987;82(6):1109–18.

[35] SERVICES USDOHAH. Common Terminology Criteria for Adverse Events (CTCAE) Version 4.0 Published: May 28, 2009 (v4.03: June 14, 2010). 2010.

[36] Antman EM, Tanasijevic MJ, Thompson B, et al. Cardiac-specific troponin I levels to predict the risk of mortality in patients with acute coronary syndromes. N Engl J Med. 1996;335(18):1342–9.

[37] Newby LK, Jesse RL, Babb JD, et al. ACCF 2012 expert consensus document on practical clinical considerations in the interpretation of troponin elevations: a report of the American College of Cardiology Foundation task force on Clinical Expert Consensus Documents. J Am Coll Cardiol. 2012;60(23):2427–63.

[38] Newby LK, Rodriguez I, Finkle J, et al. Troponin measurements during drug development—considerations for monitoring and management of potential cardiotoxicity: an educational collaboration among the Cardiac Safety Research Consortium, the Duke Clinical Research Institute, and the US Food and Drug Administration. Am Heart J. 2011;162(1):64–73.

[39] Agewall S, Giannitsis E, Jernberg T, Katus H. Troponin elevation in coronary vs. non-coronary disease. Eur Heart J. 2011;32(4):404–11.

[40] Herman EH, Lipshultz SE, Rifai N, et al. Use of cardiac troponin T levels as an indicator of doxorubicin-induced cardiotoxicity. Cancer Res. 1998;58(2):195–7.

[41] Herman EH, Zhang J, Lipshultz SE, et al. Correlation between serum levels of cardiac troponin-T and the severity of the chronic cardiomyopathy induced by doxorubicin. J Clin Oncol. 1999;17(7):2237–43.

[42] Tian S, Hirshfield KM, Jabbour SK, et al. Serum biomarkers for the detection of cardiac toxicity after chemotherapy and radiation therapy in breast cancer patients. Front Oncol. 2014;4:277.

[43] Cardinale D, Sandri MT, Martinoni A, et al. Myocardial injury revealed by plasma troponin I in breast cancer treated with high-dose chemotherapy. Ann Oncol. 2002;13(5):710–5.

[44] Sandri MT, Cardinale D, Zorzino L, et al. Minor increases in plasma troponin I predict decreased left ventricular ejection fraction after high-dose chemotherapy. Clin Chem. 2003;49(2):248–52.

[45] Agewall S, Beltrame JF, Reynolds HR, et al. ESC working group position paper on myocardial infarction with non-obstructive coronary arteries. Eur Heart J. 2017;38(3):143–53.

[46] Ibanez B, James S, Agewall S, et al. 2017 ESC Guidelines for the management of acute myocardial infarction in patients presenting with ST-segment elevation: The Task Force for the management of acute myocardial infarction in patients presenting with ST-segment elevation of the European Society of Cardiology (ESC). Eur Heart J. 2018;39(2):119–77.

[47] Alpert JS, Thygesen KA, White HD, Jaffe AS. Diagnostic and therapeutic implications of type 2 myocardial infarction: review and commentary. Am J Med. 2014;127(2):105–8.

[48] Sandoval Y, Smith SW, Thordsen SE, Apple FS. Supply/demand type 2 myocardial infarction: should we be paying more attention? J Am Coll Cardiol. 2014;63(20):2079–87.

[49] Mueller C, Giannitsis E, Christ M, et al. Multicenter Evaluation of a 0-Hour/1-Hour Algorithm in the Diagnosis of Myocardial Infarction With High-Sensitivity Cardiac Troponin T. Ann Emerg Med. 2016;68(1):76–87 e4.

[50] Wu AHB, Christenson RH, Greene DN, et al. Clinical Laboratory Practice Recommendations for the Use of Cardiac Troponin in Acute Coronary Syndrome: Expert Opinion from the Academy of the American Association for Clinical Chemistry and the Task Force on Clinical Applications of Cardiac Bio-Markers of the International Federation of Clinical Chemistry and Laboratory Medicine. Clin Chem. 2018;64(4):645–55.

[51] Romano S, Fratini S, Ricevuto E, et al. Serial measurements of NT-proBNP are predictive of not-high-dose anthracycline cardiotoxicity in breast cancer patients. Br J Cancer. 2011;105 (11):1663–8.

[52] Cil T, Kaplan AM, Altintas A, et al. Use of N-terminal pro-brain natriuretic peptide to assess left ventricular function after adjuvant doxorubicin therapy in early breast cancer patients: a prospective series. Clin Drug Investig. 2009;29(2):131–7.

[53] Raderer M, Kornek G, Weinlander G, Kastner J. Serum troponin T levels in adults undergoing anthracycline therapy. J Natl Cancer Inst. 1997;89(2):171.

[54] Fink FM, Genser N, Fink C, et al. Cardiac troponin T and creatine kinase MB mass concentrations in children receiving anthracycline chemotherapy. Med Pediatr Oncol. 1995;25(3):185–9.

[55] Kismet E, Varan A, Ayabakan C, et al. Serum troponin T levels and echocardiographic evaluation in children treated with doxorubicin. Pediatr Blood Cancer. 2004;42(3):220–4.

[56] Broeyer FJ, Osanto S, Ritsema van Eck HJ, et al. Evaluation of biomarkers for cardiotoxicity of anthracyclin-based chemotherapy. J Cancer Res Clin Oncol. 2008;134(9):961–8.

[57] Armenian SH, Gelehrter SK, Vase T, et al. Screening for cardiac dysfunction in anthracycline-exposed childhood cancer survivors. Clin Cancer Res. 2014;20(24):6314–23.

[58] Dodos F, Halbsguth T, Erdmann E, Hoppe UC. Usefulness of myocardial performance index and biochemical markers for early detection of anthracycline-induced cardiotoxicity in adults. Clin Res Cardiol. 2008;97(5):318–26.

[59] Mavinkurve-Groothuis AM, Groot-Loonen J, Bellersen L, et al. Abnormal NT-pro-BNP levels in asymptomatic long-term survivors of childhood cancer treated with anthracyclines. Pediatr Blood Cancer. 2009;52(5):631–6.

[60] McFalls EO, Larsen G, Johnson GR, et al. Outcomes of hospitalized patients with non-acute coronary syndrome and elevated cardiac troponin level. Am J Med. 2011;124(7):630–5.

[61] Iversen K, Kober L, Gotze JP, et al. Troponin T is a strong marker of mortality in hospitalized patients. Int J Cardiol. 2013;168(2):818–24.

[62] Omland T, de Lemos JA, Sabatine MS, et al. A sensitive cardiac troponin T assay in stable coronary artery disease. N Engl J Med. 2009;361(26):2538–47.

[63] Latini R, Masson S, Anand IS, et al. Prognostic value of very low plasma concentrations of tropo-nin T in patients with stable chronic heart failure. Circulation. 2007;116(11):1242–9.

[64] Biener M, Giannitsis E, Kuhner M, et al. Prognostic Value of High-Sensitivity Cardiac Troponin T Compared with Risk Scores in Stable Cardiovascular Disease. Am J Med. 2017;130(5):572–82.

[65] van der Linden N, Klinkenberg LJ, Bekers O, et al. Prognostic value of basal high-sensitive cardi-ac troponin levels on mortality in the general population: A meta-analysis. Medicine (Balti-more). 2016;95(52):e5703.

[66] Packer M, McMurray JJ, Desai AS, et al. Angiotensin receptor neprilysin inhibition compared with enalapril on the risk of clinical progression in surviving patients with heart failure. Circula-tion. 2015;131(1):54–61.

[67] Jhund PS, Claggett BL, Voors AA, et al. Elevation in high-sensitivity troponin T in heart failure and preserved ejection fraction and influence of treatment with the angiotensin receptor nepri-lysin inhibitor LCZ696. Circ Heart Fail. 2014;7(6):953–9.

[68] Katus HA, Giannitsis E. Who is David and who is Goliath? There is an urgent need to improve the reference standards for estimation of myocardial infarct size. JACC Cardiovasc Imaging. 2011;4(5):534–6.

[69] Schmacht L, Traber J, Grieben U, et al. Cardiac Involvement in Myotonic Dystrophy Type 2 Pa-tients With Preserved Ejection Fraction: Detection by Cardiovascular Magnetic Resonance. Circ Cardiovasc Imaging. 2016;9(7).

[70] Thavendiranathan P, Grant AD, Negishi T, et al. Reproducibility of echocardiographic techniques for sequential assessment of left ventricular ejection fraction and volumes: application to pa-tients undergoing cancer chemotherapy. J Am Coll Cardiol. 2013;61(1):77–84.

[71] Blaes AH, Rehman A, Vock DM, et al. Utility of high-sensitivity cardiac troponin T in patients receiving anthracycline chemotherapy. Vasc Health Risk Manag. 2015;11:591–4.

[72] Zardavas D, Suter TM, Van Veldhuisen DJ, et al. Role of Troponins I and T and N-Terminal Pro-hormone of Brain Natriuretic Peptide in Monitoring Cardiac Safety of Patients With Early-Stage Human Epidermal Growth Factor Receptor 2-Positive Breast Cancer Receiving Trastuzumab: A Herceptin Adjuvant Study Cardiac Marker Substudy. J Clin Oncol. 2017;35(8):878–84.

[73] Schmid-Schonbein GW. The damaging potential of leukocyte activation in the microcirculation. Angiology. 1993;44(1):45–56.

[74] Landolfi R, Di Gennaro L, Barbui T, et al. Leukocytosis as a major thrombotic risk factor in pa-tients with polycythemia vera. Blood. 2007;109(6):2446–52.

[75] Colovic N, Bogdanovic A, Virijevic M, Vidovic A, Tomin D. Acute Myocardial Infarction during In-duction Chemotherapy for Acute MLL t(4;11) Leukemia with Lineage Switch and Extreme Leuko-cytosis. Srp Arh Celok Lek. 2015;143(11–12):734–8.

[76] Hidalgo JD, Krone R, Rich MW, et al. Supraventricular tachyarrhythmias after hematopoietic stem cell transplantation: incidence, risk factors and outcomes. Bone Marrow Transplant. 2004;34(7):615–9.

[77] Kilickap S, Barista I, Akgul E, et al. Early and late arrhythmogenic effects of doxorubicin. South Med J. 2007;100(3):262–5.

[78] Yeh ET, Chang HM. Oncocardiology-Past, Present, and Future: A Review. JAMA Cardiol. 2016;1 (9):1066–72.

[79] Ky B, Putt M, Sawaya H, et al. Early increases in multiple biomarkers predict subsequent cardio-toxicity in patients with breast cancer treated with doxorubicin, taxanes, and trastuzumab. J Am Coll Cardiol. 2014;63(8):809–16.

[80] Sawaya H, Sebag IA, Plana JC, et al. Early detection and prediction of cardiotoxicity in chemo-therapy-treated patients. Am J Cardiol. 2011;107(9):1375–80.

[81] Sawaya H, Sebag IA, Plana JC, et al. Assessment of echocardiography and biomarkers for the extended prediction of cardiotoxicity in patients treated with anthracyclines, taxanes, and trastuzumab. Circ Cardiovasc Imaging. 2012;5(5):596–603.

[82] Curigliano G, Cardinale D, Dent S, et al. Cardiotoxicity of anticancer treatments: Epidemiology, detection, and management. CA Cancer J Clin. 2016;66(4):309–25.

[83] Cardinale D, Sandri MT, Martinoni A, et al. Left ventricular dysfunction predicted by early troponin I release after high-dose chemotherapy. J Am Coll Cardiol. 2000;36(2):517–22.

[84] Auner HW, Tinchon C, Brezinschek RI, et al. Monitoring of cardiac function by serum cardiac troponin T levels, ventricular repolarisation indices, and echocardiography after conditioning with fractionated total body irradiation and high-dose cyclophosphamide. Eur J Haematol. 2002;69 (1):1–6.

[85] Slamon D, Eiermann W, Robert N, et al. Adjuvant trastuzumab in HER2-positive breast cancer. N Engl J Med. 2011;365(14):1273–83.

[86] Tocchetti CG, Ragone G, Coppola C, et al. Detection, monitoring, and management of trastuzumab-induced left ventricular dysfunction: an actual challenge. Eur J Heart Fail. 2012;14 (2):130–7.

[87] Feola M, Garrone O, Occelli M, et al. Cardiotoxicity after anthracycline chemotherapy in breast carcinoma: effects on left ventricular ejection fraction, troponin I and brain natriuretic peptide. Int J Cardiol. 2011;148(2):194–8.

[88] Soker M, Kervancioglu M. Plasma concentrations of NT-pro-BNP and cardiac troponin-I in relation to doxorubicin-induced cardiomyopathy and cardiac function in childhood malignancy. Saudi Med J. 2005;26(8):1197–202.

[89] Zver S, Zadnik V, Cernelc P, Kozelj M. Cardiac toxicity of high-dose cyclophosphamide and melphalan in patients with multiple myeloma treated with tandem autologous hematopoietic stem cell transplantation. Int J Hematol. 2008;88(2):227–36.

[90] Grover S, Leong DP, Chakrabarty A, et al. Left and right ventricular effects of anthracycline and trastuzumab chemotherapy: a prospective study using novel cardiac imaging and biochemical markers. Int J Cardiol. 2013;168(6):5465–7.

[91] Morris PG, Chen C, Steingart R, et al. Troponin I and C-reactive protein are commonly detected in patients with breast cancer treated with dose-dense chemotherapy incorporating trastuzumab and lapatinib. Clin Cancer Res. 2011;17(10):3490–9.

[92] Kremer LC, Bastiaansen BA, Offringa M, et al. Troponin T in the first 24 hours after the administration of chemotherapy and the detection of myocardial damage in children. Eur J Cancer. 2002;38(5):686–9.

[93] Mahajan VS, Jarolim P. How to interpret elevated cardiac troponin levels. Circulation. 2011;124 (21):2350–4.

[94] Cardinale D, Colombo A, Torrisi R, et al. Trastuzumab-induced cardiotoxicity: clinical and prognostic implications of troponin I evaluation. J Clin Oncol. 2010;28(25):3910–6.

[95] Katsurada K, Ichida M, Sakuragi M, et al. High-sensitivity troponin T as a marker to predict cardiotoxicity in breast cancer patients with adjuvant trastuzumab therapy. Springerplus. 2014;3:620.

[96] Yeh ET, Tong AT, Lenihan DJ, et al. Cardiovascular complications of cancer therapy: diagnosis, pathogenesis, and management. Circulation. 2004;109(25):3122–31.

[97] Dhesy-Thind S, Kumar V, Snider-McNair A, et al. Cardiac and inflammation biomarker profile after initiation of adjuvant trastuzumab therapy. Clin Chem. 2013;59(1):327–9.

[98] McArthur HL, Rugo H, Nulsen B, et al. A feasibility study of bevacizumab plus dose-dense doxorubicin-cyclophosphamide (AC) followed by nanoparticle albumin-bound paclitaxel in early-stage breast cancer. Clin Cancer Res. 2011;17(10):3398–407.

[99] Lipshultz SE, Rifai N, Dalton VM, et al. The effect of dexrazoxane on myocardial injury in doxoru-bicin-treated children with acute lymphoblastic leukemia. N Engl J Med. 2004;351(2):145–53.

[100] Lipshultz SE, Miller TL, Scully RE, et al. Changes in cardiac biomarkers during doxorubicin treat-ment of pediatric patients with high-risk acute lymphoblastic leukemia: associations with long-term echocardiographic outcomes. J Clin Oncol. 2012;30(10):1042–9.

[101] Gimeno E, Gomez M, Gonzalez JR, et al. NT-proBNP: a cardiac biomarker to assess prognosis in non-Hodgkin lymphoma. Leuk Res. 2011;35(6):715–20.

[102] Cardinale D, Sandri MT. Role of biomarkers in chemotherapy-induced cardiotoxicity. Prog Car-diovasc Dis. 2010;53(2):121–9.

[103] Sandri MT, Salvatici M, Cardinale D, et al. N-terminal pro-B-type natriuretic peptide after high-dose chemotherapy: a marker predictive of cardiac dysfunction? Clin Chem. 2005;51(8):1405–10.

[104] Cowie MR, Jourdain P, Maisel A, et al. Clinical applications of B-type natriuretic peptide (BNP) testing. Eur Heart J. 2003;24(19):1710–8.

[105] Galasko GI, Lahiri A, Barnes SC, Collinson P, Senior R. What is the normal range for N-terminal pro-brain natriuretic peptide? How well does this normal range screen for cardiovascular disea-se? Eur Heart J. 2005;26(21):2269–76.

[106] Takase H, Dohi Y. Kidney function crucially affects B-type natriuretic peptide (BNP), N-terminal proBNP and their relationship. Eur J Clin Invest. 2014;44(3):303–8.

[107] Davila ML, Riviere I, Wang X, et al. Efficacy and toxicity management of 19-28z CAR T cell therapy in B cell acute lymphoblastic leukemia. Sci Transl Med. 2014;6(224):224ra25.

[108] Lee DW, Gardner R, Porter DL, et al. Current concepts in the diagnosis and management of cyto-kine release syndrome. Blood. 2014;124(2):188–95.

[109] Mercuro G, Cadeddu C, Piras A, et al. Early epirubicin-induced myocardial dysfunction revealed by serial tissue Doppler echocardiography: correlation with inflammatory and oxidative stress markers. Oncologist. 2007;12(9):1124–33.

[110] Srikanthan K, Klug R, Tirona M, et al. Creating a Biomarker Panel for Early Detection of Chemo-therapy Related Cardiac Dysfunction in Breast Cancer Patients. J Clin Exp Cardiolog. 2017;8(3).

[111] Nuver J, Smit AJ, Sleijfer DT, et al. Microalbuminuria, decreased fibrinolysis, and inflammation as early signs of atherosclerosis in long-term survivors of disseminated testicular cancer. Eur J Cancer. 2004;40(5):701–6.

[112] Pentassuglia L, Sawyer DB. The role of Neuregulin-1beta/ErbB signaling in the heart. Exp Cell Res. 2009;315(4):627–37.

[113] Geisberg CA, Abdallah WM, da Silva M, et al. Circulating neuregulin during the transition from stage A to stage B/C heart failure in a breast cancer cohort. J Card Fail. 2013;19(1):10–5.

[114] Putt M, Hahn VS, Januzzi JL, et al. Longitudinal Changes in Multiple Biomarkers Are Associated with Cardiotoxicity in Breast Cancer Patients Treated with Doxorubicin, Taxanes, and Trastu-zumab. Clin Chem. 2015;61(9):1164–72.

[115] Beer LA, Kossenkov AV, Liu Q, et al. Baseline Immunoglobulin E Levels as a Marker of Doxorubi-cin- and Trastuzumab-Associated Cardiac Dysfunction. Circ Res. 2016;119(10):1135–44.

[116] Ngo D, Sinha S, Shen D, et al. Aptamer-Based Proteomic Profiling Reveals Novel Candidate Bio-markers and Pathways in Cardiovascular Disease. Circulation. 2016;134(4):270–85.

[117] Lind L, Arnlov J, Lindahl B, et al. Use of a proximity extension assay proteomics chip to discover new biomarkers for human atherosclerosis. Atherosclerosis. 2015;242(1):205–10.

[118] Serie DJ, Crook JE, Necela BM, et al. Genome-wide association study of cardiotoxicity in the NCCTG N9831 (Alliance) adjuvant trastuzumab trial. Pharmacogenet Genomics. 2017;27 (10):378–85.

[119] Wells QS, Veatch OJ, Fessel JP, et al. Genome-wide association and pathway analysis of left ventricular function after anthracycline exposure in adults. Pharmacogenet Genomics. 2017;27 (7):247–54.

[120] Wahid F, Shehzad A, Khan T, Kim YY. MicroRNAs: synthesis, mechanism, function, and recent clinical trials. Biochim Biophys Acta. 2010;1803(11):1231–43.

[121] Desai VG, J CK, Vijay V, et al. Early biomarkers of doxorubicin-induced heart injury in a mouse model. Toxicol Appl Pharmacol. 2014;281(2):221–9.

[122] Vacchi-Suzzi C, Bauer Y, Berridge BR, et al. Perturbation of microRNAs in rat heart during chronic doxorubicin treatment. PLoS One. 2012;7(7):e40395.

[123] Horacek JM, Jebavy L, Ulrychova M, et al. Glycogen phosphorylase BB could be a new biomarker for detection of cardiac toxicity during hematopoietic cell transplantation for hematological malignancies. Bone Marrow Transplant. 2010;45(6):1123–4.

[124] Horacek JM, Tichy M, Pudil R, Jebavy L. Glycogen phosphorylase BB could be a new circulating biomarker for detection of anthracycline cardiotoxicity. Ann Oncol. 2008;19(9):1656–7.

[125] Horacek JM, Vasatova M, Tichy M, et al. The use of cardiac biomarkers in detection of cardiotoxicity associated with conventional and high-dose chemotherapy for acute leukemia. Exp Oncol. 2010;32(2):97–9.

[126] Giannitsis E, Kurz K, Hallermayer K, et al. Analytical validation of a high-sensitivity cardiac troponin T assay. Clin Chem. 2010;56(2):254–61.

[127] Zhelev Z, Hyde C, Youngman E, et al. Diagnostic accuracy of single baseline measurement of Elecsys Troponin T high-sensitive assay for diagnosis of acute myocardial infarction in emergency department: systematic review and meta-analysis. BMJ. 2015;350:h15.

[128] Pickering JW, Than MP, Cullen L, et al. Rapid Rule-out of Acute Myocardial Infarction With a Single High-Sensitivity Cardiac Troponin T Measurement Below the Limit of Detection: A Collaborative Meta-analysis. Ann Intern Med. 2017;166(10):715–24.

[129] Konstantinides SV, Torbicki A, Agnelli G, et al. 2014 ESC guidelines on the diagnosis and management of acute pulmonary embolism. Eur Heart J. 2014;35(43):3033–69, 69a-69k.

[130] Giannitsis E. Counterpoint: Potenzial Concerns Regarding the Use of Sex-Specific Cutpoints for High-Sensitivity Troponin Assays. Clin Chem. 2017;63(1):264–6.

[131] Fallah-Rad N, Walker JR, Wassef A, et al. The utility of cardiac biomarkers, tissue velocity and strain imaging, and cardiac magnetic resonance imaging in predicting early left ventricular dysfunction in patients with human epidermal growth factor receptor II-positive breast cancer treated with adjuvant trastuzumab therapy. J Am Coll Cardiol. 2011;57(22):2263–70.

[132] Perik PJ, Lub-De Hooge MN, Gietema JA, et al. Indium-111-labeled trastuzumab scintigraphy in patients with human epidermal growth factor receptor 2-positive metastatic breast cancer. J Clin Oncol. 2006;24(15):2276–82.

[133] Kozak KR, Hong TS, Sluss PM, et al. Cardiac blood biomarkers in patients receiving thoracic (chemo)radiation. Lung Cancer. 2008;62(3):351–5.

[134] Tager T, Giannitsis E, Greve K, et al. Long-term biological variation of high-sensitivity cardiac troponin T using minimal important differences and reference change values in stable outpatients with cardiovascular disease. Clin Biochem. 2019;67:7–11.

[135] Ay C, Dunkler D, Marosi C, et al. Prediction of venous thromboembolism in cancer patients. Blood. 2010;116(24):5377–82.

[136] Frankenstein L, Wu AH, Hallermayer K, et al. Biological variation and reference change value of high-sensitivity troponin T in healthy individuals during short and intermediate follow-up periods. Clin Chem. 2011;57(7):1068–71.

[137] Wu AH, Lu QA, Todd J, Moecks J, Wians F. Short- and long-term biological variation in cardiac troponin I measured with a high-sensitivity assay: implications for clinical practice. Clin Chem. 2009;55(1):52–8.

[138] Wu AH, Akhigbe P, Wians F. Long-term biological variation in cardiac troponin I. Clin Biochem. 2012;45(10–11):714–6.

[139] Aakre KM, Roraas T, Petersen PH, et al. Weekly and 90-minute biological variations in cardiac troponin T and cardiac troponin I in hemodialysis patients and healthy controls. Clin Chem. 2014;60(6):838–47.

[140] Scharnhorst V, Krasznai K, van 't Veer M, Michels RH. Variation of cardiac troponin I and T measured with sensitive assays in emergency department patients with noncardiac chest pain. Clin Chem. 2012;58(8):1208–14.

[141] Frankenstein L, Remppis A, Giannitis E, et al. Biological variation of high sensitive Troponin T in stable heart failure patients with ischemic or dilated cardiomyopathy. Clin Res Cardiol. 2011;100(8):633–40.

[142] Nordenskjold AM, Ahlstrom H, Eggers KM, et al. Short- and long-term individual variation in cardiac troponin in patients with stable coronary artery disease. Clin Chem. 2013;59(2):401–9.

[143] Mbagaya W, Luvai A, Lopez B. Biological variation of cardiac troponin in stable haemodialysis patients. Ann Clin Biochem. 2015;52(Pt 5):562–8.

[144] Sandoval Y, Herzog CA, Love SA, et al. Prognostic Value of Serial Changes in High-Sensitivity Cardiac Troponin I and T over 3 Months Using Reference Change Values in Hemodialysis Patients. Clin Chem. 2016;62(4):631–8.

7 Systemische Therapie kardialer Tumoren

Gerlinde Egerer, Philipp Novotny

7.1 Einleitung

Die Indikation zur systemischen Chemotherapie bei Herztumoren richtet sich nach der zugrundeliegenden histologischen Entität, des vermutlich zu erreichenden Resektionsstatus, sowie individuellen Faktoren (Alter, Komorbiditäten) des Patienten. Aufgrund der Seltenheit kardialer Neoplasien und der damit einhergehenden begrenzten Datenlage, welche zumeist auf Einzelfallberichten, sowie Fallserien basiert, sollte jeder Patient in einem interdisziplinären Tumorboard besprochen werden. Eine Übersicht zur Therapiestruktur ist in Abb. 7.1 dargestellt.

Bösartige Herztumore werden zumeist als mesenchymale oder hämatopoetische Neoplasie identifiziert und sind zum Zeitpunkt der Diagnosestellung bereits in der Mehrzahl der Fälle fortgeschritten. Am häufigsten zu beobachten sind mesenchymale Neubildungen (Sarkome), welche unterschiedliche histologische Subtypen wie z. B. dem Angiosarkom, dem undifferenzierten pleomorphen Sarkom, dem Fibrosarkom, dem Rhabdomyosarkom, dem Synovialsarkom oder dem Leiomyosarkom entsprechen können. Insgesamt stellen Sarkome den Großteil der malignen kardialen

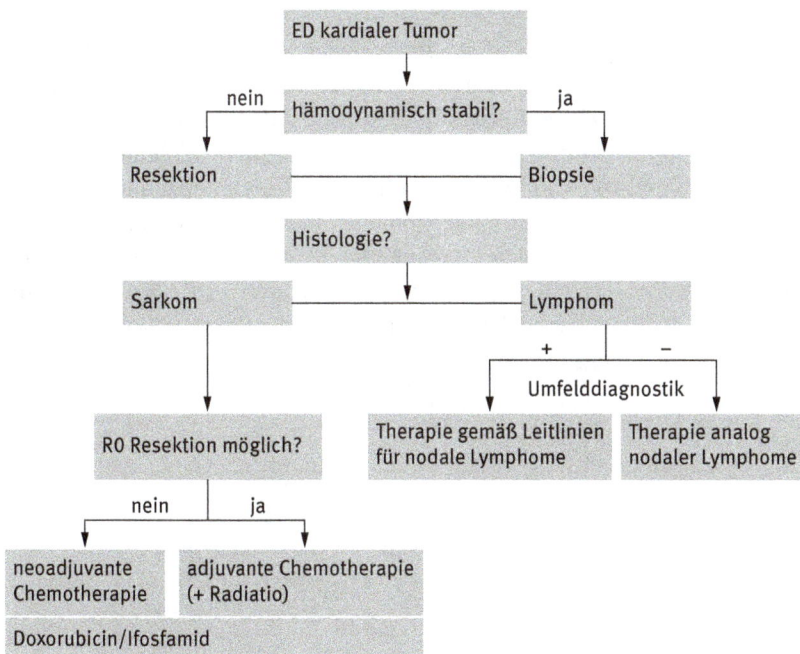

Abb. 7.1: Therapiestruktur bei primär kardialen Lymphomen und Sarkomen (+ = positiv, – = negativ).

https://doi.org/10.1515/9783110592450-007

Neoplasien dar, während primär kardiale Non-Hodgkin Lymphome (PCL) lediglich in weniger als 2 % der Fälle beobachtet werden können. Letzteren kommt jedoch aufgrund der hohen Ansprechrate auf eine systemische Chemotherapie eine besondere Bedeutung zu. Eine systematische Metaanalyse von 197 publizierten Patientenfällen mit PCL zwischen 1949–2009 verdeutlichte den Stellenwert der systemischen Chemotherapie bei der Behandlung. Die systemische Chemotherapie hat einen statistisch signifikanten Einfluss auf das Gesamtüberleben (30 Monate vs. 0,3 Monate), während Resektion und Strahlentherapie lediglich einen Trend für einen Überlebensvorteil vermuten ließen [1].

Definiert wird das primär kardiale Lymphom dabei meist als extranodales Lymphom mit Manifestation am Herzen oder Perikard ohne Nachweis sekundärer Lymphknotenmanifestationen. Eine adäquate bildgebende Umfelddiagnostik zum Ausschluss eines sekundären Befalls, welcher in ca. 20 % der systemischen Lymphome vorliegt, ist daher zur richtigen Klassifikation unverzichtbar.

7.2 Systemtherapie primär kardialer Lymphome

Die Therapie der PCL richtet sich nach der zugrundeliegenden Histologie und wird entsprechend der Protokolle für nodale Lymphome durchgeführt (Tab. 7.1). Hierbei ist zu beachten, dass es aufgrund der Lokalisation am Herzen zu spezifischen Komplikationen, wie z. B. einer Ruptur unter dem durch Chemotherapie induzierten Zellzerfall kommen kann, sodass auch eine einschleichende Therapie individuell diskutiert werden sollte [2]. Eine Vorphase mit Glukokortikoiden, welche bei aggressiven Lymphomen bereits zu einem Zellzerfall führt, kann dabei als unspezifische Therapie durchgeführt werden und zu einer Besserung der Symptomatik führen.

Als Erstlinientherapie bei Lymphomen der B-Zell Reihe wird eine Immunchemotherapie mit einem anti-CD20 Antikörper empfohlen und im Fall des am häufigsten zu beobachtenden primären kardialen Lymphoms, dem diffus-großzelligen B-Zell Lymphom (DLBCL), zumeist mit Doxorubicin/Cylcophosphamid/Vincristin/Prednison kombiniert (R-CHOP). Bei sehr alten Patienten besteht zudem die Möglichkeit einer Dosisreduktion im Sinne eines R-miniCHOP.

Tab. 7.1: Beispiele der bei nodalen Lymphomen eingesetzten Chemotherapieprotokolle.

Entität	Chemotherapie	Rezidiv/Progress
DLBCL	R-CHOP R-CHOEP R-AVCBP	R-DHAP R-ICE R-DGP HD-CT + ABSCT ——————————————— Allo-SCT CAR-T
Follikuläres Lymphom	R-CHOP R-Bendamustin R-CVP + Rituximab-Erhaltungstherapie	R-Bendamustin, R-FC R-CHOP Bei refraktärer Erkrankung auf zwei Therapielinien: Idealisib CAVE: Erneute Biopsie bei Rezidiv Bei Rezidiv < 6 Monate Obinotuzumab erwägen [3]
Burkitt Lymphom	DA-EPOCH-R B-ALL Protokoll	

R = Rituximab, CHOP = Doxorubicin/Cylcophosphamid/Vincristin/Prednison, CHOEP = Doxorubicin/Cylcophosphamid/Etoposid/Vincristin/Prednison, AVCBP = Doxorubicin/Cyclophosphamid/Vindesin/Bleomycin/Prednison, DHAP = Dexamethason/AraC/Cisplatin, ICE = Ifosfamid/Carboplatin/Etoposid, DGP = Dexamethason/Gemcitabine/Cisplatin, CVP = Cyclophosphamid/Vincristin/Prednisolon, FC = Fludarabin/Cyclophosphamid, HD-CT + ABSCT = Hochdosis Chemotherapie gefolgt von autologer Blutstammzellentransplantation, Allo-SCT = Allogene Blutstammzellentransplantation, CAR-T = CAR-T-Zell Therapie, DA-EPOCH-R = Dosis adaptiertes Etoposid/Doxorubicin/Cyclophosphamid/Vincristin/Prednison und Rituximab

7.3 Systemtherapie primär kardialer Sarkome

Der Stellenwert einer systemischen Therapie bei primär kardialen high-grade Sarkomen ist im Vergleich zu primär kardialen Lymphomen weniger gut definiert. Während die komplette Resektion der Tumormanifestation eine zentrale Rolle bei der Behandlung spielt und selbst eine inkomplette Resektion mit einem Überlebensvorteil einhergeht [4], wird der Nutzen einer (neo-)adjuvanten Chemotherapie aufgrund der zum Teil unterschiedlichen Datenlage kontrovers diskutiert. Zusätzlich erschwert wird eine eindeutige Aussage durch die Vielzahl der eingesetzten Chemotherapieprotokolle und Dosierungen und das Fehlen prospektiv randomisierter Studien. Anhand der aktuell verfügbaren Daten kann daher keine eindeutige Empfehlung hinsichtlich eines optimalen Therapieprotokolls gegeben werden, sodass primär kardiale Sarkome analog der Empfehlungen für extrakardiale Sarkome behandelt werden.

Allerdings ist auch bei extrakardialen Weichteilsarkomen der Stellenwert einer (neo-)adjuvanten Therapie nicht ausreichend geklärt. So ergab zum Beispiel die EORTC 62931 Studie zur adjuvanten Systemtherapie bei Patienten mit Weichteilsarkom keinen Überlebensvorteil einer Doxorubicin/Ifosfamid-Therapie im Vergleich zur Kontrollgruppe ohne Therapie [5]. Allerdings lassen Subgruppenanalysen einen Vorteil der adjuvanten Systemtherapie bei bestimmten Patientengruppen vermuten [6,7] – R1 Resektion, männlich, > 40 Jahre, high-grade Sarkom [8]. Eine neoadjuvante Chemotherapie mit Doxorubicin/Ifosfamid sollte derweil zur Ermöglichung einer R0-Resektion diskutiert werden. Ob eine der Sarkomentität angepasste Systemtherapie gegenüber der Standardtherapie mit Doxorubicin/Ifosfamid überlegen ist, wurde im Rahmen einer prospektiv randomisierten Studie untersucht. Diese ergab für die eingeschlossenen Entitäten keinen Vorteil einer Therapie mit Gemcitabine/Docetaxel (undifferenziertes pleomorphes Sarkom), Trabectedin (high-grade myxoides Liposarkom), hoch-dosiertes Ifosfamid (Synovialsarkom), Etoposid/Ifosfamid (maligner peripherer Nervenscheidentumor) und Gemcitabin/Dacarbazin (Leiomyosarkom) gegenüber der Standardtherapie mit Doxorubicin/Ifosfamid [9], sodass diese weiterhin als Therapiestandard gilt. Allerdings konnte bei Patienten mit high-grade myxoiden Liposarkomen ein ähnlich langes progressionsfreies Überleben mit Trabectedin erreicht werden, sodass beim myxoiden Liposarkom mit dieser Substanz eine im Vergleich zur Standardtherapie weniger toxische Therapie zur Verfügung steht [9]. Ähnlich gilt dies auch für Angiosarkome, welche gute Ansprechraten auf Taxane, insbesondere auf Paclitaxel, zeigen [10].

Eine Übersicht ausgewählter publizierter Fallserien und retrospektiver Analysen primär kardialer Sarkome bietet Tab. 7.2. Während Resektions- und Metastasierungsstatus einen eindeutigen prognostischen Faktor darstellen, konnte ein Überlebensvorteil durch eine Systemtherapie nicht in allen Fallserien beobachtet werden. Hierbei ist der retrospektive Charakter aller publizierten Daten und Analysen zu bedenken. Insgesamt lassen die verfügbaren Daten mindestens einen Trend zu einem Überlebensvorteil mit einer adjuvanten Systemtherapie vermuten. Bei Patienten ohne oder nach makroskopisch inkompletter Resektion und/oder Metastasen zum Zeitpunkt der Diagnose ist der Trend zu einem Überlebensvorteil ausgeprägter [4,11]. Des Weiteren scheint ein multimodales Therapiekonzept nach chirurgischer Resektion mit Systemtherapie und Radiatio gegenüber einer alleinigen adjuvanten Chemotherapie überlegen [12]. Basierend auf dem aktuellen Kenntnisstand erscheint eine adjuvante, multimodale Therapie mit Doxorubicin/Ifosfamid als Systemtherapie gerechtfertigt. Inwiefern aktiv sich alternative und weniger toxische Therapieprotokolle, wie z. B. Doxorubicin in Kombination mit dem PDGFRA-blockierenden Antikörper Olaratumab bei kardialen Sarkomen zeigen, ist unklar.

Tab. 7.2: Ausgewählte publizierte Fallserien und Metaanalysen.

Autor	häufigste Entitäten	Anzahl der Patienten	Outcome
Randhawa et al. [12]	AS (21 %), SS (17 %), MFH (12 %, Intimasarkom (10 %)	42	medianes Überleben: 25 Monate (Angiosarkom: 15 Monate) Multimodale Therapie mit längerem Survival assoziiert
Ramlawi et al. [13]	AS (40 %), SpS (11 %), high-grade Sarkom (9 %), LMS (7 %), MFH (6 %)	95	medianes Überleben: 20 Monate (PAS: 68 Monate) nur chirurgische Intervention
Simpson et al. [14]	AS (41 %), LMS (15 %), myxoides Sarkom (9 %), MFH (9 %), OS (6 %)	34	medianes Überleben: 12 Monate (Angiosarkom: 5 Monate; inkomplette Resektion: 6 Monate)
Llombart-Cussac et al. [15]	AS (40 %), MFH (20 %), LMS (13 %), RMS (13 %)	15	medianes Überleben: 12 Monate (Angiosarkom: 4 Monate)
Putnam et al. [16]	AS (33 %), MFH (33 %), RMS (9, 5 %), LMS (9, 5 %)	21	medianes Überleben: 11 Monate kein Vorteil einer adjuvanten Systemtherapie nach inkompletter Resektion.
Donsbeck et al. [17]	undifferenziertes Sarkom (38 %), AS (25 %), LMS (25 %), MFH (8 %), SS (4 %)	24	mittleres Überleben: 16,5 Monate 6 Patienten mit Metastasen bei Diagnose
Look et al. [18]	AS	18	medianes Überleben: 13 Monate (metastasiert: 6 Monate) in 56 % der Fälle bei Diagnose bereits metastasiert
Isambert et al. [4]	AS (32 %), LMS (13 %), schlecht differenziertes Sarkom (36 %)	124	medianes Überleben: 17 Monate (keine Resektion: 11 Monate) ignifikant verbessertes Gesamtüberleben durch Chemotherapie bei nichtoperierten Patienten

AS – Angiosarkom, LMS – Leiomyosarkom, MFH – malignes fibröses Histiozytom, RMS – Rhabdomyosarkom, OS – Osteosarkom, SS – Synovialsarkom.

7.3.1 Angiosarkom

Das Angiosarkom ist die häufigste maligne mesenchymale Neoplasie des Herzens und ist in der Mehrzahl der Fälle im rechten Atrium lokalisiert [15]. Angiosarkome zeichnen sich durch ihre hohe Aggressivität und dem damit assoziierten hohen Lokalrezidiv- und Metastasierungsrisiko aus. Eine familiäre Form des primären kardialen Angiosarkoms wurde in zwei Familien beschrieben und geht mit einem deutlich schlechteren Verlauf im Vergleich zu dem sporadisch auftretendem kardialen Angiosarkom einher [19,20].

Zum Zeitpunkt der Diagnose ist das Angiosarkom bereits bei einem großen Teil der Patienten metastasiert [18]; häufig zu beobachten ist hierbei eine pulmonale, sowie lymphogene Metastasierung. Beschrieben sind allerdings auch Manifestationen an den Nebennierenrinden, den Knochen und der Milz. Eine höhere Inzidenz von zerebralen Metastasen ist nach chirurgischer Resektion beobachtet worden [21]. Das mediane Überleben nicht metastasierter Angiosarkome nach Resektion liegt bei 14–19,5 Monaten [18,22], während 90 % der Patienten ohne Resektion und lediglich einer Systemtherapie nach 9–12 Monaten versterben [23]. Das mediane Überleben bei Patienten mit metastasiertem AS liegt bei ungefähr 6 Monaten [18].

Im Gegensatz zu anderen Sarkomentitäten spricht das Angiosarkom gut auf eine Taxan-haltige Therapie an, sodass bei der Erstlinienbehandlung extrakardialer Angiosarkome auch Paclitaxel eine Rolle spielt. Weitere aktive Substanzen stehen mit Gemcitabine und dem Tyrosinkinase Inhibitor Pazopanib zur Verfügung.

7.3.2 Pulmonalarteriensarkom

Das Pulmonalarteriensarkom (PAS) entspringt mesenchymalen Zellen der Pulmonalarterie und stellt aufgrund der Lungenarterienembolie (LAE)-ähnlichen Symptomatik eine diagnostische Herausforderung dar. Initial erfolgt daher zumeist eine Behandlung auf Grundlage der Verdachtsdiagnose einer LAE, bevor bildgebende Untersuchungen eine genauere Differenzierung erlauben.

Histologisch wurden für das PAS eine Vielzahl verschiedener Sarkomsubtypen beschrieben, welche teilweise auch eine für Knochentumore entsprechende Charakteristik aufwiesen [24]. Das mediane Überleben von Patienten mit PAS ist maßgeblich vom Resektionsstatus abhängig und erreicht nach R0 Resektion 25 Monate, während Patienten nach inkompletter Resektion ein medianes Überleben von 8 Monaten aufweisen [25]. Der Stellenwert einer Systemtherapie ist auch beim PAS nicht eindeutig und wird kontrovers diskutiert [26–28]. Allerdings ließ eine retrospektive Analyse von insgesamt 60 Patienten einen Überlebensvorteil nach multimodaler Behandlung vermuten [25], sodass eine adjuvante Systemtherapie mit Bestrahlung auch bei Patienten nach kompletter Resektion evaluiert werden sollte. Dies auch gegebenenfalls als neoadjuvantes Konzept mit dem Ziel eine R0-Resektion zu ermöglichen. Als Systemtherapie hat sich dabei zumeist die Kombination von Doxorubicin/Ifosfamid etabliert, allerdings ohne formale Evidenz eines Überlebensvorteils im Vergleich zu anderen Therapieprotokollen. Wie auch bei primär kardialen Sarkomen ist hierbei die interdisziplinäre Zusammenarbeit bei der Behandlung von größter Wichtigkeit.

7.4 Weitere potenziell maligne primäre Herztumore

Das kardial auftretende Phäochromozytom ist zumeist im linken Atrium, dem intraartrialen Septum, sowie der intraperikardialen Aorta oder den Pulmonalarterien lokalisiert. Die Behandlung erfolgt gemäß der aktuellen ESMO-Leitlinien für Nebennierenkrebs [29] mit Cyclophosphamid/Vincristin/Dacarbazin (CVD) oder Temozolomid. Mehrere Phase II Studien haben die Wirkung verschiedener Tyrosinkinase Inhibitoren bei progredienten metastasierten Phäochromozytomen und Paragangliomen evaluiert und bei bis zu 33 % der eingeschlossenen Patienten ein Ansprechen gezeigt [30–32].

Die Manifestation am Perikardium und dem AV-Knoten ist für das Mesotheliom beschrieben [33,34], zu dessen systemische Behandlung keine Leitlinien verfügbar sind. In Einzelfallberichten ist eine Behandlung mit Cisplatin/Gemcitabine/Vinorelbin [35] oder Pemetrexed/Cisplatin und anschließender Pemetrexed-Erhaltung beschrieben [36].

7.5 Systemtherapien benigner Herztumoren

Benigne primär kardiale Tumore machen etwa 75 % aller Herztumore aus [37] und sind im Erwachsenenalter am häufigsten durch das Myxom vertreten, während im Kindesalter das Rhabdomyom und Fibrom dominieren. Eine Häufung bestimmter Herztumore kann auch bei verschiedenen genetischen Syndromen beobachtet werden [38] – so z. B. Rhabdomyome beim tuberösen Skleros, Fibrome beim Gorlin-Syndrom, sowie Myxome beim Carney-Komplex. Eine weitere Abklärung in Bezug auf ein möglicherweise zugrundeliegendes genetisches Syndrom sollte daher insbesondere bei erhöhten Verdachtsmomenten, wie z. B. beim Vorliegen multipler Tumore oder atypischer Lokalisation erfolgen. Die Behandlung benigner Herztumore erfolgt primär chirurgisch.

Allerdings zeigten einige Fallstudien bei Kindern mit tuberöser Sklerose und kurativ nicht resektablem Rhabdomyom die Wirksamkeit einer Systemtherapie mit dem mTOR Inhibitor Everolimus. Ein zusätzlicher Vorteil einer medikamentösen Therapie ergibt sich des Weiteren im Hinblick auf die höhere Wahrscheinlichkeit extrakardialer Neoplasien bei zugrunde liegender tuberöser Sklerose, deren Regression ebenso durch eine Behandlung mit Everolimus beschleunigt werden könnte [39]. Allerdings sollte Nutzen und Risiko vor dem Beginn einer medikamentösen Therapie gut abgewogen werden, da auch spontane Regressionen beim Rhabdomyom beobachtet werden können.

Literatur

[1] Petrich A, Cho SI, Billett H. Primary cardiac lymphoma: an analysis of presentation, treatment, and outcome patterns. Cancer. 2011;117(3):581–9.

[2] Shah K, Shemisa K. A "low and slow" approach to successful medical treatment of primary cardiac lymphoma. Cardiovasc Diagn Ther. 2014;4(3):270–3.

[3] Sehn LH, Chua N, Mayer J, et al. Obinutuzumab plus bendamustine versus bendamustine monotherapy in patients with rituximab-refractory indolent non-Hodgkin lymphoma (GADOLIN): a randomised, controlled, open-label, multicentre, phase 3 trial. Lancet Oncol. 2016;17(8):1081–93.

[4] Isambert N, Ray-Coquard I, Italiano A, et al. Primary cardiac sarcomas: a retrospective study of the French Sarcoma Group. Eur J Cancer. 2014;50(1):128–36.

[5] Woll PJ, Reichardt P, Le Cesne A, et al. Adjuvant chemotherapy with doxorubicin, ifosfamide, and lenograstim for resected soft-tissue sarcoma (EORTC 62931): a multicentre randomised controlled trial. Lancet Oncol. 2012;13(10):1045–54.

[6] Brunello A, Rizzato MD, Rastrelli M, et al. Adjuvant chemotherapy for soft tissue sarcomas: a 10-year mono-institutional experience. J Cancer Res Clin Oncol. 2016;142(3):679–85.

[7] Patrikidou A, Domont J, Cioffi A, Le Cesne A. Treating soft tissue sarcomas with adjuvant chemotherapy. Curr Treat Options Oncol. 2011;12(1):21–31.

[8] Le Cesne A, Ouali M, Leahy MG, et al. Doxorubicin-based adjuvant chemotherapy in soft tissue sarcoma: pooled analysis of two STBSG-EORTC phase III clinical trials. Ann Oncol. 2014;25 (12):2425–32.

[9] Gronchi A, Ferrari S, Quagliuolo V, et al. Histotype-tailored neoadjuvant chemotherapy versus standard chemotherapy in patients with high-risk soft-tissue sarcomas (ISG-STS 1001): an international, open-label, randomised, controlled, phase 3, multicentre trial. Lancet Oncol. 2017;18 (6):812–22.

[10] Young RJ, Brown NJ, Reed MW, Hughes D, Woll PJ. Angiosarcoma. Lancet Oncol. 2010;11 (10):983–91.

[11] Wu Y, Million L, Moding EJ, et al. The impact of postoperative therapy on primary cardiac sarcoma. J Thorac Cardiovasc Surg. 2018;156(6):2194–203.

[12] Randhawa JS, Budd GT, Randhawa M, et al. Primary Cardiac Sarcoma: 25-Year Cleveland Clinic Experience. Am J Clin Oncol. 2016;39(6):593–9.

[13] Ramlawi B, Leja MJ, Abu Saleh et al. Surgical Treatment of Primary Cardiac Sarcomas: Review of a Single-Institution Experience. Ann Thorac Surg. 2016;101(2):698–702.

[14] Simpson L, Kumar SK, Okuno SH, et al. Malignant primary cardiac tumors: review of a single institution experience. Cancer. 2008;112(11):2440–6.

[15] Llombart-Cussac A, Pivot X, Contesso G, et al. Adjuvant chemotherapy for primary cardiac sarcomas: the IGR experience. Br J Cancer. 1998;78(12):1624–8.

[16] Putnam JB, Jr., Sweeney MS, Colon R, et al. Primary cardiac sarcomas. Ann Thorac Surg. 1991;51 (6):906–10.

[17] Donsbeck AV, Ranchere D, Coindre JM, et al. Primary cardiac sarcomas: an immunohistochemical and grading study with long-term follow-up of 24 cases. Histopathology. 1999;34(4):295–304.

[18] Look Hong NJ, Pandalai PK, Hornick JL, et al. Cardiac angiosarcoma management and outcomes: 20-year single-institution experience. Ann Surg Oncol. 2012;19(8):2707–15.

[19] Keeling IM, Ploner F, Rigler B. Familial cardiac angiosarcoma. Ann Thorac Surg. 2006;82 (4):1576.

[20] Iskander SS, Nagueh SF, Ostrowski ML, Reardon MJ. Growth of a left atrial sarcoma followed by resection and autotransplantation. Ann Thorac Surg. 2005;79(5):1771–4.

[21] Butany J, Yu W. Cardiac angiosarcoma: two cases and a review of the literature. Can J Cardiol. 2000;16(2):197–205.

[22] Antonuzzo L, Rotella V, Mazzoni F, et al. Primary cardiac angiosarcoma: a fatal disease. Case Rep Med. 2009;2009:591512.

[23] Blackmon SH, Reardon MJ. Surgical treatment of primary cardiac sarcomas. Tex Heart Inst J. 2009;36(5):451–2.

[24] Huo L, Moran CA, Fuller GN, Gladish G, Suster S. Pulmonary artery sarcoma: a clinicopathologic and immunohistochemical study of 12 cases. Am J Clin Pathol. 2006;125(3):419–24.

[25] Blackmon SH, Rice DC, Correa AM, et al. Management of primary pulmonary artery sarcomas. Ann Thorac Surg. 2009;87(3):977–84.

[26] Zerkowski HR, Hofmann HS, Gybels I, Knolle J. Primary sarcoma of pulmonary artery and valve: multimodality treatment by chemotherapy and homograft replacement. J Thorac Cardiovasc Surg. 1996;112(4):1122–4.

[27] Anderson MB, Kriett JM, Kapelanski DP, Tarazi R, Jamieson SW. Primary pulmonary artery sarcoma: a report of six cases. Ann Thorac Surg. 1995;59(6):1487–90.

[28] Cox JE, Chiles C, Aquino SL, Savage P, Oaks T. Pulmonary artery sarcomas: a review of clinical and radiologic features. J Comput Assist Tomogr. 1997;21(5):750–5.

[29] Berruti A, Baudin E, Gelderblom H, et al. Adrenal cancer: ESMO Clinical Practice Guidelines for diagnosis, treatment and follow-up. Ann Oncol. 2012;23 Suppl 7:vii131-8.

[30] Ayala-Ramirez M, Chougnet CN, Habra MA, et al. Treatment with sunitinib for patients with progressive metastatic pheochromocytomas and sympathetic paragangliomas. J Clin Endocrinol Metab. 2012;97(11):4040–50.

[31] Pichun MEB, Edgerly M, Velarde M, et al. Phase II clinical trial of axitinib in metastatic pheochromocytomas and paraganlgiomas (P/PG): Preliminary results. 2015;33(7_suppl):457-.

[32] Jasim S, Suman VJ, Jimenez C, et al. Phase II trial of pazopanib in advanced/progressive malignant pheochromocytoma and paraganglioma. Endocrine. 2017;57(2):220–5.

[33] Balasundaram S, Halees SA, Duran C. Mesothelioma of the atrioventricular node: first successful follow-up after excision. Eur Heart J. 1992;13(5):718–9.

[34] Nishida K, Kamijima G, Nagayama T. Mesothelioma of the atrioventricular node. Br Heart J. 1985;53(4):468–70.

[35] Maruyama R, Sakai M, Nakamura T, et al. Triplet chemotherapy for malignant pericardial mesothelioma: a case report. Jpn J Clin Oncol. 2006;36(4):245–8.

[36] Chung SM, Choi SJ, Kim MJ, et al. Positive response of a primary malignant pericardial mesothelioma to pemetrexed plus cisplatin followed by pemetrexed maintenance chemotherapy: A case report. Oncol Lett. 2016;12(1):213–6.

[37] Bruckner BA, Reardon MJ. Benign cardiac tumors: a review. Methodist Debakey Cardiovasc J. 2010;6(3):20–6.

[38] Lee E, Mahani MG, Lu JC, et al. Primary cardiac tumors associated with genetic syndromes: a comprehensive review. Pediatr Radiol. 2018;48(2):156–64.

[39] Dahdah N. Everolimus for the Treatment of Tuberous Sclerosis Complex-Related Cardiac Rhabdomyomas in Pediatric Patients. J Pediatr. 2017;190:21–6 e7.

8 Chirurgische Therapie kardialer Tumore

Rawa Arif, Matthias Karck

8.1 Einleitung

Die chirurgische Therapie der kardialen Tumore beruht überwiegend auf empirisch erworbenen Kenntnissen, da es auf Grund relativ geringer Fallzahlen kaum randomisierte Studien gibt. Klinische Evidenz ist deshalb nicht sicher ableitbar und so können schon einzelne Fallberichte Einfluss auf die Therapieplanung nehmen. In der Literatur finden sich mit Ausnahme des kardialen Myxoms zumeist nur Publikationen mit geringer Fallzahl.

Bei der Resektion umschriebener benigner Tumore wie dem Vorhofmyxom oder dem Fibroelastom kommen standardisierte Verfahren zur Anwendung. Komplexere Tumore bedürfen einer in einem Tumorboard abgestimmten Operationsplanung, da nicht selten multimodale Therapieansätze zu einer Reduktion der Tumormasse beitragen können. Auch kann der Zugangsweg über den Erfolg der Operation entscheiden, wie auch die Infiltration von Nachbarstrukturen eine erhebliche Erweiterung des Eingriffs erforderlich machen kann.

Die präoperative Diagnostik durch dynamische schnittbildgebende Verfahren wie Kardio-MRT und Kontrast-CT ist von großer Bedeutung für die operative Therapieplanung bei Malignomverdacht. Umschriebene, benigne Tumore können dagegen zumeist durch transösophageale Echokardiographie ausreichend dargestellt werden, vor allem, wenn die 3D-Technik angewendet wird.

Die Koronarangiographie dient nicht nur dem Ausschluss einer begleitenden koronaren Herzkrankheit, sondern besonders auch der Darstellung einer möglichen Vaskularisation des Tumors, der Infiltration des Vorhof- oder Ventrikelmyokards sowie anatomischer Besonderheiten der Gefäßverläufe.

Die Indikation zur chirurgischen Resektion benigner Tumore des linken Systems wird weit gefasst, da ca. 8 % der Myxompatienten ohne chirurgische Therapie nach Diagnosestellung embolische Komplikationen und dabei in erster Linie einen Schlaganfall erleiden [1].

Neueren Daten zufolge kann die Schlaganfallrate sogar bis zu 25 % betragen [2].

So ist bei Vorliegen eines Malignoms oder infiltrativ wachsenden benignen Tumors, wie dem Paragangliom, die vollständige Resektion meist nur mit Hilfe der Herz-Lungen-Maschine (HLM) möglich [3].

Die Verwendung eines Extrakorporalen Life Supports (ECLS) stellt dabei eine Alternative zum Einsatz der HLM dar, sofern die Herzhöhlen nicht eröffnet werden müssen [4]. Dies ist allerdings meist nur bei extrakardialen Tumoren der Lunge, des Perikards oder des Thymus der Fall. Vorteile werden in dem Verzicht auf Retransfusion von Patientenblut gesehen, weil dadurch eine mögliche Streuung vermieden werden könnte. Auch hierzu fehlen allerdings randomisierte Studien. Darüber hinaus

https://doi.org/10.1515/9783110592450-008

wird angenommen, dass der Einsatz der ECLS eine im Vergleich zur HLM geringere systemische Entzündungsreaktion hervorruft und das operative Trauma dadurch möglicherweise reduziert wird [5]. Vorteile werden auch darin gesehen, dass sie bei sich abzeichnendem Lungen- oder kardialen Pumpversagen für einige Tage bis zur Regeneration genutzt werden kann.

Trotz moderner diagnostischer Verfahren werden kardiale Tumore zumeist erst dann diagnostiziert, wenn sie symptomatisch geworden sind. Vor allem maligne Tumorleiden sind zu diesem Zeitpunkt allerdings oft schon deutlich vorangeschritten, sodass eine kurative Therapie kaum mehr möglich ist. Auch sind der kardiochirurgischen Therapie unter funktionellen Gesichtspunkten natürliche Grenzen gesetzt. Deshalb ist eine vollständige Tumorresektion besonders bei infiltrativ wachsenden Malignomen selten möglich.

8.2 Anschluss der Herz-Lungen-Maschine

Die Auswahl des Gefäßzugangs zur Kanülierung vor Anschluss der HLM erfolgt in Abhängigkeit vom operativen Zugang zum Herzen. Hierbei muss das Risiko einer Tumorembolisation berücksichtigt werden, was vor allem bei linksatrialen Tumoren zu berücksichtigen ist.

Der für die meisten Tumore sinnvolle Anschluss stellt dennoch die zentrale, bikavale Kanülierung dar, weil sie einen blutfreien Situs mit optimaler Exposition der Herzhöhlen ermöglicht. Hierbei wird die Aorta ascendens in typischer Weise kanüliert, gefolgt von der Platzierung venöser Kanülen in die Vena cava superior (VCS) und inferior (VCI). Der Zugang zur VCS erfolgt entweder direkt unter Schonung des Sinusknotens oder über das rechte Herzohr. Durch die direkte Kanülierung der VCS kann eine bessere Exposition für den primären Zugang zum linken Atrium geschaffen werden. Die Kanülierung der VCI erfolgt am kavoatrialen Übergang, möglichst zwerchfellnah. Für eine optimale Exposition empfiehlt es sich, beide Hohlvenen zu mobilisieren und anzuschlingen, um dadurch eine möglicherweise erforderliche Luxation des Herzens zu erleichtern. Hierfür kann es hilfreich sein auf linksseitige Expositionsnähte am Perikard zu verzichten.

Bei größeren rechtsatrialen Tumoren ist die transfemorale Kanülierung der VCI zu erwägen, um eine Embolisation von Tumoranteilen zu verhindern. Bei ausreichender Mobilisation ist in diesen Fällen eine direkte Kanülierung der VCS meist noch möglich, da sie nach kranial hinauf bis zum venösen Konfluens präpariert werden kann. In Ausnahmefällen bietet sich aber auch die Kanülierung der V. jugularis interna dextra oder der V. anonyma (V. brachiocephalica sinistra) an.

Bis zur Abklemmung der Aorta ist zu empfehlen, das Herz möglichst wenig zu mobilisieren, um das Risiko der Embolisation von Tumorgewebe zu verringern. Aus diesem Grund sollte auch auf die Einlage einer LA/LV- („Vent"-)Kanüle bis zur Abklemmung der Aorta verzichtet werden. Vor diesem Schritt sollte aus dem gleichen Grund Kammerflimmern induziert werden.

Bis auf wenige rechtsseitige Tumore wird die Gabe von Kardioplegielösung zur Myokardprotektion des Herzens empfohlen. In unserem Zentrum setzen wir hierfür antegrad applizierte HTK/Bretschneider-Lösung ein. Bei kleineren, gut abgrenzbaren Tumoren wird eine milde Hypothermie induziert oder sogar Normothermie beibehalten. Hier kommt dann lediglich normotherme Blutkardioplegie zum Einsatz. Bei komplexeren Befunden oder der Notwendigkeit eines Kreislaufstillstands sollte entsprechend eine moderate bis tiefe Hypothermie induziert werden.

8.3 Operative Zugänge

8.3.1 Mediane Sternotomie

Die mediane Sternotomie stellt den Standardzugang für den Eingriff zur operativen Behandlung kardialer Tumore dar. Er wird auch bei Reoperationen gewählt, wobei auf Grund der nach Voroperationen entstandenen Adhäsionen eine präoperative Schnittbildgebung zur Bestimmung der Lagebeziehung zwischen Herzen und Sternum erfolgen sollte. Durch Ausbildung von Adhäsionen zwischen der ventralen Thoraxwand und Strukturen, wie z. B. Bypassgrafts, Fremdmaterial (Filzpatch), Aorta oder Arteria pulmonalis kann sich die Rethorakotomie extrem schwierig gestalten, weshalb dann – abhängig von der Lage des Tumors – die Auswahl eines alternativen Zugangsweges sinnvoller sein kann (s. u.).

8.3.2 Anterolaterale Thorakotomie und minimal-invasive Zugänge

Bei Tumorlokalisation im linken Atrium kann über eine anterolaterale Minithorakotomie rechts ein minimal-invasiver Zugang gewählt werden. Alternativ kommt ein sub- oder perimamillärer Hautschnitt in Betracht. Die extrakorporale Zirkulation (EKZ) wird dabei nach Kanülierung der Leistengefäße etabliert. Das linke Atrium lässt sich dann meist gut einstellen. Bei rechtsatrialer Tumorlokalisation bietet dieser Zugang allerdings nicht unbedingt einen Vorteil und sollte abgewogen werden.

Mögliche Nachteile des minimal-invasiven Zugangs sind längere Operations- und Abklemmzeiten, sowie die eingeschränkte Entlüftungsmöglichkeit mit deshalb zumindest theoretisch erhöhtem Schlaganfallrisiko. Es existieren lediglich retrospektive Studien, in dem dieser Zugangsweg mit der konventionellen Sternotomie vor Resektion von Vorhofmyxomen verglichen wurde. Dabei wurden eine kürzere Intensivverweildauer, eine kürzere Hospitalisierungszeit und ein geringerer Fremdblutbedarf als mögliche Vorteile erkannt [6–8].

Bei lokalisiertem, transaortal zugänglichem Tumor, wie z. B. einem Fibroelastom, kann auch eine partielle Sternotomie als operativer Zugang gewählt werden [9].

8.3.3 Clamshellzugang

Dieser Zugang erfolgt als bilaterale, anteriore Thorakotomie mit transversaler Sternotomie im 4. oder 5. Interkostalraum (ICR), Mobilisation der Pectoralismuskeln, sowie Durchtrennung beider Art. mammariae. Er bietet eine umfassende Exposition des Mediastinums und beider Pleuren. Auf Grund des allerdings damit verbundenen operativen Traumas sollte er nur bei Beteiligung eines oder beider Lungenflügel in Erwägung gezogen werden.

In unserer Klinik wurde dieser Zugang bei 5 (3 %) von 162 Tumorpatienten mit ein- oder beidseitiger pulmonaler Metastasierung und Infiltration mediastinaler Gefäße gewählt [10,11].

8.3.4 Zugang zum rechten Vorhof

Der rechtsatriale Zugang kann für dort lokalisierte Tumore, aber auch für biatriale oder linksatriale Neoplasien mit transseptaler Erweiterung als Zugang zum linken Vorhof gewählt werden. In beiden Fällen sollte eine bikavale Kanülierung erfolgen, um eine direkte Manipulation am Tumor mit dem daraus resultierenden Embolisationsrisiko zu vermeiden. Sollte die Kanülierung einer Hohlvene durch Tumorgewebe behindert sein, kann auch die V. jug. int., die V. brachiocephalica sin. (VCS-Alternativen) oder die Ven. fem. (VCI-Alternative) kanüliert werden. Um eine blutfreie Exposition zu ermöglichen, sollten die beiden Hohlvenen angeschlungen werden.

Die Inzision des rechten Vorhofs erfolgt in Längsrichtung vom Vorhofohr bis hinab in Richtung VCI. Dabei muss ein ausreichender Abstand zum rechten Ventrikel eingehalten werden, um beim späteren Nahtverschluss eine Verletzung der oft vorhofnah verlaufenden rechten Koronararterie zu vermeiden. Hierzu stehen verschiedene Techniken zur Verfügung. Nach Entstehung eines großen atrialen Wanddefekts kann zur Rekonstruktion ein autologer Perikardpatch oder auch Xenoperikard verwendet werden. Sollte sogar eine partielle Resektion des rechten Ventrikels erforderlich werden, so muss die distale rechte Koronararterie mit einem venösen- oder arteriellen Bypass versorgt werden.

8.3.5 Zugang zum linken Vorhof

Der Zugang zum linken Vorhof erfolgt entweder direkt über den Sulcus interatrialis oder transseptal durch den rechten Vorhof. Bei primärem Zugang zum linken Atrium ist die Kanülierung der Hohlvenen sinnvoll, da bei mangelnder Tumorexposition eine Erweiterung der Inzision – möglicherweise sogar durch komplettes Absetzen der VCS und der Aorta mit Eröffnung des linken Vorhofdachs – erfolgen kann. Nach erfolgter Tumorresektion müssen die durchtrennten Strukturen reanastomosiert werden.

Bei Eröffnung des linken Vorhofs im Sulcus interatrialis muss zunächst darüber liegendes Fettgewebe durchtrennt werden. Die Inzision des Sulcus erfolgt kranial auf Höhe der Einmündung der VCS in den rechten Vorhof in kaudaler Richtung bis über die Einmündung der rechten unteren Lungenvene hinaus. Vor allem bei eher kleinem linken Vorhof, wie für Myxome ohne Begleitvitien typisch, kann der linksatriale Zugang allerdings von Nachteil sein: Eine in-toto-Resektion birgt dann die Gefahr der Tumorfragmentierung und Embolisation. Auch sollte dieser Zugang bei am Vorhofseptum breit anhaftenden Tumoren gut gegen Alternativen abgewogen werden, da die Exposition bei eventuell erforderlichem Verschluss eines durch Resektion entstandenen Septumdefekts mangelhaft sein kann. Dies gilt vor allem dann, wenn ein Patch implantiert werden muss.

Der transseptal biatriale Zugang stellt nach unserer Erfahrung den günstigsten Zugang dar. Nach rechtsatrialer Eröffnung erfolgt die möglichst mediane Inzision der Fossa ovalis. Diese wird durch den muskulären Vorhofseptumanteil in Richtung Einmündung der VCS nach kranial erweitert. Anschließend kann der Schnitt nach Guiraudon [12] durch das linksatriale Vorhofdach erweitert werden, falls zur besseren Tumorexposition erforderlich.

Alternativ kann die septale Inzision auch in querer Schnittrichtung erfolgen. Dieser Zugang nach Dubost [13] ermöglicht bei kleinen Vorhöfen eine bessere Tumorexposition und eine direkte Sicht auf die Mitralklappe. Die Inzision erfolgt in diesem Fall quer zu Fossa ovalis und Sulcus interatrialis bis zur rechtsseitigen Pulmonalveneneinmündung.

8.3.6 Zugang zu den Ventrikeln

Nach bikavaler Kanülierung und Anschlingen der beiden Hohlvenen können die meisten benignen ventrikulären Tumore über die jeweiligen transatrialen Zugänge *in toto* exzidiert werden. Je nach Lokalisation – beispielsweise im LV- oder RVOT – ist auch ein Zugang über die großen Arterien unter vorsichtigem Beiseitehalten der Taschenklappen möglich. Sollten Klappenanteile tumorinfiltriert sein, kann dies nach Resektion eine Herzklappenrekonstruktion erforderlich machen oder sogar ein Herzklappenersatz.

Bösartige Tumore erfordern gemäß allgemeiner Grundsätze der onkologischen Chirurgie eine Resektion *in toto* mit ausreichendem Sicherheitsabstand. Ein ausschließlich auf den Ventrikel begrenztes Malignom ist selten. Meist ist die Haupttumormasse im Vorhof lokalisiert und wächst obstruierend in den Ventrikel hinein. Aus diesem Grund sind die meisten dieser Tumore über einen atrialen Zugang und Präparation über die AV-Klappenebene in Richtung Ventrikel resektabel.

Bei Infiltration des Ventrikelmyokards ist eine kurative Tumorresektion nur selten möglich. Dagegen können linksventrikuläre, auf das Endothel begrenzte Tumore meist gut reseziert werden. Bei transmuraler Infiltration ist eine vollständige Resektion nur in bestimmten Regionen des linken Ventrikels möglich. Ein transmuraler Zugang sollte nur in gefäßfreien Wandabschnitten und ohne direkte Schädigung größerer Koronararterienäste erfolgen. Dies kann bei kleineren Tumoren durch die anterolaterale Ventrikelwandung möglich sein oder aber linksposterior paraseptal, so wie von David [14] zum Verschluss eines basalen infarktbedingten Ventrikelseptumdefekts beschrieben. Eine Resektion der linksventrikulären Wand hat immer eine lokale Funktionseinschränkung zur Folge. Eine signifikante Verkleinerung des Cavums führt besonders dann zur Reduktion des Schlagvolumens, wenn die Tumorresektion das Absetzten eines größeren Koronargefäßes erforderlich gemacht hatte. Der Verschluss des linken Ventrikels erfolgt anschließend entweder direkt oder über einen Dacron Patch, zu dessen Verankerung tiefgreifende Stiche erforderlich sind. Auch diese Notwendigkeit kann eine weitere Funktionseinbuße des linken Ventrikels nach sich ziehen.

Das interventrikuläre Septum kann nur in Ausnahmefällen partiell reseziert werden. In dieser Situation ist zusätzlich oftmals auch der Ersatz einer oder beider AV-Klappen erforderlich. Das Ventrikelseptum wird hierbei mit einem bovinen Perikard-Patch rekonstruiert. Bei ausgeprägter Septuminfiltration ist die Indikation zur chirurgischen Therapie insgesamt zurückhaltend zu stellen, da eine ausgedehnte Rekonstruktion mit einem kritischen Funktionsverlust des linken Ventrikels einhergehen kann. Einige Autoren raten daher generell von der Resektion des interventrikulären Septums ab [15].

8.3.7 Autotransplantation

Dieses Verfahren wurde 1985 erstmals von Cooley et al. zur Behandlung eines großen linksatrialen Phäochromozytoms beschrieben [16]. Hauptindikation für dieses Verfahren ist die Infiltration der linksatrialen Hinterwand. Nach aortaler und bikavaler Kanülierung vor Anschluss an die extrakorporale Zirkulation muss eine adäquate Kardioplegie durchgeführt werden, um das Ausmaß myokardialer Protektionsschäden geringzuhalten. Die Explantation erfolgt analog zur Vorgehensweise bei Herztransplantation. Dabei ist zu berücksichtigen, dass sich das *in situ* verbleibende Gewebe deutlich retrahiert. Deshalb ist eine ausgedehntere Mobilisation notwendig, um später ausreichend breite Gewebemanschetten zur Reimplantation zur Verfügung zu haben. Dies ist insbesondere bei der Reanastomosierung der Hohlvenen von Bedeutung.

Am explantierten Herzen muss bei ausgedehnter klappennaher Tumorinfiltration unter *ex situ* Bedingungen ein Herzklappenersatz in Betracht gezogen werden. Dies kann eine aufwendige Rekonstruktion des Klappenanulus mit auto- oder heterologem Perikard erforderlich machen [17]. Meist muss dann auch die *in situ* verbliebene Hinterwand des linken Atriums mit einem Perikardpatch augmentiert werden. Dabei ist darauf zu achten, dass die Pulmonalvenen nicht eingeengt werden.

Die anschließende Reimplantation erfolgt wie bei der allogenen Herztransplantation. Sollte sich bei Reanastomosierung der Hohlvenen herausstellen, dass nicht mehr genügend Gewebe zur Verfügung steht, kann eine Defektdeckung mit Patch oder sogar die Interposition einer ringverstärkten Gefäßprothese in Betracht gezogen werden. Bei meist hohem Gesamtrisiko dieses Verfahrens sollte die Indikation sorgfältig mit dem Risiko des Spontanverlaufs der Grunderkrankung abgewogen werden [18–20]. Vor diesem Hintergrund ist die Indikation zu einer ggf. zusätzlich erforderlich erscheinenden Pneumektomie zurückhaltend zu stellen [21].

Die häufigste Todesursache nach Autotransplantation ist das postoperative Low-Output-Syndrom. Daneben besteht auf Grund der großen Wundfläche ein erhöhtes Risiko für Blutungskomplikationen und Lungenversagen.

8.4 Die häufigsten benignen und malignen Herztumore

8.4.1 Vorhofmyxom

Das Myxom ist mit einem Anteil von 50–70 % an allen kardialen Neoplasien der häufigste benigne kardiale Tumor. Er tritt meist zwischen dem 30. und 60. Lebensjahr auf. Frauen sind häufiger betroffen [22–24]. Das benigne Fibroelastom und das Lipom sind vergleichsweise seltener. Bei Kindern finden sich vor allem Rhabdomyome, wobei maligne Varianten extrem selten sind [25–27]. Dreiviertel aller Myxome treten als solitäre Tumore im linken Vorhof auf [28,29]. Am zweithäufigsten werden sie im rechten Vorhof angetroffen und nur bei ca. 5 % der Patienten in den Ventrikeln. Myxome sind zumeist gestielte, selten breitbasige Tumore, die häufig an der Fossa ovalis anhaften. Sie werden aber auch an anderer Stelle im Vorhof angetroffen, am Klappengewebe oder sogar an den großen Arterien [1,23]. Dieser zu 90 % sporadisch auftretende polypenartige Tumor ist rundlich oder oval, mit vorwiegend weicher, gelatinöser Konsistenz. Größere Tumore haben meist eine glatte Oberfläche. Oft ist das Myxom jedoch auch eher villös, rau und gelappt. In diesem Fall kann die Konsistenz fragil sein und deshalb zur Embolisation neigen [22,30]. In 10 % der Fälle findet sich eine familiäre Assoziation, wobei der Tumor dann auch im jüngeren Lebensalter auftreten kann, gelegentlich multizentrisch oder biatrial. Familiäre Myxome weisen ein deutlich erhöhtes Redzidivrisiko im Vergleich zu sporadisch entstandenen Myxomen auf [28,31]. Die hereditäre Variante ist bei 10 % der Patienten einem genetischen Syndrom-Komplex zuzuordnen, wie z. B. dem Carney-Komplex [31,32]. Diese Patienten leiden an teilweise multiplen kardialen und kutanen Myxomen. Oftmals weisen sie eine endokrine Überfunktion der Nebenniere, Hypophyse, Schilddrüse und der Sertoli-Zellen auf. Darüber hinaus besteht nicht selten eine Hyperpigmentierung der Haut in Form einer Lentiginose. Der Carney-Komplex weist mehrere Unterformen auf [31,32].

Die onkogenetische Herkunft der Myxome ist bisher nicht eindeutig geklärt, wobei ein subendothelialer, mesenchymaler Ursprung aus pluripotenten Zellen angenommen wird. Dies könnte die häufige Lokalisation in dem zuletzt ausdifferenzierten Bereich des Vorhofs, der Fossa ovalis, erklären. Ein weiteres Indiz hierfür stellt der gelegentliche histologische Nachweis osteogener oder hämatopoetischer Zellen dar, wobei dann meist retikuläre Zellen in einem sauren mucopolysaccharidhaltigen Stroma zu finden sind.

Morphologisch kann der Tumor eine gelbliche, weiße oder braune Färbung aufweisen und wird oftmals zusammen mit anhaftenden Appositionsthromben entfernt. Als Zufallsbefund fallen sie meist erst ab einer Größe von 1 cm auf. Bei Resektion messen sie durchschnittlich 5 cm, wobei sie aber auch deutlich größer werden können [26]. Finden sich in der Koronarangiographie Anzeichen für eine Vaskularisation, kann hierdurch die Fehldiagnose eines Angiosarkoms oder Hämangioms gebahnt werden.

Die kardiale Symptomatik hängt von Lokalisation und Größe des Tumors ab. Bei dynamischer Obstruktion einer AV-Klappe kann eine Herzinsuffizienzsymptomatik mit Dyspnoe als Leitsymptom im Vordergrund stehen. Trotz der Benignität weisen einige Patienten allerdings auch eine klassische B-Symptomatik mit Fieber, Gewichtsverlust und „Fatigue" auf. Laborchemisch sind dann gelegentlich eine Anämie und Leukozytose nachweisbar.

Bei ca. einem Drittel der Patienten führt erst eine Embolisation zur Diagnose [22,23]. Hierbei stehen vor allem zerebrale Embolien im Vordergrund, da Myxome meist im linken Vorhof lokalisiert sind.

Ca. 8–25 % der Patienten erleiden eine Embolie im Intervall zwischen Diagnosestellung und Operation. Deshalb stellt die Diagnose eines linksatrialen Myxoms immer eine dringliche Indikation zur operativen Resektion dar [1,2]. Sogar eine Notfallindikation kann gerechtfertigt sein. Hat erst ein zerebraler Insult zur Diagnose eines Myxoms geführt, sollte der Tumor nach Ausschluss einer hämorrhagischen Komponente binnen einer Woche chirurgisch entfernt werden. Liegt dagegen ein hämorrhagischer Schlaganfall vor, ist das Operationsrisiko in Anbetracht der zerebralen Einblutungsgefahr sorgfältig abzuwägen. Hier ist zu prüfen, ob zunächst die Konsolidierung des zerebralen Befundes abgewartet werden sollte. Dies kann, je nach neurologischer Einschätzung, bis zu vier Wochen in Anspruch nehmen.

Nach erfolgter Indikation und entsprechendem operativen Zugang gilt es das Myxom *in toto* zu resezieren. Um einen tumorfreien Absetzungsrand zu schaffen, wird eine möglichst transmurale Tumorresektion empfohlen, durch die die gesamte in unmittelbarer Nachbarschaft zur Tumorinsertionsstelle liegende Vorhofwand reseziert wird. Am Vorhofseptum lokalisierte Tumore lassen sich auf diese Weise relativ einfach *in toto* entfernen und das Vorhofseptum ggf. mit einem autologen Perikardflicken rekonstruieren. Auch linksatriale Tumore lassen sich so meist transmural und mit ausreichendem Absetzungsrand resezieren. Der dabei entstandene Wanddefekt wird entweder per Direktnaht verschlossen oder mit einem Perikardflicken zur Defektdeckung rekonstruiert. Da Myxome zumeist nicht infiltrativ wachsen, ist zum Schutze umliegender Strukturen – wie dem Reizleitungssystem am und im rechten Vorhof oder der AV-Klappen – ggf. der Verzicht auf eine vollständig transmurale Resektion in ausgewählten Fällen durchaus gerechtfertigt, ohne ein Rezidiv befürchten zu müssen [74,75].

Intraoperativ sollte immer eine transösophageale Echokardiographie durchgeführt werden, da diese die OP-Strategie entscheidend beeinflussen kann. Zudem muss bei klappennah gelegenen Tumoren die Integrität der Herzkappen nach Resektion überprüft werden. Darüber hinaus ist sie auch zur Visualisierung der Kammerfunktion und der adäquaten Entlüftung des Herzens geeignet.

Da Myxome oft eine unterschiedliche Konsistenz aufweisen, ist die mechanische Handhabung des Tumors mit dem chirurgischen Instrumentarium nicht immer einfach. Die Verwendung einer Lungenfasszange kann hierbei sinnvoll sein. Um ein Abschwimmen möglicher Tumorfragmente zu verhindern, sollte immer ein Sauger bereitgehalten werden. Besonders tumorbasisnah gelegenes Gewebe muss zur histologischen Diagnosestellung sichergestellt werden können. Die verbleibenden wandständigen Reste sollten dann zusammen mit der Vorhofwand *in toto* reseziert werden. Das stumpfe Abtragen des Tumors, beispielsweise mit einem scharfen Löffel, sollte unterlassen werden, da es hierdurch zu einer lokalen Tumoraussaat kommen kann. Nach der Resektion ist auszuschließen, dass Tumorfragmente in den Herzhöhlen verblieben sind. Prädilektionsstellen sind das Vorhofsohr und die Pulmonalveneneinmündungen. Für den Zeitraum der Tumorexposition und -resektion sollte die Verwendung des rezirkulierenden Saugers der HLM unterbleiben, um eine Tumordisseminationen zu vermeiden [33,34].

Die perioperative Sterblichkeit nach Myxomextirpation hat sich in den vergangenen Jahren auf ca. 1 % reduziert [22,35,36]. Die operative Therapie gilt deshalb als sicheres Verfahren. Das Restrisiko hängt deshalb eher mit nicht-prozeduralen Risikofaktoren (Komorbidität, Patientenalter) zusammen. Der postoperative Verlauf auf Intensiv- und Normalstation ist meist unkompliziert.

Das Rezidivrisiko nach Resektion beträgt ca. 4 % [23,37], wobei es bei familiären Myxomen und Mutationsnachweis mit ca. 12–22 % deutlich höher ist [23,38]. Rezidive entstehen dabei zumeist in der Nähe der primären Tumorlokalisation. Es wurden allerdings auch multiple disseminierende Rezidive und sogar extrakardiale Metastasen beschrieben [39,40]. Besonders nach transatrialem Zugang können Myxomrezidive auch im interatrialen Septum entstehen [17]. Die histopathologische Begutachtung des Tumorresektats ist obligat und dient neben der definitiven Diagnose auch der Bestätigung einer R0-Resektion.

Für die postoperative Tumornachsorge gibt es bisher keine generelle Empfehlung. Sie muss deshalb bis heute individuell abgestimmt werden. Bei komplexeren Resektionen mit Beteiligung der AV-Klappen erscheint eine regelmäßige Nachsorge mit bis zu 3-jährigen Nachuntersuchungsintervallen gerechtfertigt. Dies gilt besonders für Patienten mit multilokulärem Befund, Rezidiven, bei familiärer Disposition und unvollständiger Tumorentfernung. Die Notwendigkeit einer Antikoagulation oder der Thrombozytenaggregationshemmung ist individuell zu prüfen (Risiko intrazerebraler Blutung etc.) und sollte den intrakavitären Anteil von Fremdmaterial in den Entscheidungsprozess miteinbeziehen.

8.4.2 Sarkome

Das myokardiale Sarkom hat mit 75 % den größten Anteil an allen kardialen Malignomen. Dabei handelt es sich in absteigender Häufigkeit um Angiosarkome, Rhabdomyosarkome, maligne Mesotheliome und Fibrosarkome [26]. Sarkome werden meist im Alter zwischen 30–50 Jahren erkannt, wobei Männer häufiger betroffen sind.

Die Spontanprognose ist ungünstig; die mittlere Überlebenszeit beträgt wenige Monate [26]. Da kardiale Malignome selten sind, gibt es keine prospektiven Studien, aus denen evidenzbasierte Therapieempfehlungen ableitbar wären. Die chirurgische Therapie ermöglicht oft eine Lebensverlängerung, wenn zum Zeitpunkt der Diagnose keine Metastasen entstanden sind und die Tumorresektion ohne kardiale Funktionseinschränkung durchgeführt werden kann. Die chirurgische Therapie stellt deshalb für diese Patienten das bevorzugte Verfahren dar. Die Rolle der adjuvanten Chemotherapie oder Radiochemotherapie bleibt umstritten.

Unter anatomischen und prognostischen Gesichtspunkten lassen sich Sarkome nach rechtsseitiger, linksseitiger und pulmonalarterieller Lokalisation unterteilen [17,41]. Meist sind sie im rechten Vorhof nachzuweisen und wachsen von dort in den rechten Ventrikel hinein. Eine Symptomatik entwickelt sich bei rechtsseitiger Lage meist langsam, da im Niederdrucksystem allmählich entstehende Tumorobstruktionen relativ lange toleriert werden können, bis Stauungszeichen auftreten. Sie erscheinen in der Bildgebung meist klobig und neigen zu infiltrativem Wachstum mit mikroskopischen Ausläufern. Darüber hinaus tendieren sie zur frühen Metastasierung, vor allem in die Lunge. Die bioptische Sicherung der Diagnose kann besonders bei rechtsseitigen Tumoren die Behandlungsstrategie beeinflussen und ist daher anzustreben. Nach Diagnosesicherung kann eine neoadjuvante Therapie bei großen Tumoren zur Tumormassenreduktion mit Regression mikroskopischer Ausläufer führen und damit die Wahrscheinlichkeit einer später chirurgisch erreichbaren R0-Resektion erhöhen [41].

Dieses Behandlungsziel ist von großer Bedeutung, da die R0-Resektion bei rechtsseitigen Sarkomen als einziger unabhängiger Prädiktor für eine signifikante Lebenszeitverlängerung beschrieben wurde (27 vs. 4 Monate medianes Überleben) [42]. Diese Befunde haben inzwischen eine prospektive Studie mit der Frage initiiert, ob präoperative neoadjuvante Chemotherapie bei rechtsseitigen Sarkomen die Wahrscheinlichkeit einer R0-Resektion erhöht (Neoadjuvant Chemotherapy to Treat Malignant Primary Right Heart Cardiac Tumors – the ESPERO trial) [43]. In einer anderen Studie konnte dieser Nachweis bereits erbracht werden [44].

Die größte, bisher publizierte Kohorte kardialer Sarkome stammt von der French Sarcoma Group. Sie beschrieb 124 Patienten, von denen 81 Patienten im Beobachtungszeitraum operiert wurden [45]. Die Patienten waren zum Zeitpunkt der Diagnosestellung im Durchschnitt 48,8 Jahre alt. Zu den therapeutischen Optionen gehörte neben der chirurgischen Resektion (81 Patienten, 5/81 Patienten durch Herztransplantation), adjuvante Radiotherapie (18 Patienten) und alleinige Radiotherapie (6 Patienten). Das mediane Überleben in dieser Gruppe betrug 17,2 Monate. Es war damit signifikant kürzer als nach vollständiger Resektion des Sarkoms (38,8 Monate). Bei Non-R0-Resektion betrug das mediane Überleben dagegen lediglich 18,2 Monate. Die Autoren kamen zu dem Schluss, dass die Operation mit R0-Resektion die einzige Variable darstellt, die mit einer Lebenszeitverlängerung einhergeht. Vorteile der neoadjuvanten Chemotherapie konnten in dieser Studie – zumindest statistisch – nicht gezeigt werden. Nur bei palliativ, konservativ therapierten Patienten führte sie zu einer geringen Lebenszeitverlängerung. Andererseits wird die adjuvante Chemotherapie nach chirurgischer Resektion von einigen Autoren durchaus empfohlen [17,46].

Ein standardisiertes, operatives Verfahren für die Resektion gibt es nicht. Die operative Strategie richtet sich nach dem individuellen Befund und der Lage des Malignoms. Nach der bikavalen Kanülierung erfolgt die Klemmung der Aorta und die adäquate Kardioplegie des Herzens. Bei infiltrativ wachsenden Tumoren ist die Induktion einer moderaten Hypothermie ratsam, da mit einer längeren Aortenabklemmzeit zu rechnen ist.

Bei rechtsseitigen Tumoren können bis zu 30 % der rechtsventrikulären Wandabschnitte reseziert und mit autologem oder xenogenem Perikard rekonstruiert werden. Dabei besteht ein grundsätzliches Risiko eines intra- oder frühpostoperativen Rechtsherzversagens, vor allem dann, wenn ein pulmonaler Hypertonus besteht. Die häufigsten rechtsseitig infiltrativ wachsenden Malignome sind Angiosarkome, die meist die rechtsatriale Wand auskleiden und sich von dort transvalvulär in den rechten Ventrikel ausbreiten. Eine Resektion kann bei entsprechender Tumorausbreitung den Ersatz der Trikuspidalklappe und die Revaskularisation der peripheren rechten Kranzarterie durch Bypassanlage erforderlich machen. Die resezierten rechtsatrialen und -ventrikulären Abschnitte müssen dann durch autologes oder xenogenes Perikard ersetzt werden.

Linksseitige Malignome sind zum Zeitpunkt der Diagnosestellung meist bereits so weit fortgeschritten, dass eine Herzinsuffizienzsymptomatik im Vordergrund steht, woraus sich eine dringliche Behandlungsnotwendigkeit ableitet. Wird der Tumor jedoch bei Symptomarmut als Zufallsbefund diagnostiziert, kann er mit einem Myxom verwechselt werden, was bei zu schmal gewähltem Resektionsrand zum frühen Tumorrezidiv führen kann. Linksseitige Sarkome treten fast ausschließlich im linken Vorhof auf. Sie sind meist sehr kompakt, wachsen allerdings auch infiltrativ und herzhöhlenübergreifend. Zudem neigen sie zur Infiltration benachbarter mediastinaler Strukturen. Zum Zeitpunkt der Diagnose befinden sich diese Patienten – wie bei den rechtsseitigen Tumoren auch – meist im mittleren Lebensalter und leiden unter Dyspnoe, Unwohlsein, Gewichtsverlust, Rhythmusstörungen, pleuritischen Schmerzen oder Synkopen. Sonographisch lässt sich nebenbefundlich häufig ein Perikarderguss nachweisen.

Der Zugang zum linken Vorhof erfolgt wie zur Myxomresektion. Allerdings wirken die meisten infiltrativ wachsenden kardialen Malignome lokal destruierend und bedürfen deshalb einer ausgedehnteren Resektion und Rekonstruktion. Bei Infiltration der Mitralklappe ist oft ihr prothetischer Ersatz notwendig. Sobald eine Beteiligung der linksatrialen Hinterwand vorliegt, kann aus Radikalitätsgründen eine Autotransplantation in Betracht gezogen werden. Ramlawi et al. hat 35 Patienten mit komplexen linksseitigen Tumoren mit dieser Methode behandelt [21], von denen 26 Patienten an einem Sarkom litten. Bei sieben Patienten erfolgte die zeitgleiche Pneumektomie. Nach 30 Tagen hatten 89 % der Sarkom-Patienten überlebt, allerdings nur 57 % derjenigen Patienten mit zusätzlicher Pneumektomie. Nach zwei Jahren waren noch 32 % der Sarkom-Patienten am leben und 14 % der pneumektomierten Patienten. Die Autoren folgerten, dass die isolierte Autotransplantation ohne Pneumektomie ein geeignetes Verfahren zur Lebenszeitverlängerung bei komplexeren linksseitigen Tumoren sein kann.

Als weitere therapeutische Option wurde bei einigen Patienten eine allogene Herztransplantation durchgeführt. Gowdamarajan und Michler fassten die 28 in der Literatur beschriebenen Fälle zusammen und ermittelten eine mediane Überlebenszeit von 12 Monaten bei den 21 Patienten mit Malignomen [47]. In Anbetracht der heute gültigen Kriterien der Organvergabe wird die Allokation für Patienten mit malignen Tumoren kritisch gesehen und stellt meist eine Kontraindikation dar.

Eigene Erfahrungen in der chirurgischen Behandlung von Patienten mit kardialen Tumoren spiegeln weitgehend die verfügbare Literatur wider. Patienten mit kardialen Sarkomen hatten im Vergleich zu anderen malignen Tumoren bzw. kardialen Metastasen eine kürzere postoperative Lebenserwartung [10]. Bei den Angiosarkompatienten unserer Kohorte ließen sich Infiltrationen des rechten Ventrikels, der Pulmonalarterie und des Lungenparenchyms nachweisen. Dies zog die Notwendigkeit von Pneumektomie und aufwendigeren Rekonstruktionen der zentralen Pulmonalarterie nach sich. Innerhalb eines Beobachtungszeitraums von fast 20 Jahren wurden 162 Patienten mit kardialen Tumoren operativ behandelt. Bei 102 (63 %) Patienten bestand ein kardiales Myxom, 12 Patienten litten an einem Sarkom (7,4 %) [11]. Bei Patienten mit benignen Tumoren betrug das Überleben 96 % nach einem und 83 % nach 5 Jahren, wohingegen die Überlebensraten bei den Malignompatienten lediglich 49 % nach einem und 32 % nach 5 Jahren betrug [11].

8.5 Andere Tumore

8.5.1 Paragangliom

Paragangliome sind primär gutartige neuroendokrine Tumore, die aus autonomen Ganglien (Paraganglion) entstehen und oft im hinteren Mediastinum wachsen. Sie sind hoch vaskularisiert – teilweise mit Verbindungen zum Koronarsystem – und infiltrieren primär das linke Atrium. Auf Grund ihres infiltrativen Wachstumsverhaltens werden sie funktionell als Malignome eingestuft. Durch die Lokalisation an der linksatrialen Hinterwand ist in diesen Fällen die Autotransplantation eine therapeutische Option, um eine vollständige Resektion zu erzielen [10,21].

In unserem Zentrum verwendeten wir dieses Verfahren zur Tumorresektion bisher bei einem Patienten: Im Rahmen der diagnostischen Abklärung einer Linksherzinsuffizienz wurde bei diesem Patienten ein Paragangliom diagnostiziert, das das hintere Mediastinum und die Hinterwand des linken Vorhofs infiltriert hatte (Abb. 8.1). Deshalb wurde die Indikation zur chirurgischen Tumorresektion und Autotransplantation gestellt. Nach Etablierung der EKZ und Induktion des kardioplegischen Herzstillstandes wurde das Herz zunächst explantiert (Abb. 8.2). Anschließend wurde der Tumor unter Erhalt eines ca. 5 mm großen Gewebesaumes am atrioventrikulären Übergang reseziert. Die Mitralklappe konnte dabei erhalten werden. Nachdem die *in situ* verbliebenen extrakardialen Anteile des Tumors bis zur Wirbelsäule

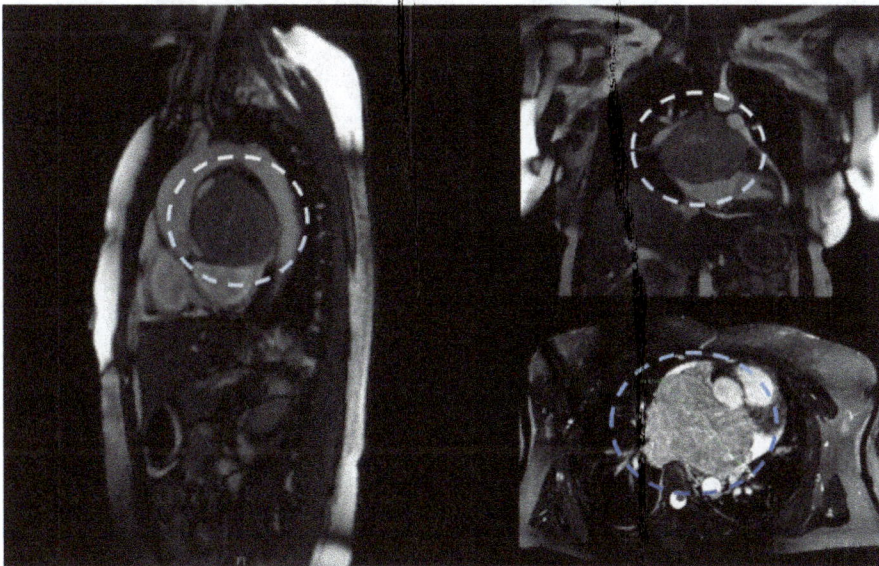

Abb. 8.1: Präoperative Magnetresonanztomographie des großen Paraganglioms im posterioren Mediastinum, welches subtotal den linken Vorhof verdrängt.

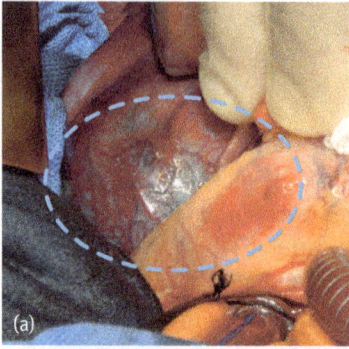
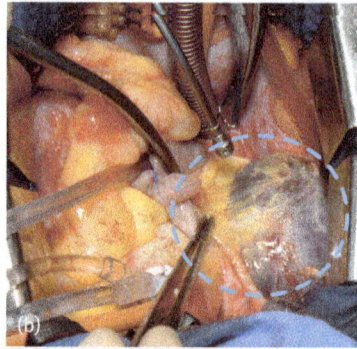
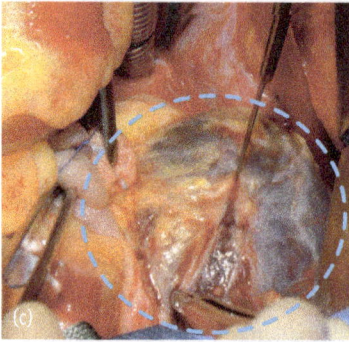
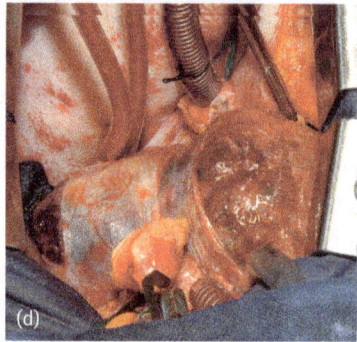
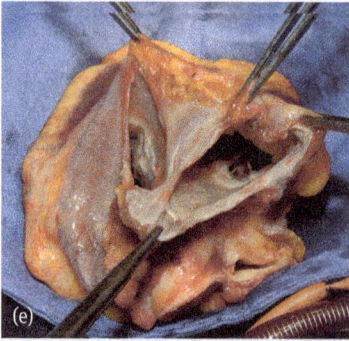
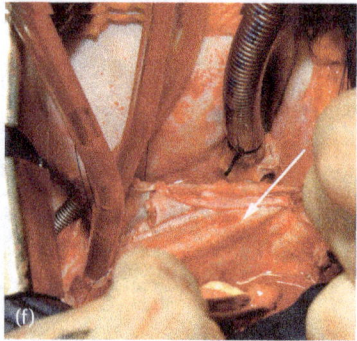
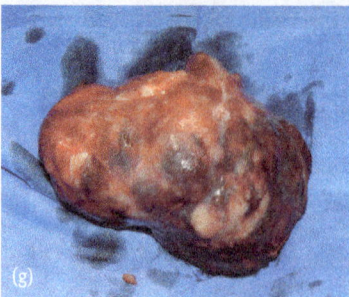

◀ **Abb. 8.2:** Intraoperative Aufnahmen, die den mit Tumor ausgekleideten linken Vorhof zeigen. Das Herz ist nach der Kardioplegie entlastet, wobei der linke Vorhof nicht kollabiert. Ex situ Resektion des Tumors und beginnende Rekonstruktion der linksatrialen Hinterwand mit Xenoperikard. (a), (b): Das große Paragangliom kleidet subtotal den linken Vorhof aus. Das Herz liegt dem Tumor kissenartig auf. (c): Die Kapsel des hoch vaskularisierten Tumors wurde beidseits des Herzens eröffnet und die solide Konsistenz des Tumors ist zu erkennen. (d): Der chirurgische Situs nach Explantation des Herzens. Zu erkennen sind die Stümpfe der großen Gefäße und der Vena cavae. (e): Ex situ zeigt sich nur noch eine ca. 5 cm große Vorhofmanschette nach Resektion des Tumors. (f): Rekonstruktion der linksatrialen Hinterwand mit Xenoperikard. (g): Das Explantierte Tumorpräparat präsentiert sich vaskularisiert und solide. Histologisch zeigen sich mittelgroße bis große mäßig pleomorphe Zellen.

reseziert wurden, wurde die Hinterwand des linken Vorhofs mit autologem Perikardpatch *in situ* rekonstruiert, bevor das Herz reimplantiert wurde, beginnend mit der Anastomosierung des linken Neoatriums. Nach zwischenzeitlicher frühpostoperativer Stabilisierung kam es später zu einem Multiorganversagen, sodass der Patient leider am 19. postoperativen Tag verstarb.

8.5.2 Metastasen

Bei 14 (8,6 %) Patienten unseres Gesamtkollektivs (162 Patienten) wurde eine kardiale Metastasierung nachgewiesen. Lage und Ursprung des Primarius waren dabei sehr heterogen: So fanden sich als Primärtumore Sarkome, Melanome, Rektumkarzinome und hepatozelluläre Karzinome, sowie infiltrierende Non-Hodgkin-Lymphome. Aus dieser Gruppe wurde ein Kohorte aus 10 Patienten separat betrachtet [48]. Der Altersdurchschnitt dieser Patientengruppe betrug 53 Jahre und das Intervall zwischen Erstdiagnose des Primarius und dem kardialen Befund betrug bis zu 19 Jahre. Bei 7 Patienten ließen sich bereits multiple, überwiegend pulmonale Metastasen nachweisen. Allerdings waren nur 4 Patienten zum Zeitpunkt der Diagnose symptomatisch. Alle 10 Patienten überlebten die Operation. Nach zwei Jahren waren noch 76 % der Patienten am Leben [48].

Myokardiale Metastasen rufen selten Symptome hervor, sodass sie häufig erst post mortem nachgewiesen werden [49]. Da sie meist kleiner sind als primäre kardiale Malignome, führt die Resektion oft zu guten Ergebnissen und ist mit einer relativ geringen operativen Sterblichkeit behaftet [10]. Bei Auftreten mehrerer kardialer Metastasen und damit eingeschränkter Prognose ist die Indikation zur Operation sehr sorgsam abzuwägen [50].

Auf Grund der Heterogenität der kardialen Malignome muss bei jedem Patienten eine individuelle und interdisziplinäre Therapie- bzw. Operationsplanung erfolgen. Die präoperative Herstellung der Rekonstruktion des Tumors durch hochauflösende 3-dimensionale Bildgebung oder gar Nutzung eines 3-dimensionalen Tumorausdruckes erleichtert die Operationsplanung [51].

Literatur

[1]   Symbas PN, Hatcher CR, Gravanis MB. Myxoma of the heart: clinical and experimental obser-
      vations. Ann Surg. 1976;183(5):470–5.
[2]   Stefanou MI, Rath D, Stadler V, et al. Cardiac Myxoma and Cerebrovascular Events: A Retro-
      spective Cohort Study. Front Neurol. 2018;9:823.
[3]   Dein JR, Frist WH, Stinson EB, et al. Primary cardiac neoplasms. Early and late results of surgical
      treatment in 42 patients. J Thorac Cardiovasc Surg. 1987;93(4):502–11.
[4]   Lang G, Taghavi S, Aigner C, et al. Extracorporeal membrane oxygenation support for resection
      of locally advanced thoracic tumors. Ann Thorac Surg. 2011;92(1):264–70.
[5]   Millar JE, Fanning JP, McDonald CI, McAuley DF, Fraser JF. The inflammatory response to extra-
      corporeal membrane oxygenation (ECMO): a review of the pathophysiology. Crit Care. 2016;20
      (1):387.
[6]   Dong NG, Zhang KL, Wu L, Hong H. Right Anterolateral Minithoracotomy versus Median Sterno-
      tomy Approach for Resection of Left Atrial Myxoma. Thorac Cardiovasc Surg. 2018;66(2):193–
      197.
[7]   Lee HP, Cho WC, Kim JB, et al. Surgical Outcomes of Cardiac Myxoma: Right Minithoracotomy
      Approach versus Median Sternotomy Approach. Korean J Thorac Cardiovasc Surg. 2016;49
      (5):356–360.
[8]   Sawaki S, Ito T, Maekawa A, et al. Outcomes of video-assisted minimally invasive approach
      through right mini-thoracotomy for resection of benign cardiac masses; compared with median
      sternotomy, Gen Thorac Cardiovasc Surg. 2015;63(3):142–6.
[9]   Harling L, Athanasiou T, Ashrafian H, et al. Minimal access excision of aortic valve fibroelasto-
      ma: a case report and review of the literature. J Cardiothorac Surg. 2012;7:80.
[10] Arif R, Eichhorn F, Kallenbach K, et al. Resection of thoracic malignancies infiltrating cardiac
      structures with use of cardiopulmonary bypass. J Cardiothorac Surg. 2015;10:87.
[11] Mkalaluh S, Szczechowicz M, Torabi S, et al. Surgical Treatment of Cardiac Tumors: Insights
      from an 18-Year Single-Center Analysis. Med Sci Monit. 2017;23:6201–6209.
[12] Guiraudon GM, Ofiesh JG, Kaushik R. Extended vertical transatrial septal approach to the mitral
      valve. Ann Thorac Surg. 1991;52(5):1058–60; discussion 1060–2.
[13] Brawley RK. Improved exposure of the mitral valve in patients with a small left atrium. Ann Tho-
      rac Surg. 1980;29(2):179–81.
[14] David TE. Operative management of postinfarction ventricular septal defect. Semin Thorac Car-
      diovasc Surg. 1995;7(4):208–13.
[15] Ziemer G, Haverich A. Ohio Library and Information Network. Cardiac surgery : operations on
      the heart and great vessels in adults and children.
[16] Cooley DA, Reardon MJ, Frazier OH, Angelini P. Human cardiac explantation and autotransplan-
      tation: application in a patient with a large cardiac pheochromocytoma. Tex Heart Inst J.
      1985;12(2):171–6.
[17] Cohn LH. Cardiac surgery in the adult, Fifth edition. ed., McGraw Hill Education, New York, 2016.
[18] Blackmon SH, Patel AR, Bruckner BA, et al. Cardiac autotransplantation for malignant or com-
      plex primary left-heart tumors. Tex Heart Inst J. 2008;35(3):296–300.
[19] Reardon MJ, Malaisrie SC, Walkes JC, et al. Cardiac autotransplantation for primary cardiac tu-
      mors. Ann Thorac Surg. 2006;82(2):645–50.
[20] Reardon MJ, DeFelice CA, Sheinbaum R, Baldwin JC. Cardiac autotransplant for surgical treat-
      ment of a malignant neoplasm. Ann Thorac Surg. 1999;67(6):1793–5.
[21] Ramlawi B, Al-Jabbari O, Blau LN, et al. Autotransplantation for the resection of complex left
      heart tumors. Ann Thorac Surg. 2014;98(3):863–8.
[22] Pinede L, Duhaut P, Loire R. Clinical presentation of left atrial cardiac myxoma. A series of 112
      consecutive cases. Medicine (Baltimore). 2001;80(3):159–72.

[23] Reynen K. Cardiac myxomas. N Engl J Med. 1995;333(24):1610–7.

[24] Bulkley BH, Hutchins GM. Atrial myxomas: a fifty year review. Am Heart J. 1979;97(5):639–43.

[25] Ying L, Lin R, Gao Z, et al. Primary cardiac tumors in children: a center's experience. J Cardiothorac Surg. 2016;11(1):52.

[26] McAllister HA Jr. Primary tumors and cysts of the heart and pericardium. Curr Probl Cardiol. 1979;4(2):1–51.

[27] Reynen K. Frequency of primary tumors of the heart. Am J Cardiol. 1996;77(1):107.

[28] van Gelder HM, O'Brien DJ, Staples ED, Alexander JA. Familial cardiac myxoma. Ann Thorac Surg. 1992;53(3):419–24.

[29] Carney JA. Differences between nonfamilial and familial cardiac myxoma. Am J Surg Pathol. 1985;9(1):53–5.

[30] Ferrans VJ, Roberts WC. Structural features of cardiac myxomas. Histology, histochemistry, and electron microscopy. Hum Pathol. 1973;4(1):111–46.

[31] Carney JA, Hruska LS, Beauchamp GD, Gordon H. Dominant inheritance of the complex of myxomas, spotty pigmentation, and endocrine overactivity. Mayo Clin Proc. 1986;61(3):165–72.

[32] Bertherat J. Carney complex (CNC). Orphanet J Rare Dis. 2006;1:21.

[33] Amano J, Kono K, Wada Y, et al. Cardiac myxoma: its origin and tumor characteristics. Ann Thorac Cardiovasc Surg. 2003;9(4):215–21.

[34] Attum AA, Johnson GS, Masri Z, Girardet R, Lansing AM. Malignant clinical behavior of cardiac myxomas and "myxoid imitators". Ann Thorac Surg. 1987;44(2):217–22.

[35] Radonic T, de Witte P, Groenink M, et al. Inflammation aggravates disease severity in Marfan syndrome patients. PLoS One. 2012;7(3):e32963.

[36] Wang JG, Wang B, Hu Y, et al. Clinicopathologic features and outcomes of primary cardiac tumors: a 16-year-experience with 212 patients at a Chinese medical center. Cardiovasc Pathol. 2018;33:45–54.

[37] Wold LE, Lie JT. Cardiac myxomas: a clinicopathologic profile. Am J Pathol. 1980;101(1):219–40.

[38] Gosev I, Paic F, Duric Z, et al. Cardiac myxoma the great imitators: comprehensive histopathological and molecular approach. Int J Cardiol. 2013;164(1):7–20.

[39] Markel ML, Armstrong WF, Waller BF, Mahomed Y. Left atrial myxoma with multicentric recurrence and evidence of metastases. Am Heart J. 1986;111(2):409–13.

[40] Castells E, Ferran V, Octavio de Toledo MC, et al. Cardiac myxomas: surgical treatment, long-term results and recurrence. J Cardiovasc Surg (Torino). 1993;34(1):49–53.

[41] Blackmon SH, Reardon MJ. Surgical treatment of primary cardiac sarcomas. Tex Heart Inst J. 2009;36(5):451–2.

[42] Kim MP, Correa AM, Blackmon S, et al. Outcomes after right-side heart sarcoma resection. Ann Thorac Surg. 2011;91(3):770–6.

[43] Vaporciyan A, Reardon MJ. Right heart sarcomas. Methodist Debakey Cardiovasc J. 2010;6 (3):44–8.

[44] Abu Saleh WK, Ramlawi B, Shapira OM, et al. Improved Outcomes With the Evolution of a Neoadjuvant Chemotherapy Approach to Right Heart Sarcoma. Ann Thorac Surg. 2017;104(1):90–96.

[45] Isambert N, Ray-Coquard I, Italiano A, et al. Primary cardiac sarcomas: a retrospective study of the French Sarcoma Group. Eur J Cancer. 2014;50(1):128–36.

[46] Putnam JB Jr., Sweeney MS, Colon R, et al. Primary cardiac sarcomas. Ann Thorac Surg. 1991;51 (6):906–10.

[47] Gowdamarajan A, Michler RE. Therapy for primary cardiac tumors: is there a role for heart transplantation? Curr Opin Cardiol. 2000;15(2):121–5.

[48] Mkalaluh S, Szczechowicz M, Torabi S, et al. Surgical Treatment of Cardiac Metastases: Analysis of a 13-Year Single-Center Experience. Thorac Cardiovasc Surg. 2018.

[49] Bussani R, De-Giorgio F, Abbate A, Silvestri F. Cardiac metastases. J Clin Pathol. 2007;60(1):27–34.

[50] Hoffmeier A, Sindermann JR, Scheld HH, Martens S. Cardiac tumors–diagnosis and surgical treatment. Dtsch Arztebl Int. 2014;111(12):205–11.

[51] Son KH, Kim KW, Ahn CB, et al. Surgical Planning by 3 D Printing for Primary Cardiac Schwannoma Resection. Yonsei Med J. 2015;56(6):1735–7.

9 Perioperatives Management bei kardialen Vorerkrankungen

Senai Bokredenghel, Stephan Baldus, Roman Pfister

9.1 Besonderheiten beim onkologischen Patienten

Die chirurgische Tumorresektion ist unverändert die Basistherapie bei den meisten soliden Tumorentitäten. Somit sind sehr viele Krebspatienten der Frage des peri-operativen Managements bei kardialen Vorerkrankungen exponiert. Alleine die demographische Entwicklung führt dazu, dass es mehr ältere Krebspatienten gibt, die dementsprechend auch mehr kardiovaskuläre Vorerkrankungen haben. Zu berücksichtigen ist darüber hinaus, dass sich Risikofaktoren für kardiovaskuläre Erkrankungen und verschiedene Krebserkrankungen überschneiden [1]. Wenngleich Krebs damit nicht per se als kardiovaskuläres Risikoäquivalent bezeichnet werden kann, sollte aber eine besonders gründliche Erhebung der kardiovaskulären Komorbiditäten erfolgen, die die Basis für die Risikobewertung darstellt. Des Weiteren muss aufgrund der epidemiologischen und auch pathophysiologischen Verknüpfung von Krebs und manifesten kardiovaskulären Erkrankungen wie zum Beispiel Vorhofflimmern auch im perioperativen Verlauf mit einer erhöhten Manifestationsrate kardiovaskulärer Erkrankungen gerechnet werden [2].

Grundsätzlich unterscheiden sich die perioperativen Abläufe und Empfehlungen von Krebspatienten fast nicht von nicht Krebspatienten und die folgenden Empfehlungen sind den allgemeinen Leitlinien vorwiegend der europäischen Gesellschaft für Kardiologie entnommen [3–5].

Die maligne Grunderkrankung selbst und auch gegebenenfalls schon durchgeführte neoadjuvante Systemtherapien können die präoperative Evaluation des kardiovaskulären Patienten erschweren und das Risikoprofil ändern [6]. Die präoperative Risikobewertung basiert im Wesentlichen auf der körperlichen Belastungskapazität des Patienten. Wenn diese durch die maligne Grunderkrankung oder Systemtherapie deutlich eingeschränkt ist [7], müssen für die Bewertung gerade bei Hochrisikooperationen aufwendigere Belastungsbildgebungsverfahren durchgeführt werden. Für detaillierte Auflistungen kardiotoxischer Effekte von neoadjuvanten Krebstherapien, die ebenfalls das Ausgangsrisiko der Patienten beeinflussen können, sei auf die entsprechenden Kapitel dieses Buches verwiesen.

Abschließend sei darauf hingewiesen, dass Algorithmen und Risiko-Scores, die im Folgenden zitiert werden, oft nicht für Krebspatienten im Speziellen validiert wurden oder aber sogar als unbefriedigend für ausgewählte Krebsentitäten bewertet wurden [8].

https://doi.org/10.1515/9783110592450-009

9.2 Präoperative Risikoerhebung

Das Ziel der präoperativen Risikoeinschätzung ist es, weiterführende Diagnostik, medikamentöse und interventionelle kardiologische Therapien sowie spezifische anästhesiologische und chirurgische Verfahren an die Gesamtrisikokonstellation des Patienten individuell anzupassen und so den klinischen Verlauf des Patienten zu optimieren. Das Gesamtrisiko wird im Wesentlichen von den patientenseitigen Risikofaktoren bestimmt, wenngleich auch die Art des Eingriffs das Risiko für perioperative kardiovaskuläre Ereignisse beeinflusst. Hier spielen Faktoren wie Operationsdauer, Flüssigkeitsverschiebungen, Blutverlust, Absinken der Körperkerntemperatur, und Lagerung neben der allgemeinen operationsbedingten Stressreaktion, vor allem bei Patienten mit schwerer kardialer Vorerkrankung, eine Rolle. Eine Übersicht zur Risikoklassifikation gängiger Operationen gibt Tab. 9.1.

Tab. 9.1: Operationsspezifisches Risiko bezogen auf die Endpunkte Mortalität und Myokardinfarkt innerhalb von 30 Tagen [9].

geringes Risiko: < 1 %	mittleres Risiko: 1–5 %	hohes Risiko: > 5 %
– Hysterektomie	– Splenektomie	– Oesophagektomie
– Mastektomie	– Laparoskopische Eingriffe	– Darmperforation
– Hauteingriffe	– großer gynäkologischer,	– Kolektomie
– kleinerer urologischer oder orthopädischer Eingriff	urologischer und orthopädischer Eingriff	– Lungenresektion
– Thyreoidektomie	– kleinere intrathorakale Eingriffe	– Leber/Pankreasresektion
– Parathyreoidektomie		– Adrenalektomie
		– Amputation

Laparoskopische Eingriffe haben im Vergleich zu offenen Eingriffen eine kürzere Liegedauer, bessere postoperative Lungenfunktion, weniger Wundschmerz, weniger paralytischen Ileus und abdominelle Flüssigkeitsverschiebungen. Bei Gleichwertigkeit bezüglich des chirurgischen Ergebnisses kann dies für morbidere Patienten vorteilhaft sein. Allerdings können für Patienten mit schwerer Herzinsuffizienz die hämodynamischen Veränderungen mit Anstieg des peripheren Gefäßwiderstandes, des Blutdrucks, des zentralvenösen und des pulmonalvaskulären Druckes durch das Pneumoperitoneum und die Trendelenburglagerung ungünstig sein.

Die Grundlage der patientenseitigen Risikoeinstufung bildet die körperliche Belastungskapazität, die in metabolischen Äquivalenten (MET) angegeben wird, wobei ein MET dem Basisumsatz entspricht, 4 MET ungefähr dem Steigen von 2 Treppenetagen und 10 MET anstrengendem Sport wie Schwimmen. Bei guter Belastbarkeit ist die postoperative Prognose gut, unabhängig von den kardiovaskulären Vorerkrankungen [3]. Bei eingeschränkter oder unbekannter Belastbarkeit bestimmen die Schwere und Anzahl der kardiovaskulären Vorerkrankungen die postoperative Prognose. Zur Gesamteinschätzung werden validierte Score-Systeme wie der „National

Surgical Quality Improvement Program" (NSQIP) Score (http://www.surgicalriskcalculator.com/miorcardiacarrest) oder der „Revised Cardiac Risk Index" nach Lee (http://www.mdcalc.com/revised-cardiac-riskindex-for-pre-operative-risk/) empfohlen. Eine erweiterte nicht-invasive Abklärung wird bei ausgewählten Risikopatienten empfohlen, um genauere Informationen zu Klappenerkrankungen, Myokardischämie und linksventrikulärer Dysfunktion zu erhalten. Ein Ruhe-EKG wird bei Patienten mit Intermediär-/Hochrisiko-Operation oder klinischen Risikofaktoren (koronare Herzerkrankung, Herzinsuffizienz, zerebrovaskulärem Ereignis, Niereninsuffizienz mit Kreatinin > 2 mg/dl oder GFR < 60 ml/min, oder Insulin-abhängigem Diabetes) empfohlen, wobei die Sensitivität des EKGs zur Prognosebestimmung schlecht ist und in erster Linie als Ausgangsbefund zum Vergleich mit Veränderungen dient. Eine routinemäßige Echokardiographie zur Bestimmung der Pumpfunktion wird ohne klinische Verdachtsmomente nicht empfohlen und kann gegebenenfalls im Einzelfall bei Hochrisikopatienten erfolgen. Eine bildgebende Diagnostik mit Belastung (Echokardiographie, kardiale Magnetresonanztomographie oder Szintigraphie) sollte bei Patienten mit schlechter körperlicher Belastbarkeit (< 4 MET), Hochrisikooperation und mehr als 2 der klinischen Risikofaktoren (koronare Herzerkrankung, Herzinsuffizienz, zerebrovaskulärem Ereignis, Niereninsuffizienz mit Kreatinin > 2 mg/dl oder

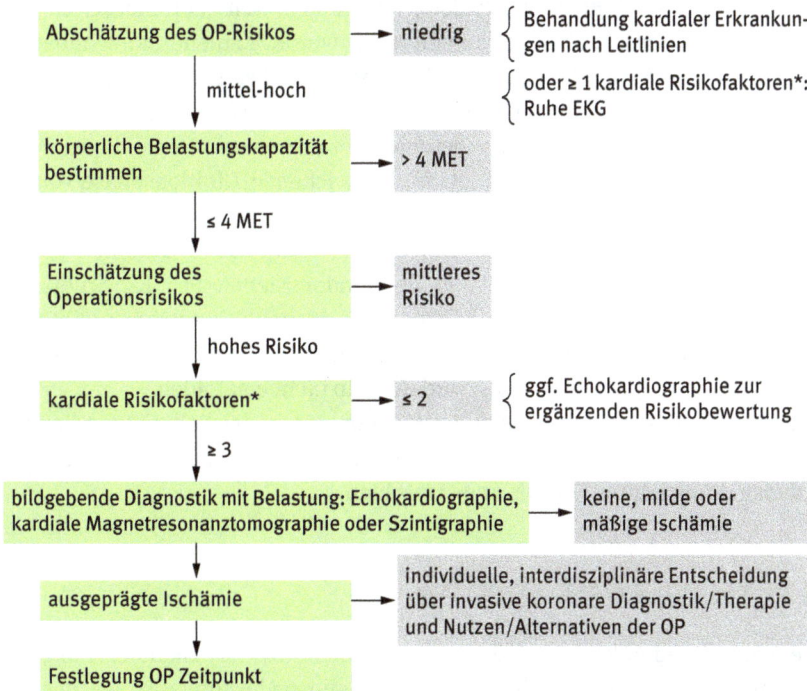

* koronare Herzerkrankung, Herzinsuffizienz, zerebrovaskuläres Ereignis, Niereninsuffizienz mit Kreatinin > 2 mg/dl oder GFR < 60 ml/min, oder Insulin abhängiger Diabetes

Abb. 9.1: Algorithmus zur präoperativen Risikoerhebung. Modifiziert nach [10].

GFR < 60 ml/min, oder Insulin-abhängigem Diabetes) durchgeführt werden. Eine Zusammenfassung des Ablaufs gibt Abb. 9.1.

9.3 Strategien zur perioperativen Risikoreduktion

Die Operationssituation inklusive Anästhesie kann unter anderem stressbedingt zu Koronarischämie und Herzrhythmusstörungen sowie aufgrund hämodynamischer Belastungen zur Dekompensation einer Herzinsuffizienz oder Klappenerkrankung führen. Ein allgemein anerkanntes Ziel zur Reduktion des perioperativen Risikos ist es deshalb, kardiovaskuläre Risikofaktoren und Erkrankungen optimal medikamentös nach aktuellen Leitlinien zu behandeln. Eine besondere Bedeutung zur Suppression der Stresskomponente wird der medikamentösen Inhibierung des sympathischen Nervensystems zugeschrieben, insbesondere dem β-Blocker, der nachweislich Koronarischämien reduzieren kann und antiarrhythmische Wirkung hat. Die Datenlage zur perioperativen β-Blockergabe ist sehr heterogen, sowohl was Einschlusskriterien des Patienten- und Operationsrisikos angeht als auch Ergebnisse. Insgesamt deutet sich eine Reduktion von perioperativen Myokardinfarkten an. Dies wird aber ausgeglichen durch eine erhöhte Mortalitäts- und Schlaganfallrate [11]. Beides resultierte größtenteils durch β-Blocker-induzierte Hypotonien, weil der β-Blocker oft erst kurz vor der Operation in hoher Dosis verabreicht wurde. Aktuelle Empfehlung ist deshalb, eine präoperative β-Blockertherapie nicht generell zu beginnen. Bei hohem operativen oder patienten-seitigem Risiko mit z. B. nachgewiesener Myokardischämie kann in Einzelfällen eine β-Blockertherapie mit präferenziell Atenolol oder Bisoprolol initiiert werden. Voraussetzung ist eine ausreichende Titrationsphase von 7–30 Tagen präoperativ mit Zielherzfrequenz nicht unter 60/min und ausreichendem Blutdruck. Eine bestehende β-Blockertherapie sollte allerdings fortgeführt werden. Der alpha2-Antagonist Clonidin zeigte in der randomisierten POISE-2 Studie an 10.010 Patienten keinen signifikanten Effekt auf die Mortalität und Myokardinfarktrate, wohingegen Hypotonien und nicht-fatale Kreislaufstillstände erhöht beobachtet wurden [12]. Eine Therapie mit Clonidin wird deshalb nicht empfohlen.

Für etablierte, Prognose verbessernde Medikamente in der Behandlung kardiovaskulärer Erkrankungen wie Statine, ACE-Hemmer und Angiotensinrezeptor-Blocker wird eine perioperative Fortführung empfohlen.

9.4 Präoperative Revaskularisation

Eine Operationssituation kann das Risiko eines akuten koronarvaskulären Ereignisses pathophysiologisch über verschiedene Wege ungünstig beeinflussen, wie das zugefügte Trauma, Inflammation, Anästhesie, Intubation, Schmerz, Hypothermie, Blutungsereignisse, Anämie, Fasten und Hyperkoagulabilität. Die Datenlage zur routinemäßigen, prophylaktischen invasiven Abklärung und Revaskularisation ist schwach, wenngleich bei Patienten mit fatalen perioperativen Myokardinfarkten oft eine schwere Koronarerkrankung meist ohne Plaque-Instabilität beobachtet wurde, was eine Ischämie durch niedriges Sauerstoffangebot und hohen Bedarf suggeriert und damit einen potenziellen Nutzen einer präventiven Revaskularisation [13]. In der größten randomisierten CARP-Studie fand sich bei Patienten mit mehreren kardiovaskulären Risikofaktoren oder nachgewiesener Myokardischämie und invasiv nachgewiesener relevanter Koronarstenose kein signifikanter Vorteil einer interventionellen oder operativen Myokardrevaskularisation im Vergleich zur optimalen medikamentösen Therapie [14]. Deshalb wird bei asymptomatischen Patienten oder Patienten mit stabiler koronarer Herzerkrankung keine prophylaktische Revaskularisation empfohlen [3].

9.5 Management von Antikoagulanzien und Thrombozytenaggregationshemmern

9.5.1 Thrombozytenaggregationshemmer

Der Standard in der Sekundärprävention kardiovaskulärer Erkrankungen ist die Thrombozytenaggregationshemmung mit Azetylsalizylsäure (ASS) oder bei Unverträglichkeit Clopidogrel. Ältere Beobachtungsstudien suggerierten, dass eine perioperative Unterbrechung der sekundärprophylaktischen ASS Therapie mit einem erhöhten Risiko für vaskuläre Ereignisse assoziiert ist. Umgekehrt war allerdings die perioperative Fortführung von ASS mit einem 50 % erhöhten Blutungsrisiko verbunden [15]. In der POISE-2 Studie wurden 10.010 kardiovaskuläre Risikopatienten randomisiert für perioperative ASS- oder Placebotherapie [12]. Es fand sich kein signifikanter Effekt auf kardiovaskuläre Ereignisse, wohingegen das Risiko für größere Blutungen unter ASS um 23 % erhöht war. Anzumerken ist, dass Hochrisikopatienten mit Bare-Metall-Stent innerhalb der letzten 6 Wochen, Drug-Eluting-Stent innerhalb des letzten Jahres und Patienten mit zusätzlichem $P2Y_{12}$-Inhibitor ausgeschlossen wurden. Zusammenfassend kann die sekundärprophylaktische Dauertherapie mit einem Thrombozytenaggregationshemmer bei stabilem vaskulären Krankheitsverlauf, d. h. niedrigem vaskulären Ereignisrisiko, perioperativ sicher pausiert werden. Besonders bei Eingriffen mit hohem Blutungsrisiko wie Spinalchirurgie, Neuro- und Ophthalmochirurgie sollte ASS 7 Tage vor der Operation abgesetzt werden [3].

In klinischen Situationen mit besonders hohem Risiko für ein akutes kardiovaskuläres Ereignis wird mit einer dualen Thrombozytenaggregationshemmung (DTAH) behandelt. Dazu zählen die Stentimplantation, die mit dem Risiko einer Stentthrombose einhergeht, und das akute Troponin-positive Koronarsyndrom (ST- und Nicht-ST-Hebungsinfarkt), das mit dem Risiko eines Zweit- oder Reinfarktes einhergeht. Nach Stentimplantation wird in der Regel mit der Kombination aus ASS und Clopidogrel für 6 Monate behandelt, wobei abhängig vom Blutungs- und Ischämierisiko diese Zeitspanne auch individuell verlängert oder verkürzt werden kann. Nach Troponin-positivem Koronarsyndrom wird unabhängig von einer interventionellen oder konservativen Therapie für 1 Jahr mit der Kombination aus ASS und einem $P2Y_{12}$-Inhibitor, meist Prasugrel oder Ticagrelor behandelt, bei Unverträglichkeiten gegebenenfalls auch mit Clopidogrel. Bei der Abwägung des perioperativen Vorgehens bei Patienten unter DTAH muss das Risiko eines ischämischen Koronarereignisses bei Unterbrechung der DTAH, das operative Blutungsrisiko unter fortgeführter DTAH und die Konsequenzen der Aufschiebung der Operation berücksichtigt werden. Dies erfordert meist eine individuelle Entscheidung nach multidisziplinärer Diskussion mit Kardiologen, Chirurgen und Onkologen. Grundsätzlich sollte die Operation, wenn vertretbar, aufgeschoben werden, bis die geplante Zeit der DTAH abgelaufen ist, wobei dies gerade bei rasch proliferativen Tumoren oder langer DTAH-Dauer nicht immer möglich ist. Bei Operationen mit niedrigem Blutungsrisiko wird empfohlen, die DTAH fortzuführen [4]. Bei moderatem Blutungsrisiko wird empfohlen, ASS weiterzugeben und wenn vertretbar den $P2Y_{12}$-Inhibitor abzusetzen, und bei hohem Blutungsrisiko sollten ASS und $P2Y_{12}$-Inhibitor abgesetzt werden (Tab. 9.2). Mindestzeitintervalle für das präoperative Absetzen sind für Prasugrel 7 Tage, Clopidogrel 5 Tage, und Ticagrelor 3 Tage, um einen sicheren Wirkungsverlust zu erreichen. Ein Monat DTAH gilt als minimale Therapiezeit nach Stentimplantation. Nach Troponin-positivem Koronarsyndrom sollte die DTAH wenn möglich nicht vor dem 6. Monat unterbrochen werden. Grundsätzlich wird bei vorzeitiger Unterbrechung der DTAH empfohlen, die Operation in einer Institution mit einer 24-Stunden Herzkathetermöglichkeit durchzuführen, um bei akutem Ereignis direkt interventionell behandeln zu können.

Tab. 9.2: Blutungsrisiko bei diversen operativen Eingriffen [16].

niedrig	mittel	hoch
– Kolektomie	– Splenektomie	– Leberresektion
– Gastrektomie	– Thyreoidektomie	– Duodenopankreatektomie
– Mastektomie	– Rektumresektion	– Nephrektomie
– Atypische Lungenresektion (Wedge)	– Lobektomie	– Zystektomie
	– Pneumonektomie	– Prostatektomie
		– Ösophagektomie
		– Pleuropneumonektomie

9.5.2 Orale Antikoagulanzien

Verschiedene kardiovaskuläre Erkrankungen wie künstliche Herzklappenprothesen, Vorhofflimmern und venöse Thromboembolien werden mit oralen Antikoagulanzien (OAK) wie Vitamin-K-Antagonisten (VKA, z. B. Phenprocoumon) oder Nicht-Vitamin-K-Antikoagulanzien (NOAC: Apixaban, Dabigatran, Edoxaban und Rivaroxaban) behandelt. Ein Absetzen dieser Medikamente für eine Operation erhöht das Risiko für venöse oder arterielle Thrombosen und Embolien. Ähnlich wie für DTAH beschrieben, muss im Vorfeld der Operationsplanung unter Berücksichtigung des operativen Blutungsrisikos, des Thrombose-/Embolierisikos und der Möglichkeit der Operationsverschiebung individuell entschieden werden, ob die Antikoagulationsdauertherapie unterbrochen werden muss und ob gegebenenfalls zusätzlich eine Überbrückung mit intravenösen oder subkutanen Antikoagulanzien nötig ist [5]. Bei minimalem Blutungsrisiko (z. B. dermatologische Eingriffe) wird eine Fortführung der OAK empfohlen, ansonsten werden OAK perioperativ pausiert. VKA sollten je nach Halbwertszeit 5 Tage für Warfarin und 8–10 Tage für Phenprocoumon vor der Operation abgesetzt werden. Eine Kontrolle der Wirkung kann bei VKA über den „International Normalized Ratio" (INR) erfolgen. Die letzte Einnahme von NOACs abhängig vom geringen oder hohen Blutungsrisiko der Operation und der Nierenfunktion des Patienten zeigt Tab. 9.3.

Tab. 9.3: Empfehlungen für die präinterventionellen Pausierungszeiten der NOAC-Therapie unter Berücksichtigung von [5].

	Dabigatran		Apixaban-Edoxaban-Rivaroxaban	
	Geringes Risiko*	Hohes Risiko**	Geringes Risiko*	Hohes Risiko**
GFR ≥ 80 mL/min	≥ 24 h	≥ 48 h	≥ 24 h	≥ 48 h
GFR 50 – 79 mL/min	≥ 36 h	≥ 72 h	≥ 24 h	≥ 48 h
GFR 30–49 mL/min	≥ 48 h	≥ 96 h	≥ 24 h	≥ 48 h
GFR 15 – 29 mL/min	Gebrauch nicht empfohlen	Gebrauch nicht empfohlen	≥ 36 h	≥ 48 h
GFR ≤ 15 mL/min	Gebrauch nicht empfohlen	Gebrauch nicht empfohlen	Gebrauch nicht empfohlen	Gebrauch nicht empfohlen

*geringes Risiko: oberflächliche Eingriffe, Endoskopie, Prostata-/Blasenbiopsie. **komplexe endoskopische Eingriffe (ERCP, etc.), Leber-/Nierenbiopsie, abdominelle und thorakale Operationen, Spinal-/Epiduralanästhesie, größere orthopädische Eingriffe.

Eine Überbrückung mit intravenösen oder subkutanen Antikoagulanzien wird bei NOACs nicht empfohlen, da der Wirkverlust nach Unterbrechung der Einnahme ähnlich gut vorhersehbar ist wie bei niedermolekularen Heparinen, und eine überlappende Therapie mit verschiedenen Antikoagulanzien mit einem erhöhten Blutungsrisiko verbunden ist [17].

Die Entscheidung zur Überbrückung mit intravenösen oder subkutanen Antikoagulanzien („Bridging") wird bestimmt vom individuellen Thrombembolie- und Blutungsrisiko (Tab. 9.4, Tab. 9.5) [18]. Bei niedrigem Thrombembolierisiko wird ein Bridging nicht empfohlen. Bei intermediärem Risiko wird Bridging nur empfohlen, wenn kein erhöhtes Blutungsrisiko besteht. Bei hohem Thrombembolierisiko wird ein Bridging empfohlen [19].

Tab. 9.4: Thrombembolierisiko bei Vorhofflimmern, Klappenerkrankungen und venöser Thrombembolie abhängig vom klinischen Kontext [18]. Risikofaktoren = Vorhofflimmern, Zustand nach Insult oder TIA, Hypertonie, Diabetes mellitus, Herzinsuffizienz, Alter > 75 Jahre.

Risiko-gruppe	Mechanischer Klappenersatz	Vorhofflimmern	Venöse Thrombembolie (VTE)

hoch	– Mitralklappenprothese
	– Mech. Aortenklappenersatz
	– Schlaganfall/TIA < 6 Monate
		– CHADS2 score ≥ 5
		– Schlaganfall/
		  TIA < 3 Monate
		– Rheumatisches Vitium
			– VTE < 3 Monate
			– schwere Thrombo-
			  philie

mittel	– Doppelflügelaortenklappen-prothese mit Risikofaktoren	– CHADS2 score 3 oder 4	– VTE 3–12 Monate – Thrombophilie – Rezid. VTE – Malignom
gering	– Doppelflügelaortenklappen-prothese ohne Risikofaktoren	– CHADS2 score ≤ 2, kein Schlaganfall/TIA	– VTE > 12 Monate

Tab. 9.5: Blutungsrisiko bei Patienten mit oraler Antikoagulation [19].

HAS-BLED Score*

– Bluthochdruck
– eingeschränkte Nierenfunktion
– eingeschränkte Leberfunktion
– Schlaganfall
– Neigung zu relevanten Blutungen
– schwer einstellbarer INR
– > 65 Lebensjahre
– Komedikation mit Plättchenhemmer oder nicht-steroidalen Antirheumatika
– Alkohol- oder Drogenmissbrauch

Ergänzende Risikofaktoren:
– qualitative und quantitative Veränderungen der Thrombozyten
– vorheriges Blutungsereignis innerhalb der letzten 3 Monaten
– INR oberhalb des Zielbereichs zum Zeitpunkt der Operation
– Blutungsereignis während eines Bridging
– Blutungsereignis im Rahmen einer ähnlichen Operation

* Jeder Risikofaktor wird mit einem Punkt bewertet. Ein HAS-BLED Score ≥ 3 besitzt einen hohen prädiktiven Wert bzgl. Blutungsereignisse

Zum Bridging werden meist niedermolekulare Heparine, oder bei relevanter Niereninsuffizienz, unfraktioniertes Heparin eingesetzt. Unfraktioniertes Heparin sollte 4–6 Stunden vor der Operation, niedermolekulare Heparine mindestens 2 Tage vor der Operation pausiert werden (Abb. 9.2).

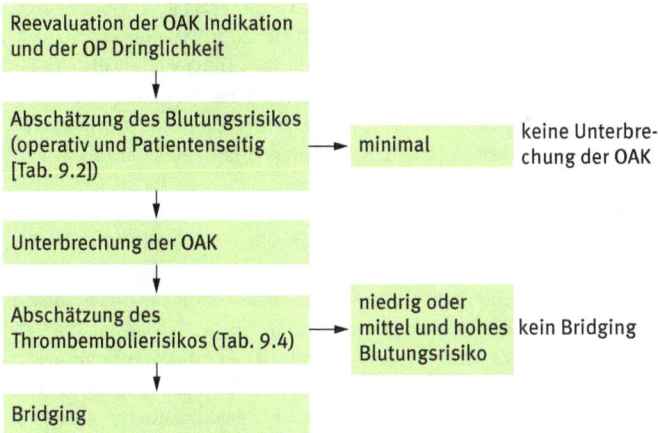

Abb. 9.2: Algorithmus für das perioperative Management von Patienten mit oraler Antikoagulation. Modifiziert nach [18].

9.6 Perioperative Thromboseprophylaxe

Sowohl chirurgische Eingriffe im Allgemeinen als auch maligne Grunderkrankungen zählen zu den bedeutsamsten Risikofaktoren für das Auftreten von venösen thrombembolischen Erkrankungen. Deshalb wird bei stationär behandelten Krebspatienten grundsätzlich eine medikamentöse Thromboseprophylaxe empfohlen [20]. Grundsätzliche Empfehlungen für den ambulanten Bereich gibt es nicht. Eine Ausnahme bilden Patienten nach viszeralchirurgischer oder pelviner Tumoroperation. Aufgrund des exzessiven Thromboserisikos wird hier eine verlängerte Thromboseprophylaxe für absolut insgesamt 4 Wochen postoperativ empfohlen [21].

Literatur

[1] Koene RJ, Prizment AE, Blaes A, Konety SH. Shared Risk Factors in Cardiovascular Disease and Cancer. Circulation. 2016;133(11):1104–1114. doi:10.1161/circulationaha.115.020406

[2] Vinter N, Christesen AM, Fenger-Grøn M, Tjønneland A, Frost L. Atrial Fibrillation and Risk of Cancer: A Danish Population-Based Cohort Study. Journal of the American Heart Association. 2018;7(17). doi:10.1161/jaha.118.009543

[3] Kristensen. 2014 ESC/ESA Guidelines on non-cardiac surgery: Cardiovascular assessment and management. European Heart Journal. 2014;35(35):2383–2431. doi:10.1093/eurheartj/ehu282

[4] Valgimigli. 2017 ESC focused update on dual antiplatelet therapy in coronary artery disease developed in collaboration with EACTS: The Task Force for dual antiplatelet therapy in coronary artery disease of the European Society of Cardiology (ESC) and of the European Association for Cardio-Thoracic Surgery (EACTS). European Heart Journal. 2018;39(3):213–260. doi:10.1093/eurheartj/ehx638

[5] Steffel J, Verhamme P, Potpara TS, et al. The 2018 European Heart Rhythm Association Practical Guide on the use of non-vitamin K antagonist oral anticoagulants in patients with atrial fibrillation. European Heart Journal. 2018;39(16):1330–1393. doi:10.1093/eurheartj/ehy136

[6] Rassaf T, Totzeck M, Backs J, et al. Onco-Cardiology: Consensus Paper of the German Cardiac Society, the German Society for Pediatric Cardiology and Congenital Heart Defects and the German Society for Hematology and Medical Oncology. Clinical research in cardiology : official journal of the German Cardiac Society. 2020;109(10):1197–1222. Doi: 10.1007/s00392-020-01636-7

[7] West MA, Loughney L, Lythgoe D, et al. The Effect of Neoadjuvant Chemoradiotherapy on Whole-Body Physical Fitness and Skeletal Muscle Mitochondrial Oxidative Phosphorylation In Vivo in Locally Advanced Rectal Cancer Patients – An Observational Pilot Study. PLoS ONE. 2014;9(12). doi:10.1371/journal.pone.0111526

[8] Slump J, Ferguson PC, Wunder JS, et al. Can the ACS-NSQIP surgical risk calculator predict postoperative complications in patients undergoing flap reconstruction following soft tissue sarcoma resection? Journal of Surgical Oncology. 2016;114(5):570–575. doi:10.1002/jso.24357

[9] Glance LG, Lustik SJ, Hannan EL, et al. The Surgical Mortality Probability Model: Derivation and validation of a simple risk prediction rule for noncardiac surgery. Annals of Surgery. 2012;255 (4):696–702. doi:10.1097/sla.0b013e31824b45af

[10] Kelm M, Osterhues H, Hennerici Met al. Kommentar zu den „ESC Guidelines for Pre-Operative Cardiac Risk Assessment and Perioperative Cardiac Management in Non-Cardiac Surgery". Der Kardiologe. 2010;4(5):4:375–382.

[11] Devereaux PJ. Effects of extended-release metoprolol succinate in patients undergoing non-cardiac surgery (POISE trial): A randomised controlled trial. The Lancet. 2008;371(9627):1839–1847. doi:10.1016/s0140-6736(08)60601-7

[12] Devereaux PJ. Clonidine in Patients Undergoing Noncardiac Surgery. N Engl J Med. 2014;370:1504–1513. doi: 10.1056/NEJMoa1401106

[13] Dawood MM, Gutpa DK, Southern J, et al. Pathology of fatal peri-operative myocardial infarction: implications regarding pathophysiology and prevention, Int J Cardiol. 1996;57:37–44.

[14] Edward O, McFalls. Coronary Revascularization before Noncardiac Surgery. N Engl J Med. 2004;351:2861–2863. doi: 10.1056/NEJMe048299

[15] Burger W, Chemnitius J, Kneissl GD, Rucker G. Low-dose aspirin for secondary cardiovascular prevention – cardiovascular risks after its perioperative withdrawal versus bleeding risks with its continuation – review and meta-analysis. Journal of Internal Medicine. 2005;257(5):399–414. doi:10.1111/j.1365-2796.2005.01477

[16] Rossini R, Musumeci G, Visconti LO, et al. Perioperative management of antiplatelet therapy in patients with coronary stents undergoing cardiac and non-cardiac surgery: A consensus document from Italian cardiological, surgical and anaesthesiological societies. EuroIntervention. 2014;10(1):38–46. doi:10.4244/eijv10i1a8

[17] Douketis JD. Perioperative Bridging Anticoagulation in Patients with Atrial Fibrillation. N Engl J Med. 2015; 73:823–833. doi: 10.1056/NEJMoa1501035

[18] Rechenmacher SJ, Fang JC. Bridging Anticoagulation. Journal of the American College of Cardiology. 2015;66(12):1392–1403; doi): 10.1016/j.jacc.2015.08.002

[19] Doherty JU, Gluckman TJ, Hucker WJ, et al. 2017 ACC Expert Consensus Decision Pathway for Periprocedural Management of Anticoagulation in Patients With nonvalvular Atrial Fibrillation. Journal of the American College of Cardiology. 2017;69(7):871–898. doi:10.1016/j.jacc.2016.11.024

[20] Encke A. Prophylaxe der venösen Thromboembolie (VTE). (2015) AWMF 2. Auflage,

[21] Guyatt GH. Executive summary: Antithrombotic Therapy and Prevention of Thrombosis, 9th ed: American College of Chest Physicians Evidence-Based Clinical Practice Guidelines. Chest. 2012;141(4):1129. doi:10.1378/chest.141.4.1129c

10 Kardiale Nebenwirkungen antineoplastischer Substanzen

Carsten Bokemeyer, Antonia Beitzen-Heineke

10.1 Einleitung

Die Lebenserwartung von Krebspatienten steigt durch die verbesserten onkologischen Therapieoptionen stetig an. Hierdurch bedingt gewinnen die kardialen Langzeitnebenwirkungen der Tumortherapie zunehmende Relevanz. Das verbesserte Überleben ergibt sich unter anderem aus der Entwicklung neuer antineoplastischer Substanzen, die neben den klassischen Chemotherapeutika zielgerichtete Substanzen wie Signalweginhibitoren und Immuntherapien umfasst, die mit vielseitigen Nebenwirkungen einhergehen.

Ein Großteil der Krebspatienten leidet malignom- aber auch therapiebedingt unter einer Leistungsminderung aufgrund von Anämie mit entsprechender Abgeschlagenheit oder Fatigue-Symptomatik. Ferner ist eine Dyspnoesymptomatik durch pulmonale Metastasen oder Pleuraergüsse eine häufige Begleiterscheinung maligner Neoplasien. Die Abgrenzung zu einer kardial bedingten Symptomatik ist häufig nicht sofort offensichtlich. Die Kenntnis des kardiotoxischen Potenzials antitumoraler Substanzen ist entscheidend, um kardialen Nebenwirkungen vorzubeugen, Kardiotoxizität frühzeitig zu erkennen, zu therapieren und die onkologische Therapie individuell anzupassen. In diesem Kapitel werden relevante kardiale Nebenwirkungen antineoplastischer Substanzen substanzspezifisch aufgeführt.

10.2 Anthrazykline

Anthrazykline gehören zu den am häufigsten eingesetzten Substanzgruppen in der Hämatologie und Onkologie. Sie sind essenzieller Bestandteil der Therapie einer Vielzahl hämatologischer als auch solider Neoplasien wie Lymphomen, akuten Leukämien, Mammakarzinomen und Sarkomen. Kardiotoxizität ist eine wesentliche, dosislimitierende Nebenwirkung von Anthrazyklinen und tritt als Akut- oder Spättoxizität auf.

Die Pathophysiologie der Anthrazyklin-bedingten Kardiomyopathie ist nicht eindeutig definiert. Die Bindung von Anthrazyklinen an die Zielstruktur Topoisomerase 2β in Kardiomyozyten scheint essenziell für die Anthrazyklin-induzierte mitochondriale Dysfunktion, die Entstehung von Sauerstoffradikalen und den hieraus resultierenden Zelltod der Kardiomyozyten [1].

https://doi.org/10.1515/9783110592450-010

10.2.1 Akuttoxizität

In direktem zeitlichem Zusammenhang mit der Anthrazyklin-Infusion können Rhythmusstörungen wie supraventrikuläre Tachykardien und Blockbilder oder eine transiente linksventrikuläre (LV) Dysfunktion auftreten. Diese Akuttoxizität ist selten und das Risiko von Rhythmusstörungen kann durch langsame Applikation der Anthrazyklindosis über mindestens 15 Minuten minimiert werden.

10.2.2 Spättoxizität

Die relevanteste Nebenwirkung von Anthrazyklinen ist die späte und chronische Kardiotoxizität, welche häufig innerhalb eines Jahres nach Anthrazyklintherapie, aber auch Jahre danach auftreten kann. Diese manifestiert sich als Einschränkung der linksventrikulären Funktion, kann zu einer dilatativen Kardiomyopathie und klinisch manifesten Herzinsuffizienz führen.

Die Anthrazyklin-assoziierte Kardiomyopathie tritt dosisabhängig auf mit einer Inzidenz von 5 % nach einer kumulativen Doxorubicin-Dosis von 400 mg/m² und exponentiellem Anstieg der Kardiotoxizität mit steigender Dosierung (Tab. 10.1) [2]. Daher gilt es zur Vermeidung von Kardiotoxizität die substanz-spezifisch definierten Schwellendosierungen nicht zu überschreiten (Tab. 10.2). Die Suszeptibilität für eine Kardiotoxizität durch Anthrazykline ist interindividuell jedoch sehr unterschiedlich und in seltenen Fällen kann es bereits nach einmaliger Anthrazyklin-Applikation zu signifikanter Kardiotoxizität kommen. Eine vorherige oder gleichzeitige mediastinale Bestrahlung sowie die Kombination mit weiteren kardiotoxischen antineoplastischen Substanzen, kardiovaskuläre Vorerkrankungen und koexistierende kardiovaskuläre Risikofaktoren erhöhen das Kardiotoxizitätsrisiko nach Anthrazyklintherapie. Weitere Risikofaktoren für das Auftreten einer Kardiomyopathie nach Anthrazyklinen sind weibliches Geschlecht, hohes oder sehr junges Alter, hohe Einzeldosen und eine kurze Infusionsdauer. Diese patientenbezogenen und therapiebedingten Risikofaktoren müssen bei der Entscheidung für eine Anthrazyklintherapie und der Festlegung der individuellen Kumulativdosis berücksichtigt werden.

Tab. 10.1: Inzidenz von Doxorubicin induzierter Herzinsuffizienz [2].

Kumulativdosis Doxorubicin (mg/m²)	Herzinsuffizienz Inzidenz (%)
400	5
550	26
700	48

Tab. 10.2: Empfohlene kumulative Schwellendosis für Anthrazykline.

Substanz	Schwellendosis (mg/m²)
Daunorubicin	550 – 800
Doxorubicin	450 – 550 (400 bei Kindern)
Epirubicin	900 – 1000
Idarubicin	120
Mitoxantron	160

10.2.3 Prophylaxe kardialer Toxizität durch Anthrazykline

Liposomale Anthrazyklin-Derivate

Durch liposomale Verkapselung von Doxorubicin wird die Gewebedistribution des Doxorubicins zugunsten einer Anreicherung im Tumorgebiet verändert. Neben dem liposomalen Doxorubicin (Myocet®) gibt es pegyliertes liposomales Doxorubicin (Caelyx®). Beide haben eine deutlich längere Halbwertzeit als freies Doxorubicin und ähneln daher eher dem Profil einer Anthrazyklin-Dauerinfusion. Dabei ist die Halbwertzeit durch die Pegylierung nochmals länger als durch die alleinige liposomale Verkapselung. Durch die damit geringeren Doxorubicin-Konzentrationen im Herzmuskel und die niedrigeren Spitzenplasmaspiegel durch verzögerte Freisetzung der Substanz ist die Kardiotoxizität durch die pegylierte und liposomale Formulierung signifikant reduziert. Gleichzeitig umfasst das veränderte Nebenwirkungsprofil jedoch eine erhöhte Myelotoxizität und bei pegylierten liposomalem Doxorubicin ein dosislimitierendes Hand-Fuß-Syndrom. Diverse Studien haben eine reduzierte Kardiotoxizität bei ähnlicher Effektivität für liposomale Anthrazykline im Vergleich zu konventionellen Anthrazyklinen gezeigt. Jedoch ist die vergleichbare Effektivität nur für einzelne Tumorentitäten und Therapieschemata nachgewiesen und Langzeitdaten zur Toxizität liposomaler Formulierungen fehlen, sodass konventionelle Anthrazykline durch liposomale Substanzformulierungen insbesondere bei kurativer Therapieintention nicht routinemäßig ausgetauscht werden. Bei Patienten mit kardialen Vorerkrankungen oder einem erhöhten Risiko für eine Anthrazyklin-induzierte Kardiomyopathie stellen diese Anthrazyklin-Formen jedoch eine wertvolle Therapiealternative dar.

Komedikation kardioprotektiver Substanzen

Eine Reduktion der Kardiotoxizität von Anthrazyklinen kann durch eine Komedikation mit Dexrazoxan erzielt werden. Dexrazoxan bindet an die Topoisomerase 2β in Kardiomyozyten, blockiert die Bindungsstelle der Anthrazykline und beugt der hierdurch bedingten Kardiotoxizität vor. Darüber hinaus reduziert Dexrazoxan aufgrund seiner Chelator-Eigenschaften die Entstehung von Sauerstoffradikalen.

In randomisierten Studien konnte eine signifikante Reduktion der Kardiotoxizitätsraten durch eine Komedikation mit Dexrazoxan unter Anthrazyklintherapie nachgewiesen werden. Einzelne Studien suggerierten jedoch eine reduzierte antitumorale Wirksamkeit und eine erhöhte Rate von Sekundärmalignomen durch die Komedikation mit Dexrazoxan, was zu einer restriktiven Zulassung für Dexrazoxan führte.

10.3 Weitere klassische Chemotherapeutika

10.3.1 Platinderivate

Cisplatin erreicht seinen antiproliferativen Effekt durch DNA-Interkalierung und weist ebenfalls ein breites Einsatzgebiet in der Onkologie auf. Cisplatin ist essenzieller Bestandteil von Kombinationsschemata in der Therapie von Keimzelltumoren, Ovarial-, Bronchial- und Urothelkarzinomen, Kopf-Hals-Tumoren und in der Rezidivtherapie von Lymphomen. Aufgrund der radiosensitivierenden Eigenschaft wird Cisplatin ferner in einer Vielzahl von Radiochemotherapie-Protokollen eingesetzt. Neben der ausgeprägten Nephro-, Oto- und Neurotoxizität sind sowohl akute als auch späte kardiale und vaskuläre Toxizitäten relevante Nebenwirkungen von Platinderivaten.

Das Risiko für venöse Thrombosen und Embolien unter Cisplatin-haltiger Chemotherapie ist signifikant erhöht (circa 1,7-fach) gegenüber platinfreier Chemotherapieschemata [3]. Abhängig von Population und begleitenden Risikofaktoren werden Inzidenzen thromboembolischer Ereignisse von bis zu 18 % angegeben. Hierbei handelt es sich überwiegend um venöse Thromboembolien. Es wird jedoch auch ein erhöhtes Risiko für thromboembolische Ereignisse im arteriellen Gefäßbett inklusive akuter Myokardinfarkte unter Cisplatin-haltigen Regimen beschrieben [4].

Neben diesen akuten vaskulären Ereignissen geht Cisplatin mit einer vaskulären Spättoxizität einher. So weisen langzeitüberlebende Keimzelltumorpatienten nach Cisplatin-haltiger Chemotherapie im Vergleich zu gesunden Kontrollen und Kontrollpatienten nach alleiniger operativer Therapie oder alleiniger Strahlentherapie dosisabhängig eine erhöhte Prävalenz einer arteriellen Hypertonie auf. Außerdem ist das Risiko für Atherosklerose inklusive Koronarsklerose bei Keimzelltumorpatienten nach stattgehabter Cisplatin-haltiger Chemotherapie mit einer Inzidenz von 8 % nach 20 Jahren erhöht [5]. Vaskuläre Toxizitäten sind die Folge von Cisplatin-induzierten Endothelschäden.

Cisplatin induzierte kardiale Toxizität manifestiert sich überwiegend als diastolische Dysfunktion. Insbesondere Patienten, die nach Cisplatin-haltiger Chemotherapie eine arterielle Hypertonie oder Übergewicht entwickeln, weisen erhöhte Raten an diastolischer Dysfunktion auf. Daher scheinen neben den direkten kardiotoxischen

Effekten auch indirekte Effekte wie erhöhte Vor- und Nachlast zur Entwicklung einer kardialen Dysfunktion nach Cisplatin-Therapie beizutragen. Suggerierte Pathomechanismen der direkten Kardiotoxizität durch Cisplatin sind oxidativer Stress und mitochondriale Störungen.

Ferner können im Rahmen einer renalen Dysfunktion unter Cisplatin-Therapie Elektrolytstörungen wie Hypomagnesiämie und Hypokaliämie auftreten, die Arrhythmien oder Vasospasmen zur Folge haben können.

10.3.2 Fluoropyrimidine

Fluoropyrimidine werden in der Therapie von gastrointestinalen Tumoren, Plattenepithelkarzinomen des Kopf-Hals-Bereiches und Mammakarzinomen verwendet. Fluoropyrimidine kommen als intravenöse Bolus- und Dauerinfusion (5-Fluorouracil, 5-FU) zum Einsatz oder als orale Darreichungsform eines Prodrug (Capecitabine). Die häufigste Nebenwirkung ist eine Angina Pectoris (AP)-Symptomatik bedingt durch Vasospasmen der Koronargefäße und folglich einer kurzzeitigen Myokardischämie. AP-Symptomatik und/oder EKG-Veränderungen treten unter 5-FU-Dauerinfusion mit einer Inzidenz von 6–7 % auf und seltener bei 5-FU-Kurzinfusionen (2–3 %). Unter Capecitabine, welches für gewöhnlich täglich über einen 14-Tage-Zyklus eingenommen wird, beträgt die Inzidenz 5 % [6]. Unter Belastung verdoppelt sich die Inzidenz von Myokardischämien unter 5-FU Dauerinfusion, sodass Patienten eine erhöhte Belastung unter 5-FU-Therapie vermeiden sollten [7].

In der Regel ist die Symptomatik nach Termination der 5-FU-Infusion und der Applikation von Nitroglyzerin oder Calciumantagonisten zeitnah zu beheben. Für den Nutzen einer prophylaktischen antianginösen Therapie besteht aktuell keine Evidenz. Bei Auftreten von pectanginösen Beschwerden gelten die diagnostischen und therapeutischen Algorithmen des akuten Koronarsyndroms. Akute Myokardinfarkte oder plötzlicher Herztod sind jedoch selten. Eine weitere seltene Nebenwirkung sind 5-FU-induzierte Arrhythmien.

10.3.3 Taxane

Einsatzgebiete von Paclitaxel sind unter anderem das Bronchial- und Mammakarzinom. Eine häufige Nebenwirkung (29 %) von Paclitaxel ist eine Bradykardie, welche meist asymptomatisch verläuft. Andere Rhythmusstörungen wie höhergradige Blockbilder, atriale oder ventrikuläre Tachykardien sind selten (Inzidenz 0,1, 0,24 bzw. 0,26 %) [8]. Cremophor EL®, die Trägersubstanz in der Paclitaxel verabreicht wird, kann eine Histaminfreisetzung auslösen, welche als ursächlich für die Rhythmusstörungen angesehen wird.

10.3.4 Cyclophosphamid

Cyclophosphamid wird sowohl als antineoplastische Substanz in der Therapie von soliden und hämatologischen Neoplasien als auch als Immunsuppressivum bei Autoimmunerkrankungen eingesetzt. Unter Standarddosierungen ist das Kardiotoxizitätsrisiko gering. Hochdosiertes Cyclophosphamid (> 150 mg/kg), wie es in der Konditionierung vor allogener Stammzelltransplantation eingesetzt wird, geht jedoch mit einem signifikanten Risiko für das Auftreten einer kardialen Toxizität einher, welche sich als Herzinsuffizienz oder hämorrhagische Perimyokarditis manifestiert. In der pädiatrischen Onkologie wird die Inzidenz einer Myokarditis auf 5 % geschätzt, für Erwachsene sind Kardiotoxizitätsraten unter hochdosiertem Cyclophosphamid von 7–28 % beschrieben [9,10]. In den letzten Jahren lag die Inzidenz klinisch relevanter Kardiotoxizität bei Patienten, die hochdosiertes Cyclophosphamid im Rahmen von modernen Therapieprotokollen erhielten, jedoch unter 5 %.

Pathophysiologisch wird ein Endothelschaden durch Extravasation toxischer Metabolite als ursächlich angesehen, was zu einem Myokardschaden, interstitiellem Ödem und Hämorrhagie führen kann.

10.3.5 Amsacrin

Amsacrin wird vorwiegend in Konditionierungsprotokollen vor allogener Stammzelltransplantation eingesetzt. Die häufigste kardiale Nebenwirkung unter Amsacrin sind Herzrhythmusstörungen, die atriale und ventrikuläre Tachyarrythmien und weitere unspezifische EKG-Veränderungen umfassen. Selten ist das Auftreten einer subakuten, dosisunabhängigen Kardiomyopathie [9].

10.4 Monoklonale Antikörper, Signaltransduktionshemmer und andere Substanzen

10.4.1 HER2 Signalweginhibitoren

Trastuzumab ist ein monoklonaler Antikörper, der an den epidermalen Wachstumsfaktor HER2/neu bindet und diesen hemmt. Trastuzumab spielt eine entscheidende Rolle in der adjuvanten Therapie und in der Erstlinientherapie des metastasierten HER2-positiven Mammakarzinoms. Pertuzumab, ein weiterer monoklonaler Antikörper gegen HER2, verbessert die Ansprechraten in Kombination mit Trastuzumab und Docetaxel beim Mammakarzinom. In der Zweitlinientherapie wird der duale HER1/2-Tyrosinkinaseinhibitor Lapatinib eingesetzt. Ein weiteres Anwendungsgebiet von Trastuzumab ist die Therapie metastasierter Adenokarzinome des Magens und des gastroösophagealen Überganges mit HER2-Überexpression.

In den initialen Studien wurde Trastuzumab in Kombination mit Cyclophosphamid und Anthrazyklinen eingesetzt, was zu hohen Raten an Kardiotoxizität bei bis
zu 27 % der Patienten führte. Das Wissen um die Kardiotoxizität von Trastuzumab in
Kombination mit Anthrazyklinen bedingte die Entwicklung der heute etablierten
Therapieschemata, in denen Trastuzumab sequenziell nach Anthrazyklintherapie
oder in anthrazykinfreien Regimen eingesetzt wird. Hierunter liegen die Raten klinisch manifester Herzinsuffizienz (NYHA III-IV) bei 1–4 %. Unter 1- bzw. 2-jähriger
Monotherapie mit Trastuzumab nach Abschluss einer adjuvanten (Radio)Chemothe-
rapie des Mammakarzinoms kam es in der HERA-Studie bei 5,5 bzw. 8,3 % der Patienten zu einer signifikanten Reduktion der linksventrikulären Ejektionsfraktion
(≥ 10 % Reduktion auf < 55 %). Höhergradige Herzinsuffizienzen (NYHA III-IV) traten mit einer niedrigen Inzidenz von 1 % auf (Tab. 10.3) [11].

Die kombinierte HER2-Blockade durch Trastuzumab und Pertuzumab erhöht die
Kardiotoxizitätsrate nicht zusätzlich [12]. Für das Antikörper-Wirkstoff-Konjugat Tras-
tuzumab-Emtasine sind ähnliche Kardiotoxizitätsraten wie für Trastuzumab beschrieben. Für den Tyrosinkinaseinhibitor Lapatinib liegen die Inzidenzen linksventrikulärer Dysfunktion niedrig bei 0–1,6 % [13].

Das Risiko für das Auftreten von Kardiotoxizität steigt mit der zuvor applizierten
Anthrazyklindosis und sinkt mit steigendem Zeitintervall zwischen Anthrazyklin-
und Trastuzumab-Applikation. Weitere Risikofaktoren für eine Trastuzumab assoziierte Kardiomyopathie sind vorbestehende kardiovaskuläre Risikofaktoren und Vorerkrankungen und hohes Patientenalter. Da die Patienten in klinischen Studien mit
Trastuzumab ein hinsichtlich der kardiovaskulären Vorerkrankungen selektiertes
Kollektiv darstellen, ist im klinischen Alltag insbesondere bei Patienten höheren Alters möglicherweise mit höheren Kardiotoxizitätsraten zu rechnen [12,14].

Die Kardiotoxizität von Trastuzumab entscheidet sich von der der Anthrazykline
dadurch, dass sie dosisunabhängig und im Gegensatz zur Spättoxizität der Anthrazykline typischerweise bereits während der noch laufenden Trastuzumab-Therapie
auftritt. Unter Trastuzumab kommt es vorwiegend zu funktionellen Veränderungen
der Kardiomyozyten und seltener zum Zelltod. Daher ist die Trastuzumab induzierte
Kardiotoxizität nach Absetzen der Therapie und Einleitung einer Herzinsuffizienzmedikation größtenteils reversibel. Jedoch persistiert eine Einschränkung der linksventrikulären Pumpfunktion in bis zu einem Drittel der Fälle.

Myokardzellen exprimieren die Zielstruktur HER2, welche insbesondere unter
Stressbedingungen eine entscheidende Rolle in der Funktionserhaltung der Kardiomyozyten spielt. Hieraus erklärt sich das erhöhte Kardiotoxizitätsrisiko bei kardial
vorerkrankten Patienten und in Kombination mit anderen kardiotoxischen Substanzen.

Tab. 10.3: Inzidenz linksventrikulärer (LV) Dysfunktion durch antineoplastische Substanzen [2,9,10,13–18].

Substanz	LV-Dysfunktion Inzidenz (%)
Klassische Chemotherapeutika	
Doxorubicin 400 mg/m²	5
Epirubicin > 900 mg/m²	0,9 – 11
Idarubicin 150 mg/m²	5 – 18
Mitoxantron > 160 mg/m²	> 5
Cyclophosphamid > 150 mg/kg	7 –28
Zielgerichtete Substanzen	
Afatinib	1 – 2,2
Bevacizumab	1,7 – 4
Bortezomib	2 – 4
Carfilzomib	4 – 8
Lapatinib	0 – 1,6
Lenvatinib	7
Pazopanib	1 – 7
Sorafenib	4 – 8
Sunitinib	2,7 – 11
Trametinib	7 – 11
Trastuzumab	1 – 8

10.4.2 Angiogeneseinhibitoren

VEGF-Signalweginhibitoren umfassen gegen VEGF gerichtete monoklonale Antikörper (Bevacizumab), gegen den VEGF-Rezeptor gerichtete monoklonale Antikörper (Ramucirumab) und Tyrosinkinaseinhibitoren (Sunitinib, Cabozantinib, Pazopanib und andere). Sie werden in der Therapie einer Vielzahl solider Tumore eingesetzt. Der VEGF-Signalweg spielt eine fundamentale Rolle in der Funktion von Endothelzellen und die Inhibition hat relevante kardiovaskuläre Effekte zur Folge.

Die häufigste Nebenwirkung von VEGF-Signalweginhibitoren ist die Entstehung einer arteriellen Hypertonie (Odds Ratio 5,3). Die blutdrucksteigernde Wirkung ist ein Klasseneffekt mit substanzspezifisch jedoch stark variierenden Inzidenzen (Tab. 10.4). Der Blutdruckanstieg tritt bereits wenige Tage bis Wochen nach Therapiebeginn auf und betrifft sowohl Patienten mit vorbestehendem arteriellen Hypertonus als auch Patienten ohne kardiovaskuläre Vorerkrankungen. In der Regel ist der durch VEGF-Inhibition induzierte arterielle Hypertonus medikamentös kontrollierbar.

Pathophysiologisch kommt es unter Angiogeneseinhibitoren zu einem erhöhten Gefäßwiderstand durch erhöhte Endothelin-1- und reduzierte NO-Produktion und einer Gefäßrarefizierung.

Tab. 10.4: Inzidenz von arterieller Hypertonie assoziiert mit antineoplastischen Substanzen [13,15,19].

Substanz	Hypertonie Inzidenz (%)
VEGF-Signalweginhibitoren	
Aflibercept	41
Bevacizumab	19 – 42
Axitinib	40
Cabozantinib	33 – 61
Lenvatinib	42 – 73
Pazopanib	35 – 43
Regorafenib	30 – 59
Sorafenib	9 – 41
Sunitinib	15 – 34
Vandetanib	24 – 33
BCR-ABL Inhibitoren	
Nilotinib	10
Ponatinib	26 – 67
Weitere Protein-Kinase-Inhibitoren	
Trametinib	15
Dabrafenib	14
Trametinib + Dabrafenib	22 – 26
Brigatinib	23
Everolimus	1 – 10

Neben der Blutdrucksteigerung weisen Patienten unter VEGF-Signalweginhibitoren ein erhöhtes Risiko für ischämische und thrombotische Ereignisse auf. Die thromboembolischen Ereignisse beziehen sich dabei vor allem auf das arterielle Gefäßbett und treten unter Therapie mit Bevacizumab mit einer Inzidenz von 3,8 % auf. Das Risiko für myokardiale Ischämien ist unter Bevacizumab Therapie um das 2–2,5-fache erhöht. Für die VEGFR-Tyrosinkinaseinhibitoren werden arterielle thrombotische Ereignisse bei 1,5 % der Patienten beschrieben mit ähnlicher Risikoerhöhung für kardiale Ischämien wie unter Bevacizumab (Relatives Risiko 2,5) [15,19].

Eine weitere kardiovaskuläre Nebenwirkung unter VEGF-Signalweginhibitoren ist die kardiale Dysfunktion. Angiogeneseinhibitoren sind mit einer signifikant erhöhten Quote kardialer Dysfunktion assoziiert (Odds Ratio 1,35) [16]. Für Bevacizumab werden Inzidenzen für das Auftreten einer Herzinsuffizienz von 1,7–4 % beschrieben. Angaben zur Inzidenz von kardialer Dysfunktion und klinisch manifester Herzinsuffizienz unter VEGF-Tyrosinkinaseinhibitoren variieren und liegen für Sunitinib, Sorafenib und Pazopanib um 4–11 % (Tab. 10.3) [13,17].

QTc-Zeit-Verlängerungen sind insgesamt selten unter VEGF-Tyrosinkinaseinhibitoren. Unter Therapie mit Sunitinib treten signifikante jedoch geringfügige QT-Zeit-Verlängerungen auf. Relevanter ist die QTc-Zeit-Verlängerung unter Vandetanib, die dosisabhängig auftritt, bei ca. 35 % der Patienten > 60 ms beträgt und bei ca. 5 % der Patienten in einer QTc > 500 ms resultiert (Tab. 10.6) [17].

10.4.3 BCR-ABL-Inhibitoren

Inhibitoren der BCR-ABL-Tyrosinkinase stellen in der Therapie der chronischen myeloischen Leukämie (CML) einen therapeutischen Durchbruch dar mit erheblicher Verlängerung der Überlebenszeit bis hin zu einer normalen Lebenserwartung. Ein weiteres Einsatzgebiet von BCR-ABL-Inhibitoren ist die Therapie der BCR-ABL positiven akuten lymphatischen Leukämie. Aufgrund der notwendigerweise sehr langen Therapiedauer und des langen Überlebens bei CML Patienten, haben kardiovaskuläre Langzeitfolgen bei diesen Patienten eine besondere Relevanz. Das Erkennen und Vorbeugen von kardiovaskulären Toxizitäten ist entscheidend, um den therapiebedingten Überlebensvorteil nicht durch erhöhte kardiovaskuläre Mortalität zu mindern.

Imatinib, BCR-ABL-Inhibitor der ersten Generation, zeichnet sich durch eine gute kardiovaskuläre Verträglichkeit aus. Langzeitstudien konnten über einen Behandlungszeitraum von 10 Jahren keine erhöhten kardiovaskulären Ereignisse im Vergleich zur Normalbevölkerung nachweisen [20].

Der BCR-ABL-Inhibitor der zweiten Generation, Dasatinib, hat als spezifische Nebenwirkung eine pulmonal-arterielle Hypertonie (PAH), die unter Langzeittherapie bei bis zu 3 % der Patienten auftritt. Sobald eine Dasatinib-assoziierte PAH diagnostiziert wird, muss die Therapie mit Dasatinib beendet werden. Nach Absetzen von Dasatinib ist die pulmonale Toxizität häufig vollständig reversibel und nur selten ist eine spezifische PAH-Medikation notwendig. Eine weitere Nebenwirkung von Dasati-

nib ist die Entstehung von Pleuraergüssen, welche unabhängig von Flüssigkeits-
retention auftreten. In der DASISION-Studie lag die Rate ischämischer Herzerkrankung unter Dasatinib höher im Vergleich zu Imatinib (5 vs. 2 %) [21].

Eine Therapie mit dem Zweitgenerations-TKI Nilotinib weist als spezifische Nebenwirkung eine vaskuläre Toxizität auf, die sich auf das arterielle Gefäßbett kon-
zentriert. Die Inzidenz für vaskuläre Ereignisse inklusive Myokardinfarkt, zerebrovaskuläre Ereignisse und peripherer arterieller Verschlusskrankheit (pAVK) nahm in der
ENESTnd-Studie dosis- und zeitabhängig zu auf bis zu 13,4 % nach 5 Jahren. Kardiale Ischämien traten bei 9 % der Patienten auf, eine arterielle Hypertonie trat mit einer Inzidenz von 10 % auf [22]. Ferner kommt es unter Nilotinib häufiger zu Hyperglykämien und Hyperlipidämien. Diese kardiovaskulären Risikofaktoren sollten zur
Vorbeugung kardiovaskulärer Spättoxizitäten frühzeitig erkannt und behandelt werden. Nilotinib verursacht QTc-Zeit-Verlängerungen von durchschnittlich 5–15 ms
und QTc-Zeitverlängerungen > 60 ms bei weniger als 5 % der Patienten (Tab. 10.6)
[17].

Ponatinib weist unter den BCR-ABL-Inhibitoren das höchste Risiko für kardiovaskuläre Toxizitäten auf. Die Anwendung beschränkt sich aus diesem Grund in der
CML-Therapie auf Patienten, die behandlungsresistent gegenüber BCR-ABL-Inhibitoren der zweiten Generation sind oder eine T315I-Mutation aufweisen. Eine wesentliche Nebenwirkung von Ponatinib sind arterielle Verschlussereignisse, die im 5-Jah-
res Follow-Up der PACE-Studie mit einer kumulativen Inzidenz von 31 % inklusive
26 % schwerwiegender Ereignisse auftraten. Diese vaskulären Nebenwirkungen betreffen das gesamte arterielle Gefäßbett mit Auftreten von Myokardinfarkten, Schlaganfällen und akuten Durchblutungsstörungen der Extremitäten und sind in Einzelfällen bereits zwei Wochen nach Therapiebeginn beschrieben. Daneben entwickelt die
Mehrzahl der Patienten (bis zu 67 %) unter Ponatinib Therapie einen Bluthochdruck,
der sich durch die potente off-target VEGF-Blockade von Ponatinib erklärt
(Tab. 10.4). Außerdem besteht unter Ponatinib ein erhöhtes Risiko für das Auftreten
von Vorhofflimmern mit einer Inzidenz von 3–6 % (Tab. 10.5) [15,23]. Kardiovaskuläre Nebenwirkungen unter Ponatinib sind dosisabhängig und treten vermehrt bei Patienten mit vorbestehenden kardiovaskulären Risikofaktoren auf. Patienten, die Ponatinib erhalten, sollten engmaschig hinsichtlich kardialer Dysfunktion, arterieller
thromboembolischer Ereignisse und Bluthochdruck untersucht werden.

10.4.4 Proteasominhibitoren

Proteasominhibitoren wie Bortezomib und Carfilzomib stellen eine entscheidende
Säule der Therapie des Multiplen Myeloms dar. Kardiovaskuläre Nebenwirkungen
wurden für alle Proteasominhibitoren beschrieben, jedoch ist das Risiko für kardiovaskuläre Ereignisse unter Carfilzomib, einem irreversiblen Proteasominhibitor der
zweiten Generation, am höchsten.

In der Kombination mit Dexamethason wird für Bortezomib eine Inzidenz für das Auftreten einer arteriellen Hypertonie von 9 % und für das Auftreten einer Herzinsuffizienz von 2–4 % beschrieben. Unter Carfilzomib betragen die Inzidenzen für die Entstehung einer arteriellen Hypertonie bis zu 25 % in prospektiven Studien (Tab. 10.4). 4–8 % der Patienten entwickeln unter Therapie mit Carfilzomib eine Herzinsuffizienz (Tab. 10.3). Nach Absetzen der Substanz und Einleitung einer Herzinsuffizienzmedikation sind diese Nebenwirkungen zumeist reversibel. Risikofaktoren für kardiovaskuläre Ereignisse unter Carfilzomib sind vorbestehende kardiovaskuläre Risikofaktoren und höheres Alter der Patienten [24].

10.4.5 Ibrutinib

Mit dem oralen Inhibitor der Bruton-Tyrosinkinase Ibrutinib steht ein neues effektives Medikament in der Behandlung von B-Zell-Neoplasien zur Verfügung. Eine häufige Nebenwirkung unter Ibrutinib ist das Auftreten von Vorhofflimmern, welches mit einer Inzidenz von 11 % auftritt (Tab. 10.5) [25]. Risikofaktoren für das Auftreten von Vorhofflimmern unter Ibrutinib sind ein Vorhofflimmern in der Anamnese und höheres Patientenalter. Die Therapie des Vorhofflimmerns sollte gemäß kardiologischen Leitlinien erfolgen. Hinsichtlich einer Antikoagulation muss jedoch beachtet werden, dass unter Ibrutinib ein erhöhtes Blutungsrisiko besteht.

Tab. 10.5: Antineoplastische Substanzen assoziiert mit Vorhofflimmern [8,10,23,25].

Substanz	Inzidenz (%)
Ibrutinib	11
HD Melphalan	5 – 9
Ponatinib	3 – 6
Paclitaxel	0,24

Weitere Substanzen mit niedrigen Inzidenzen:

Amsacrin, Anthrazykline, Cisplatin, Gemcitabine, Vemurafenib, Docetaxel, Etoposid, 5-FU.

10.4.6 ALK-Inhibitoren

Crizotinib ist ein Tyrosinkinaseinhibitor, der eine gute Effektivität in der Therapie von ALK-transloziertem nicht kleinzelligen Bronchialkarzinom aufweist. Unter Crizotinib ist das Auftreten von Bradykardien beschrieben, welche einen Großteil der Patienten betreffen und meist asymptomatisch verlaufen. Zudem kann Crizotinib zu einer Verlängerung des QT-Intervalls führen. Auch für Ceritinib, ein weiterer ALK-Inhibitor, ist eine dosisabhängige QT-Zeit Verlängerung bekannt (Tab. 10.6) [15].

10.4.7 MEK- und BRAF-Inhibitoren

Der MEK-Inhibitor Trametinib wird unter anderem in der Therapie des malignen Melanoms und häufig in Kombination mit dem BRAF-Inhibitor Dabrafenib eingesetzt. Das Auftreten einer signifikanten Reduktion der linksventrikulären Ejektionsfraktion in Assoziation mit Trametinib wird in klinischen Studien mit Inzidenzen von 6–11 % angegeben (Tab. 10.3). Häufig tritt eine Kardiomyopathie innerhalb des ersten Monats nach Therapiebeginn auf, kommt jedoch auch nach einem Zeitintervall von 8 Monaten vor. Nach Dosisreduktion oder Absetzen von Trametinib kommt es häufig zu einer Erholung der kardialen Pumpfunktion. Die Dabrafenib-Monotherapie wird hingegen nicht mit einer erhöhten Kardiotoxizitätsrate assoziiert [15,18]. Sowohl unter Trametinib- als auch Dabrafenib-Monotherapie beträgt die Inzidenz für das Auftreten einer arteriellen Hypertonie 15 % und steigt in der Kombinationstherapie auf 22–26 % (Tab. 10.4) [18]. Der BRAF-Inhibitor Vemurafenib verursacht in seltenen Fällen relevante QT-Zeitverlängerungen (Tab. 10.6) [14].

10.4.8 Immunmodulatoren

Die Immunmodulatoren Thalidomid und Lenalidomid, die einen großen Stellenwert in der Therapie des Multiplen Myeloms aufweisen, gehen mit einem erhöhten Risiko für venöse Thromboembolien einher. Für Lenalidmoid ist darüber hinaus ein erhöhtes Risiko für arterielle thromboembolische Ereignisse beschrieben mit einer Inzidenz für Myokardischämien von 2 %.

10.4.9 Arsentrioxid

Arsentrioxid (ATO) wird in der Therapie der akuten Promyelozytenleukämie (APL, AML M3) in kurativer Intention eingesetzt. Arsentrioxid ist die antitumorale Substanz mit der häufigsten Inzidenz für QT-Zeitverlängerungen, welche bei der Mehrzahl der Patienten auftritt und häufig höhergradige QTc-Verlängerungen auf > 500 ms zur Folge hat (Tab. 10.6) [26]. Lebensbedrohliche Arrhythmien und plötzlicher Herztod sind jedoch selten. Das Risiko kann durch Erhalt eines ausgeglichenen Elektrolythaushaltes, insbesondere durch Vermeidung von Hypokaliämien und Hypomagnesiämien, und Vermeidung der gleichzeitigen Einnahme anderer QT-Zeit-verlängernder Medikamente reduziert werden.

Tab. 10.6: Antineoplastische Substanzen mit signifikanter QTc-Zeitverlängerung [13,15].

Substanz	QTc-Verlängerung um > 60 ms (%)	QTc-Verlängerung auf > 500 ms (%)
Arsentrioxid	35,4	26 – 40
Tyrosinkinaseinhibitoren		
Ceritinib	5	0
Crizotinib	3,5	1,3
Lapatinib	11	6,1
Nilotinib	2,2 – 4,7	< 1
Sunitinib	1,4	0,5
Vandetanib	35,5	4,3
Vemurafenib	2	1,6 – 2

10.5 Immun-Checkpoint-Inhibitoren

Die Immun-Checkpoint-Inhibitoren haben sich innerhalb kurzer Zeit zu einer wichtigen Säule der Krebstherapie entwickelt. Die PD-1-/PD L1 Inhibitoren Nivolumab und Pembrolizumab kommen in der Therapie einer Vielzahl von Malignomen zum Einsatz. Der CTLA-4-Inhibitor Ipilimumab wird in der Therapie des malignen Melanoms eingesetzt, sowohl als Monotherapie als auch in der Kombination mit Nivolumab. Unter Therapie mit CTLA-4- und PD-1-Inhibitoren kann es in seltenen Fällen zu einer schwerwiegenden, teils letal verlaufenden Kardiotoxizität im Sinne einer autoimmunbedingten Myokarditis kommen. Die Inzidenz einer Immun-Checkpoint-Inhibitoren assoziierten Myokarditis wird auf 0,27–1,14 % geschätzt. Das Risiko einer Myokarditis ist unter kombinierter Immun-Checkpoint-Blockade im Vergleich zur Monotherapie deutlich erhöht [27].

10.6 Hochdosis-Chemotherapie vor autologer und allogener Stammzelltransplantation

Angaben zu kardiovaskulären Komplikationen nach Hochdosis-Chemotherapie variieren stark. Für die allogene Stammzelltransplantation werden insbesondere in älteren Studien Raten kardiovaskulärer Komplikationen von bis zu 43 % mit einer kardiovaskulären Mortalität von bis zu 9 % beschrieben. Die Kardiotoxizität von Hochdosisprotokollen wird insbesondere dem Cyclophosphamid zugeschrieben. Dosisreduktionen oder Verzicht auf Hochdosis-Cyclophosphamid führten zu einer reduzierten Inzidenz kardialer Toxizität in modernen Therapieprotokollen. Jedoch kann die

Kombination mit anderen Substanzen auch bei niedrigeren Cyclophosphamid-Dosierungen zu einem erhöhten Kardiotoxizitätsrisiko führen.

Unter hochdosiertem Cytarabin ist das Risiko kardialer Nebenwirkungen gering mit lediglich Einzelfallberichten von Herzrhythmusstörungen. In Kombination mit Cyclophosphamid ist das Kardiotoxizitätsrisiko jedoch hoch mit Raten an Kardiomyopathie, Herzinsuffizienz und Pleuraergüssen von 1,7–33 % [10].

Melphalan wird häufig als Hochdosischemotherapie vor autologer Stammzelltransplantation bei Patienten mit Multiplem Myelom eingesetzt. Unter der Monotherapie mit Melphalan ist außer einer erhöhten Inzidenz für das Auftreten von Vorhofflimmern von 5–9 % (Tab. 10.5) keine signifikante Kardiotoxizität beschrieben. In der Kombination mit Fludarabin wird Melphalan in dosisreduzierten, nicht-myeloablativen Konditionierungsprotokollen vor allogener Stammzelltransplantation von älteren Patienten mit Komorbiditäten angewendet. Unter dieser Kombinationstherapie zeigte sich ein gehäuftes Auftreten von Herzinsuffizienz bei 2,5–14 % der Patienten. Auch in der Kombination von Thiotepa und Melphalan ist eine erhöhte Inzidenz von kongestivem Herzversagen von 4 % beschrieben [10].

Neben der Chemotherapie tragen auch die Immunsuppressiva, die zur Therapie einer Spender-gegen-Wirt-Erkrankung eingesetzt werden, zum kardiovaskulären Risiko von Patienten nach allogener Stammzelltransplantation bei. Die häufig verwendeten Kortikosteroide können zu Bluthochdruck, Hyperglykämien und sarkopener Adipositas führen. Die Therapie mit Calcineurininhibitoren hat als häufige Nebenwirkung das Auftreten von Bluthochdruck und unter Sirolimus kommt es vermehrt zu Hypertriglyceridämien.

Insgesamt haben Patienten nach allogener Stammzelltransplantation im Vergleich zur Normalbevölkerung eine 2–4-fach erhöhte kardiovaskuläre Mortalität. Das Risiko für arterielle Verschlussereignisse wie Myokardinfarkt oder Schlaganfall beträgt 15 Jahre nach allogener Stammzelltransplantation 6–10 %. Koronare Herzerkrankung und Myokardinfarkte treten im Vergleich zur Normalbevölkerung bereits in jüngerem Alter auf. Dies liegt neben den direkten Therapie-bedingten kardiotoxischen Effekten auch an dem deutlich erhöhten Risiko für das Auftreten kardiovaskulärer Risikofaktoren bei Patienten nach allogener Stammzelltransplantation. Die Prävalenzraten für das Auftreten eines metabolischen Syndroms liegen bei 31–49 %. Im Vergleich zu Patienten nach autologer Stammzelltransplantation oder zu gesunden Vergleichskohorten ist das Risiko für das Auftreten einer Dyslipidämie oder arteriellen Hypertonie jeweils um das 2–2,5-fache erhöht. Auch das Risiko einer Insulinresistenz und eines Diabetes mellitus ist nach allogener Stammzelltransplantation signifikant erhöht [28]. Daher ist die Diagnostik und frühzeitige Therapie kardiovaskulärer Risikofaktoren in dieser Patientengruppe von besonderer Relevanz.

Literatur

[1] Zhang S, Liu X, Bawa-Khalfe T, et al. Identification of the molecular basis of doxorubicin-induced cardiotoxicity. Nature medicine. 2012;18:1639–42.

[2] Swain SM, Whaley FS, Ewer MS. Congestive heart failure in patients treated with doxorubicin: a retrospective analysis of three trials. Cancer. 2003;97:2869–79.

[3] Seng S, Liu Z, Chiu SK, et al. Risk of venous thromboembolism in patients with cancer treated with Cisplatin: a systematic review and meta-analysis. Journal of clinical oncology. 2012;30:4416–26.

[4] Moore RA, Adel N, Riedel E, et al. High incidence of thromboembolic events in patients treated with cisplatin-based chemotherapy: a large retrospective analysis. Journal of clinical oncology. 2011;29:3466–73.

[5] Haugnes HS, Wethal T, Aass N, et al. Cardiovascular risk factors and morbidity in long-term survivors of testicular cancer: a 20-year follow-up study Journal of clinical oncology. 2010;28:4649–57.

[6] Kosmas C, Kallistratos MS, Kopterides P, et al. Cardiotoxicity of fluoropyrimidines in different schedules of administration: a prospective study. Journal of cancer research and clinical oncology. 2008;134:75–82.

[7] Lestuzzi C, Vaccher E, Talamini R, et al. Effort myocardial ischemia during chemotherapy with 5-fluorouracil: an underestimated risk. Annals of oncology. 2014;25:1059–64.

[8] Arbuck SG, Strauss H, Rowinsky E, et al. 1993 A reassessment of cardiac toxicity associated with Taxol. Journal of the National Cancer Institute. Monographs 1993:117–30.

[9] Simbre VC, Duffy SA, Dadlani GH, Miller TL, Lipshultz SE. Cardiotoxicity of cancer chemotherapy: implications for children. Paediatric drugs. 2005;7:187–202.

[10] Morandi P, Ruffini PA, Benvenuto GM, Raimondi R, Fosser V. Cardiac toxicity of high-dose chemotherapy. Bone marrow transplantation. 2005;35:323–34.

[11] Cameron D, Piccart-Gebhart MJ, Gelber RD, et al. 11 years' follow-up of trastuzumab after adjuvant chemotherapy in HER2-positive early breast cancer: final analysis of the HERceptin Adjuvant (HERA) trial. Lancet (London, England). 2017;389:1195–205.

[12] Florido R, Smith KL, Cuomo KK, Russell SD. Cardiotoxicity From Human Epidermal Growth Factor Receptor-2 (HER2) Targeted Therapies. Journal of the American Heart Association. 2017;6.

[13] Zamorano JL, Lancellotti P, Rodriguez Munoz D, et al. 2016 ESC Position Paper on cancer treatments and cardiovascular toxicity developed under the auspices of the ESC Committee for Practice Guidelines: The Task Force for cancer treatments and cardiovascular toxicity of the European Society of Cardiology (ESC). European journal of heart failure. 2017;19:9–42.

[14] Svoboda M, Poprach A, Dobes S, Kiss I, Vyzula R. Cardiac toxicity of targeted therapies used in the treatment for solid tumours: a review. Cardiovascular toxicology. 2012;12:191–207.

[15] Shah RR, Morganroth J. Update on Cardiovascular Safety of Tyrosine Kinase Inhibitors: With a Special Focus on QT Interval, Left Ventricular Dysfunction and Overall Risk/Benefit. Drug safety. 2015;38:693–710.

[16] Abdel-Qadir H, Ethier JL, Lee DS, Thavendiranathan P, Amir E. Cardiovascular toxicity of angiogenesis inhibitors in treatment of malignancy: A systematic review and meta-analysis. Cancer treatment reviews. 2017;53:120–7.

[17] Shah RR, Morganroth J, Shah DR. Cardiovascular safety of tyrosine kinase inhibitors: with a special focus on cardiac repolarisation (QT interval). Drug safety. 2013;36:295–316.

[18] Banks M, Crowell K, Proctor A, Jensen BC. Cardiovascular Effects of the MEK Inhibitor, Trametinib: A Case Report, Literature Review, and Consideration of Mechanism. Cardiovascular toxicology. 2017;17:487–93.

[19] Touyz RM, Herrmann SMS, Herrmann J. Vascular toxicities with VEGF inhibitor therapies-focus on hypertension and arterial thrombotic events. Journal of the American Society of Hypertension. 2018;12:409–25.

[20] Kalmanti L, Saussele S, Lauseker M, et al. Safety and efficacy of imatinib in CML over a period of 10 years: data from the randomized CML-study IV. Leukemia. 2015;29:1123–32.

[21] Cortes JE, Saglio G, Kantarjian HM, et al. Final 5-Year Study Results of DASISION: The Dasatinib Versus Imatinib Study in Treatment-Naive Chronic Myeloid Leukemia Patients Trial. Journal of clinical oncology. 2016;34:2333–40.

[22] Hochhaus A, Saglio G, Hughes TP, et al. Long-term benefits and risks of frontline nilotinib vs imatinib for chronic myeloid leukemia in chronic phase: 5-year update of the randomized ENESTnd trial. Leukemia. 2016;30:1044–54.

[23] Cortes JE, Kim DW, Pinilla-Ibarz J, et al. Ponatinib efficacy and safety in Philadelphia chromosome-positive leukemia: final 5-year results of the phase 2 PACE trial. Blood. 2018;132:393–404.

[24] Bringhen S, Milan A, Ferri C, et al. Cardiovascular adverse events in modern myeloma therapy – Incidence and risks. A review from the European Myeloma Network (EMN) and Italian Society of Arterial Hypertension (SIIA). Haematologica. 2018;103:1422–32.

[25] Brown JR, Moslehi J, O'Brien S, et al. Characterization of atrial fibrillation adverse events reported in ibrutinib randomized controlled registration trials. Haematologica. 2017;102:1796–805.

[26] Soignet SL, Frankel SR, Douer D, et al. United States multicenter study of arsenic trioxide in relapsed acute promyelocytic leukemia. Journal of clinical oncology. 2001;19:3852–60.

[27] Hu JR, Florido R, Lipson EJ, et al. Cardiovascular Toxicities Associated with Immune Checkpoint Inhibitors. Cardiovascular research. 2019;115(5):854–868.

[28] DeFilipp Z, Duarte RF, Snowden JA, et al. Metabolic syndrome and cardiovascular disease following hematopoietic cell transplantation: screening and preventive practice recommendations from CIBMTR and EBMT. Bone marrow transplantation. 2017;52:173–82.

11 Kardiotoxizität und Radiotherapie

David Krug, Jürgen Dunst

11.1 Einleitung

Erste Berichte zu kardialen Effekten von Strahlendosen > 30 Gy wurden bereits in den 1960er Jahren publiziert [1]. Im Wesentlichen können vier klinische Erkrankungsmuster unterschieden werden: Perikarditis, perikardiale Fibrose, myokardiale Fibrose mit konsekutiver Herzinsuffizienz und koronare Herzerkrankung (KHK) [1]. Durch die mitunter lange Latenzzeit zwischen einer Radiotherapie und dem Auftreten kardialer Spätnebenwirkungen sowie die hohe Prävalenz von Herzerkrankungen in der Normalbevölkerung wurden die Auswirkungen von Herzdosen im Bereich von 10–15 Gy erst in den 1990er und 2000er Jahren entsprechend erkannt und aufgearbeitet. Insbesondere zu nennen sind hier die Mantelfeldbestrahlung bei Morbus Hodgkin und die Bestrahlung der Mammaria interna-Lymphabflusswege beim Mammakarzinom [2]. Durch die größere Sensibilisierung bezüglich der Thematik sowie auch dem technischen Fortschritt in der Bildgebung, Zielvolumendefinition, Bestrahlungsapplikation und Herzschonung sind kardiale Effekte der Strahlentherapie heutzutage in weitaus geringerem Ausmaß zu erwarten. Im Folgenden sollen das Mammakarzinom sowie das Hodgkin-Lymphom als klinische Beispiele behandelt sowie eine Einführung in die unterschiedlichen technischen Möglichkeiten zur Herzschonung gegeben werden.

11.2 Datenlage zum Mammakarzinom

In den Metaanalysen der Early Breast Cancer Trialists' Collaborative Group (EBCTCG) zur adjuvanten Radiotherapie nach brusterhaltender Tumorresektion oder Mastektomie konnte mehrfach gezeigt werden, dass die adjuvante Radiotherapie das Risiko für lokoregionäre Rezidive hochsignifikant senkt und hierdurch das brustkrebsspezifische Überleben und auch das Gesamtüberleben signifikant verbessert. In die EBCTCG-Analysen flossen die Daten von > 40.000 Frauen mit Mammakarzinom ein, die zwischen ca. 1960 und 1990 in randomisiert-kontrollierten Studien behandelt worden waren. Neben den erwähnten positiven Effekten fiel jedoch ein erhöhtes Risiko des Versterbens an nicht-brustkrebsbedingten Ursachen gegenüber Frauen, die nicht bestrahlt worden waren, auf. Als führende Ursache zeigte sich eine erhöhte Anzahl an kardiovaskulären Todesfällen [3].

In der Folge untersuchten eine Vielzahl von Arbeitsgruppen die Zusammenhänge zwischen adjuvanter Radiotherapie und kardiovaskulärer Morbidität und Mortalität. Populationsbasierte Analysen konnten belegen, dass dieser Zusammenhang ausschließlich für Frauen bestand, die an der linken Brust bestrahlt worden waren, und

https://doi.org/10.1515/9783110592450-011

dass sich eine statistisch signifikante Assoziation mit kardiovaskulären Todesfällen erst > 10 Jahre nach stattgehabter Bestrahlung zeigte [4]. Weiterhin bestand ein signifikanter Unterschied in der kardiovaskulären Mortalität nach Lateralität der Bestrahlung zwar für Frauen, die zwischen 1973 und 1979 behandelt wurden, jedoch nicht für Frauen, die zwischen 1980 und 1984 bzw. zwischen 1985 und 1989 bestrahlt wurden [5].

Insgesamt erhärtete sich also der Verdacht auf einen Zusammenhang zwischen kardialer Morbidität und Mortalität und einer linksseitigen Bestrahlung in Abhängigkeit der Bestrahlungstechnik bzw. der Bestrahlungsdosis am Herzen. Passend hierzu konnten Nilsson et al. in einer schwedischen Kohortenstudie von linksseitig bestrahlten Frauen, die Herzkatheteruntersuchungen erhalten hatten, Hot Spot-Areale für Stenosen im Bereich der linken Koronararterie identifizieren, die anatomisch und statistisch mit einer wahrscheinlichen Dosisexposition im Rahmen der Bestrahlung korrelierten [6]. Weiterhin konnten mittels kardialer Perfusionsszintigraphie und Echokardiographie Perfusionsstörungen und korrespondierende Wandbewegungsstörungen im Bereich des linken Ventrikels im Zeitraum zwischen 6 und 24 Monaten bei linksseitig bestrahlten Patientinnen nachgewiesen werden [7]. Diese Veränderungen korrelierten mit der Dosisexposition der jeweiligen anatomischen Region im Rahmen der Bestrahlung.

Darby et al. untersuchten in einer auf skandinavischen Daten basierenden Fall-Kontroll-Studie den Zusammenhang zwischen der Herzdosis und kardialer Morbidität und Mortalität [8]. Anhang des Bestrahlungsregimes wurden auf Bestrahlungsplanungs-Computertomographien repräsentativer Patientinnen versucht, die durchschnittliche Herzdosis individueller Patienten zu rekonstruieren und mit dem Risiko kardialer Ereignisse zu korrelieren. Die Autoren konnten einen klaren statistischen Zusammenhang zwischen der durchschnittlichen Herzdosis und dem Risiko koronarer Ereignisse zeigen, das Risiko stieg relativ gesehen um 7,4 % pro zusätzlichem Gray (Gy) durchschnittlicher Herzdosis. Interessanterweise war der Zusammenhang in den ersten 10 Jahren nach Bestrahlung am stärksten mit 16,3 % pro Gy bzw. 15,5 % pro Gy zwischen 0–4 und 5–9 Jahren nach Strahlentherapie. Weiterhin konnten die Autoren auch die Bedeutung weiterer kardialer Risikofaktoren wie Diabetes mellitus, Rauchen, arterielle Hypertonie etc. aufzeigen. Kritisch diskutiert werden müssen die Limitationen dieser Arbeit. Die Patientinnen wurden über einen Zeitraum zwischen 1973 und 2001 behandelt, also parallel zu einer deutlichen technischen Evolution der Bestrahlungstechniken. Wie oben beschrieben, war die tatsächliche Herzdosis der individuellen Patientinnen nicht bekannt, sondern wurde nur geschätzt. Zuletzt sollte erwähnt werden, dass die absolute Risikoerhöhung und die number needed to harm für eine individuelle Patientin selbst bei den genannten Limitationen gering war. So betrug das rechnerische Risiko einer 50-jährigen Patientin für ein Versterben aufgrund einer ischämischen Herzerkrankung bis zum Erreichen des 80. Lebensjahres 1,9 % ohne Radiotherapie vs. 2,4 % mit Radiotherapie unter Annahme einer durchschnittlichen Herzdosis von 3 Gy [8]. Taylor et al. nahmen die

EBCTCG-Daten als Grundlage zur Untersuchung der kardialen Risiken der adjuvanten Strahlentherapie [9]. Sie errechneten eine relative Risikoerhöhung für kardiale Sterbefälle um 4,1 % pro Gy durchschnittlicher Herzdosis. Bei einer durchschnittlichen Herzdosis < 4 Gy bestand kein erhöhtes Risiko für kardiale Todesfälle. Weiterhin beleuchteten sie durch Zuhilfenahme populationsbasierter Daten auch den Zusammenhang zwischen Rauchen und kardialen Ereignissen bei Patientinnen, die bestrahlt werden. Für das o. g. klinische Beispiel errechneten sie unter Annahme einer durchschnittlichen Herzdosis von 4 Gy eine Risikoerhöhung von 1,8 % auf 2,1 % bis zum 80 % Lebensjahr für eine Nichtraucherin, jedoch von 8,0 % auf 9,2 % für eine Raucherin. Anders formuliert erhöht sich das Risiko für einen Todesfall durch eine ischämische Herzerkrankung für eine Mammakarzinom-Patienten, die eine Bestrahlung erhält, durch zusätzliches Rauchen von 2,1 % auf 9,2 % [9].

Van den Boogard et al. führten die bislang einzige große Kohortenstudie mit tatsächlich vorliegenden Bestrahlungsplänen durch [10]. Insgesamt 910 Frauen wurden zwischen 2005 und 2008 aufgrund eines Mammakarzinoms bestrahlt, die durchschnittliche Herzdosis betrug 2,4 Gy. Das Risiko eines akuten kardialen Ereignisses erhöhte sich relativ gesehen um 16,5 % pro Gy durchschnittlicher Herzdosis. Der wichtigste Prädiktor für akute kardiale Ereignisse war aber nicht die durchschnittliche Herzdosis, sondern das Volumen des linken Ventrikels, das 5 Gy oder mehr erhielt. Die absolute Risikoerhöhung betrug 1,1 % während der Nachbeobachtungszeit von 9 Jahren [10].

11.3 Datenlage zum Hodgkin-Lymphom

Die Strahlentherapie wird in der Behandlung des Morbus Hodgkin seit langem standardmäßig eingesetzt. Während bis in die 1990er-Jahre vielfach eine sog. Extended Field-Bestrahlung eingesetzt wurde (Behandlung der betroffenen sowie der angrenzen Lymphknoten-Regionen), meist in Form der sog. Mantelfeld-Bestrahlung bei supradiaphragmalem Befall (Erfassung der beidseitigen axillären, supra-/infraklavikulären, zervikalen sowie der mediastinalen Lymphknotenstationen) oder in Form des umgekehrten Y-Feldes bei infradiaphragmalem Befall (Erfassung der paraaortalen und beidseitigen iliakalen Lymphknotenstationen), kommen heutzutage wesentlich kleinvolumigere Bestrahlungsfelder zum Einsatz (involved site bzw. involved node).

Eine mediastinale Bestrahlung im Rahmen der Behandlung von Hodgkin-Lymphomen wurde bereits in den 1990er-Jahren beschrieben als Risikofaktor für Herzerkrankungen, insbesondere das Auftreten einer KHK, aber auch einer Herzinsuffizienz und von Klappenerkrankungen.

Aleman et al. untersuchten 1474 Patienten, die von 1965 und 1995 aufgrund eines Hodgkin-Lymphoms vor dem 41. Lebensjahr behandelt worden waren [11]. 95 % der Patienten waren bestrahlt worden, die Mehrzahl hiervon mittels Mantelfeld-Bestrahlung, und ca. 80 % der Patienten hatten eine begleitende Chemotherapie erhalten. Das standardisierte Inzidenzverhältnis (beobachtete vs. erwartete Zahl der Ereignisse) für koronare Herzerkrankungen im Verhältnis zur Normalbevölkerung betrug 3,2, was einer absoluten Zunahme von 61 Fällen pro 10.000 Personen-Nachbeobachtungsjahren entsprach. In der multivariaten Analyse lagen die hazard ratios für eine mediastinale Bestrahlung bezüglich des Auftretens von Myokardinfarkt, Angina pectoris, Herzinsuffizienz bzw. Klappenerkrankungen bei 2,4, 4,9, 7,4 und 7,0. Eine anthrazyklinhaltige Chemotherapie war wiederum nur mit dem Auftreten von Herzinsuffizienz und Klappenerkrankungen vergesellschaftet (hazard ratio 2,4 bzw. 2,2).

Van Nimwegen et al. untersuchten in einer Fall-Kontroll-Studie den Zusammenhang zwischen der (geschätzten) durchschnittlichen Herzdosis und dem späteren Auftreten einer koronaren Herzerkrankung [12]. Bei einer durchschnittlichen Herzdosis von 20 Gy war das Risiko einer späteren KHK 2,5-fach erhöht. Das Risiko einer KHK nahm relativ gesehen um 7,4 % pro zusätzlichem Gy durchschnittlicher Herzdosis zu. Die kumulativen Risiken einer kHK nach 25 Jahren lagen bei 4,1 %, 9,4 % bzw. 12,6 % für Patienten mit durchschnittlichen Herzdosen von 0 Gy, 15–20 Gy und ≥ 25 Gy.

In einer späteren Arbeit untersuchte die selbe Arbeitsgruppe in einem ähnlichen Studiendesign auch die Auswirkungen der Strahlentherapie auf das Risiko einer späteren Herzinsuffizienz [13]. Auch hier gab es eine signifikante Assoziation zwischen der Dosimetrie und dem Risiko einer späteren Herzinsuffizienz. Interessanterweise war das Risiko jedoch für durchschnittliche Herzdosis < 25 Gy bzw. einer durchschnittlichen Dosis im Bereich des linken Ventrikels < 15 Gy kaum erhöht.

Die Extended Field-Bestrahlung wurde in den 2000er Jahren, nicht zuletzt durch die Ergebnisse der deutschen HD8-Studie, durch eine Involved Field-Bestrahlung (Behandlung der betroffenen Lymphknoten-Region) abgelöst [14]. Im Rahmen der HD17-Studie wird das Involved Node-Konzept randomisiert getestet, das im experimentellen Arm eine ausschließliche Bestrahlung des initial befallenen Lymphknotens mit Sicherheitssaum vorsieht. Parallel zur Verkleinerung des Bestrahlungszielvolumens wurde auch eine Verringerung der Bestrahlungsdosis von 30 Gy auf 20 Gy getestet und für Patienten mit Frühstadien ohne Risikofaktoren erfolgreich implementiert [15].

Weiterhin wurde versucht, ein Therapiemonitoring mittels FDG-PET/CT zur Deeskalation der Strahlentherapie zu nutzen, indem bei PET-negativem Befund nach Chemotherapie auf die Strahlentherapie verzichtet wurde. Mehrere randomisierte Studien konnten jedoch in Früh- und Intermediärstadien die Nicht-Unterlegenheit des Verzichtes auf die konsolidierende Strahlentherapie nicht beweisen, sodass die Strahlentherapie weiterhin ein fester Bestandteil in der Therapie des Hodgkin-Lymphoms ist [16,17].

11.4 Techniken zur Herzschonung

Eine klare Abhängigkeit des Risikos einer kardialen Toxizität von Strahlendosis und -volumen konnte in den vorangegangenen Abschnitten dargelegt werden. Naheliegend ist daher neben der kritischen und evidenzbasierten Indikationsstellung und Festlegung der Bestrahlungsvolumina eine Modifikation der Bestrahlungstechnik hinsichtlich der zu erwartenden Herzdosis. Die Grundlage stellt hier die Einführung der CT-basierten 3D-Bestrahlungsplanung dar, die erstmals eine tatsächliche Darstellung der Herzbelastung im Rahmen einer Strahlenbehandlung ermöglichte. Durch die Abschaffung veralteter Bestrahlungskonzepte [18] mit Einsatz von 250 kV-Röntgenstrahlung und Kobalt-Bestrahlungsgeräten oder auch z. B. ventraler Photonenfelder zur Behandlung der Mammaria interna-Lymphabflusswege, konnte die durchschnittliche Herzdosis im Rahmen einer adjuvanten Bestrahlung bei linksseitigem Mammakarzinom im Regelfall weit unter 5 Gy gesenkt werden [19]. Weitere technische Verfahren zur Senkung der Herzdosis beruhen entweder auf einer optimierten Bestrahlungsplanung/-applikation, auf Verwendung von Protonenstrahlen, oder auf Bestrahlung in modifizierten Positionen, z. B. in tiefer Inspirationslage oder Bauchlage.

11.4.1 Intensitätsmodulierte Radiotherapie und Rotationstechniken

Die intensitätsmodulierte Radiotherapie (IMRT) beruht auf einer Optimierung der Bestrahlungsplanung und -applikation im Vergleich zur konventionellen 3D-konformalen Radiotherapie. Hierbei wird einerseits Optimierungsprozess der Bestrahlungsplanung in Form der sog. inversen Planung umgestaltet. Im Gegensatz zur konventionellen Bestrahlungsplanung werden hier im Bestrahlungsplanungsprogramm Optimierungskriterien hinsichtlich Zielvolumendosis und -abdeckung sowie Risikoorganschonung inklusive Gewichtung dieser Faktoren gegeneinander primär festgelegt. Weiterhin erfolgt die Applikation der Bestrahlungspläne über eine Vielzahl kleiner Subfelder mit Erzeugung einer Modulation der Fluenz und Bestrahlungsintensität innerhalb einzelner Einstrahlrichtungen. Die Applikation kann dabei entweder als statische (sog. step and shoot) IMRT erfolgen, oder als dynamische IMRT, d. h. mit Modifikation des Multi-Leaf-Kollimators während der Bestrahlungsapplikation und Gantrybewegung. Aus Gründen der zeitlichen Effektivität und Flexibilität haben sich heutzutage weitgehend die dynamischen IMRT-Verfahren in Form von Rotationsbestrahlungstechniken durchgesetzt (z. B. Tomotherapie, volumetric modulated arc theray = VMAT, RapidArc). Die IMRT bzw. Rotationstechniken werden standardmäßig für die Behandlung von komplexen Zielvolumina bzw. bei dosislimitierenden Risikoorganen in direkter Nähe zum Zielvolumen eingesetzt, z. B. bei Prostatakarzinom, Kopf-Hals-Tumoren, Bronchialkarzinomen und gynäkologischen Tumoren. Durch die Verwendung dieser Techniken kann oftmals eine bessere Konformalität, also Anpassung des Hochdosisvolumens und der Verschreibungsdosis an das Zielvolumen erreicht werden. Weiterhin können Unter- und Überdosierung im Zielvolumen vermieden werden, also eine bessere Dosishomogenität erzielt werden. Dies geschieht jedoch meist zum Preis eines erhöhten Niedrigdosisvolumens (z. B. des Volumens, das 5 Gy oder weniger erhält) auch in größerer Entfernung vom eigentlichen Zielgebiet (also bei Bestrahlung der Brust z. B. im Bereich der kontralateralen Brust und Lunge). Da aktuell keine konsistente Datenlage zur klinischen signifikanten Verbesserung der Herzdosis durch eine IMRT oder Rotationstechniken vorliegt [20] und die Signifikanz geringer Dosisbelastungen z. B. für die Induktion von Sekundärmalignomen noch nicht abschließend geklärt ist, sollten diesen Techniken v. a. beim Mammakarzinom keineswegs unkritisch breit eingesetzt werden. Sinnvolle Indikationen sind a. e. die Bestrahlung von komplexen Volumina bei dosislimitierenden Risikoorganen oder von Patienten mit anatomischen Besonderheiten, z. B. einer Trichterbrust.

11.4.2 Protonentherapie

Protonenstrahlen wurden erstmals in den 1950er Jahren medizinisch eingesetzt. Durch die veränderten physikalischen Charakteristika der Partikelstrahlen gegenüber Photonen als elektromagnetischer Wellenstrahlung liegt im Tiefendosisprofil eine deutlich reduzierte Dosisexposition im Ein- und Austrittsbereich mit einem steilen Dosisgipfel (sog. Bragg-Peak) vor. Dies ermöglicht zumindest in der Theorie eine höhere Konformalität mit reduzierter Dosisexposition der umliegenden Risikoorgane und des Normalgewebes. Gesicherte Indikationen für die Protonentherapie sind insbesondere Krebserkrankungen im Kindes- und Jugendalter sowie seltene Speicheldrüsentumore und Chordome der Schädelbasis und des Sacrums.

Für die Frage der Herzschonung existieren einige wenige Planungsstudien zur Protonentherapie bei Patienten mit Mammakarzinom [20] und mediastinalen Lymphomen [21]. Grundsätzlich kann v. a. die Niedrigdosisbelastung im Bereich von Lunge und Herz durch die Protonentherapie reduziert werden. Es liegen bislang aber vergleichsweise wenig klinische Erfahrungswerte zur Anwendung der Protonentherapie im Bereich des Thorax vor. Relevant ist dies insbesondere deswegen, weil die o. g. physikalischen Charakteristika mit einer deutlich erhöhten Empfindlichkeit für anatomische und Lageveränderungen im Bereich des Zielareals verbunden sind und somit die Gefahr relevanter Unter- und Überdosierungen z. B. im Rahmen der Atembeweglichkeit besteht [22]. Dem kann ggf. durch Bestrahlung in tiefer Einatmung (s. folgender Abschnitt) begegnet werden.

11.4.3 Bestrahlung in Bauchlage

Die Bestrahlung in Bauchlage wird im Rahmen der adjuvanten Bestrahlung bei Mammakarzinom in einigen Kliniken standardmäßig angeboten. Hierbei wird eine spezielle Lagerungshilfe mit einer Öffnung für die betroffene, operierte Brust verwendet, welche somit der Schwerkraft folgend nach unten „fällt". Diese Technik wurde insbesondere für Frauen mit voluminösen, pendulösen Brüsten entwickelt. In einigen (aber keineswegs allen) dosimetrischen Studien konnte eine Reduktion der Herzdosis verglichen mit Planung in Rückenlage im intraindividuellen Planvergleich gezeigt werden [20,23]. Mögliche Nachteile der Bestrahlung in Bauchlage sind die schlechtere Reproduzierbarkeit der Lagerung, eine Verringerung der (inzidentellen) axillären Bestrahlungsdosis sowie eine schlechtere Möglichkeit der Bestrahlung der regionären Lymphabflusswege in Bauchlage [23]. Weiterhin zeigte eine randomisiert kontrollierte Studie eine signifikante Überlegenheit der Bestrahlung in tiefer Einatemtechnik (s. folgender Abschnitt) verglichen mit der Bestrahlung in Bauchlage bezüglich Herzdosis und Lageabweichungen [24].

11.4.4 Bestrahlung in tiefer Inspiration

Typischerweise wird die Bestrahlung im Thoraxbereich in Atemmittellage geplant. Um das klinische Zielvolumen wird ein Sicherheitssaum angelegt, der die Atemverschiebung und Positionierungsungenauigkeit abdecken soll (typischerweise 5–10 mm) und das Planungszielvolumen generiert. Durch technische Innovationen ist mittlerweile auch die Durchführung atemgetriggerter 4D-Computertomographien möglich, die entweder den kompletten Atemzyklus oder einzelne Atemphasen abdecken. Während der tiefen Inspiration finden verschiedene Lageveränderungen der intrathorakalen Strukturen statt. Das Herz und das Mediastinum „strecken" sich in der longitudinalen Achse, zudem entfernt sich das Herz von Brust und Thoraxwand. Diesen Umstand kann man sich zur Herzschonung zunutze machen, indem die Bestrahlung ausschließlich in tiefer Einatmung (deep inspiration breath hold = DIBH) appliziert wird (s. Abb. 11.1). Einerseits finden die o. g. anatomischen Veränderungen statt, weiterhin können durch eine Verringerung der Atembewegung während der Bestrahlungsapplikation die Sicherheitssäume zur Erzeugung des Planungszielvolumens reduziert werden. Es stehen mittlerweile einige kommerziell erwerbliche Systeme zur Verfügung, die die Atemposition z. B. mittels Oberflächenscan oder spirometrischer Messung der Atemströme verifizieren können [25] und eine computer-gesteuerte Triggerung der Bestrahlung in spezifischen Atemphasen (sog. Gating) ermöglichen. Weiterhin besteht auch die Möglichkeit eines sog. voluntary deep inspiration breath hold ohne Einsatz der o. g. Systeme und mit manueller Triggerung der Bestrahlung [26].

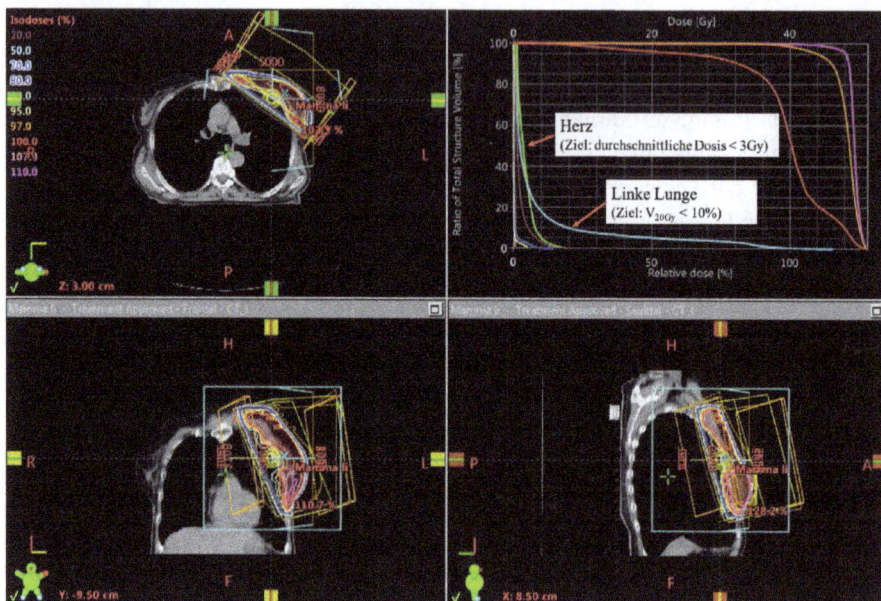

Abb. 11.1: Bestrahlungsplan einer Patientin mit linksseitigem Mammakarzinom in deep inspiration breath hold-Technik. Die relevanten Dosisgrenzwerte für das Herz werden deutlich unterschritten.

Die Anwendung von DIBH für die adjuvante Bestrahlung bei Patientinnen mit linksseitigem Mammakarzinom ist mittlerweile weit verbreitet. Eine Reduktion der Herzdosis in Bezug auf die durchschnittliche Herzdosis, wie auch die Maximal- und durchschnittliche Dosis im Bereich des RIVA konnte konsistent in praktisch allen dosimetrischen Studien gezeigt werden [25]. Auch für die Bestrahlung von mediastinalen Lymphomen liegen einige Planungsstudien vor, die eine bessere Schonung von Herz und Lunge in DIBH verglichen mit Atemmittellage zeigen [27].

Bislang liegen jedoch nur wenige Daten zu den tatsächlichen klinischen Effekten einer Bestrahlung in DIBH auf kardiale Endpunkte vor. Zwei kleine randomisiert-kontrollierte Phase III-Studien verglichen eine Bestrahlung in DIBH mit einer konventionell geplanten Bestrahlung in Atemmittellage [28,29]. Beide konnten trotz Verbesserung der Herzdosis keine Reduktion der SPECT-determinierten Veränderungen in der kardialen Perfusionsszintigraphie, dem jeweiligen primären Studienendpunkt, zeigen. Eine der Studie fand jedoch signifikante Unterschiede in der linksventrikulären Ejektionsfraktion zugunsten des DIBH-Arms [28].

Zwei *in silico*-Studien befassten sich mit einer Berechnung von verlorenen Lebensjahren durch kardiale Mortalität im Vergleich von Bestrahlung in Atemmittellage vs. DIBH bei Mammakarzinom [30] bzw. mediastinalen Lymphomen [31]. Beide konnten wiederum einen positiven Effekt der Bestrahlung in DIBH zeigen. Am Beispiel der Mammakarzinom-Studie lässt sich aber verdeutlichen, dass dieser Effekt aus der klinischen Perspektive betrachtet sehr gering ist. Das Lebenszeitrisiko eines Todesfalles aufgrund einer strahlentherapie-assoziierten ischämischen Herzerkrankung lag bei 1,6 % für eine Bestrahlung in Atemmittellage und 1 % in DIBH-Technik bei Reduktion der durchschnittlichen Herzdosis von 2,5 auf 1,5 Gy. Dies entsprach einem Verlust von 0,11 vs. 0,07 Lebensjahren [30].

11.5 Fazit und Ausblick

Der Zusammenhang zwischen kardialer Dosisexposition und dem Risiko späterer Herzerkrankungen ist unbestritten. Absolut gesehen ist das individuelle Risiko vor dem Hintergrund der technischen Weiterentwicklungen und der hierdurch zu erreichenden Herzdosen im Rahmen moderner Bestrahlungskonzepte gering. Tatsächlich ist durchaus nicht unumstritten, ob geringe Strahlendosen, wie sie z. B. heutzutage bei der adjuvanten Strahlentherapie des Mammakarzinoms erreicht werden können, kardiotoxische Effekte in klinisch relevantem Ausmaß erzeugen [32,33]. Erschwerend kommt hier hinzu, dass die durchschnittliche Herzdosis zwar der am besten validierte Prädiktor aus epidemiologischen Studien ist, naturgemäß aber sehr unterschiedliche Bestrahlungspläne derselben durchschnittlichen Herzdosis zugrunde liegen können. Daher sollten heutzutage mehrere kardiale Substrukturen (mindestens gesamtes Herz, linker Ventrikel, linke Koronararterie bzw. Ramus interventricularis anterior) im Rahmen der Bestrahlungsplanung definiert und die jeweilige Bestrahlungsdosis dokumentiert werden [32].

Interessanterweise legen jüngste Studienergebnisse nahe, dass auch hohe Strahlendosen im Bereich des Herzens unter bestimmten Voraussetzungen weitgehend komplikationslos verabreicht werden können [34]. Hierbei handelt es sich um Untersuchungen zum Einsatz einer einmaligen hochdosierten (25 Gy) und hochpräzisen stereotaktischen Bestrahlung zur Ablation von therapierefraktären ventrikulären Tachykardien (VT) bei Patienten mit strukturellen Herzerkrankungen. Die Bestrahlung sorgte bei der überwiegenden Mehrheit der Patienten zu einer raschen und hoch signifikanten Reduktion von VT sowie den assoziierten Schockabgaben oder Überstimulationen durch implantierte Kardioverter-Defibrillatoren. Schwere therapiebedingte Nebenwirkungen wurden bislang nicht berichtet, wobei die Fallzahlen und Nachbeobachtungzeiten noch gering sind [35].

Nichtsdestotrotz sollte also ein hohes Augenmaß auf die optimale Herzschonung gelegt werden. Bei gegebener Indikation für eine Strahlentherapie sollten aktuelle Empfehlungen der nationalen und internationalen Fachgesellschaften bezüglich Dosisgrenzwerten befolgt werden [32]. Die beste Evidenz für spezielle Techniken zur Herzschonung liegt hierbei für DIBH-Techniken vor.

Sowohl die European Society of Cardiology, wie auch die American Heart Association (bezogen auf das Mammakarzinom) haben Positionspapiere zur Kardio-Onkologie veröffentlicht [36,37], konkrete Empfehlungen zu spezifischer Prävention oder

Nachsorge bestrahlter Patienten gehen hieraus jedoch nicht hervor. Für Patienten mit Hodgkin-Lymphom gibt jedoch die 2018 überarbeitete S3-Leitlinie „Diagnostik, Therapie und Nachsorge des Hodgkin-Lymphoms bei erwachsenen Patienten" sehr konkrete Handlungsempfehlungen bezüglich Früherkennung kardiovaskulärer Erkrankungen und Einstellung kardiovaskulärer Risikofaktoren je nach erfolgter Therapie.

Literatur

[1]   Darby SC, Cutter DJ, Boerma M, et al. Radiation-related heart disease: current knowledge and future prospects. Int J Radiat Oncol Biol Phys. 2010;76(3):656–65.
[2]   Harris JR, Hellman S. Put the "hockey stick" on ice. Int J Radiat Oncol Biol Phys. 1988;15 (2):497–9.
[3]   Clarke M, Collins R, Darby Set al. Effects of radiotherapy and of differences in the extent of surgery for early breast cancer on local recurrence and 15-year survival: an overview of the randomised trials. Lancet. 2005;366(9503):2087–106.
[4]   Darby SC, McGale P, Taylor CW, Peto R. Long-term mortality from heart disease and lung cancer after radiotherapy for early breast cancer: prospective cohort study of about 300 000 women in US SEER cancer registries. Lancet Oncol. 2005;6(8):557–65.
[5]   Giordano SH, Kuo YF, Freeman JL, et al. Risk of Cardiac Death After Adjuvant Radiotherapy for Breast Cancer. J Nat Cancer Inst. 2005;97(6):419–24.
[6]   Nilsson G, Holmberg L, Garmo H, et al. Distribution of coronary artery stenosis after radiation for breast cancer. J Clin Oncol. 2012;30(4):380–6.
[7]   Marks LB, Yu X, Prosnitz RG, et al. The incidence and functional consequences of RT-associated cardiac perfusion defects. Int J Radi Oncol Biol Phys. 2005;63(1):214–23.
[8]   Darby SC, Ewertz M, McGale P, et al. Risk of Ischemic Heart Disease in Women after Radiotherapy for Breast Cancer. N Engl J Med. 2013;368(11):987–98.
[9]   Taylor C, Correa C, Duane FK, et al. Estimating the Risks of Breast Cancer Radiotherapy: Evidence From Modern Radiation Doses to the Lungs and Heart and From Previous Randomized Trials. J Clin Oncol. 2017;35(15):1641–9.
[10] van den Bogaard VAB, Ta BDP, van der Schaaf A, et al. Validation and Modification of a Prediction Model for Acute Cardiac Events in Patients With Breast Cancer Treated With Radiotherapy Based on Three-Dimensional Dose Distributions to Cardiac Substructures. J Clin Oncol. 2017;35 (11):1171–8.
[11] Aleman BMP, van den Belt-Dusebout AW, De Bruin ML, et al. Late cardiotoxicity after treatment for Hodgkin lymphoma. Blood. 2007;109(5):1878–86.
[12] van Nimwegen FA, Schaapveld M, Cutter DJ, et al. Radiation Dose-Response Relationship for Risk of Coronary Heart Disease in Survivors of Hodgkin Lymphoma. J Clin Oncol. 2016;34 (3):235–43.
[13] van Nimwegen FA, Ntentas G, Darby SC, et al. Risk of heart failure in survivors of Hodgkin lymphoma: effects of cardiac exposure to radiation and anthracyclines. Blood. 2017;129(16):2257–2265.
[14] Engert A, Schiller P, Josting A, et al. Involved-field radiotherapy is equally effective and less toxic compared with extended-field radiotherapy after four cycles of chemotherapy in patients with early-stage unfavorable Hodgkin"s lymphoma: results of the HD8 trial of the German Hodgkin"s Lymphoma Study Group. J Clin Oncol. 2003;21(19):3601–8.
[15] Engert A, Plütschow A, Eich HT, et al. Reduced treatment intensity in patients with early-stage Hodgkin's lymphoma. N Engl J Med. 2010;363(7):640–52.

[16] Raemaekers JMM, André MPE, Federico M, et al. Omitting radiotherapy in early positron emission tomography-negative stage I/II Hodgkin lymphoma is associated with an increased risk of early relapse: Clinical results of the preplanned interim analysis of the randomized EORTC/LYSA/FIL H10 trial. J Clin Oncol. 2014;32(12):1188–94.

[17] Radford J, Illidge T, Counsell N, et al. Results of a Trial of PET-Directed Therapy for Early-Stage Hodgkin's Lymphoma. N Engl J Med. 2015;372(17):1598–607.

[18] Taylor C, McGale P, Brønnum D, et al. Cardiac Structure Injury After Radiotherapy for Breast Cancer: Cross-Sectional Study With Individual Patient Data. J Clin Oncol. 2018;36(22):2288–96.

[19] Pierce LJ, Feng M, Griffith KA, et al. Recent Time Trends and Predictors of Heart Dose From Breast Radiation Therapy in a Large Quality Consortium of Radiation Oncology Practices. Int J Radiat Oncol Biol Phys. 2017;99(5):1154–61.

[20] Shah C, Badiyan S, Berry S, et al. Cardiac dose sparing and avoidance techniques in breast cancer radiotherapy. Radiother Oncol. 2014;112(1):9–16.

[21] Baues C, Marnitz S, Engert A, et al. Proton versus photon deep inspiration breath hold technique in patients with hodgkin lymphoma and mediastinal radiation : A PLANNING COMPARISON OF DEEP INSPIRATION BREATH HOLD INTENSITY MODULATION RADIOTHERAPY AND INTENSITY MODULATED PROTON THERAPY. Radiat Oncol. BioMed Central. 2018;13(1):122.

[22] Dabaja BS, Hoppe BS, Plastaras JP, et al. Proton therapy for adults with mediastinal lymphomas: the International Lymphoma Radiation Oncology Group guidelines. Blood. 2018;132 (16):1635–46.

[23] Haffty BG. Supine or Prone Breast Radiation: Upsides and Downsides. Int J Radiat Oncol Biol Phys. 2018;101(3):510–2.

[24] Bartlett FR, Colgan RM, Donovan EM, et al. The UK HeartSpare Study (Stage IB): randomised comparison of a voluntary breath-hold technique and prone radiotherapy after breast conserving surgery. Radiother Oncol. 2015;114(1):66–72.

[25] Boda-Heggemann J, Knopf A-C, Simeonova-Chergou A, Wertz H, et al. Deep Inspiration Breath Hold-Based Radiation Therapy: A Clinical Review. Int J Radiat Oncol Biol Phys. 2016;94(3):478–92.

[26] Bartlett FR, Colgan RM, Donovan EM, et al. Voluntary Breath-hold Technique for Reducing Heart Dose in Left Breast Radiotherapy. JoVE. 2014;(89):1–9.

[27] Paumier A, Ghalibafian M, Gilmore J, et al. Dosimetric benefits of intensity-modulated radiotherapy combined with the deep-inspiration breath-hold technique in patients with mediastinal Hodgkin's lymphoma. Int J Radiat Oncol Biol Phys. 2012;82(4):1522–7.

[28] Jagsi R, Griffith KA, Moran JM, et al. A Randomized Comparison of Radiation Therapy Techniques in the Management of Node-Positive Breast Cancer: Primary Outcomes Analysis. Int J Radiat Oncol Biol Phys. 2018;101(5):1149–58.

[29] Zellars R, Bravo PE, Tryggestad E, et al. SPECT analysis of cardiac perfusion changes after whole-breast/chest wall radiation therapy with or without active breathing coordinator: results of a randomized phase 3 trial. Int J Radiat Oncol Biol Phys. 2014;88(4):778–85.

[30] Simonetto C, Eidemüller M, Gaasch A, et al. Does deep inspiration breath-hold prolong life? Individual risk estimates of ischaemic heart disease after breast cancer radiotherapy. Radiother Oncol. 2018;2019;131:202–207.

[31] Rechner LA, Maraldo MV, Vogelius IR, et al. Life years lost attributable to late effects after radiotherapy for early stage Hodgkin lymphoma: The impact of proton therapy and/or deep inspiration breath hold. Radiotherapy and Oncology. 2017;125(1):41–7.

[32] Piroth MD, Baumann R, Budach W, et al. Heart toxicity from breast cancer radiotherapy : Current findings, assessment, and prevention. Strahlenther Onkol. 2018;88(22):1659.

[33] Weberpals J, Jansen L, Müller OJ, Brenner H. Long-term heart-specific mortality among 347 476 breast cancer patients treated with radiotherapy or chemotherapy: a registry-based cohort study. Eur Heart J. 2018;136:E359–9.

[34] Cuculich PS, Schill MR, Kashani R, et al. Noninvasive Cardiac Radiation for Ablation of Ventricular Tachycardia. N Engl J Med. 2017;377(24):2325–36.

[35] Robinson CG, Samson PP, Moore KMS, et al. Phase I/II Trial of Electrophysiology-Guided Noninvasive Cardiac Radioablation for Ventricular Tachycardia. Circulation. 2019;139(3):313–321.

[36] Mehta LS, Watson KE, Barac A, et al. Cardiovascular Disease and Breast Cancer: Where These Entities Intersect: A Scientific Statement From the American Heart Association. Circulation. 2018;137(8):e30–e66.

[37] Zamorano JL, Lancellotti P, Rodriguez Muñoz D, et al. 2016 ESC Position Paper on cancer treatments and cardiovascular toxicity developed under the auspices of the ESC Committee for Practice Guidelines. Eur Heart J. 2016;37(36):2768–801.

12 Kardiologische Verlaufskontrollen während der Krebsbehandlung

Lorenz Lehmann

Viele der onkologischen Therapien haben neben der erwünschten Wirkung auf die Tumorerkrankung eine unerwünschte Nebenwirkung auf das Herz- Kreislaufsystem [1,2]. Dies kann eine neu aufgetretene arterielle Hypertonie, Herzrhythmusstörungen oder eine neue Einschränkung der linksventrikulären Pumpfunktion sein.

Diese unerwünschten, toxischen Wirkungen können im Prinzip jederzeit während oder nach einer onkologischen Therapie auftreten. Dies macht den onkologischen Patienten aus kardiologischer Sicht per se zu einem Risikopatienten, der an entsprechend spezialisierte Strukturen angebunden bzw. durch Kardiologen mit Erfahrung mit onkologischen Patienten mitbetreut werden sollte [3–5]. Aufgrund der unterschiedlichen Wirkmechanismen und Regimes onkologischer Therapien ergeben sich bestimmte Zeitintervalle, in denen das Auftreten toxischer Ereignisse häufiger auftritt [6,7]. Hieraus resultieren Empfehlungen zur kardiologischen Kontrolle des Patienten in bestimmten Zeiträumen mittels bestimmter diagnostischer Modalitäten [1].

12.1 Die kardiale Untersuchung vor Einleitung/Umstellung einer systemischen Therapie

Die Aussagekraft vieler etablierter kardiologischer Untersuchungsmethoden, wie dem 12-Kanal EKG, kardialen Biomarkern (NT-proBNP, kardiales hs-TnT) und Echokardiographie ist insbesondere bei den intraindividuellen Veränderungen und wiederholten Messungen gut. Die kardiologische Voruntersuchung vor Beginn oder vor Umstellung auf eine systemische Therapie ist daher besonders relevant, um einen vergleichenden Ausgangswert für weitere Kontrolluntersuchungen zu haben. Unabhängig davon kommen viele der klassischen kardiovaskulären Risikofaktoren auch häufig bei onkologischen Patienten vor (z. B. Diabetes mellitus oder Nikotinabusus), so dass ein onkologischer Patient möglicherweise durch ein primäres, kardiologisches Screening hinsichtlich Mortalität und Morbidität profitieren könnte [8,9].

12.2 Warum sollten kardiologische Verlaufskontrollen durchgeführt werden?

Ziel der kardio-onkologischen Mitbetreuung ist es eine onkologische Therapie möglichst erfolgreich durchführen zu können unter gleichzeitig höchstmöglichem Schutz

https://doi.org/10.1515/9783110592450-012

des kardio-vaskulären Systems [10]. Beides muss im Einzelfall gegeneinander abgewogen werden.

Wir wissen inzwischen aus vielen kardio-vaskulären Nebenwirkungen, dass ein frühes Erkennen elementar für den Patienten ist [11,12]. Zum einen, um sein onkologisches Therapieziel zu erreichen, zum anderen um langfristig auch mit geringer kardiovaskulärer Morbidität zu leben. So kann beispielsweise bei einer früh detektierten Toxizität durch Anthrazykline eine Initialisierung eines ACE-Hemmers die eingeschränkte linksventrikuläre Pumpfunktion verbessern [13]. Ein anderes Beispiel ist die Immun-Checkpoint-Inhibitor-assoziierte Myokarditis. Hier ist eine frühe Erkennung und frühe Einleitung einer Steroidtherapie unmittelbar mit einem besseren Überleben vergesellschaftet [14]. D. h. Verlaufskontrollen unter Therapie sind sinnvoll, da bei auffälligen Befunden häufig unmittelbar eine therapeutische Konsequenz für den Patienten folgt.

12.3 Was sollte aus kardiologischer Sicht kontrolliert werden?

12.3.1 Anamnese

Die kardiologischen Verlaufskontrollen beruhen immer auf einer klinischen Anamneseerhebung des Patienten, bei der systematisch mögliche Symptome abgefragt werden (Tab. 12.1). Bereits im ausführlichen Anamnesegespräch können so Hinweise auf eine toxische Wirkung einer onkologischen Therapie erhoben werden.

Tab. 12.1: Beispiele für kardiale Leitsymptome zur Abfrage bei onkologischen Patienten.

Leitsymptom	mögliches pathophysiologisches Korrelat
neu aufgetretene Dyspnoe, Beinödeme, reduzierte Belastbarkeit	Hinweis auf eine Einschränkung der Herzleistung (linksventrikuläre Pumpfunktion) oder diastolische Pumpfunktionsstörung (z. B. bei kardialer Amyloidose) oder eine pulmonalarterielle Hypertonie
Palpitationen/Schwindel/Synkope	Hinweise auf Arrhythmien oder höhergradiges Klappenvitium
belastungsabhängige retrosternale Beschwerden/Engegefühle	Hinweise auf Koronare Herzerkrankung

12.3.2 Elektrokardiogramm

Die initiale Durchführung eines 12-Kanal-EKGs und die Durchführung im Verlauf sind ein elementarer Bestandteil einer kardiologischen Mitbetreuung bei onkologischen Patienten. Hierbei ist auf die QTc-Zeit sowie vorbekannte Blockbilder, Endstreckenveränderungen und auffällige Lagetypen zu achten. Kommt es während der onkologischen Therapie zu einer unklaren klinischen Symptomatik, so ist ein solches Vergleichs-EKG, etwa bei der Identifizierung eines Myokardinfarktes, einer Lungenembolie oder einer Arrhythmie mitentscheidend für eine schnelle Diagnosestellung.

Zudem zeigen sich Nebenwirkungen von bestimmten onkologischen Therapien insbesondere im EKG. Beispiele hierfür sind das Auftreten von Vorhofflimmern bei Therapie mit Bruton-Tyrosinkinase-Inhibitoren oder T-Negativierungen, Tachykardien und neue Blockbilder bei der Diagnose einer Immun-Checkpoint-Inhibitor-assoziierten Myokarditis. Hier scheint ein 12-Kanal-EKG sogar einer Echokardiographie oder einem kardialen MRT in der Diagnostik überlegen zu sein [15].

12.3.3 Kardiale Biomarker

Neben der Anamnese ist von kardio-onkologischer Seite eine Kontrolle des kardialen Troponins und NT-proBNPs zu empfehlen. Insbesondere für das kardiale Troponin gibt es sehr gute Daten bei onkologischen Patienten [16–18]. Bereits unter basalen Bedingungen prädizieren erhöhte Troponinwerte eine erhöhte Mortalität bei onkologischen Patienten [19]. Für Patientinnen mit Mammakarzinom und unter Anthrazyklintherapie ist zudem gezeigt, dass ein früher Anstieg des kardialen Troponins mit einem deutlich erhöhten Risiko einer Einschränkung der linksventrikulären Pumpfunktion im Verlauf einhergeht [20,21]. Allein basierend auf den erhöhten kardialen Troponinwerten lässt sich sogar eine frühe Initialisierung einer Herzinsuffizienz-Therapie rechtfertigen [13]. Aufgrund dieser Datenlage wird auch eine engmaschige Kontrolle der kardialen Biomarker während einer onkologischen Therapie mit Anthrazyklinen und/oder HER2-Antagonisten bei Patientinnen empfohlen. Die Häufigkeit richtet sich hierbei nach dem individuellen Risiko für eine kardiovaskuläre Toxizität des Patienten [22].

12.3.4 Kardiale Bildgebung

Bezüglich der Bildgebung eignet sich zur Verlaufskontrolle insbesondere die Echokardiographie, da sie einfach, nicht-invasiv durchführbar ist und in der Breite angeboten werden kann [23]. Relevante Daten sind hierbei vor allem die linksventrikuläre Ejektionsfraktion in Prozent. Die meisten der aktuellen Empfehlungen der Gesellschaften beruhen im Wesentlichen auf der Bestimmung der linksventrikulären Ejektionsfraktion und deren Abnahme unter der Therapie im Vergleich zu den Ausgangswerten (Tab. 12.2). Die aktuellen Empfehlungen der Deutschen Gesellschaft für Kardiologie (DGK) decken sich im Wesentlichen mit den Empfehlungen der europäischen kardiologischen Gesellschaft (ESC) [1]. Die Bestimmung des GLS (global longitudinal strain) hingegen wird aktuell nur von einzelnen Fachgesellschaften empfohlen [22,24].

Die bisherigen Daten zur Effektivität einer GLS-Bestimmung beruhen im Wesentlichen auf Studien mit kleinen Fallzahlen und sind überwiegend bei Patientinnen mit Mammakarzinom erhoben worden. Zudem gelingt die Bestimmung des GLS nur bei guter Bildqualität und weicht bei den verschiedenen Herstellern ab [23]. Ein intraindividueller Vergleich ist daher nur bei wiederholten Messungen an Geräten des gleichen Herstellers sinnvoll und eine Bewertung für andere onkologische Therapien steht aus. In prospektiven Daten zur Aussagekraft des GLS konnte eine GLS-basierte Therapieempfehlung bzw. Umstellung einer zytostatischen Therapie nur anhand eines veränderten GLS-Wertes nicht zu einer Reduktion der Toxizität beitragen [25].

Aufgrund neuerer, schnell durchführbarer kardialer MRT-Protokolle zur frühen Diagnose einer Kardiotoxizität ist eine Etablierung dieser Bildgebung in den kommenden Jahren zu erwarten [26,27]. Aufgrund der noch eingeschränkten Verfügbarkeit ist diese hoch-sensitive Bildgebung noch nicht ausreichend evaluiert und empfohlen für die breite Anwendung.

Tab. 12.2: Übersicht über die Definitionen einer Kardiotoxizität anhand echokardiographischer Parameter, modifiziert nach Celutkiene et al. [22].

	ESC	EACVI/ASE	ESMO/CREC	ASCO	CTCAE	FDA[b]
Cut-off für EF	< 50 %	< 53 %	< 55 %	< 55 %	< 50 %	–
Veränderung in EF (absolute Reduktion)	> 10 % Reduktion[a]	> 10 % Reduktion[a]	Reduktion ≥ 5 % auf weniger als 55 % mit Symptomen, oder Reduktion ≥ 10 % auf unter 55 % ohne Symptome	–	Grade 2 (Ruhe EF 40–50 %; 10–19 % Reduktion[a] von der Baseline); Grade 3 (Ruhe EF 20–39 %; > 20 % Reduktion[a]); Grade 4 (Ruhe EF < 20 %)	> 20 % Reduktion, wenn EF im Normbereich, oder > 10 % Reduktion und EF pathologisch
GLS	relative Reduktion des GLS > 15 %[a]	relative Reduktion des GLS > 15 %[a]	–	relative Reduktion des GLS > 15 %[a]	–	–

ASCO: American Society of Clinical Oncology; ASE: American Society of Echocardiography; CREC: Cardiac Review and Evaluation Committee; CTCAE: Common Terminology Criteria for Adverse Events (US Departments of Health and Human Services); EACVI: European Association of Cardiovascular Imaging; EF: ejection fraction; ESC: European Society of Cardiology; ESMO: European Society of Medical Oncology; FDA: US Food and Drug Administration; GLS: global longitudinal strain; [a] im Vergleich zum Ausgangsbefund; [b] bei Anthrazyklintherapie.

12.4 Standardprotokoll zur kardiologischen Mitbetreuung onkologischer Patienten

Ein generelles Protokoll für „den onkologischen Patienten" zur kardiologischen Mitbetreuung besteht nicht. Die Anzahl der Kontrollen sowie der zeitliche Abstand richten sich nach der geplanten onkologischen Therapie und dem individuellen Risiko für kardiovaskuläre Komplikationen [1,16].

Die Ausgangsbasis für eine kardio-onkologische Mitbetreuung von Patienten mit einem erhöhten Risiko für eine Kardiotoxizität sind die Zeitpunkte vor Initialisierung einer onkologischen Therapie sowie alle 12 Wochen nach Beginn/Umstellung [5,10,28]. Diese Empfehlung beruht auf den kardiovaskulären Komplikationen, die häufig innerhalb dieses frühen Zeitraums auftreten. Beispiele hierfür sind Toxizitäten bei Behandlung mit dem Proteasominhibitor Carfilzomib oder eine Anthrazyklin-induzierte Kardiomyopathie [11,21]. Beispielhaft ist dieses Vorgehen in Abb. 12.1 gezeigt.

Bezüglich der diagnostischen Modalitäten und Zeitpunkte wird, abhängig von den jeweiligen onkologischen Therapien, dieses Schema angepasst. So wurde bei der Diagnose der Immun-Checkpoint-Inhibitor-assoziierten Myokarditis gezeigt, dass eine Echokardiographie eine geringe Sensitivität hat, so dass in den neueren Empfehlungen eine Echokardiographie zur reinen Kontrolluntersuchung sogar entfallen kann [29]. Andererseits treten kardiovaskuläre Komplikationen bereits zu einem früheren Zeitpunkt als nach 12 Wochen auf. Dies gilt beispielsweise für BRAF-inhibitoren[30]. Hier sollte ein zusätzlicher Kontrolltermin zwei- bis vier Wochen nach der Initialisierung der onkologischen Therapie in Erwägung gezogen werden [1].

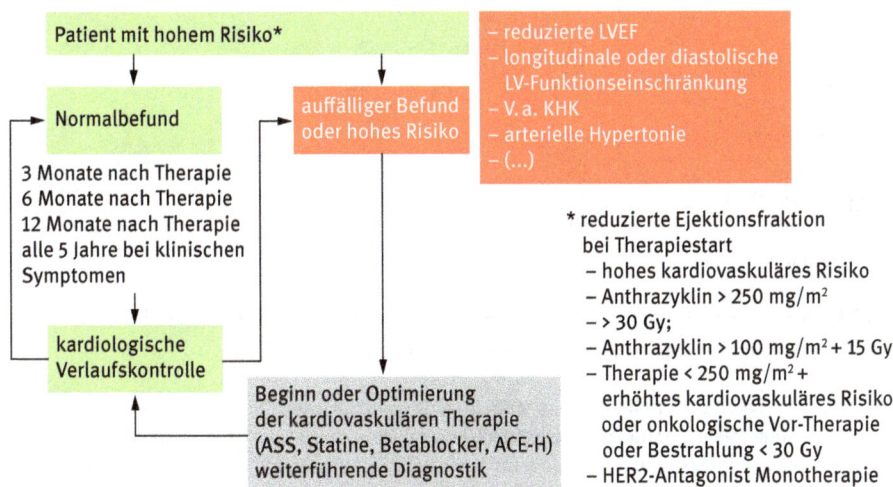

Abb. 12.1: Vereinfachtes Vorgehen kardiologischer Kontrollen bei onkologischen Patienten mit erhöhtem Risiko für eine kardiovaskuläre Toxizität. Dieses Schema muss ausgehend von individuellem Risiko und bestimmten Therapien angepasst werden. Modifiziert nach Tilemann et al. [10].

12.5 Identifizierung des „Risikopatienten"

Bei der Entscheidung, wie engmaschig onkologische Patienten kardiologisch gesehen werden sollten, ist eine Einschätzung des individuellen Risikos für eine kardiovaskuläre Toxizität hilfreich.

In den Positionspapieren der ESC und DGK wird unterschieden in Risiken, die aufgrund der Therapie bestehen und Risiken, die der Patient mitbringt (Tab. 12.3 und Abb. 12.2) [22]. Beispiele für Therapie-assoziierte erhöhte Risiken sind eine geplante hohe Dosierung eines Chemotherapeutikums oder eine Kombination verschiedener, potenziell kardiotoxischer Therapien. Beispiel für ein erhöhtes Risiko aufgrund der individuellen Vorgeschichte des Patienten sind eine vorbestehende reduzierte linksventrikuläre Pumpfunktion oder vorbestehende kardiovaskuläre Risikofaktoren (z. B. Diabetes mellitus und arterielle Hypertonie).

Wird ein Patient aufgrund dieser beiden Faktoren als ein Risikopatient für eine kardiovaskuläre Toxizität eingeschätzt, so sollte eine engmaschige kardiale Mitbetreuung erfolgen.

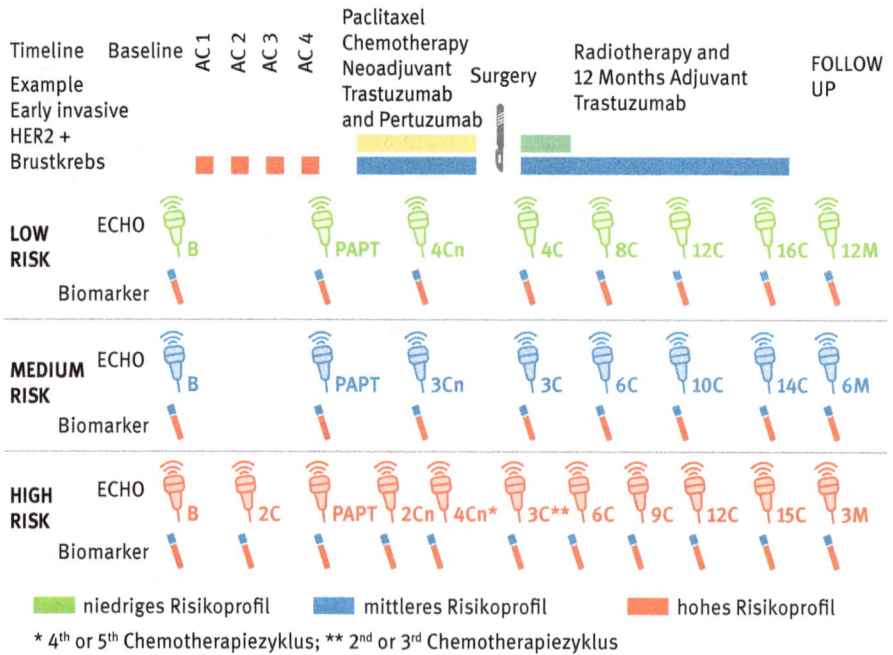

Abb. 12.2: Protokoll zur kardiologischen Mitbetreuung onkologischer Patientinnen unter einer neoadjuvanten Therapie mit Anthrazyklin und HER2-Antagonisten sowie zwölf Monate HER2-Antagonist adjuvant. Die Zeitpunkte beruhen auf dem kardiovaskulären Ausgangsrisiko. Dargestellt sind Pfade für niedriges, mittleres und hohes Risiko. B, Ausgangswert vor der Behandlung; C, Zyklus der Chemotherapie oder adjuvantes Trastuzumab; Cn, neoadjuvanter Zyklus von Trastuzumab; M, Monate nach dem letzten Zyklus; PAPT, Post-Anthrazyklin-Chemotherapie vor Trastuzumab. *, **Optional zusätzliche Bewertungszeitpunkte. Nach Celutkiene et al. [22].

Tab. 12.3: Einschätzung des individuellen Risikos des Patienten. Die Einschätzung basiert auf der geplanten Therapie bzw. dem Ausgangsrisiko des Patienten. Modifiziert nach Celutkiene et al. [22].

Therapie-abhängiges Risiko	Patienten-abhängiges Risiko
niedriges Risiko für eine kardiovaskuläre Toxizität	
niedrige Anthrazyklin-Dosis (z. B. Doxorubicin < 200 mg/ m^2, Epirubicin < 300 mg/m^2)	Alter > 18 und < 50 Jahre
Trastuzumab ohne AC	
mittleres Risiko für eine kardiovaskuläre Toxizität	
moderate Dosierung AC (Doxorubicin 200–400 mg/m^2 und Epirubicin 300–600 mg/m^2)	Alter 50–64 Jahre
	1–2 CV- Risikofaktoren wie arterielle Hypertonie, Dyslipidämie, Adipositas, Rauchen, Insulinresistenz
AC gefolgt von Trastuzumab	
VEGF Tyrosinkinase-Inhibitor	
Zweit- und Drittgeneration Bcr-Abl Tyrosinkinase-Inhibitor	
Proteasomeinhibitoren	
kombinierte Immune-Checkpoint-Inhibitor-Therapie	
hohes Risiko für eine kardiovaskuläre Toxizität	
gleichzeitig AC und Trastuzumab	Alter ≥ 65 Jahre
Hochdosis-AC (Doxorubicin ≥ 400 mg/^{2} oder Epirubicin ≥ 600 mg/m2)	> 2 CV- Risikofaktoren wie arterielle Hypertonie, Dyslipidämie, Adipositas, Rauchen
mittlere Dosis AC plus linksthorakale Bestrahlung	Diabetes mellitus
erhöhte Troponin-Werte nach AC, vor HER2-Therapie	Kardiovaskuläre Erkrankung: CAD, PAD, CMP, VHD, Herzinsuffizienz
Hochdosis-Bestrahlung des Thorax, einschließlich Herz ≥ 30 Gy	
VEGF Tyrosinkinase-Inhibitor nach vorangegangener AC-Chemotherapie	LVEF Reduktion bzw. noch normal (50–54 %) vor Behandlung
	vorherige Krebstherapie

AC: Anthrazykline; Gy: Gray; LVEF: Linksventrikuläre Ejektionsfraktion; CAD: coronary artery disease; PAD: peripheral artery disease; CMP: cardiomyopathy; VHD: valvular heart disease.

Beispielhaft für eine Therapiekombination aus Anthrazyklinen und einem HER2-Antagonisten ist die Empfehlung zu kardiologischen Kontrolluntersuchungen aus dem aktuellen Positionspapier der ESC in Abb. 12.2 dargestellt.

Literatur

[1] Rassaf T, et al. Onco-Cardiology: Consensus Paper of the German Cardiac Society, the German Society for Pediatric Cardiology and Congenital Heart Defects and the German Society for Hematology and Medical Oncology. Clin Res Cardiol. 2020;109(10):1197–1222.

[2] Lehmann LH, Katus HA, Scholz EP. Cardiac arrhythmias in oncological diseases, during radiotherapy, chemotherapy. Herzschrittmacherther Elektrophysiol. 2019;30(3):268–273.

[3] Lancellotti P, et al. Cardio-Oncology Services: rationale, organization, and implementation. Eur Heart J. 2019;40(22):1756–1763.

[4] Nhola LF, Villarraga HR. Rationale for Cardio-Oncology Units. Rev Esp Cardiol (Engl Ed). 2017;70 (7):583–589.

[5] Lehmann LH, et al. The Heidelberg cardio-oncology unit (COUNT)-a possible blueprint for improved care of cardio-oncological patients. Clin Res Cardiol. 2022;111(2):227–229.

[6] de Boer RA, et al. Common mechanistic pathways in cancer and heart failure. A scientific roadmap on behalf of the Translational Research Committee of the Heart Failure Association (HFA) of the European Society of Cardiology (ESC). Eur J Heart Fail. 2020;22(12):2272–2289.

[7] Lehmann LH, Frohling S. Mechanisms of cardiotoxicity of oncological therapies. Internist (Berl). 2020;61(11):1132–1139.

[8] DeSantis CE, et al. Cancer treatment and survivorship statistics, 2014. CA Cancer J Clin. 2014;64 (4):252–71.

[9] Kendal WS. Dying with cancer: the influence of age, comorbidity, and cancer site. Cancer. 2008;112(6):1354–62.

[10] Tilemann LM, et al. Cardio-oncology: conflicting priorities of anticancer treatment and cardiovascular outcome. Clin Res Cardiol. 2018;107(4):271–280.

[11] Cornell RF, et al. Prospective Study of Cardiac Events During Proteasome Inhibitor Therapy for Relapsed Multiple Myeloma. J Clin Oncol. 2019;37(22):1946–1955.

[12] Zamorano JL, et al. 2016 ESC Position Paper on cancer treatments and cardiovascular toxicity developed under the auspices of the ESC Committee for Practice Guidelines: The Task Force for cancer treatments and cardiovascular toxicity of the European Society of Cardiology (ESC). Eur J Heart Fail. 2017;19(1):9–42.

[13] Cardinale D, et al. Prevention of high-dose chemotherapy-induced cardiotoxicity in high-risk patients by angiotensin-converting enzyme inhibition. Circulation. 2006;114(23):2474–81.

[14] Zhang L, et al. Major Adverse Cardiovascular Events and the Timing and Dose of Corticosteroids in Immune Checkpoint Inhibitor-Associated Myocarditis. Circulation. 2020;141(24):2031–2034.

[15] Power JR, et al. Electrocardiographic Manifestations of Immune Checkpoint Inhibitor Myocarditis. Circulation. 2021;144(18):1521–1523.

[16] Pudil R, et al. Role of serum biomarkers in cancer patients receiving cardiotoxic cancer therapies: a position statement from the Cardio-Oncology Study Group of the Heart Failure Association and the Cardio-Oncology Council of the European Society of Cardiology. Eur J Heart Fail. 2020;22(11):1966–1983.

[17] Michel L, et al. Troponins and brain natriuretic peptides for the prediction of cardiotoxicity in cancer patients: a meta-analysis. Eur J Heart Fail. 2020;22(2):350–361.

[18] Witteles RM. Biomarkers as Predictors of Cardiac Toxicity From Targeted Cancer Therapies. J Card Fail. 2016;22(6):459–64.

[19] Finke D, et al. High-sensitivity cardiac troponin T determines all-cause mortality in cancer patients: a single-centre cohort study. ESC Heart Fail. 2021;8(5):3709–3719.

[20] Cardinale D, et al. Prognostic value of troponin I in cardiac risk stratification of cancer patients undergoing high-dose chemotherapy. Circulation. 2004;109(22):2749–54.

[21] Cardinale D, et al. Myocardial injury revealed by plasma troponin I in breast cancer treated with high-dose chemotherapy. Ann Oncol. 2002;13(5):710–5.

[22] Celutkiene J, et al. Role of cardiovascular imaging in cancer patients receiving cardiotoxic therapies: a position statement on behalf of the Heart Failure Association (HFA), the European Association of Cardiovascular Imaging (EACVI) and the Cardio-Oncology Council of the European Society of Cardiology (ESC). Eur J Heart Fail. 2020;22(9):1504–1524.

[23] Plana JC, et al. Expert consensus for multimodality imaging evaluation of adult patients during and after cancer therapy: a report from the American Society of Echocardiography and the European Association of Cardiovascular Imaging. J Am Soc Echocardiogr. 2014;27(9):911–39.

[24] Curigliano G, et al. Cardiovascular toxicity induced by chemotherapy, targeted agents and radiotherapy: ESMO Clinical Practice Guidelines. Ann Oncol. 2012;23(7):vii155-66.

[25] Thavendiranathan P, et al. Strain-Guided Management of Potenzially Cardiotoxic Cancer Therapy. J Am Coll Cardiol. 2021;77(4):392–401.

[26] Steen H, et al. Left and right ventricular strain using fast strain-encoded cardiovascular magnetic resonance for the diagnostic classification of patients with chronic non-ischemic heart failure due to dilated, hypertrophic cardiomyopathy or cardiac amyloidosis. J Cardiovasc Magn Reson. 2021;23(1):45.

[27] Giusca S, et al. Multiparametric Early Detection and Prediction of Cardiotoxicity Using Myocardial Strain, T1 and T2 Mapping, and Biochemical Markers: A Longitudinal Cardiac Resonance Imaging Study During 2 Years of Follow-Up. Circ Cardiovasc Imaging. 2021;14(6):e012459.

[28] Lehmann LH, Totzeck M. Aufbau eines Schwerpunktbereichs Onkologische Kardiologie. Herzmedizin. 2019;1(1):53–57.

[29] Lehmann LH, et al. Clinical Strategy for the Diagnosis and Treatment of Immune Checkpoint Inhibitor-Associated Myocarditis: A Narrative Review. JAMA Cardiol. 2021;6(11):1329–1337.

[30] Dreno B, et al. Incidence, course, and management of toxicities associated with cobimetinib in combination with vemurafenib in the coBRIM study. Ann Oncol. 2017;28(5):1137–1144.

13 Kardiovaskuläre Langzeitüberwachung nach Krebstherapie

Oliver J. Müller, Antonia Beitzen-Heineke, Carsten Bokemeyer

Während die kardiologische Vorstellung vor Beginn einer potentiell kardiotoxischen onkologischen Behandlung bereits in Kap. 9 und die Verlaufskontrollen unter einer Krebstherapie in Kap. 12 diskutiert wurden, beschreibt das vorliegende Kapitel die kardioonkologische Betreuung von Langzeitüberlebenden, bei denen keine spezifischen onkologischen Therapien mehr erfolgen, als die dritte Säule der notwendigen Maßnahmen zur Verhinderung oder Reduktion von kardiovaskulären Folgen der Krebstherapie. Die Gruppe der Langzeitüberlebenden, die im Kindesalter oder als Erwachsene kardiotoxischen Therapieverfahren wie hohen Anthrazyklindosen oder aggressiven Bestrahlungsprotokollen ausgesetzt waren, nimmt mit zunehmenden Erfolgen der Krebstherapie zu [1–3]. Die kardiovaskuläre Mortalität nach einer überlebten Krebserkrankung im Kindes- oder Jugendalter bzw. jungen Erwachsenen (< 40 Jahre) ist um 55 % erhöht [4]. In den letzten Jahrzehnten konnte allerdings durch weniger aggressive Therapiekonzepte bei der Strahlentherapie und Anthrazyklin-Gabe die Langzeitüberlebensrate nach Krebserkrankung im Kindesalter erhöht werden, was neben der geringeren Rate von Zweittumoren auch auf die Reduktion von kardiovaskulären Ursachen zurückgeführt werden konnte [5]. Zur Reduktion von Komplikationen durch langfristige Folgen einer Krebstherapie sollte daher bei allen Patienten, die potentiell kardiotoxischen Therapien ausgesetzt waren, zuerst nach Abschluss der Krebstherapie sowie bei dann regelmäßigen Verlaufskontrollen eine sorgfältige klinische Untersuchung einschließlich EKG durchgeführt werden (Tab. 13.1, 13.2) [6]. Diese Empfehlungen stehen im Einklang mit einem aktuellen Konsensuspapier der Deutschen Gesellschaft für Kardiologie, Herz- und Kreislaufforschung (DGK), der Deutschen Gesellschaft für Pädiatrische Kardiologie und Angeborene Herzfehler (DGPK) und der Deutschen Gesellschaft für Hämatologie und Medizinische Onkologie (DGHO) [6], einem Positionspapier der Arbeitsgemeinschaft „Langzeitbeobachtung" der Gesellschaft für Pädiatrische Onkologie und Hämatologie (GPOH) [7] und den Empfehlungen der International Late Effects of Childhood Cancer Guideline Harmonization Group [8,9], welche eine Risikostratifizierung in Abhängigkeit der Anthrazyklindosis sowie zur Erkennung einer Kardiomyopathie regelmäßige Echokardiographien und EKGs empfehlen. Zur Risikostratifizierung von Patienten nach Krebstherapie in der Kindheit kann auch folgendes online-tool verwendet werden: https://ccss.stjude.org/tools-documents/calculators-other-tools/ccss-cardiovascular-risk-calculator.html

Im Rahmen der Verlaufskontrollen sollten zudem kardiovaskuläre Risikofaktoren identifiziert bzw. behandelt werden sowie auf die Symptome von kardiovaskulären Komplikationen hingewiesen werden.

https://doi.org/10.1515/9783110592450-013

Tab. 13.1: Kardiale Kontrollen in ehemals krebskranken Kindern und Jugendlichen in Abhängigkeit von der vorausgegangenen Therapie (nach [2,8,9]).

Risiko-gruppe		Echokardiographie	EKG	Kardiovaskuläre Risikofaktoren (RF)

hoch	Doxorubicin ≥ 250 mg/m²	– nach Therapie-abschluss
		– 12 Monate nach Therapieende
		– 24 Monate nach Therapieende
		– 5 Jahre nach Therapieende
		– alle 5 Jahre
		– bei Symptomatik jederzeit
			– nach Thera-pieende
			– bei Symp-tomatik
				für alle Risiko-gruppen:
				– Blutdruck mind. jährlich
				– Lipidprofil und HbA1c mind. alle 3 Jahre, insbes. nach Bestrah-lung
				– modifizierbare Risikofaktoren einstellen:
				   – Nikotin
				   – Gewicht, Body-Mass-Index, Taille-Hüft-Quo-tient
				– Aufklärung über individuelles Risikoprofil
				– Patienteneduka-tion zu Lebens-stil

	Bestrahlung media-stinal ≥ 30 Gy			
	Doxorubicin < 250 mg/m² + Be-strahlung mediastinal ≥ 15 Gy			
	Alter < 5 Jahre bei Therapie			
moderat	Doxorubicin < 250 mg/m²	– nach Therapie-abschluss – 12 Monate nach Therapieende – 5 Jahre nach Therapieende – alle 5 Jahre – bei Symptomatik jederzeit	– nach Thera-pieende – bei Symp-tomatik	
	Bestrahlung media-stinal ≥ 15 Gy – < 30 Gy			
weitere Substan-zen	Cisplatin	– individuell	– individuell	
	(Hochdosis-)Cyclo-phosphamid			
	Mitoxantrone			

Tab. 13.2: Kardiale Kontrollen in asymptomatischen Überlebenden nach Krebstherapie im Erwachsenenalter (nach [2,19–21]).

Risikogruppe	+ zusätzliche Risikofaktoren	Echokardiographie	EKG	Kardiovaskuläre Risikofaktoren (RF)

Doxorubicin ≥ 250 mg/m²		– nach Therapieabschluss
		– 6, 12 und 24 Monate nach Therapieende
		– 5 Jahre nach Therapieende
		– ab dem 5. Jahr alle 5 Jahre
		– bei Symptomatik jederzeit
			– einmalig nach Therapieende
			– bei Symptomatik
				– Blutdruck mind. jährlich
				– Lipidprofil und HbA1c jährlich
				– modifizierbare Risikofaktoren einstellen:
				  – Nikotin
				  – Gewicht, Body-Mass-Index, Taille-Hüft-Quotient
				– Aufklärung über individuelles Risikoprofil
				– Patientenedukation zu Lebensstil

Doxorubicin < 250 mg/m² oder Trastuzumab-Monotherapie	– sequenzielle Trastuzumab-Therapie
	– < 30 Gy Bestrahlung des Herzens
	– ≥ 2 kardiovaskuläre RF: Nikotin, Hypertonie, Diabetes, Dyslipidämie, Übergewicht
	– Alter ≥ 60 Jahre während der Therapie
	– Kardiale Vorerkrankung:
	  – reduzierte Pumpfunktion
	  – Z. n. Myokardinfarkt
	  – ≥ mittelgradiges Vitium			

≥ 30 Gy, Herz im Bestrahlungsfeld				
Doxorubicin < 250 mg/m²				

Tab. 13.2: (fortgesetzt)

Risikogruppe	+ zusätzliche Risikofaktoren	Echokardio-graphie	EKG	Kardiovaskuläre Risikofaktoren (RF)
Cisplatin (Hochdosis-) Cyclophos-phamid Mitoxantron		– individuell	– nach Therapie-ende – bei Sympto-matik – indivi-duell	– Blutdruck mind. jährlich – Lipidprofil und HbA1c mind. alle 3 Jahre – modifizierbare Risikofaktoren einstellen:
Strahlen-therapie nach *neck dissection*		– Farbduplex-sonographie der extrakra-niellen hirn-versorgen-den Gefäße – nach Thera-pieende – bis 5 Jahre nach Thera-pieende jährlich – ab dem 5. Jahr alle 2 Jahre – bei Sympto-matik jeder-zeit		– Nikotin – Gewicht, Body-Mass-Index, Taille-Hüft-Quotient – Aufklärung über individuelles Risikoprofil – Patienteneduka-tion zu Lebens-stil

Merke: Zur Reduktion von Komplikationen durch langfristige Folgen einer Krebstherapie sollte bei allen Patienten, die potentiell kardiotoxischen Therapien ausgesetzt waren, zuerst nach Abschluss der Krebstherapie sowie bei dann regelmäßigen Verlaufskontrollen eine sorgfältige klinische Untersuchung einschließlich EKG und ggf. auch Echokardiographie durchgeführt werden.

13.1 Chemotherapie

Die Entwicklung schwerer kardialer Funktionsstörungen nach Beendigung einer Anthrazyklintherapie sind heutzutage selten und zumindest in Brustkrebspatientinnen ist die kardiovaskuläre Mortalität nicht (mehr) erhöht [10,11]. Dennoch besteht ein Risiko für die Entwicklung einer klinischen Herzinsuffizienz oder subklinischen Einschränkung der kardialen Funktion auch viele Jahre nach Exposition mit Anthrazyklinen [12–15].

Da bereits geringe Anthrazyklindosen mit einer Herzinsuffizienz oder zumindest subklinischen kardiovaskulären Veränderungen assoziiert sind und das Risiko für die Entwicklung einer Herzinsuffizienz mit weiteren Risikofaktoren zunimmt [16–18], sollte auch in asymptomatischen Patienten nach geringen Anthrazyklindosen im Rahmen der kardiologischen Kontrolluntersuchung eine Echokardiographie durchgeführt werden. Eine Ausnahme erscheint nur in Patienten mit niedrigen Anthrazyklindosen ohne jegliche Risikofaktoren vertretbar [19]. Ein Vorschlag zur Langzeitüberwachung nach Anthrazyklin- bzw. Trastuzumabgabe findet sich in Tab. 13.2 und basiert auf den Empfehlungen der American Society of Clinical Oncology [19] sowie dem aktuellen Konsensuspapier der DGK, der DGPK und der DGHO [6]. Bei asymptomatischen Patientinnen und Patienten sollten initial engmaschige echokardiographische Kontrollen erfolgen, aufgrund des in der Regel frühen Neuauftretens von kardialen Folgen [19,20]. Im Verlauf sind dann Echokardiographien seltener erforderlich, was auch eine unnötige Beunruhigung durch übermäßige Kontrollen vermeiden soll. Der Vorteil der Echokardiographie ist, dass sie neben einer Einschränkung der systolischen linksventrikulären Pumpfunktion auch diastolische Funktionsstörungen, Klappenvitien, Perikarderkrankungen oder eine Erhöhung des pulmonalarteriellen Druckes gut detektieren kann [3,21]. Alternativ zur Echokardiographie kann z. B. bei eingeschränkten Schallbedingungen oder Unklarheiten bei der Beurteilung des Perikards auch ein kardiales MRT erfolgen. Bei der Verlaufskontrolle nach Therapie primär kardialer Tumoren oder Metastasen ist die kardiale MRT Therapie der Wahl [21]. Während der Nachweis einer eingeschränkten linksventrikulären Pumpfunktion analog der Diagnose mittels Echokardiogramm die Initiierung einer Herzinsuffizienztherapie auch in asymptomatischen Patienten zur Folge haben sollte, ist der Stellenwert von Veränderungen wie z. B. late Gadolinium enhancement noch nicht geklärt [22,23]. Ebenso ist die prognostische Bedeutung von Biomarkern in asymptomatischen Langzeitüberlebenden einer Krebserkrankung unklar [19,24]. Somit bedarf es weiterer Studien vor einem Einsatz zum routinemäßigen Screening auf eine Herzinsuffizienz bei Langzeitüberlebenden. Bei Nachweis einer Herzinsuffizienz sollte die Therapie basierend auf den ESC-Empfehlungen erfolgen [25], da es für die Einleitung einer Herzinsuffizienztherapie speziell für Langzeitüberlebende einer Krebserkrankung keine breite Datenbasis gibt. In besonderen Situationen wie z. B. einer Schwangerschaft sollte bei allen Patientinnen mit vorausgegangener Anthrazyklintherapie eine kardiologische Kontrolle inklusive Echokardiographie erfolgen, da der erhöhte metabolische Bedarf ggf. zur Progredienz einer subklinischen Herzinsuffizienz führen kann.

Merke: Anthrazyklin-bedingte kardiale Nebenwirkungen treten in der Regel früh auf. Daher sind bei fehlenden Symptomen und initial unauffälliger linksventrikulärer Funktion im Langzeitverlauf weitmaschige echokardiographische Kontrollen ausreichend. Unverzichtbar ist eine Kontrolle und Einstellung der kardiovaskulären Risikofaktoren.

13.2 Strahlentherapie

Die Folgen einer mediastinalen Strahlentherapie können sich erst nach vielen Jahren manifestieren und umfassen Klappenschäden, Veränderungen kleiner und großer Gefäße, Rhythmusstörungen sowie Myokard- und Perikarderkrankungen bis hin zur restriktiven Kardiomyopathie [26,27].

Auch wenn Fortschritte der Strahlentherapie eine steigende Präzision des Strahlenfeldes ermöglichen, sind mediastinale Bestrahlungen in manchen Fällen unvermeidlich. Kardiovaskuläre Folgen können Klappenvitien oder Gefäßerkrankungen wie KHK oder pAVK sein [26,28–30]. Strahlenbedingte Sklerosierungen oder Insuffizienzen der Klappen (insbesondere der Aortenklappe) fallen im Rahmen der regelmäßigen echokardiographischen Kontrollen auf, die gemäß einer Empfehlung der European Association of Cardiovascular Imaging/American Society of Echocardiography (EACVI/ASE) dann jährlich kontrolliert werden sollten [31]. In asymptomatischen Patienten nach Strahlentherapie ist nach EACVI/ASE bzw. ESC langfristig ein fünfjähriges Kontrollintervall ausreichend (Tab. 13.1 und Tab. 13.2) [31,32]. Auch nach mediastinaler Bestrahlung sollten während einer späteren Schwangerschaft zusätzliche echokardiografische Kontrollen erfolgen [8,33].

Vaskuläre Veränderungen können auch außerhalb des Bestrahlungsfeldes auftreten und häufig verborgen bleiben bzw. sich durch eine kardiale Ischämie oder Schlaganfall äußern [34]. Insbesondere in Langzeitüberlebenden einer zervikalen Strahlentherapie sollten regelmäßige Ultraschallkontrollen der extrakraniellen hirnversorgenden Gefäße erfolgen um atherosklerotische Veränderungen zu erkennen, da eine Strahlentherapie aufgrund von Kopf-Hals-Tumoren die Inzidenz einer Carotisstenose von 18 bis 38 % im Vergleich zu 0 bis 9,2 % bei nichtbestrahlten Patienten erhöht [35]. Konsequenzen hieraus bestehen in einer weiteren Intensivierung der Risikofaktorenkontrolle und bei hochgradiger Carotisstenose im Einzelfall auch die Diskussion einer Stentangioplastie oder Operation.

Merke: Kardiovaskuläre Folgen einer Strahlentherapie können Klappenvitien oder Gefäßerkrankungen wie KHK oder pAVK sein. Ziel der kardiovaskulären Verlaufskontrollen ist die Untersuchung der linksventrikulären Pumpfunktion oder Carotiden (abh. von Strahlenfeld und Dosis) sowie die Kontrolle und Einstellung der kardiovaskulären Risikofaktoren.

13.3 Strukturierte Programme zur Langzeitbetreuung

Die Anbindung an strukturierte Nachsorgeprogramme ist insbesondere nach erfolgreicher Krebstherapie im Kindes- und jungen Erwachsenenalter empfehlenswert [36]. Eine Zusammenfassung der erfolgten Krebstherapie bietet die Grundlage für die Erstellung eines individuellen Nachsorgeplans. Unter Berücksichtigung der individuellen Risikofaktoren werden Ausmaß und Intervalle von Nachsorgeuntersuchungen festgelegt. Kardiovaskuläre Risikofaktoren wie arterielle Hypertonie, Dyslipidämien und Gewicht sowie Lebensstilfaktoren im Sinne von Ernährungs- und Sportverhalten sowie Nikotinkonsum werden in regelmäßigen Abständen evaluiert. Modifizierbare kardiovaskuläre Risikofaktoren können so frühzeitig erkannt und konsequent therapiert werden. Die Patientenedukation hinsichtlich des individuellen kardiovaskulären Risikos sowie der Relevanz eines gesunden Lebensstils ist hierbei von entscheidender Bedeutung. Eine multidisziplinäre Betreuung, welche die Fachgebiete Psychologie, Ernährungs- sowie Sportmedizin einschließt, kann Patienten individuell bei der Umsetzung eines gesunden Lebensstils unterstützen [37].

Literatur

[1] McCabe MS, Bhatia S, Oeffinger KC, et al. American Society of Clinical Oncology statement: achieving high-quality cancer survivorship care. J Clin Oncol. 2013;31(5):631–40.

[2] Rassaf T, Totzeck M, Backs J, et al. Onco-Cardiology: Consensus Paper of the German Cardiac Society, the German Society for Pediatric Cardiology and Congenital Heart Defects and the German Society for Hematology and Medical Oncology; Committee for Clinical Cardiovascular Medicine of the German Cardiac Society. Clin Res Cardiol. 2020;109(10):1197–1222.

[3] Zamorano JL, Lancellotti P, Rodriguez Muñoz D, et al. 2016 ESC Position Paper on cancer treatments and cardiovascular toxicity developed under the auspices of the ESC Committee for Practice Guidelines: The Task Force for cancer treatments and cardiovascular toxicity of the European Society of Cardiology (ESC). Eur Heart J. 2016;37(36):2768–801.

[4] Anderson C, Lund JL, Weaver MA, et al. Noncancer mortality among adolescents and young adults with cancer. Cancer. 2019;125(12):2107–14.

[5] Armstrong GT, Chen Y, Yasui Y, et al. Reduction in Late Mortality among 5-Year Survivors of Childhood Cancer. N Engl J Med. 2016;374(9):833–42.

[6] Rassaf T, Totzeck M, Backs J, et al. Onkologische Kardiologie. Der Kardiologe. 2020;14(4):267–93.

[7] Langer T, Grabow D, Kaatsch P, et al. Langzeitbeobachtung ehemaliger krebskranker Kinder und Jugendlicher. Klin Padiatr. 2018;230(06):291–8.

[8] Armenian SH, Hudson MM, Mulder RL, et al. Recommendations for cardiomyopathy surveillance for survivors of childhood cancer: a report from the International Late Effects of Childhood Cancer Guideline Harmonization Group. Lancet Oncol. 2015;16(3):e123-36.

[9] Chow EJ, Chen Y, Kremer LC, et al. Individual prediction of heart failure among childhood cancer survivors. J Clin Oncol. 2015;33(5):394–402.

[10] de Azambuja E, Ameye L, Diaz M, et al. Cardiac assessment of early breast cancer patients 18 years after treatment with cyclophosphamide-, methotrexate-, fluorouracil- or epirubicin-based chemotherapy. Eur J Cancer. 2015;51(17):2517–24.

[11] Weberpals J, Jansen L, Müller OJ, Brenner H. Long-term heart-specific mortality among 347 476 breast cancer patients treated with radiotherapy or chemotherapy: a registry-based cohort study. Eur Heart J. 2018;39(43):3896–903.

[12] Steinherz LJ, Steinherz PG, Tan CT, Heller G, Murphy ML. Cardiac toxicity 4 to 20 years after completing anthracycline therapy. Jama. 1991;266(12):1672–7.

[13] Hequet O, Le QH, Moullet I, et al. Subclinical late cardiomyopathy after doxorubicin therapy for lymphoma in adults. J Clin Oncol. 2004;22(10):1864–71.

[14] Swain SM, Whaley FS, Ewer MS. Congestive heart failure in patients treated with doxorubicin: a retrospective analysis of three trials. Cancer. 2003;97(11):2869–79.

[15] Banke A, Fosbøl EL, Møller JE, et al. Long-term effect of epirubicin on incidence of heart failure in women with breast cancer: insight from a randomized clinical trial. Eur J Heart Fail. 2018;20 (10):1447–53.

[16] Mulrooney DA, Yeazel MW, Kawashima T, et al. Cardiac outcomes in a cohort of adult survivors of childhood and adolescent cancer: retrospective analysis of the Childhood Cancer Survivor Study cohort. Bmj. 2009;339:b4606.

[17] van Nimwegen FA, Schaapveld M, Janus CP, et al. Cardiovascular disease after Hodgkin lymphoma treatment: 40-year disease risk. JAMA Intern Med. 2015;175(6):1007–17.

[18] Bowles EJ, Wellman R, Feigelson HS, et al. Risk of heart failure in breast cancer patients after anthracycline and trastuzumab treatment: a retrospective cohort study. J Natl Cancer Inst. 2012;104(17):1293–305.

[19] Armenian SH, Lacchetti C, Barac A, et al. Prevention and Monitoring of Cardiac Dysfunction in Survivors of Adult Cancers: American Society of Clinical Oncology Clinical Practice Guideline. J Clin Oncol. 2017;35(8):893–911.

[20] Cardinale D, Colombo A, Bacchiani G, et al. Early detection of anthracycline cardiotoxicity and improvement with heart failure therapy. Circulation. 2015;131(22):1981–8.

[21] Plana JC, Galderisi M, Barac A, et al. Expert consensus for multimodality imaging evaluation of adult patients during and after cancer therapy: a report from the American Society of Echocardiography and the European Association of Cardiovascular Imaging. J Am Soc Echocardiogr. 2014;27(9):911–39.

[22] Rodríguez-Veiga R, Igual B, Montesinos P, et al. Assessment of late cardiomyopathy by magnetic resonance imaging in patients with acute promyelocytic leukaemia treated with all-trans retinoic acid and idarubicin. Ann Hematol. 2017;96(7):1077–84.

[23] Lustberg MB, Reinbolt R, Addison D, et al. Early Detection of Anthracycline-Induced Cardiotoxicity in Breast Cancer Survivors With T2 Cardiac Magnetic Resonance. Circ Cardiovasc Imaging. 2019;12(5):e008777.

[24] Pudil R, Mueller C, Čelutkienė J, et al. Role of serum biomarkers in cancer patients receiving cardiotoxic cancer therapies: a position statement from the Cardio-Oncology Study Group of the Heart Failure Association and the Cardio-Oncology Council of the European Society of Cardiology. Eur J Heart Fail. 2020;22(11):1966–83.

[25] Ponikowski P, Voors AA, Anker SD, et al. 2016 ESC Guidelines for the diagnosis and treatment of acute and chronic heart failure: The Task Force for the diagnosis and treatment of acute and chronic heart failure of the European Society of Cardiology (ESC)Developed with the special contribution of the Heart Failure Association (HFA) of the ESC. Eur Heart J. 2016;37(27):2129–200.

[26] Lenihan DJ, Cardinale DM. Late cardiac effects of cancer treatment. J Clin Oncol. 2012;30 (30):3657–64.

[27] Desai MY, Windecker S, Lancellotti P, et al. Prevention, Diagnosis, and Management of Radiation-Associated Cardiac Disease: JACC Scientific Expert Panel. J Am Coll Cardiol. 2019;74 (7):905–27.

[28] Hull MC, Morris CG, Pepine CJ, Mendenhall NP. Valvular dysfunction and carotid, subclavian, and coronary artery disease in survivors of hodgkin lymphoma treated with radiation therapy. Jama. 2003;290(21):2831–7.

[29] Heidenreich PA, Hancock SL, Lee BK, Mariscal CS, Schnittger I. Asymptomatic cardiac disease following mediastinal irradiation. J Am Coll Cardiol. 2003;42(4):743–9.

[30] Ewer MS, Lenihan DJ. Left ventricular ejection fraction and cardiotoxicity: is our ear really to the ground? J Clin Oncol. 2008;26(8):1201–3.

[31] Lancellotti P, Nkomo VT, Badano LP, et al. Expert consensus for multi-modality imaging evaluation of cardiovascular complications of radiotherapy in adults: a report from the European Association of Cardiovascular Imaging and the American Society of Echocardiography. Eur Heart J Cardiovasc Imaging. 2013;14(8):721–40.

[32] Čelutkienė J, Pudil R, López-Fernández T, et al. Role of cardiovascular imaging in cancer patients receiving cardiotoxic therapies: a position statement on behalf of the Heart Failure Association (HFA), the European Association of Cardiovascular Imaging (EACVI) and the Cardio-Oncology Council of the European Society of Cardiology (ESC). Eur J Heart Fail. 2020;22(9):1504–24.

[33] Sieswerda E, Postma A, van Dalen EC, et al. The Dutch Childhood Oncology Group guideline for follow-up of asymptomatic cardiac dysfunction in childhood cancer survivors. Ann Oncol. 2012;23(8):2191–8.

[34] Chow EJ, Chen Y, Hudson MM, et al. Prediction of Ischemic Heart Disease and Stroke in Survivors of Childhood Cancer. J Clin Oncol. 2018;36(1):44–52.

[35] Fernández-Alvarez V, López F, Suárez C, et al. Radiation-induced carotid artery lesions. Strahlenther Onkol. 2018;194(8):699–710.

[36] Hilgendorf I, Bergelt C, Bokemeyer C, et al. Long-Term Follow-Up of Children, Adolescents, and Young Adult Cancer Survivors. Oncol Res Treat. 2021;44(4):184–9.

[37] Quidde J, von Grundherr J, Koch B, et al. Improved nutrition in adolescents and young adults after childhood cancer – INAYA study. BMC Cancer. 2016;16(1):872.

14 Management und Therapie der Chemotherapie-assoziierten Kardiotoxizität

Martina-Elisabeth Spehlmann, Merten Prüser, Derk Frank, Norbert Frey

14.1 Einleitung

Chemotherapeutika, sowohl die konventionellen Zytostatika als auch modernere Targeted Therapies zur Behandlung maligner Erkrankungen haben das Potenzial, kardiovaskuläre Toxizitäten zu verursachen.

Die Auswirkungen einer Chemotherapie können sich unter anderem in Arrhythmien, Herzinsuffizienz und vaskulärer Toxizität bis hin zum Tod manifestieren. Daher ist es für Kardiologen, Onkologen und die weiteren behandelnden Ärzte wichtig, die relevanten Diagnose-, Management- und Behandlungs-Strategien zu kennen und anzuwenden, um Nebenwirkungen der Chemotherapie zu vermeiden und schwerwiegende Komplikationen zu verhindern.

Die European Society of Cardiology (ESC) klassifiziert die kardiovaskuläre Toxizität der modernen Chemotherapie in 5 Untergruppen: Kardiale Dysfunktion/Herzinsuffizienz, arterielle Hypertonie, vaskuläre Toxizität, Arrhythmie/QT-Zeit-Verlängerung und Myokarditis [1]. Schwerpunkt dieses Kapitels ist die kardiale Dysfunktion, bzw. die Chemotherapie-bedingte Herzinsuffizienz. Unter diesem Gesichtspunkt sollen im Folgenden das Management und die Therapie der Toxizität von Anthrazyklinen, HER2/ErbB2-Inhibitoren, Immun-Checkpoint-Inhibitoren und vaskulären endothelialen Wachstumsfaktor (VEGF)-Inhibitoren zusammengefasst werden.

14.2 Diagnose und Klassifikation der Herzinsuffizienz

Die Exposition gegenüber potenziell kardiotoxischen Therapien in Verbindung mit Wirtsfaktoren stellt onkologische Patienten im Vergleich zu gesunden Probanden vor ein erhöhtes Risiko für die Entwicklung einer linksventrikulären Dysfunktion und damit einhergehend für die Entwicklung einer Herzinsuffizienz. Beide Entitäten werden in einem 2022 Statement der International Cardio-Oncology Society (IC-OS) unter dem Begriff der Krebstherapie-bedingten kardialen Dysfunktion (engl. „Cancer therapy-related cardiac dysfunction") zusammengefasst [1]. Tab. 14.1 gibt einen Überblick über die genauen Definitionen.

https://doi.org/10.1515/9783110592450-014

Tab. 14.1: Definitionen und Einteilung der Krebstherapie-bedingten kardialen Dysfunktion. Nach Herrmann et al., 2021 [1].

IC-OS 2021 Konsenskriterien

asymptomatische CTRCD (mit oder ohne zusätzliche Biomarker, LVEF-Werte basieren auf 2D-Echokardiographie)	mild	moderat		schwer
	– LVEF ≥ 50 % – + neu aufgetretene GLS-Verschlechterung um > 15 % – und/oder Anstieg der Biomarker§	– neu aufgetretener Abfall der LVEF um ≥ 10 % auf eine absolute LVEF von 40–49 % – neu aufgetretener Abfall der LVEF um < 10 % auf eine absolute LVEF von 40–49 % – + neuer relativer Abfall des GLS um > 15 % – und/oder neu aufgetretener Anstieg der Biomarker§		neu aufgetretener LVEF-Abfall auf < 40 %
Symptomatische CTRCD (mit LVEF und Biomarker)	**mild** milde Herzinsuffizienzsymptome, keine Therapieintensivierung notwendig	**moderat** ambulantes Anpassen der Herzinsuffizienz- und Diuretikatherapie notw.	**schwer** Hospitalisierung aufgrund kardialer Dekompensation	**sehr schwer** Hospitalisierung und Notwendigkeit für Inotropika, mechan. Kreislaufunterstützungssysteme oder Transplantation

CTRCD = Krebstherapie-bedingte kardiale Dysfunktion. GLS = Global Longitudinal Strain. LVEF = Linksventrikuläre Ejektionsfraktion.
§ Biomarker: kardiales Troponin T/I > 99. Perzentile, BNP ≥ 35 pg/ml, NT-proBNP ≥ 125 pg/ml (oder neuer signifikanter Anstieg, der über die biologische und analytische Variabilität des verwendeten Assays hinausgeht).

Bemerkenswert hierbei ist die Einteilung der asymptomatischen CTRCD anhand von echokardiographischen Parametern wie der linksventrikulären Ejektionsfraktion (LVEF) oder das Global Longitudinal Strain (GLS) im Gegensatz zur symptomatischen CTRCD, die vor allem anhand der klinischen Präsentation (in Kombination mit der LVEF) analog zu der Herzinsuffizienz im Allgemeinen klassifiziert wird.

Das zeitliche Auftreten von kardialen Nebenwirkungen variiert abhängig vom verwendeten Medikament: Während einige Substanzen eine sofortige Kardiotoxizität verursachen, können die Nebenwirkungen bei anderen Medikamenten erst nach Jahren auftreten. Bedingt durch die parallele Therapie mit anderen Chemotherapeutika und/oder Bestrahlung ist die Vorhersage der langfristigen kardiovaskulären Prognose komplex.

Die Klassifikation des Schweregrades der Herzinsuffizienz im Allgemeinen richtet sich nach den aktuellen Leitlinien für die Diagnose und Behandlung der akuten und chronischen Herzinsuffizienz [2,3]. Die Einteilung basiert hauptsächlich auf der Bestimmung der linksventrikulären Ejektionsfraktion (LVEF). Basierend auf der LVEF unterscheidet man Patienten mit normaler LVEF (definiert als LVEF ≥ 50 %; Herzinsuffizienz mit erhaltener LVEF [HFpEF]) und solche mit eingeschränkter LVEF (definiert als LVEF < 40 %, Herzinsuffizienz mit reduzierter LVEF [HFrEF, Heart Failure with reduced Ejection Fraction]). Patienten mit einer LVEF im Bereich von 40–49 % repräsentieren eine intermediäre Fraktion welche als HFmrEF (Heart Failure with mildly reduced Ejection Fraction, Herzinsuffizienz mit mäßiggradig reduzierter LVEF) definiert ist [2,3]. Die Bestimmung der LVEF erfolgt durch die Echokardiographie, eine Radionuklid-Technik oder die Kardio-MRT. Nur in Patienten mit HFrEF konnte bislang eindeutig gezeigt werden, dass die Herzinsuffizienz-Therapie sowohl die Morbidität als auch die Mortalität reduzieren kann [3]. Die Definitionskriterien der Herzinsuffizienz auf der Grundlage der ESC sind in Tab. 14.2 zusammengefasst.

Tab. 14.2: Definition der Herzinsuffizienz mit erhaltener (HFpEF), mildly-reduced (HFmrEF) und reduzierter Ejektionsfraktion (HFrEF). Modifiziert nach Ponikowski et al. [2] und McDonagh et al. [3].

Art der Herz-insuffizienz		HFrEF	HFmrEF	HFpEF
Kriterien	1	Symptome ± klinische Anzeichen [a]	Symptome ± klinische Anzeichen [a]	Symptome ± klinische Anzeichen [a]
	2	LVEF 40–49 %	LVEF 40 – 49 %	LVEF ≥ 50 %

	3	–	*Fakultativ:* Erhöhte natriuretische Peptide [b] und/oder weitere Kriterien (z. B. strukturelle Herzerkrankung oder diastol. Dysfunktion)	1. erhöhte natriuretische Peptide [b]
				2. mind. 1 weiteres Kriterium:
				  a) relevante strukturelle Herzerkrankung (LVH, LAE)
				  b) diastol. Dysfunktion

BNP = B-type natriuretisches Peptid; HF = Herzinsuffizienz; HFmrEF = Herzinsuffizienz mit mäßiggradig reduzierter Ejektionsfraktion; HFpEF = Herzinsuffizienz mit erhaltener Ejektionsfraktion; HFrEF = Herzinsuffizienz mit reduzierter Ejektionsfraktion; LAE = Vergrößerung des LA; LVEF = linksventrikuläre Ejektionsfraktion; LVH = linksventrikuläre Hypertrophie; NT-proBNP = N-terminales pro-B type natriuretisches Peptid. a) Zeichen können abwesend sein in frühen Stadien der HI (besonders in HFpEF) und in Patienten, die mit Diuretika behandelt werden. b) BNP > 35 pg/ml und/oder NT-proBNP > 125 pg/mL.

Die Kardiotoxizität von Chemotherapeutika unterscheidet sich stark, abhängig von der Substanzklasse, der kumulativen Dosis, dem Geschlecht, dem Alter, einer vorbestehenden Nierenfunktionseinschränkung, einer vorbestehenden Bestrahlung mit Einbeziehung der Herzregion, einer gleichzeitigen Chemotherapie und vorbestehenden Erkrankungen, wie zum Beispiel einer kardialen Erkrankung und genetischen Faktoren [5]. Eine Reduktion der LVEF kommt gehäuft unter einer Therapie mit Anthrazyklinen, monoklonalen Antikörpern gegen HER-2 (zum Beispiel Trastuzumab), sowie den neueren Tyrosinkinaseinhibitoren (z. B. Sunitinib) vor

14.3 Risikostratifizierung und Früherkennungsstrategien vor Beginn einer Chemotherapie

Die frühzeitige Erkennung von pathologischen Zuständen kann die Entscheidung über das Aussetzen der Chemotherapie zur Kardioprotektion oder verkürzte Überwachungsintervalle entscheidend beeinflussen. Daher sollte vor Beginn der Therapie eine Risikostratifizierung erfolgen [4,5]. Der erste Schritt zur Identifizierung von Patienten mit erhöhtem Risiko für Kardiotoxizität besteht in einer umfassenden Anamnese bezüglich kardiovaskulärer Risikofaktoren (Demografie, Lebensstil, Komorbidität) und kardiotoxischer Medikamente und Bestrahlung in der Vergangenheit [4]. Tab. 14.3 fasst die wichtigsten Risikofaktoren für eine Kardiotoxizität zusammen. Besondere Aufmerksamkeit sollte dabei dem Vorkommen von vorbestehenden Herz- und Kreislauferkrankungen geschenkt werden. Essenziell für die Ersteinschätzung ist zudem eine standardisierte körperliche Untersuchung und die Erfassung eines EKGs. Schließlich sollte die Einschätzung der körperlichen Belastbarkeit gemäß dem NYHA Stadium und, falls möglich, die Bestimmung von MET-Äquivalenten im Rahmen eines Belastungstests erfolgen.

Die Risikobewertung sollte außerdem die Bestimmung der LVEF beinhalten. Darüber hinaus sollte im Rahmen der Risikostratifizierung die Messung der kardialen Biomarker (NTproBNP oder Troponin) in Betracht durchgeführt werden [4,5]. Während die initiale Risikoeinschätzung vom behandelnden Onkologen durchgeführt wird, sollten Hochrisikopatienten an einen Facharzt für Kardiologie überwiesen werden. Ein hohes Risiko für die Entwicklung einer Chemotherapie-induzierten Kardiomyopathie kann dabei sowohl durch die Anzahl der Risikofaktoren als auch durch deren Schwere der einzelnen Faktoren bedingt sein. Patienten mit einem hohen Risiko für die Entwicklung der Kardiotoxizität sollten von einem Kardiologen mit Expertise auf diesem Gebiet oder von einem interdisziplinären kardioonkologischen Spezialisten-Team evaluiert werden [5].

Tab. 14.3: Risikofaktoren für das Auftreten einer Kardiotoxizität (nach Zamorano et al. [4]).

bereits bestehende myokardiale Erkrankungen	demographische und andere kardiovaskuläre Risikofaktoren
– Herzinsuffizienz (HFrEF, HFmrEF, HFpEF) – asymptomatische LV Dysfunktion (LVEF < 50 % oder erhöhte natriuretische Peptide) – KHK (bereits durchgemachter Myokardinfarkt, PCI, CABG, Myokardischämie etc.) – moderate oder schwere Erkrankungen der Herzklappen mit LV-Hypertrophie oder -Dysfunktion – hypertensive Herzerkrankung mit LV-Hypertrophie – hypertrophische Kardiomyopathie – dilatative Kardiomyopathie – restriktive Kardiomyopathie – kardiale Sarkoidose mit Myokardaffektion – signifikante Arrhythmien (VHF, ventr. Tachyarrhythmien)	– Lebensalter (< 18 Jahre; > 50 Jahre für Trastuzumab, > 65 Jahre für Anthrazykline) – familiäre Prädisposition für kardiovaskuläre Erkrankungen – Arterielle Hypertonie – Diabetes Mellitus – Hypercholesterinämie
vorbestehende kardiotoxische Krebstherapie	**Lebensstil-bedingte Risikofaktoren**
– Therapie mit Anthrazyklinen – Bestrahlungstherapie der Brust oder des Mediastinums	– Rauchen – starker Alkoholkonsum – Übergewicht – Bewegungsmangel

VHF = Vorhofflimmern, CABG = Aortokoronare Bypassoperation (engl. „Coronary Artery Bypass Graft"), KHK = Koronare Herzkrankheit, HF = Herzinsuffizienz; HFmrEF = Herzinsuffizienz mit mittlerer Ejektionsfraktion; HFpEF = Herzinsuffizienz mit erhaltener Ejektionsfraktion; HFrEF = Herzinsuffizienz mit reduzierter Ejektionsfraktion, LVEF = linksventrikuläre Ejektionsfraktion, PCI = Perkutane Koronarintervention.

Bislang wurden mehrere Risiko-Scores für verschiedene onkologische Patientenkohorten entwickelt. Beispielsweise wurde kürzlich der CHEMO-RADIAT-Score zur Vorhersage kardiovaskulärer Nebenwirkungen bei Patienten mit Brustkrebs entwickelt und validiert [6]. Es wird sich in den nächsten Jahren zeigen, inwieweit derartige Scores die individuelle Risikostratifizierung der behandelnden Ärzte ergänzen können.

14.4 Anthrazyklin-induzierte Kardiotoxizität

Die Anthrazyklin-induzierte Kardiotoxizität kann sich sowohl durch akute als auch durch subakute/chronische Verläufe manifestieren. Am häufigsten zeigt sie sich als eine subakute/chronische Herzinsuffizienz [7,8]. Sie stellt aktuell die wohl am besten untersuchte kardiotoxische Folge einer konventionellen zytostatischen Chemotherapie dar.

14.4.1 Früherkennung und Risikostratifizierung der Anthrazyklin-induzierten Kardiotoxizität

Vor Beginn einer Anthrazyklin-Therapie sollte bei allen Patienten eine umfassende Risikostratifizierung durchgeführt werden (siehe oben). Im Kontext der Anthrazyklin-Therapie etablierte Risikofaktoren, wie die bereits erwähnte kumulative Lebenszeitexposition oder ein Lebensalter > 65 Jahre, sollten hierbei besonders berücksichtigt werden [4,5]. Diese speziellen Risikofaktoren sind im Folgenden zusammengefasst.

Spezielle Risikofaktoren für eine Anthrazyklin-induzierte Kardiotoxizität (nach Zamorano et al. [4]):
– Kumulativdosis
– weibliches Geschlecht
– Lebensalter
    – > 65 Jahre
    – pädiatrische Patientenpopulation (< 18 Jahre)
– Niereninsuffizienz
– simultane oder vorbestehende Bestrahlungstherapie mit Herzbeteiligung
– simultane oder vorbestehende Chemotherapie mit
    – Alkylantien oder Mitosehemmer
    – Immuntherapien, Targeted Therapies
– vorbestehende Erkrankungen:
    – Herzerkrankungen mit erhöhter Wandspannung
    – Arterielle Hypertonie
    – genetische Risikofaktoren

Ergänzend sollte zudem die Bestimmung der kardialen Biomarker, d. h. hochsensitives Troponin (I oder T) und der natriuretischen Peptide erfolgen [5]. Sowohl seitens der ESC als auch der ESMO wird bei Durchführung einer Therapie mit einem Anthrazyklin die Bestimmung der Biomarker vor Therapiebeginn als Baseline-Wert, sowie, in Abhängigkeit von der Risikokonstellation, in regelmäßigen Abständen während und nach der Therapie empfohlen [5,7].

Teil der Evaluierung ist außerdem die Durchführung einer Echokardiographie zur Beurteilung der linksventrikulären Pumpfunktion (LVEF) sowie des Global Longitudinal Strain (GLS). Diese sollte, vergleichbar mit der Bestimmung der kardialen Biomarker, vor Therapiebeginn als Baseline-Wert, sowie, je nach Risiko, in regelmäßigen Abständen während und nach der Therapie durchgeführt werden [5,7]. Abb. 14.1 zeigt ein von der ESC vorgeschlagenes Schema zur Durchführung der

Anthrazyklin Überwachungsprotokoll
am Beispiel einer Therapie mit 6 Zyklen R-CHOP/ABVD

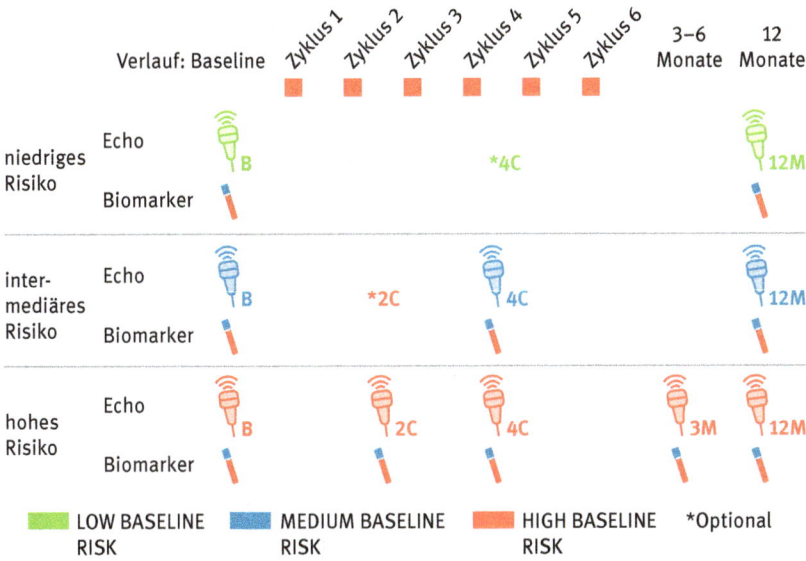

Ein mögliches, anhand des kardiovaskulären Risikos stratifiziertes Überwachungsprotokoll für Krebspatienten, die 6 Zyklen einer Anthrazyklin-beinhaltenden Therapie (z. B. R-CHOP oder ABVD) erhalten. ABVD = Adriamycin (= Doxorubicin), Bleomycin, Vinblastin, Dacarbazin. R-CHOP = Rituximab, Cyclophosphamid, Doxorubicin, Vincristin, Prednisolon. B = Baseline (vor Therapiebeginn). C = Zyklus der Chemotherapie.

Abb. 14.1: Anthrazyklin Surveillance Protokoll. Nach Pudil et. al., 2021 [7].

kardio-onkologischen Surveillance während einer Anthrazyklin-basierten Therapie [7]. Die Details werden an anderer Stelle gesondert behandelt.

Wenn ein Patient im Rahmen der Basis-Untersuchung eine Einschränkung der LVEF aufweist oder eine koronare Herzerkrankung festgestellt wird, sollte der Patient im kardio-onkologischen Team besprochen und die Optionen für eine nicht-anthrazyklinhaltige Chemotherapie und/oder eine Kardioprotektion abgewogen werden [5].

14.4.2 Prävention und Therapie der Anthrazyklin-induzierten Kardiotoxizität

Prävention
Es bestehen grundsätzlich zwei komplementäre Strategien zur effektiven Prävention: Erstens die Limitierung der zytotoxischen Effekte der Anthrazykline und zweitens die Anwendung pharmakologischer und nicht-pharmakologischer Maßnahmen zur Kardioprotektion [8].

Im Hinblick auf die erste Strategie sollte zunächst an die Verwendung alternativer Medikamente gedacht werden. Dieses kann sowohl Substanzen anderer Zytostatika-Klassen als auch im Allgemeinen weniger toxische Anthrazykline, wie z. B. das Mitoxantrone oder Idarubicin, beinhalten, welche in präklinischen Studien eine geringere Kardiotoxizität gezeigt haben [8]. Ist die Anthrazyklin-Gabe unumgänglich, wird die Anwendung von minimalen kumulativen Dosierungen und die Durchführung kontinuierlicher Infusionen (im Gegensatz zu Bolusinfusionen) [9] empfohlen [4,8]. Bemerkenswert ist zudem die Verwendung der pEGylierten liposomalen Version von Doxorubicin, welches die zirkulierende Konzentration von freiem Doxorubicin ohne Effektivitätsverlust verringert [10]. Der Nachteil der Verwendung von pEGyliertem Doxorubicin sind die damit verbundenen erhöhten Kosten [10].

Zur Abschwächung des kardiotoxischen Effektes von Doxorubicin kann der Eisenchelatator Doxrazoxan zur Therapie dazugegeben werden [5,8]. Diese Substanz zeigt neben einer durch die Hemmung der Topoisomerase 2β vermittelten antiproliferativen Wirkung einen kardioprotektiven Effekt, der auf die Fähigkeit zur Komplexbildung mit Eisen zurückgeführt wird. Anthrazykline besitzen die Fähigkeit, Eisen zu binden und zu oxidieren. Die dabei entstehenden reaktiven Sauerstoffspezies werden für die kardiotoxische Wirkung verantwortlich gemacht. Dexrazoxan verhindert durch Bindung des Eisens die Entstehung von freien Sauerstoffradikalen. Die Wirksamkeit von Dexrazoxan in der Reduktion der Anthrazyklin-vermittelten Kardiotoxizität konnte in mehreren klinischen Studien gezeigt werden [11,12].

Auf der anderen Seite gab es initial Hinweise auf eine Verringerung der antineoplastischen Wirksamkeit [5,8]. So wurden bei pädiatrischen Patienten, die gleichzeitig Etoposid und Doxorubicin erhielten, ein vermehrtes Auftreten von Malignomen beobachtet [13]. In einer weiteren Studie, in der Kinder, die aufgrund eines Morbus Hodgkin gleichzeitig Etoposid und Doxorubicin erhielten, war das Risiko für eine akute myeloische Leukämie und myelodysplastische Syndrome sowie andere sekundäre Malignome erhöht. Da eine Verringerung der antineoplastischen Wirksamkeit durch Dexrazoxan in Metaanalysen nicht bestätigt werden konnte, wurde das Medikament für Patienten zugelassen, die mindestens 300 mg/m^2 Doxorubicin oder 540 mg/m^2 Epirubicin erhalten [12,14].

Bezüglich der o. g. zweiten Präventionsstrategie gibt es Hinweise auf einen geringen Vorteil durch die primär-präventive Gabe eines Betablockers und/oder RAAS-Antagonisten [8]. In einer spanischen Single-Center-Studie mit 90 Patienten mit malignen hämato-onkologischen Erkrankungen, die einer intensiven Chemotherapie ausgesetzt und einer autologen Stammzell-Transplantation unterzogen wurden, konnte die Prävention einer eingeschränkten linksventrikulären Pumpfunktion durch die kombinierte Gabe von Enalapril und Carvedilol gezeigt werden (OVERCOME Studie) [15]. Die norwegische PRADA-Studie, in der 130 Patienten mit Brustkrebs im Frühstadium vor einer geplanten Behandlung mit Epirubicin entweder in eine Candesartan-, eine Metoprololsuccinat- oder eine Plazebo-Behandlungsgruppe randomisiert wurden (2 × 2-Studien-Format), konnte zeigen, dass eine Behandlung mit Candesartan während der Anthrazyklin-Therapie eine Reduktion der linksventrikulären Pumpfunktion verhindern konnte [16]. Die Behandlung mit Metoprololsuccinat hatte jedoch keinen signifikanten Effekt auf die LVEF [16]. Die brasilianische CECCY-Studie wiederum, in der 200 Patientinnen mit Her2-negativem Brustkrebs und normaler LVEF entweder Carvdilol oder Placebo während der Anthrazyklin-basierten Chemotherapie bekommen hatten, konnte lediglich eine Reduktion des Troponin-Wertes und der diastolischen Dysfunktion, aber keine Änderung in der Inzidenz der LVEF-Reduktion nach 6 Monaten aufzeigen [5,17].

Studien zur Wirksamkeit von Aldosteron-Antagonisten in der Primärprävention konnten einen möglichen Nutzen dieser Substanzen aufzeigen. Es wurden einerseits in der ELEVATE-Studie Brustkrebspatienten, die eine Anthrazyklin-basierte Therapie erhalten sollten, in einen Eplerenon- und einen Plazebo-Arm randomisiert und über 6 Monate verfolgt. Hier konnte kein Nutzen gezeigt werden [8,18]. In einer türkischen Single-Centre-Studie wurde andererseits die Wirkung der Gabe von Spironolakton vs. Plazebo während einer Anthrazyklin-basierten Brustkrebstherapie untersucht. Die LVEF zeigte sich in der Plazebogruppe nach Therapieende signifikant reduziert und war unverändert in der Spironolaktongruppe, sodass ein kardioprotektiver Effekt mit dieser Substanz möglich erscheint [19].

Auf der Basis der vorgenannten Studien besteht in den aktuellen Leitlinien eine Klasse-II-Empfehlung zur primär-prophylaktische Gabe von ACE-Inhibitoren und Betablockern während einer Anthrazyklin-basierten Therapie, insbesondere bei Patienten mit einem hohen Risiko für Kardiotoxizität [5].

HMG-CoA-Inhibitoren (Statine) senken nicht nur den Cholesterin-Spiegel, sondern wirken auch anti-inflammatorisch und anti-oxidativ. Verschiedene Studien weisen auf eine Statin-vermittelte Reduktion des Remodelling der Kardiomyozyten hin [20]. Die Ergebnisse experimenteller Studien am Tiermodell deuten an, dass Statine die Kardiotoxizität von Chemotherapeutika abmildern können. So zeigten mit Statinen vorbehandelte Mäuse eine geringere Kardiotoxizität nach Behandlung mit Doxorubicin [21]. In einer kleinen randomisierten kontrollierten Studie wurde der Nutzen von 40 mg/d Atorvastatin gegenüber Placebo dargestellt [22]. Atorvastatin wurde dabei bereits vor Beginn der Anthrazyklin-Therapie verabreicht. Patienten in der Atorvastatin Gruppe zeigten im Vergleich zur Placebo Gruppe eine signifikant bessere LVEF. Zudem wurde in einer longitudinalen Beobachtungsstudie gezeigt, dass die Gabe von Statinen vor einer Anthrazyklin-Therapie bei Patienten mit Brustkrebs das Risiko für kardiovaskuläre Toxizität senkt [23]. Bisher gibt es allerdings noch keine eindeutigen Empfehlungen seitens der Fachgesellschaften für die Verwendung von Statinen in der Behandlung der Anthrazyklin-induzierten Kardiomyopathie [4,5]. Eine prospektiv randomisierte Studie zur Kardioprotektivität einer Statintherapie bei Anthrazyklingabe ist aktuell in der Durchführung (PREVENT-Studie) [5].

Im Hinblick auf nicht-pharmakologische Präventionsstrategien sind insbesondere Lebensstilmodifikationen anzuführen. Gesunde Lebensgewohnheiten wie regelmäßige Bewegung, gesunde Ernährung, Nichtrauchen und ein normwertiges Körpergewicht sind mit einem geringeren Risiko für kardiovaskuläre Ereignisse und kardio-vaskuläre Mortalität verbunden [24]. Bei Patienten mit Brustkrebs ist körperliche Aktivität mit einem reduzierten Risiko für die Brustkrebssterblichkeit [25,26], die Gesamtmortalität [25,26] und kardiovaskulären Ereignissen [27] verbunden. Angesichts des erhöhten Risikos für Herz-Kreislauf-Erkrankungen bei Patientinnen mit Brustkrebs ist die Einhaltung eines gesunden Lebensstils und die Einstellung der kardialen Risikofaktoren insbesondere in dieser Patientengruppe von großer Wichtigkeit [28].

Therapie der Anthrazyklin-vermittelten Kardiotoxizität

Die Anthrazyklin-vermittelte Kardiotoxizität kann sich, wie bereits erwähnt, klinisch unterschiedlich bezüglich Intensität und Akuzität manifestieren [8]. Die Empfehlungen bezüglich Dringlichkeit und Ausmaß der Therapie werden hiervon maßgeblich beeinflusst [4,5,8].

Bei asymptomatischen Patienten, bei denen eine Troponin-Erhöhung nach Therapiebeginn festgestellt wird, besteht ein erhöhtes Risiko für die Entwicklung einer manifesten Herzinsuffizienz [5]. Sollte bis zu diesem Zeitpunkt noch keine kardioprotektive Therapie mit einem Betablocker und/oder ACE-Inhibitor bestehen, wird der Beginn einer solchen Therapie empfohlen [5]. Die frühe Gabe eines ACE-Inhibitors nach Troponin-Erhöhung konnte in einer italienischen Single-Centre-Studie das Auftreten einer manifesten Herzinsuffizienz im Verlauf verringern [8,29]. Eine hieran anknüpfende multi-zentrische Studie (ICOS-ONE) [30] an vornehmlich Brustkrebspatienten mit niedrigem kardiovaskulären Baseline-Risiko zeigte wiederum keinen Unterschied zwischen einer Troponin-getriggerten Gabe und einer allgemeinen Gabe von ACE-Inhibitoren zur Anthrazyklin-basierten systemischen Therapie [8,30].

Liegt bei asymptomatischen Patienten eine Reduktion der LVEF vor, besteht per definitionem eine Herzinsuffizienz im Stadium B nach der American Heart Association [4,5]. Leitliniengemäß wird daher eine kardioprotektive Therapie mit einem Betablocker und ACE/ARB-Inhibitor empfohlen, die jeweils bis zur maximal tolerierten Evidenz-basierten Dosierung titriert werden sollten [4,15]. Allerdings ist die Anzahl der Studien zur Behandlung der Chemotherapie-induzierten Herzinsuffizienz insgesamt limitiert. Eine Studie an 120 Patienten, die eine Anthrazyklin-basierte Therapie erhalten hatten und im Verlauf eine Reduktion der LVEF aufwiesen, konnte zeigen, dass die Wahrscheinlichkeit für eine Erholung der LVEF nach Therapieende signifikant erhöht war, wenn eine Herzinsuffizienztherapie mit einem ACE-Inhibitor und ggf. einem Betablocker begonnen wurde [8,36,37]. Ein früher Therapiebeginn war dabei mit einem besseren Outcome assoziiert [36,37]. Ob der frühe Beginn einer Herzinsuffizienztherapie bei asymptomatischen Patienten, die zwar eine gute LVEF, aber einen verschlechterten GLS haben, ebenfalls prognostisch günstig ist, ist noch nicht abschließend geklärt [8]. Die aktuellen Leitlinien empfehlen auf der Basis von

Expertenmeinung den Beginn einer Betablocker- und ACE-Inhibitor-Therapie in dieser Situation [5].

Krebspatienten mit klinischer Herzinsuffizienz haben eine deutlich schlechtere Prognose im Vergleich zu denjenigen, die kardiovaskulär nicht erkrankt sind [5]. Sobald die Diagnose der Herzinsuffizienz gestellt ist, sollte die Therapie gemäß den aktuellen Leitlinien für die Behandlung der akuten und chronischen Herzinsuffizienz erfolgen [4,5]. Auch für dieses Patientenkollektiv gibt es zurzeit auch nur wenige Daten im Hinblick auf die Wirksamkeit einer Herzinsuffizienztherapie.

In einem Doxorubin-Tier-Modell wurde der protektive Effekt einer Therapie mit einem ACE-Hemmer gezeigt [31]. In einem italienischen Studienzentrum wurden 2625 Patienten, die eine Anthrazyklin-Therapie in einer Dosierung von 300 mg/m^2 erhalten hatten 1 Monat nach Beendigung der Chemotherapie im Falle einer Kardiotoxizität mit Enalapril behandelt. In dieser Studie wurde Kardiotoxizität definiert als ein Abfall der LVEF um > 10 absolute Punkte und < 50 %. Während keine Patienten in der Enalapril-Gruppe den primären Endpunkt erreichten, zeigten 48 % der Patienten in der Kontroll-Gruppe eine signifikante Reduktion der LVEF [32]. In einer anderen Studie derselben Patientengruppe wurde eine signifikante Verbesserung der LVEF nach Anthrazyklin-bedingter Kardiotoxizität durch die kombinierte Einnahme eines ACE-Hemmers (Enalapril) und eines Beta-Blockers (Carvedilol) verzeichnet [33].

Der Nutzen einer Therapie mit einem Angiotensin-Rezeptor Neprilysin-Inhibitor (ARNI) konnte bisher nur im Tiermodell sowie anhand einzelner Case-Reports und Fallserien belegt werden [38]. So führte Sacubitril/Valsartan in einem Doxorubicin-induzierten Herzinsuffizienz-Mausmodell zu einer Verbesserung der LVEF [34]. Zudem wurde der protektive Effekt von Sacubitril/Valsartan während einer Anthrazyklin-basierten Chemotherapie in einzelnen Patienten gezeigt [35]. Kontrollierte multizentrische Studien zum potenziell kardioprotektiven Effekt dieser Substanz sind aktuell in der Durchführung (z. B. die norwegische PRADA II Studie) [39].

14.5 Immun-Checkpoint Inhibitoren

Der zunehmende Einsatz von Immune-Checkpoint-Inhibitoren hat die Therapie der fortgeschrittenen soliden Tumore geradezu revolutioniert und zu einer beträchtlichen Ausweitung der Indikationsstellung geführt. Als Folge des vermehrten Einsatzes dieser Substanzen wurde ein Anstieg der kardiovaskulären Nebenwirkungen verzeichnet.

Die kardiovaskuläre Toxizität der Immun-Checkpoint Inhibitoren äußert sich u. a. in Arrhythmien, Myokarditiden und einem konsekutiven Abfall der LVEF, Perikarditiden sowie der Dyslipidämie, zerebralen Ischämien und akuten Myokardinfarkten [40]. Die toxische Wirkung wird auf eine Autoimmunaktivität gegen das physiologische Myokard zurückgeführt [3]. Das Risiko eine Immun-Checkpoint-Inhibitor-assoziierte Myokarditis zu erleiden ist insbesondere dann hoch, wenn eine Kombination mehrerer Immun-Checkpoint-Inhibitoren angewendet wird (Inzidenz von 0,27 % bei Patienten, die mit einer Kombination von Ipilimumab und Nivolumab behandelt werden) [41]. Eine neuere Metaanalyse geht allerdings von einer deutlich höheren Inzidenz kardiovaskulärer Toxizitäten aus. So wird geschätzt, dass die Inzidenz für Herzinsuffizienz unter ICI-Therapie bei 8,7 %, die für Perikarditiden bei 8,3 % und die für zerebrale Ischämien bei 8,8 % liegt. Die kalkulatorisch am häufigsten auftretende immunvermittelte kardiovaskuläre Toxizität ist die Dyslipidämie mit einer gepoolten Inzidenz von 19,3 % [40].

Die Diagnosestellung erfolgt im Wesentlichen durch eine Kombination aus Biomarkern und bildgebende Verfahren, insbesondere der kardialen MRT [1]. Eine Myokardbiopsie kann die Diagnose bestätigen, jedoch ist dieses Verfahren mit Invasivität und relativ hoher Raten an falsch negativen Befunden behaftet. Die 2022 veröffentlichten Consensus Kriterien erlauben die Diagnosestellung entweder anhand der Histopathologie oder anhand klinischer Parameter in Form von Major und Minorkriterien in Kombination mit einer Troponin-Erhöhung [1]. Die Major-Kriterien beinhalten hierbei im Wesentlichen bildmorphologische (MRT Bildgebung) Myokarditis Kriterien (die sog. modifizierten Lake Louise Kriterien), während die Minor-Kriterien mehrere andere für eine Myokarditis suggestive Biomarker und klinische Kriterien (z. B. neu aufgetretene EKG- oder echokardiographische Veränderungen) umfassen [1].

Im Falle des Nachweises einer Immun-Checkpoint-Inhibitor-assoziierten Myokarditis sollte die Behandlung mit Immun-Checkpoint-Inhibitoren pausiert werden [5]. Im Regelfall wird eine Wiederaufnahme der Therapie auch nach Besserung der LVEF nicht empfohlen. Des Weiteren sollte eine hochdosierte Kortikosteroid-Therapie (1 g Prednisolon/Tag) begonnen und diese in zunehmend reduzierter Dosis (1 mg/kg KG) bis zur Normalisierung der kardiovaskulären Biomarker und Abklingen der Symptome fortgeführt werden [42,43]. In besonders schweren Fällen und bei Nichtansprechen auf Kortikosteroide wird die Gabe anderer Immunmodulatoren, wie anti-Thymozyten Globulin (ATG), Mycophenolatmofetil und Tumornekrosefaktor-alpha-Antagonisten wie Abatacept empfohlen [43]. Außerdem sollte bei Verschlechterung der LVEF eine Herzinsuffizienztherapie begonnen werden [4,5]. Die vorgenannten Empfehlungen basieren aufgrund noch ausstehender Studien zu diesem Thema letztlich auf Expertenmeinungen.

14.6 HER2/ErbB2-Antagonisten

Monoklonale Antikörper gegen den HER2/ErbB2-Rezeptor werden im Falle einer Überexpression von HER2/ErbB2 zur Therapie des Mamma-Karzinoms verwendet. Trastuzumab, ein prominenter Vertreter der HER2/ErbB2-Rezeptor-Antagonisten, verursacht in vielen Fällen eine Kardiomyopathie. Im Gegensatz zur Anthrazyklin-induzierten Kardiotoxizität ist die Trastuzumab-Kardiotoxizität nicht dosisabhängig und oft reversibel. Die Empfehlungen für das Basis-Screening vor Beginn einer Therapie mit Trastuzumab folgen den allgemeinen Empfehlungen zum Screening vor Beginn einer Chemotherapie.

Spezielle mit einer Therapie mit Trastuzumab assoziierte Risikofaktoren sind eine vorherige oder begleitende Anthrazyklin-Therapie, eine kurze Zeit zwischen Anthrazyklin- und Anti-HER2-Behandlung, Alter > 65 Jahre, hoher Körpermassenindex (> 30 kg/m²), eine frühere Einschränkung der LVEF, arterielle Hypertonie und eine frühere Strahlentherapie [44–46]. Um einen Abfall der LVEF zu vermeiden, sollten Patienten mit hohem Risiko eine laufende Behandlung mit Anthrazyklinen vermeiden [47]. Tab. 14.4 gibt einen Überblick über die speziellen Risikofaktoren einer Kardiotoxizität durch HER-2-Antagonisten und VEGF-Inhibitoren (s. u.):

Tab. 14.4: Spezielle Risikofaktoren für Kardiotoxizität bei einer Therapie mit HER-2-Antagonisten und VEGF-Inhibitoren. Nach Zamorano et al. [4].

Substanz	Risikofaktoren
Anti-HER2 Wirkstoffe	

– Antikörper
   – Trastuzumab
   – Pertuzumab
   – T-DM1
 – Tyrosinkinaseinhibitoren
   – Lapatinib
	– vorbestehende oder gleichzeitige/sequentielle Anthrazyklin-Therapie
	 – Alter (> 50 Jahre)
	 – hoher BMI (> 30 kg/m²)
	 – vorbestehende LV-Dysfunktion
	 – Arterielle Hypertonie
	 – Vorbehandlung mit Radiatio

VEGF Inhibitoren	

– Antikörper
   – Bevacizumab
   – Ramucirumab
	– vorbestehende Herzinsuffizienz, KHK, Erkrankungen der Herzklappen, chronisch ischämische Kardiomyopathie
	 – Vorbehandlung mit Anthrazyklinen

– Tyrosinkinaseinhibitoren
   – Sunitinib
   – Pazopanib
   – Axitinib
   – Neratinib
   – Afatinib
   – Sorafenib
   – Dasatinib
	– Arterielle Hypertonie
	 – vorbestehende kardiovaskuläre Erkrankungen

BMI = Body Mass Index, KHK = Koronare Herzkrankheit, VEGF = Vascular Endothelial Growth Factor, HER2 = Human Epidermal Growth Factor Receptor 2.

Die aktuellen Leitlinien empfehlen bei asymptomatischen Patienten mit Einschränkung der LVEF < 50 % oder > 10 % vom Baseline-Wert den Beginn einer Herzinsuffizienztherapie mittels ACE-Inhibitor/ARB und Betablocker, sofern diese noch nicht initiiert wurde [5].

Da es sich bei der Trastuzumab-induzierten Kardiomyopathie meist um eine reversible Einschränkung der LVEF handelt, wird eine Unterbrechung der Trastuzumab-Gabe bei einer LVED < 40 % empfohlen [48]. Nach 3–6 Wochen sollte dann eine erneute Echokardiographie zur Bestimmung der LV-Funktion durchgeführt werden. Sollte sich die LVEF auf > 50 % stabilisiert haben, kann die Therapie fortgeführt werden. Bei milderen Verläufen ist ggf. von Beginn an keine Unterbrechung der Therapie notwendig [5]. Im Falle einer Trastuzumab-induzierten Kardiotoxizität ist die Pausierung der Behandlung mit einer Zunahme von Rezidiven des Malignoms verbunden [49]. Bei 13,5 % der Patienten mit HER2-positivem Brustkrebs, die eine adjuvante Therapie mit Trastuzumab erhielten, war eine Kardiotoxizität der häufigste Grund für eine Behandlungsunterbrechung. 30 % dieser Patienten hatten eine symptomatische Herzinsuffizienz und 70 % einen asymptomatischen Abfall der LVEF [4,48].

Bei symptomatischer Herzinsuffizienz mit Einschränkung der LVEF sollte eine Therapie auf der Grundlage der aktuellen Leitlinien zur Behandlung der Herzinsuffizienz durchgeführt werden [3]. Allerdings gibt es aktuell nur kleinere Studien, die auf den Nutzen einer Therapie mit ACE-Hemmern oder Beta-Blockern in der Trastuzumab-induzierten Kardiomyopathie hinweisen. In der MANTICORE 101-Breast Studie wurden 94 Patienten mit HER2-positivem Brustkrebs im Frühstadium und geplanter Therapie mit Trastuzumab und einer LVEF ≥ 50 % entweder Perindopril, Bisoprolol oder Placebo verabreicht [50]. Die Studie wurde jedoch frühzeitig abgebrochen, da es zwischen den drei Gruppen im Hinblick auf eine Änderung des linksventrikulären diastolischen Volumenindex keine wesentlichen Unterschiede gab. Allerdings war ein Unterschied im sekundären Endpunkt, einer Veränderung der LVEF, zwischen den Gruppen zu sehen [8]: Zum Zeitpunkt des Abschlusses der Studie war die LVEF um 5 % in der Placebogruppe, 3 % in der Perindoprilgruppe und 1 % in der Bisoprololgruppe reduziert (p = 0,001). Zudem waren weniger Unterbrechungen der Trastuzumab-Therapie in beiden Behandlungsgruppen im Vergleich zur Placebogruppe zu sehen (p = 0,02) [50]. In einer 2021 publizierten Metaanalyse, in der alle bis zu diesem Zeitpunkt veröffentlichten Studien (n = 5) zur Prävention der Trastuzumab-bedingten Kardiotoxizität durch eine Herzinsuffizienztherapie untersucht wurden, konnte letztlich keine statistisch signifikante Reduktion für das Kardiotoxizitätsrisiko aufgezeigt werden [51]. Allerdings gab es laut den Autoren Hinweise, dass durch eine derartige Therapie eine Verschlechterung der LVEF verhindert werden könnte. Eine große Limitation der Analyse war jedoch die heterogene Definition von Kardiotoxizität in den verschiedenen Studien [51].

14.7 Vaskuläre endotheliale Wachstumsfaktor-Inhibitoren

Inhibitoren des vaskulären-endothelialen-Wachstumsfaktor (VEGF-)-Signalwegs werden zur Therapie verschiedener solider Tumore, z. B. des kolorektalen Karzinoms, eingesetzt.

Kardiovaskuläre Toxizitäten einer Therapie mit diesen Substanzen umfassen sowohl die linksventrikuläre Dysfunktion als auch die arterielle Hypertonie [4], welche an anderer Stelle behandelt wird. Daher sollte vor Beginn einer Therapie mit VEGF-Inhibitoren eine umfassende Anamnese hinsichtlich Risikofaktoren für das Auftreten von kardiovaskulären Nebenwirkungen durchgeführt werden (s. o.) [4].

Da das Auftreten von kardiovaskulären Nebenwirkungen erheblich ist, sollten diese möglichst früh erkannt und behandelt werden. Erstaunlicherweise zeigen fast 50 % der mit VEGF-Inhibitoren behandelten Patienten einen arteriellen Hypertonus, welcher jedoch mit unterschiedlichen klinischen Krankheitsbildern assoziiert und in vielen Fällen vorbestehend ist [52–54]. In einer Metaanalyse von 77 Studien wurden Nebenwirkungen einer Therapie mit VEGF-Inhibitoren im Vergleich zur Standardbehandlung untersucht: Während eine schwere arterielle Hypertonie bei 7,4 % (OR 5,28) der Patienten auftrat, wurden arterielle Thrombembolien bei 1,8 % (OR 1,52), eine myokardiale Ischämie bei 1,7 % (OR 2,83) und eine linksventrikuläre Dysfunktion bei 2,3 % (OR 1,35) der Patienten festgestellt [55]. Die Evaluation einer Sunitinib-Therapie in klinischen Studien hat die arterielle Hypertonie zudem als Risikofaktor für die Entwicklung einer Herzinsuffizienz identifiziert [56]. In dieser Studie wiesen alle 12 Patienten, die eine Herzinsuffizienz entwickelten, eine arterielle Hypertonie auf. Da der Mechanismus der Herzinsuffizienz in prädisponierten Patienten als sekundär zur arteriellen Hypertonie und der damit einhergehenden erhöhten Nachlast angesehen wird, sollte der Schwerpunkt auf der Prävention und Therapie der arteriellen Hypertonie liegen [57]. Beachtet werden sollte, dass die VEGF-induzierten Kardiotoxizität bei den meisten (60–80 %) Patienten nach Abbruch der Therapie reversibel ist [56,58]. Aktuelle Leitlinien empfehlen deshalb bei klinisch manifester Herzinsuffizienz, die Therapie zu pausieren, eine Herzinsuffizienztherapie zu beginnen und nach spätestens 4 Woche zu re-evaluieren [5].

Die Entwicklung einer Hypertonie als Folge der Behandlung mit einem VEGF-Inhibitor kann zu einem Abbruch der antineoplastischen Therapie führen [59,60]. Daher sind während der Therapie mit einem VEGF-Inhibitor engmaschige ambulante Blutdruckuntersuchungen notwendig. Die Therapie der ersten Wahl zur Behandlung der VEGF-induzierten arteriellen Hypertonie sind ACE-Hemmer. So konnte in einer Studie mit Sunitinib behandelten Patienten mit metastasiertem Nierenzellkarzinom durch eine Behandlung mit einem ACE-Hemmern sowohl die Mortalität als auch die Zeit ohne Progress des Tumors verbessert werden [61]. Ein weiterer günstiger Effekt der ACE-Hemmer ist die Behandlung einer gegebenenfalls vorliegenden Proteinurie. Falls die Therapie mit einem ACE-Hemmer nicht ausreicht, um die VEGF-Inhibitor-induzierte Hypertonie zu behandeln, können andere Antihypertensiva verabreicht werden. Da das Auftreten einer arteriellen Hypertonie ein Zeichen für die Wirksamkeit der VEGF-Hemmer-Therapie sein kann und eine Pausierung der Behandlung Auswirkungen auf die Effektivität der Chemotherapie hat, sollte die Indikation für einen Therapieabbruch streng gestellt werden [62].

14.8 BCR-ABL-Kinase-Inhibitoren

Die Entdeckung des Philadelphia Chromosoms, einer balancierten Translokation der kurzen Arme der Chromosomen 9 und 22, die zur Überexpression der BCR-ABL-Fusions-Kinase führt, leitete die Ära der Targeted Therapies ein. Imatinib stellt den ersten von der FDA zugelassenen spezifischen Inhibitor dieses Fusionsproteins dar [63]. Die initiale Zulassung beschränkte sich auf die Behandlung der chronisch myeloischen Leukämie, einer myeloproliferativen Erkrankung, die zu über 90 % mit dieser Translokation assoziiert ist. Mittlerweile wurde die Indikation für dieses Medikament auf weitere mit dem Philadelphia Chromosom verbundene Erkrankungen, z. B. die Akute Lymphoblastische Leukämie, ausgeweitet [64].

Anfängliche, nach der Erstzulassung durchgeführte tierexperimentelle Studien legten einen direkten zytotoxischen Effekt von Imatinib auf Kardiomyozyten nahe [63,65,66]. Sowohl retrospektive Analysen als auch prospektive Studien an Patienten, die Imatinib erhielten, ergaben jedoch keine Hinweise auf ein erhöhtes Risiko für eine kardiotoxische Herzinsuffizienz [63]. So konnte in einer brasilianischen Analyse, in der 103 CML-Patienten, die mit Imatinib behandelt wurden, mit 57 Patienten, bei denen man sich gegen eine Imatinib-Therapie entschieden hatte, retrospektiv verglichen wurden, kein statistisch signifikanter Unterschied im Hinblick auf die LV-Funktion oder natriuretische Peptide festgestellt werden [67]. Eine prospektive britische Studie konnte auch nach einer Therapiedauer von 12 Monaten keine Hinweise auf eine echokardiographische Verschlechterung der LVEF aufzeigen [68].

Im Hinblick auf BCR-ABL-Kinase Inhibitoren der zweiten und dritten Generation wird vermutet, dass insbesondere Ponatinib mit einem erhöhten kardiotoxischen Risiko assoziiert ist [4,69]. Grundlage für diese Annahme sind die Ergebnisse von 5-Jahres-Follow-up Untersuchungen der Ponatinib-Ph+ALL-CML-Evaluation (PACE-) Studie [70], in der sich deutlich erhöhte Inzidenzen vaskulärer Ereignisse zeigten und die zu einer Restriktion der Indikation für dieses Medikament führten [69]. Präklinische Untersuchungen legen einen direkten kardiotoxischen Effekt nahe [69], jedoch ist die klinische Datenlage zu dieser Fragestellung aktuell noch unzureichend.

14.9 Proteasom-Inhibitoren

Proteasom-Inhibitoren finden insbesondere in der Behandlung des Multiplen Myeloms Anwendung [71]. Im Hinblick auf eine mögliche kardiotoxische Wirkung dieser

Substanzgruppe ist diese Indikation von besonderer Bedeutung, da Patienten mit Multiplem Myelom durch ihre Erkrankung an sich ein erhöhtes kardiovaskuläres Risiko aufweisen. Dieses ist zum einen durch das fortgeschrittene Alter bei Erstdiagnose (ca. 70 Jahre) bedingt. Außerdem wird die Therapiebedürftigkeit eines Multiplen Myeloms unter anderem anhand der so genannten CRAB-Kriterien (= Hypercalcemia, Renal Failure, Anaemia und Bone Lesions) festgestellt, welche für sich genommen kardiovaskuläre Risikofaktoren darstellen, insbesondere die Hyperkalziämie, eine Anämie und die fortgeschrittene Niereninsuffizienz. Zum anderen können die erhöhten Konzentrationen freier Leichtketten zu Ablagerungen im Myokard führen und als kardiale Leichtkettenamyloidose (AL-Amyloidose) klinisch symptomatisch werden [71,72].

Bortezomib und Carfilzomib sind zwei wichtige Vertreter dieser Substanzgruppe. Für Bortezomib, dem First-Line Medikament zu Therapie des Multiplen Myeloms, existieren Fallberichte und -serien [73,74] zur Entwicklung einer kardialen Dysfunktion unter der Therapie [71]. Hierauf folgende Metaanalysen konnten jedoch kein erhöhtes Risiko für einen kardiotoxischen Effekt dieser Substanz aufzeigen [71]. So konnte eine US-amerikanische retrospektive Analyse von 3954 Patienten aus Phase 2 und 3 Studien zur Bortezomib-basierten Therapie des Multiplen Myeloms kein signifikant erhöhtes Auftreten einer Herzinsuffizienz und mehrerer anderer kardiovaskulärer Endpunkte (u. a. ischämische Ereignisse, Arrhythmien, kardiovaskulärer Tod) im Vergleich zur Therapie ohne Proteasom-Inhibitor nachweisen [75].

Für Carfilzomib wiederum, welches aktuell zur Zweitlinientherapie des Multiplen Myeloms genutzt wird [71], gibt es Hinweise auf ein deutlich höheres Kardiotoxizitätsrisiko [71]. Dieses zeigte sich bereits in den frühen Zulassungsstudien. Eine Metaanalyse der Phase-II-Studien mit 526 Patienten ergab, dass 22 % der mit Carfilzomib behandelten Patienten kardiovaskuläre Ereignisse während der Therapie entwickelten, insbesondere Arrhythmien (13,3 %) und Herzinsuffizienz (7,2 %). 42 % der Patienten entwickelten Dyspnoe [71]. Die ENDEAVOR-Studie, eine Phase-III-Studie, die die Bortezomib-basierte Zweilinientherapie des Multiplen Myeloms mit der Carfilzomib-basierten Therapie verglich und unter anderem Grundlage für die FDA-Zulassung dieser Substanz war, schloss Patienten mit höhergradig reduzierter LVEF (< 40 %) und Herzinsuffizienzsymptomen aus. Kardiale Biomarker wurden nicht systematisch bestimmt [71].

Hierauf folgende Metaanalysen aller prospektiven Studien kamen ebenfalls zu einem deutlich erhöhten kardiovaskulären Risiko unter einer Carfilzomib-basierten Therapie [71], weswegen im Verlauf die PROTECT-Studie, eine prospektive Beobachtungsstudie zur Kardiotoxizität dieser Substanz, durchgeführt wurde. In dieser Studie wurden 65 Patienten mit refraktärem Multiplen Myelom und Carfilzomib-basierter Therapie mit 30 Patienten, die eine Bortezomib-basierte Therapie erhielten, verglichen [76]. Die kardialen Biomarker, EKG und Echokardiographie wurden systematisch über einen Zeitraum von 6 Monaten bestimmt, der Beobachtungszeitraum insgesamt erstreckte sich über 18 Monate [76]. Kardiovaskuläre Ereignisse manifestierten sich in 51 % aller Patienten, die mit Carfilzomib behandelt wurden, wohingegen nur 17 % der mit Bortezomib behandelten Patienten derartige Ereignisse hatten. Die Mehrzahl der Ereignisse trat innerhalb der ersten 3 Monate der Therapie auf (86 %). Herzinsuffizienz war dabei die häufigste Diagnose und das Risiko korrelierte stark mit den bei den Patienten gemessenen natriuretischen Peptiden [76]. Nach Ansicht der Studienautoren und Experten verdeutlicht diese Studie zum einen die hohe Koinzidenz von kardiovaskulären Erkrankungen und dem Multiplen Myelom und zum anderen den potenziell kardiotoxischen Effekt dieser Substanz [71,76]. Auf der Grundlage der PROTECT-Studie empfiehlt die aktuelle ESMO-Leitlinie die Bestimmung der LVEF und der kardialen Biomarker zur Risikostratifizierung vor Beginn einer Proteasom-Inhibitor-Therapie [5]. Für das Management der Carfilzomib-induzierten kardialen Dysfunktion gibt es seitens der relevanten Fachgesellschaften noch keine Empfehlungen.

Für neuere Vertreter dieser Substanzklasse, unter anderem Ixazomib, Oprozomib und Marizomib, liegen zum aktuellen Zeitpunkt keine ausreichenden Daten zur kardiovaskulären Toxizität vor [71].

14.10 Zusammenfassung

Aufgrund der steigenden Anzahl von Patienten ist der Bereich der Kardio-Onkologie ein wachsendes Feld. Grundsätzlich richtet sich die Behandlung der Chemotherapie-induzierten Herzinsuffizienz nach den Leitlinien für die Therapie der Herzinsuffizienz. Aufgrund der Vielzahl und rasanten Entwicklung der Chemotherapeutika gibt es jedoch bisher nur eine geringe Anzahl von kontrollierten Studien, die den Nutzen der etablierten Herzinsuffizienz-Medikamente bei kardio-onkologischen Patienten untersucht. Ein wichtiger Teil des Managements der kardio-onkologischen Patienten ist die umfassende Risikostratifizierung und die Entwicklung von Früherkennungsstrategien, welche die Optimierung und das Management der Toxizität erleichtern.

Literatur

[1] Herrmann J, Lenihan D. Defining cardiovascular toxicities of cancer therapies: an International Cardio-Oncology Society (IC-OS) consensus statement. Eur Heart J. 2022;43:280–299.

[2] Ponikowski P, Voors AA, Anker SD. 2016 ESC Guidelines for the diagnosis and treatment of acute and chronic heart failure: The Task Force for the diagnosis and treatment of acute and chronic heart failure of the European Society of Cardiology (ESC). Developed with the special contribution of the Heart Failure Association (HFA) of the ESC. Eur Heart J. 2016;37:2129–2200.

[3] McDonagh T, Metra M, Adamo M. 2021 ESC Guidelines for the diagnosis and treatment of acute and chronic heart failure. European Heart Journal. 2021;42(36):3599–3726. https://doi.org/10.1093/eurheartj/ehab368

[4] Zamorano JL, Lancellotti P, Rodriguez Munoz D, et al. 2016 ESC Position Paper on cancer treatments and cardiovascular toxicity developed under the auspices of the ESC Committee for Practice Guidelines: The Task Force for cancer treatments and cardiovascular toxicity of the European Society of Cardiology (ESC). Eur Heart J. 2016;37:2768–2801.

[5] Curigliano G, Lenihan D. Management of cardiac disease in cancer patients throughout oncological treatment: ESMO consensus recommendations. Ann Oncol. 2020;31:171–190.

[6] Kim DY, Park MS. Development and Validation of a Risk Score Model for Predicting the Cardiovascular Outcomes After Breast Cancer Therapy: The CHEMO-RADIAT Score. J Am Heart Assoc. 2021;10:021931.

[7] Pudil R, Mueller C. Role of serum biomarkers in cancer patients receiving cardiotoxic cancer therapies: a position statement from the Cardio-Oncology Study Group of the Heart Failure Association and the Cardio-Oncology Council of the European Society of Cardiology. Eur J Heart Fail. 2020;22:1966–1983.

[8] Cardinale D, Iacopo F, Cipolla CM. Cardiotoxicity of Anthracyclines. Front. Cardiovasc. Med. 2020;7:26.

[9] van Dalen EC, van der Pal HJ, Kremer LC. Different dosage schedules for reducing cardiotoxicity in people with cancer receiving anthracycline chemotherapy. Cochrane Database Syst Rev. 2016;3:CD005008.

[10] Smith DH, Adams JR, Johnston SR, et al. A comparative economic analysis of pegylated liposomal doxorubicin versus topotecan in ovarian cancer in the USA and the UK. Ann Oncol. 2002;13:1590–7.

[11] Chang HM, Moudgil R, Scarabelli T, Okwuosa TM, Yeh ETH. Cardiovascular Complications of Cancer Therapy: Best Practices in Diagnosis, Prevention, and Management: Part 1. J Am Coll Cardiol. 2017;70:2536–2551.

[12] van Dalen EC, Caron HN, Dickinson HO, Kremer LC. Cardioprotective interventions for cancer patients receiving anthracyclines. Cochrane Database Syst Rev. 2008:CD003917.

[13] Tebbi CK, London WB, Friedman D, et al. Dexrazoxane-associated risk for acute myeloid leukemia/myelodysplastic syndrome and other secondary malignancies in pediatric Hodgkin's disease. J Clin Oncol. 2007;25:493–500.

[14] Schuchter LM, Hensley ML, Meropol NJ, et al. 2002 update of recommendations for the use of chemotherapy and radiotherapy protectants: clinical practice guidelines of the American Society of Clinical Oncology. J Clin Oncol. 2002;20:2895–903.

[15] Bosch X, Rovira M, Sitges M, et al. Enalapril and carvedilol for preventing chemotherapy-induced left ventricular systolic dysfunction in patients with malignant hemopathies: the OVERCOME trial (preventiOn of left Ventricular dysfunction with Enalapril and caRvedilol in patients submitted to intensive ChemOtherapy for the treatment of Malignant hEmopathies). J Am Coll Cardiol. 2013;61:2355–62.

[16] Gulati G, Heck SL, Ree AH, et al. Prevention of cardiac dysfunction during adjuvant breast cancer therapy (PRADA): a 2 × 2 factorial, randomized, placebo-controlled, double-blind clinical trial of candesartan and metoprolol. Eur Heart J. 2016;37:1671–80.

[17] Avila MS, Ayub-Ferreira SM. Carvedilol for Prevention of Chemotherapy-Related Cardiotoxicity: The CECCY Trial. J Am Coll Cardiol. 2018;71(20):2281–2290.

[18] Davis MK, Villa D, Tsang TSM, et al. Effect of eplerenone on diastolic function in women receiving anthracyclinebased chemotherapy for breast cancer. J Am Coll Cardiol CardioOnc. 2019;2:295–8.

[19] Akpek M, Ozdogru I, Sahin O, et al. Protective effects of spironolactone against anthracycline-induced cardiomyopathy. Eur J Heart Fail. 2015;17:81–9.

[20] Reddy R, Chahoud G, Mehta JL. Modulation of cardiovascular remodeling with statins: fact or fiction? Curr Vasc Pharmacol. 2005;3:69–79.

[21] Riad A, Bien S, Westermann D, et al. Pretreatment with statin attenuates the cardiotoxicity of Doxorubicin in mice. Cancer Res. 2009;69:695–9.

[22] Acar Z, Kale A, Turgut M, et al. Efficiency of atorvastatin in the protection of anthracycline-induced cardiomyopathy. J Am Coll Cardiol. 2011;58:988–9.

[23] Seicean S, Seicean A, Plana JC, Budd GT, Marwick TH. Effect of statin therapy on the risk for incident heart failure in patients with breast cancer receiving anthracycline chemotherapy: an observational clinical cohort study. J Am Coll Cardiol. 2012;60:2384–90.

[24] Folsom AR, Yatsuya H, Nettleton JA, et al. Community prevalence of ideal cardiovascular health, by the American Heart Association definition, and relationship with cardiovascular disease incidence. J Am Coll Cardiol. 2011;57:1690–6.

[25] Holmes MD, Chen WY, Feskanich D, Kroenke CH, Colditz GA. Physical activity and survival after breast cancer diagnosis. JAMA. 2005;293:2479–86.

[26] Irwin ML, Smith AW, McTiernan A, et al. Influence of pre- and postdiagnosis physical activity on mortality in breast cancer survivors: the health, eating, activity, and lifestyle study. J Clin Oncol. 2008;26:3958–64.

[27] Jones LW, Habel LA, Weltzien E, et al. Exercise and Risk of Cardiovascular Events in Women With Nonmetastatic Breast Cancer. J Clin Oncol. 2016;34:2743–9.

[28] Armenian SH, Lacchetti C, Lenihan D. Prevention and Monitoring of Cardiac Dysfunction in Survivors of Adult Cancers: American Society of Clinical Oncology Clinical Practice Guideline Summary. J Oncol Pract. 2017;13:270–275.

[29] Cardinale D, Colombo A, Sandri MT, et al. Prevention of high-dose chemotherapy-induced cardiotoxicity in high-risk patients by angiotensin-converting enzyme inhibition. Circulation. 2006;114:2474–81.

[30] Cardinale D, Ciceri F, Latini R, et al. Anthracycline-induced cardiotoxicity: a multicenter randomised trial comparing two strategies for guiding prevention with enalapril: the international cardiooncology society-one trial. Eur J Cancer. 2018;94:126– 37.

[31] Vaynblat M, Shah HR, Bhaskaran D, et al. Simultaneous angiotensin converting enzyme inhibition moderates ventricular dysfunction caused by doxorubicin. Eur J Heart Fail. 2002;4:583–6.

[32] Cardinale D, Colombo A, Bacchiani G, et al. Early detection of anthracycline cardiotoxicity and improvement with heart failure therapy. Circulation. 2015;131:1981–8.

[33] Cardinale D, Colombo A, Lamantia G, et al. Anthracycline-induced cardiomyopathy: clinical relevance and response to pharmacologic therapy. J Am Coll Cardiol. 2010;55:213–20.

[34] Xia Y, Chen Z, Chen A, et al. LCZ696 improves cardiac function via alleviating Drp1-mediated mitochondrial dysfunction in mice with doxorubicin-induced dilated cardiomyopathy. J Mol Cell Cardiol. 2017;108:138–148.

[35] Sheppard CE, Anwar M. The use of sacubitril/valsartan in anthracycline-induced cardiomyopathy: A mini case series. J Oncol Pharm Pract. 2018:1078155218783238.

[36] Lipshultz SE, Lipsitz SR, Sallan SE, et al. Long-term enalapril therapy for left ventricular dysfunction in doxorubicin-treated survivors of childhood cancer. J Clin Oncol. 2002;20:4517e4522

[37] Silber JH, Cnaan A, Clark BJ, et al. Enalapril to prevent cardiac function decline in long-term survivors of pediatric cancer exposed to anthracyclines. J Clin Oncol. 2004;22:820e828.

[38] Gregorietti V, Fernandez TL. Use of Sacubitril/valsartan in patients with cardio toxicity and heart failure due to chemotherapy. Cardio-Oncology. 2020;6:24.

[39] Mecinaj A, Gulati G. Rationale and design of the PRevention of cArdiac Dysfunction during Adjuvant breast cancer therapy (PRADA II) trial: a randomized, placebo-controlled, multicenter trial. Cardio-Oncology. 2021;7:33.

[40] Dolladille C, Akroun J. Cardiovascular immunotoxicities associated with immune checkpoint inhibitors: a safety meta-analysis. Eur Heart J. 2021;48:4964–4977.

[41] Johnson DB, Balko JM, Compton ML, et al. Fulminant Myocarditis with Combination Immune Checkpoint Blockade. N Engl J Med. 2016;375:1749–1755.

[42] Palaskas N, Lopez-Mattei J. Immune Checkpoint Inhibitor Myocarditis: Pathophysiological Characteristics, Diagnosis, and Treatment. 2020; J Am Heart Assoc. 9:e013757

[43] Thuny F, Alexandre J. Management of Immune Checkpoint Inhibitor–Induced Myocarditis The French Working Group's Plea for a Pragmatic Approach. J Am Coll Cardiol CardioOnc. 2021:157–6.

[44] Russell SD, Blackwell KL, Lawrence J, et al. Independent adjudication of symptomatic heart failure with the use of doxorubicin and cyclophosphamide followed by trastuzumab adjuvant therapy: a combined review of cardiac data from the National Surgical Adjuvant breast and Bowel Project B-31 and the North Central Cancer Treatment Group N9831 clinical trials. J Clin Oncol. 2010;28:3416–21.

[45] Bowles EJ, Wellman R, Feigelson HS, et al. Risk of heart failure in breast cancer patients after anthracycline and trastuzumab treatment: a retrospective cohort study. J Natl Cancer Inst. 2012;104:1293–305.

[46] Ewer SM, Ewer MS. Cardiotoxicity profile of trastuzumab. Drug Saf. 2008;31:459–67.

[47] Seidman A, Hudis C, Pierri MK, et al. Cardiac dysfunction in the trastuzumab clinical trials experience. J Clin Oncol. 2002;20:1215–21.

[48] Suter TM, Procter M, van Veldhuisen DJ, et al. Trastuzumab-associated cardiac adverse effects in the herceptin adjuvant trial. J Clin Oncol. 2007;25:3859–65.

[49] Yu AF, Yadav NU, Lung BY, et al. Trastuzumab interruption and treatment-induced cardiotoxicity in early HER2-positive breast cancer. Breast Cancer Res Treat. 2015;149:489–95.

[50] Pituskin E, Mackey JR, Koshman S, et al. Multidisciplinary Approach to Novel Therapies in Cardio-Oncology Research (MANTICORE 101-Breast): A Randomized Trial for the Prevention of Trastuzumab-Associated Cardiotoxicity. J Clin Oncol. 2017;35:870–877.

[51] Brown LJ, Meredith T, Yu J, et al. Heart Failure Therapies for the Prevention of HER2-Monoclonal Antibody-Mediated Cardiotoxicity: A Systematic Review and Meta-Analysis of Randomized Trials. Cancers. 2021;13:5527.

[52] Richards CJ, Je Y, Schutz FA, Heng DY, et al. Incidence and risk of congestive heart failure in patients with renal and nonrenal cell carcinoma treated with sunitinib. J Clin Oncol. 2011;29:3450–6.

[53] Zhu X, Stergiopoulos K, Wu S. Risk of hypertension and renal dysfunction with an angiogenesis inhibitor sunitinib: systematic review and meta-analysis. Acta Oncol. 2009;48:9–17.

[54] Wu S, Chen JJ, Kudelka A, Lu J, Zhu X. Incidence and risk of hypertension with sorafenib in patients with cancer: a systematic review and meta-analysis. Lancet Oncol. 2008;9:117–23.

[55] Abdel-Qadir H, Ethier JL, Lee DS, Thavendiranathan P, Amir E. Cardiovascular toxicity of angiogenesis inhibitors in treatment of malignancy: A systematic review and meta-analysis. Cancer Treat Rev. 2017;53:120–127.

[56] Di Lorenzo G, Autorino R, Bruni G, et al. Cardiovascular toxicity following sunitinib therapy in metastatic renal cell carcinoma: a multicenter analysis. Ann Oncol. 2009;20:1535–42.

[57] Chen MH, Kerkela R, Force T. Mechanisms of cardiac dysfunction associated with tyrosine kinase inhibitor cancer therapeutics. Circulation. 2008;118:84–95.

[58] Ewer MS, Suter TM, Lenihan DJ, et al. Cardiovascular events among 1090 cancer patients treated with sunitinib, interferon, or placebo: a comprehensive adjudicated database analysis demonstrating clinically meaningful reversibility of cardiac events. Eur J Cancer. 2014;50:2162–70.

[59] Rhee EP, Clish CB, Pierce KA, et al. Metabolomics of renal venous plasma from individuals with unilateral renal artery stenosis and essential hypertension. J Hypertens. 2015;33:836–42.

[60] Chang HM, Okwuosa TM, Scarabelli T, Moudgil R, Yeh ETH. Cardiovascular Complications of Cancer Therapy: Best Practices in Diagnosis, Prevention, and Management: Part 2. J Am Coll Cardiol. 2017;70:2552–2565.

[61] Izzedine H, Derosa L, Le Teuff G, Albiges L, Escudier B. Hypertension and angiotensin system inhibitors: impact on outcome in sunitinib-treated patients for metastatic renal cell carcinoma. Ann Oncol. 2015;26:1128–33.

[62] Maitland ML, Bakris GL, Black HR, et al. Initial assessment, surveillance, and management of blood pressure in patients receiving vascular endothelial growth factor signaling pathway inhibitors. J Natl Cancer Inst. 2010;102:596–604.

[63] Herrmann J. Adverse cardiac effects of cancer therapies: cardiotoxicity and arrhythmia. Nat Rev Cardiol. 2020;17(8):474–502.

[64] Abou Dalle I, Jabbour E, Short NJ, Ravandi F. Treatment of Philadelphia Chromosome-Positive Acute Lymphoblastic Leukemia. Curr Treat Options Oncol. 2019;20(1):4. doi: 10.1007/s11864-019-0603-z.

[65] Hermann E, Knapton A, Rosen E. A multifaceted evaluation of imatinib-induced cardiotoxicity in the rat. Toxicol Pathol. 2011;39(7):1091–106. doi: 10.1177/0192623311419524.

[66] Kerkelä R, Grazette L, Yacobi R. Cardiotoxicity of the cancer therapeutic agent imatinib mesylate. Nature medicine. 2006;12(8). doi:10.1038/nm1446.

[67] Ribeiro AL, Marcolino MS, Bittencourt H. An evaluation of the cardiotoxicity of imatinib mesylate. Leuk Res. 2008;32(12):1809–14. doi: 10.1016

[68] Estabragh Z, Knight K, Watmough S. A prospective evaluation of cardiac function in patients with chronic myeloid leukaemia treated with imatinib. Leuk. Res. 2011;35:49–51.

[69] Singh AP, Umbarkar P, Tousif S, Lal H. Cardiotoxicity of the BCR-ABL1 tyrosine kinase inhibitors: Emphasis on ponatinib. Int J Cardiol. 2020;316:214–221. doi: 10.1016/j.ijcard.2020.05.077

[70] Cortes J, Kim D-W, Pinilla-Ibarz J. Ponatinib efficacy and safety in Philadelphia chromosome-positive leukemia: final 5-year results of the phase 2 PACE trial. Blood. 2018;132(4):393–404. doi: 10.1182/blood-2016-09-739086.

[71] Wu P, Oren O, Gertz MA, Yang EH. Proteasome Inhibitor-Related Cardiotoxicity: Mechanisms, Diagnosis, and Management. Curr Oncol Rep. 2020;22(7):66. doi: 10.1007/s11912-020-00931-w.

[72] Yilmaz A, Bauersachs J, Kindermann I, et al. Diagnostik und Therapie der kardialen Amyloidose. Kardiologe. 2019;13:264. https://doi.org/10.1007/s12181-019-00344-5

[73] Bockorny M, Chakravarty S, Schulman P, Bockorny B, Bona R. Severe heart failure after bortezomib treatment in a patient with multiple myeloma: a case report and review of the literature. Acta Haematol. 2012;128(4):244–7. doi: 10.1159/000340050.

[74] Gupta A, Pandey A, Sethi S. Bortezomib-induced congestive cardiac failure in a patient with multiple myeloma. Cardiovasc Toxicol. 2012;12(2):184–7. doi: 10.1007/s12012-011-9146-7.

[75] Laubach JP, Moslehi JJ, Francis SA, et al. A retrospective analysis of 3954 patients in phase 2/3 trials of bortezomib for the treatment of multiple myeloma: towards providing a benchmark for the cardiac safety profile of proteasome inhibition in multiple myeloma. Br J Haematol. 2017;178(4):547–560. doi: 10.1111/bjh.14708.

[76] Cornell RF, Ky B, Weiss BM, et al. Prospective Study of Cardiac Events During Proteasome Inhibitor Therapy for Relapsed Multiple Myeloma. J Clin Oncol. 2019;37(22):1946–1955. doi: 10.1200/JCO.19.00231.

15 Myokarditis in der Onkologie

Zoltán Gál, Florian Leuschner

15.1 Myokarditis

Myokarditis ist eine entzündliche Erkrankung des Herzmuskels mit nachfolgender Gewebsschädigung, deren Diagnosestellung aufgrund der heterogenen klinischen Präsentation herausfordernd sein kann [1]. Da die Erkrankung bei fehlender Biopsieentnahme oft nicht adäquat gesichert wird, ist eine zuverlässige Inzidenz schwer zu ermitteln. So variiert auch die Prävalenz von Myokarditis in der Literatur zwischen 2 und 42 %, wie beispielsweise in post-mortem-Analysen nach plötzlichem Herztod von jungen Erwachsenen gezeigt [2]. Man geht derzeit davon aus, dass sich bei 30 % der Patienten mit Myokarditis ein Progress zur dilatativen Kardiomyopathie (DCM) entwickelt, was mit einer schlechten Prognose vergesellschaftet ist [3].

In der Literatur werden die Begriffe Myokarditis oder inflammatorische Kardiomyopathie häufig synonym verwendet. Es kann jedoch folgendermaßen differenziert werden:

Die Diagnose Myokarditis wird anhand histologischer, immunologischer und immunhistochemischer Kriterien gestellt.

Histologisch nach den Dallas-Kriterien: Nachweis entzündlicher Infiltrate im Myokard mit Myozytendegeneration sowie nicht-ischämischen Nekrosen.

Immunhistochemische Kriterien: $\geq$ 14 Leukozyten/mm^2 mit bis zu 4 Monozyten/mm^2 inbegriffen und das Vorhandensein von CD 3 positiven T-Lymphozyten $\geq$ 7 Zellen/mm^2.

Nach WHO-Definition beschreibt die inflammatorische Kardiomyopathie dagegen eine eingeschränkte kardiale Funktion auf dem Boden einer Herzmuskelentzündung.

15.1.1 Ätiologie

Die Ätiologie einer Myokarditis ist häufig ungeklärt. Eine Einteilung kann anhand unterschiedlicher Parameter erfolgen (s. Tab. 15.1). Erstens anhand der Ätiologie abhängig vom auslösenden Erreger/Faktor. Zweitens nach dominierendem Zelltyp in der histologischen Untersuchung des entzündeten Myokards sowie drittens nach klinischem Typ abhängig von der klinischen Ausprägung bzw. Fulminanz der Symptomatik sowie der Verlauf der Erkrankung.

Die virale und postvirale Myokarditis gilt als häufigste Ursache für eine nachfolgende DCM. Seroepidemiologische und molekularbiologische Untersuchungen zwischen 1950 und 1990 zeigten eine Häufung von Coxackie B Virus. In Endomyokardbiopsaten der späten 1990er wurden dagegen zumeist Adenoviren und Parvovirus

https://doi.org/10.1515/9783110592450-015

B19 nachgewiesen. Weitere Viren wie Hepatitis C, Epstein-Barr-Virus oder HHV-6 (humanes Herpes-Virus-6) fanden sich deutlich seltener. In Autopsiebefunden von Patienten mit HIV-Infektion zeigte sich in über 50 % eine kardiale Inflammation im Sinne einer Myokarditis [5].

Tab. 15.1: Klassifikation der Myokarditis nach Ätiologie, vorherrschendem Zelltyp und klinischem Verlauf [3,4].

nach Ätiologie	infektiös – Viren (Adeno-, Enteroviren), Bakterien (Mykobakterien, Chlamydien ...), Parasiten (Schistosomiasis), Protozoen (Trypanosoma cruzii ...), Pilze (Aspergillus, Candida)
	chemotoxisch – Amphetamine, Kokain, Anthrazykline ... Cyclophosphamid, Alkohol, Lithium, Katecholamine ... – Schlangen-, Skorpion- und Spinnengifte; Kohlenmonoxid ...
	immunvermittelt: – allergisch: Tetanustoxin, durch Medikamente ... – durch Autoantigene: SLE, Rheumatoide Arthritis, Churg-Strauss-Syndrom, Kawasaki-Syndrom ... – autoimmun: versch. Muskel- und herztypische Autoantikörper (AHA, Anti-Beta1, Anti-Troponin-AK ...)
	hormonell: Phäochromozytom, Beri-Beri (Thiaminmangel) physikalisch: Strahlen, Stromunfall
nach Zelltyp	lymphozytär
	Riesenzellen
	eosinophil
	granulomatös
nach Klinik	akut
	chronisch – persistent – latent – rekurrent
	fulminant

Weltweit betrachtet verursacht das Protozoon Trypanosoma cruzi als Chagas Krankheit die meisten Entzündungen am Herzen, mit endemischem Vorkommen in ärmeren Regionen von Zentral- und Südamerika. Manche Myokarditiden treten im Rahmen von Autoimmunerkrankungen auf. So ist z. B. bei Patienten mit Systemischen Lupus Erythematosus (SLE) in 3–15 % die Entwicklung einer Myokarditis zu verzeichnen [6]. Autoantikörper spielen generell eine wichtige Rolle bei der Pathophysiologie. Insbesondere Antikörper gegen kardiales Troponin I, Myosin, AHA (anti-heart autoantibodies) bis hin zu Beta-1-Rezeptorantikörper oder anti-Laminin-Antikörper sind als entzündungsvermittelnd beschrieben worden [1]. Die eosinophile Myokarditis ist oft mit systemischen Erkrankungen wie Hypereosinophilie-Syndrom, Löffler-Syndrom oder Churg-Strauss-Syndrom vergesellschaftet [7–9].

Besonders kritische Verläufe werden bei der akut-nekrotisierenden eosinophilen und der Riesenzellmyokarditis beobachtet, bei denen es trotz optimaler supportiver Therapie häufig zu malignen Rhythmusstörungen kommt [10].

15.1.2 Pathogenese der Myokarditis

Während eine akute Myokarditis unabhängig von einer genetischen Prädisposition auftreten kann, scheint der genetische Hintergrund bei einem Progress zur DCM eine entscheidende Rolle zu spielen. In Tiermodellen konnte gezeigt werden, dass Enteroviren mithilfe von Rezeptoren wie Coxsackie Adenovirus Rezeptor und Co-Rezeptoren, wie das CD55 (Komplementzerfall beschleunigender Faktor) in Kardiomyozyten eindringen und nachfolgend in den ersten zwei Wochen der Infektion eine humorale und zelluläre Reaktion des Immunsystems auslösen. (Initialschaden – Phase I) [5]. Der hierbei vorwiegend durch Makrophagen und CD4$^+$/CD8$^+$-T-Lymphozyten geführte Abwehrmechanismus eliminiert in der Regel den schädlichen Stimulus mit anschließender Abheilung. (Phase I–Phase IIa). In manchen, dafür empfänglichen Mauslinien persistiert jedoch eine anhaltende Entzündung [11] (Phase IIb). Es kann eine Autoimmun- oder Riesenzellmyokarditis nach Immunisierung der Tiere mit Autoantigenen (z. B. kardiales Myosin) (Phase IIc) induziert werden [12–14]. In der chronischen Phase kommt es je nach auslösender Ursache zu einer Persistenz der Erreger oder der Autoantikörper mit anhaltender Gewebsschädigung und Umbauprozessen des Myokards (Phase III) (Abb. 15.1). Wieso eine relevante Myokarditis nur in einem Bruchteil der Infekte mit kardiotropen Viren ausgelöst wird, ist weiterhin Gegenstand intensiver Forschung. Die Reaktion des angeborenen Immunsystems auf den schädigenden Stimulus scheint hierbei eine zentrale Rolle zu spielen. So wird bei einer Coxsackie-B-Virusinfektion über die erhöhte Expression von Toll-Like-Rezeptor-4 die Reifung von antigenpräsentierenden Zellen und die Produktion von pro-inflammatorischen Signalen verstärkt [15]. Auch scheint die erhöhte Produktion von Zytokinen von T-Helferzellen (Th1 und Th2) mit der Entwicklung einer DCM vergesellschaftet zu sein [16].

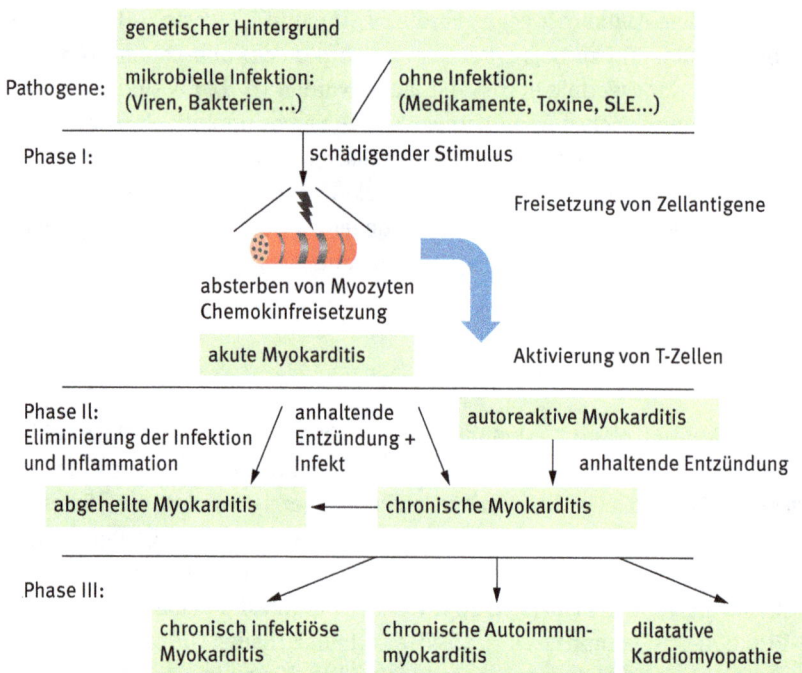

Abb. 15.1: Pathogenese der Myokarditis: Durch mögliche Pathogene (Viren, Bakterien, Medikamente ...) entsteht in der Phase I der akuten Myokarditis ein Initialschaden mit Untergang von Myozyten. In der Phase II kommt es durch Aktivierung des Immunsystems entweder zum Abheilen der Myokarditis oder zu einer Chronifizierung via Persistenz von Infekten oder chronischer Aktivierung von T-Zellen. Phase III beschreibt den Fortbestand der chronischen Myokarditis in deren unterschiedlichster Form von dilatativer Kardiomyopathie bis hin zu chronischer Autoimmunen Myokarditis. Modifiziert nach Caforio et al. [3].

15.1.3 Symptome und Diagnostik

Patienten mit Myokarditis weisen initial häufig sehr heterogene Symptome auf. Diese können von Palpitationen, thorakaler Enge und transienten EKG-Veränderungen bis hin zum lebensbedrohlichen kardiogenen Schock, ventrikulären Arrhythmien oder Zeichen einer Herzinsuffizienz reichen. Somit ist es bei jedem Verdachtsfall wichtig eine koronare Herzkrankheit oder andere kardiovaskuläre bzw. extrakardiale Ursachen auszuschließen. Dies ist insbesondere wichtig, wenn die Myokarditis beim Vorhandensein einer weiteren kardialen Erkrankung, sekundär zu einer Verschlechterung führt, die fälschlicherweise als Fortschreiten der Grunderkrankung fehlinterpretiert wird. Ein Beispiel hierfür sind Patienten mit Amyloidose, die eine deutlich schlechtere Prognose bei gleichzeitigem histologischen Nachweis einer Myokarditis aufweisen [17].

Tab. 15.2 zeigt angelehnt an das Positionspapier der European Society of Cardiology (ESC) verschiedene Kriterien, die bei Verdacht auf eine Myokarditis berücksichtigt werden sollten [3]. Sofern ≥ 1 klinisches Kriterium mit/ohne Zusatzkriterien und ≥ 1 verschiedene diagnostische Kriterien vorliegen oder ≥ 2 diagnostische Kriterien bei asymptomatischen Patienten nachweisbar sind, ist von einer Myokarditis auszugehen.

Tab. 15.2: Diagnostische Kriterien bei Myokarditisverdacht.

klinische Kriterien	diagnostische Kriterien		Zusatzkriterien
akuter Brustschmerz	neue EKG-Veränderung	AV-Block, Schenkelblock, ST-Strecken Veränderung, höhergradige Rhythmusstörungen	Temperatur ≥ 38,0° C innerhalb 30 Tage mit/ohne respiratorischen/gastrointest. Infekt
neu oder Verschlechterung von Dyspnoe, Müdigkeit, mit/ohne Zeichen von kard. Dekompensation	erhöhte kardiale Marker	Troponin T/ -I	peripartale Periode
subakute/chronische Dyspnoe, Müdigkeit, mit/ohne Zeichen von kard. Dekompensation	funktionelle und strukturelle Veränderungen	regionale oder globale Wandbewegungsstörung, mit/ohne Ventrikeldilatation, Wandverdickung, Perikarderguss, intrakardialer Thrombus	frühere Myokarditis oder/-Verdacht nach klinischen/diagnostischen Kriterien
Palpitationen, ungeklärte symptomatische Arrhythmien, Synkope, plötzlicher Herztod	Gewebscharakterisierung durch kardiales MRT	Ödem, späte Kontrastmittelanreicherung	positive Anamnese/ Familienanamnese auf Asthma, Allergien, extrakardiale Autoimmunerkrankungen;
unerklärter kardiogener Schock			positive Familienanamnese auf Myokarditis, DCM

Klinischer Verdacht auf Myokarditis nach der ESC bei ≥ 1 klinischem Kriterium und ≥ 1 diagnostischem Kriterium sowie Fehlen von: (1). Koronare Gefäßkrankheit, (2) bekannte kardiovaskuläre Vorerkrankung oder erklärende extrakardiale Ursache (Klappenfehler, Hyperthyreose etc.). Je mehr Kriterien erfüllt umso stärker der Verdacht. Bei asymptomatischem Pat. ≥ zwei diagnostische Kriterien notwendig [3].

Das *Ruhe-EKG* gehört auch bei der Myokarditis zur Basisdiagnostik. Die EKG-Veränderungen können hierbei von einer Sinustachykardie bis hin zu ST-Strecken-Veränderungen, pathologischen Q-Zacken sowie verschiedenen Rhythmusstörungen reichen. Der Nachweis von Q-Zacken oder einem Linksschenkelblock bei Myokarditis ist mit einer höheren Rate von Tod oder Notwendigkeit einer Herztransplantation vergesellschaftet [5,18,19].

Eine *Echokardiographie* sollte bei jedem Patienten mit Myokarditisverdacht initial und auch als Verlaufskontrolle bei jeglicher hämodynamischen Verschlechterung durchgeführt werden. Hierbei können einerseits andere Probleme wie valvuläre Dysfunktion erkannt werden und andererseits auch Ventrikelgröße, Wanddicke und systolische Pumpfunktion verlaufsbeobachtet werden. Eine fulminante Myokarditis präsentiert sich oft mit einem nicht-dilatierten, verdickten und hyperkontraktilen linken Ventrikel, wenn es im Rahmen der inflammatorischen Reaktion zu einem interstitiellen Ödem und einem Funktionsverlust kommt. In einer Serie von 23 Patienten mit bioptisch gesicherter Myokarditis war die Verschlechterung der rechtsventrikulären Funktion der stärkste Prädiktor für Tod oder Notwendigkeit einer Herztransplantation [20].

Das *Kardio-MRT* ist ideal für eine nicht-invasive Gewebsdarstellung des Myokards und unterstützt die Diagnosesicherung von Myokarditis. Obwohl der Zeitpunkt der MRT-Diagnostik auch von lokaler Erreichbarkeit und Expertise abhängt, wird eine Durchführung bei klinisch stabilen Patienten noch vor der Entnahme einer Myokardbiopsie empfohlen [3]. Bei Patienten mit erhöhtem Troponin und fehlender Koronarer Herzerkrankung zeigte sich eine gute Korrelation zwischen MRT- und endomyokardialen Biopsieergebnissen [21]. Die Kombination von T1- und T2-gewichteten Aufnahmen erreicht die höchste Sensitivität und Spezifität [22].

Eine *Koronarangiographie* ist bei klinischem Verdacht von Myokarditis zur Beurteilung der Koronarien empfohlen um eine relevante Koronaren Herzerkrankung als mögliche Differentialdiagnose auszuschließen [3].

Biomarker wie Troponin, NT-proBNP, Zytokine oder u. a. Pentraxin 3 sind nicht spezifisch für eine Myokarditis. Das heißt sie können zwar als Hinweis auf das Vorliegen einer Myokarditis erhöht sein, schließen jedoch bei einem negativen Befund diese nicht aus [23,24]. Ebenso gibt eine positive Virusserologie lediglich Hinweis auf die Interaktion des peripheren Immunsystems mit einem infektiösen Agens, ohne eine kardiale Beteiligung der Infektion zu beweisen. So zeigten in einer Studie nur 4 % der Patienten eine positive Serologie mit demselben Virus, der auch in der Endomyokardbiopsie nachweisbar war [25]. Bei fehlendem Virusgenom und dem Vorhandensein von Autoantikörper in Myokardbiopsaten ist von einer immunvermittelten Myokarditis bzw. DCM auszugehen [3]. Da einige Autoantikörper als negative Prädiktoren bei Myokarditis und insbesondere für die Entwicklung von DCM beschrieben wurden, arbeiten verschiedene Arbeitsgruppen derzeit daran, geeignete, kommerziell erwerbliche Tests für kardiale Autoantikörper zu validieren [26–28].

Eine *Endomyokardiale Biopsie (EMB)* ist weiterhin empfohlen, um die definitive Diagnose einer Myokarditis stellen zu können. Sie dient außerdem dazu Ätiologie und die Art der Inflammation zu klären (Riesenzellmyokarditis, Sarkoidose etc.), woraus weitere therapeutische Konsequenzen entstehen. Die Entnahme ist bei erfahrenen Untersuchern komplikationsarm [3,29]. Um eine optimale Genauigkeit der Diagnostik zu erreichen, sollte die EMB so früh wie möglich durchgeführt werden und mehrere Proben entnommen werden [30]. Neben o. g. Färbungen für akkumulierende Leukozyten, können mono- und polyklonale Antikörper für die Charakterisierung nicht-infektiöser Entzündungen oder virale Genome mittels Reverse Transkriptase-Polymerase-Kettenreaktion (RT-PCR) nachgewiesen werden. Somit können die EMB z. B. histologisch, immunhistochemisch und mittels PCR auf Viren untersucht werden.

Die *Nuklearmedizinische Diagnostik* kann nach der aktuellen Datenlage nicht routinemäßig empfohlen werden, wobei der V. a. kardiale Sarkoidose eine Ausnahme bedeutet. Diese Empfehlung ergibt sich trotz hoher Sensitivität durch eine niedrige Spezifität [21].

15.1.4 Klinisches Management von Myokarditis

Die Prognose der Myokarditis hängt von der Ätiologie, den klinischen Symptomen und dem Krankheitsstadium bei Präsentation ab [31]. Etwa 50 % der Patienten mit akuter Myokarditis weisen eine spontane Heilung auf, während bei 25 % eine kardiale Funktionseinschränkung persistiert. Weitere 12–25 % der Patienten entwickeln eine ausgeprägte Verschlechterung der Pumpfunktion mit der Notwendigkeit von Kreislaufunterstützungssystemen, Herztransplantation bzw. Todesfolge. In den meisten Studien wird die Riesenzellmyokarditis sowie die fulminante Myokarditis unklarer Genese mit einer schlechteren Prognose assoziiert. Zudem ist die initiale biventrikuläre Dysfunktion der wichtigste prognostische Faktor für Tod oder Transplantation [3].

In der Versorgung der Patienten mit Myokarditis ist primär eine Basistherapie in der Behandlung von Komplikationen wie Arrhythmien oder Herzinsuffizienz wichtig, begleitet durch eine Ätiologie-gerichtete Therapie.

Hämodynamisch instabile Patienten sollten unter einer Intensivüberwachung neben einer konservativen Herzinsuffizienztherapie auch invasive Maßnahmen mittels mechanischen Unterstützungssystemen bis hin zu extrakorporaler Membranoxygenierung (ECMO) therapiert werden. Hierbei gilt das Ziel einer Überbrückung bis zur Heilung oder Transplantation [32,33].

Eine innerklinische Überwachung sollte auch bei hämodynamisch stabilen Patienten mit milder Symptomatik und initial guter Pumpfunktion erfolgen, da eine Verschlechterung bis zur Klärung der Ursache im kurzfristigen Verlauf nicht ausgeschlossen werden kann [4]. Patienten mit eingeschränkter Pumpfunktion sollten nach Leitlinien der Herzinsuffizienztherapie zügig gemäß Stufenschema mit ACE-Hemmer, Betablocker, Diuretikum und Aldosteronantagonist antherapiert werden.

Die Anwendung von Nicht-Steroidalen Antirheumatika (NSAR) ist nicht empfohlen, da es keinen Nachweis eines Benefits bzw. in einzelnen Studien eine Verschlechterung des Outcomes beobachtet wurde [3].

Ein klinisch positiver Effekt von immunosuppressiven Therapien mit Steroiden, Azathioprin oder Cyclosporin A wurde bisher für die Riesenzellmyokarditis, chronische virus-negative Myokarditiden und in einzelnen Autoimmunmyokarditiden beschrieben [3]. Empfohlen ist eine Therapie mit Steroiden neben der Riesenzellmyokarditis bei kardialer Sarkoidose und kann bei Erreger-negativer, eosinophiler oder toxischer Myokarditis mit eingeschränkter Pumpfunktion oder höhergradigen Arrhythmien erwogen werden.

Eine generelle antivirale Therapie erscheint aktuell nicht sinnvoll, da symptomatische Patienten meist Wochen nach der Infektion diagnostiziert werden [5]. Bei Patienten mit Herpesvirusinfektion sollte eine antivirale Behandlung erwogen werden [3]. Bei Patienten mit chronischer Viruslast zeigte sich nach Gabe von Interferon-Beta in einer Phase II-Studie eine Reduktion der Viruslast, sowie eine Verbesserung des NYHA-Status und der Lebensqualität. Eine signifikante Verbesserung der LV-Funktion oder des Überlebens konnte jedoch nicht nachgewiesen werden [34].

Die intravenöse Gabe von Immunglobulinen zeigte in experimentellen Modellen und in nicht-kontrollierten Fallserien antivirale und immunmodulatorische Effekte [5], entscheidende positive Effekte wurden in weiteren Studien jedoch nicht beobachtet, sodass auch dieser Therapieansatz derzeit nicht empfohlen wird [3].

Erste kleinere Studien untersuchten die Rolle der Immunadsorption in der Therapie der Myokarditis. Nach Elimination von Autoantikörpern (z. B. Anti-Beta1-Adreneozeptoren) wurde eine Besserung der LV-Funktion und eine Reduktion der kardialen Inflammation festgestellt [35]. Weitere Ergebnisse aus größeren randomisierten, kontrollierten Studien werden in den kommenden Monaten erwartet.

Körperliche Belastung, insbesondere Sport, sollte unabhängig vom Alter, Geschlecht, Therapieregime oder Krankheitsausprägung sowohl in der Akutphase als auch bis mindestens sechs Monate nach Abheilung vermieden werden [36]. Die Entscheidung zum Wiederbeginn der sportlichen Aktivität hängt auch nach dieser Zeit von dem Ausmaß der Genesung ab, wie z. B. der Wiederherstellung der linksventrikulären Funktion, Sistieren von höhergradigen Rhythmusstörungen sowie der Normalisierung von kardialen und Entzündungsmarkern und möglicher EKG-Auffälligkeiten [37].

15.2 Myokarditis in der Onkologie

Nebenwirkungen von Chemotherapien oder anderen Therapieansätzen (z. B. Checkpoint-Inhibitoren) stellen eine große Herausforderung in der Onkologie dar. Die Induktion ungünstiger kardiovaskulärer Effekte hat bedeutenden Einfluss auf die Morbidität oder Mortalität der Patienten, trotz verbessertem Überleben der eigentlichen

(Krebs-) Erkrankung. Das Nebenwirkungsspektrum ist vielseitig und kann von chemotoxisch bedingtem Untergang der Kardiomyozyten mit anschließender Verschlechterung der Pumpfunktion und Entwicklung einer manifesten Herzinsuffizienz über beschleunigter Entwicklung von Arteriosklerose bis hin zu pulmonalarterieller Hypertonie oder rezidivierenden thrombembolischen Ereignissen reichen. Verschiedenste Wirkstoffgruppen verursachen kardiovaskuläre Nebenwirkungen: Sowohl Standardchemotherapeutika wie Anthrazykline (Doxorubicin etc.), alkylierende Substanzen (Cyclophosphamide etc.) als auch neuere Medikamente wie monoklonale Antikörper (Trastuzumab etc.), kleine Moleküle (Sunitinib, Sorafenib, etc.), Proteasominhibitoren (Carfilzomib) und Checkpoint Inhibitoren (Nivolumab, etc.) [38]. Insbesondere die letztgenannten Immuncheckpoint-Inhibitoren scheinen zunehmende Bedeutung bei der Induktion einer Myokarditis zu spielen.

15.2.1 Immuncheckpoint-Inhibitoren (ICI)

Immuncheckpoint-Inhibitoren (ICI) haben seit 2010 einen revolutionären Umbruch in der Krebstherapie eingeläutet [39]. Nach einer eindrucksvollen Prognoseverbesserung von Patienten mit malignem Melanom unter einer Therapie mit CTLA-4 Antikörpern (cytotoxic T-lymphocyte antigen-4) Ipilimumab, wurden weitere Antikörper wie Nivolumab oder Pembrolizumab gegen PD-1 (Programmed cell death protein 1) entwickelt. Die Indikationserweiterung zum Einsatz von ICI für solide Tumore und hämatologische Malignome wird sich in den kommenden Jahren noch weiter fortsetzen [39]

Wirkmechanismus

Für die T-Zell-Rezeptor-abhängige Aktivierung von T-Zellen sind kostimulierende Signale wie z. B. CD28 (cluster of Differentiation 28) wichtig. CD28 und CTLA-4 konkurrieren auf T-Zellen um die Bindung mit B7 (Lymphozyten-Aktivierungsantigen CD 80) auf Antigen präsentierenden Zellen (APZ). Wenn die Bindung zwischen CTLA-4 und B7 besteht, führt dies zu einer Inhibition der T-Zelle. Dieser Mechanismus wird auch durch Tumorzellen genutzt, um eine Immunreaktion abzuwehren. (s. Abb. 15.2a). Durch die Bindung von Antikörpern an CTLA-4 oder PD-L1 (programmed cell death-1 ligand 1) Antigen wird die T-Zelle enthemmt, eine aktivierende Bindung von CD28 und B7 induziert und die Tumorzelle angegriffen (Abb. 15.2b). Während CTLA-4 in den Lymphknoten zwischen T-Zellen und Antigen präsentierenden Zellen interagiert, spielt die PD-1- und PD-L1-Interaktion direkt im Tumorgewebe beim Kontakt mit den Tumorzellen eine Rolle. Hierbei bindet sich von Tumor- oder Endothelzellen exprimiertes PD-L1 an den PD-1-Rezeptor der T-Zellen und inhibiert somit vor Ort ihre Aktivierung [39].

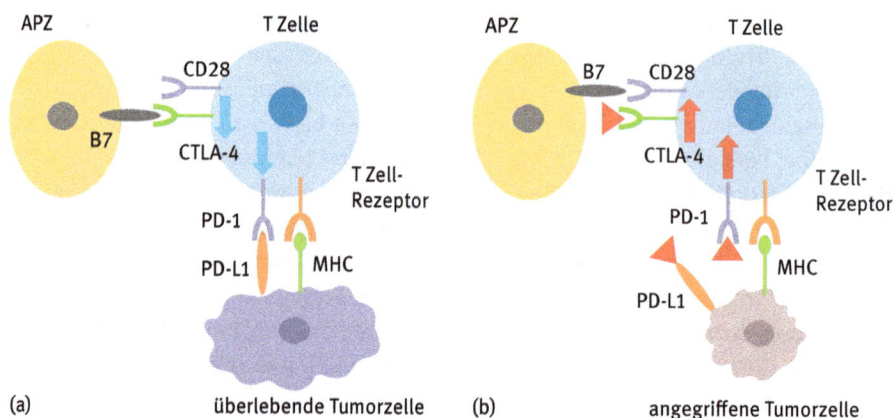

(a) überlebende Tumorzelle (b) angegriffene Tumorzelle

Abb. 15.2: Schematische Darstellung der T-Zell-Aktivierung und die Wirkung der Check-Point-Inhibitoren modifiziert n. Müller et al. APZ = Antigen präsentierende Zelle. (a) Inhibition einer T-Zelle mithilfe von PD-L1/CTLA-4 Rezeptoren durch die Tumorzelle. Hierbei ist CTLA-4 mit dem T-Zell-aktivierenden CD28-Rezeptor kompetitiv als hemmender Rezeptor beteiligt. (b) Durch Bindung von hemmenden Antikörpern an CTLA-4/PD-L1 kommt es zu einer Bindung von B7 und CD-28 mit nachfolgender Aktivierung der T-Zelle und Vernichtung der Tumorzelle [39].

15.2.2 Nebenwirkungen

Die unerwünschte Wirkung von ICI – auch als irAEs (immune-related adverse events) bezeichnet – stellt häufig eine Aktivierung des Immunsystems gegen körpereigenes Gewebe dar. Meist sind Dickdarm, Leber, Schilddrüse oder Haut betroffen, in selteneren Fällen auch Lunge, zentrales Nervensystem oder eben das Myokard. Insbesondere die Kombinationstherapie verschiedener Wirkstoffe ist mit einer höheren Rate an Nebenwirkungen vergesellschaftet. So ist die Rate höhergradiger Toxizität bei Patienten mit malignem Melanom nach einer Therapie mit Nivolumab ca. 21 %, nach Ipilimumab um 28 % und nach der Kombination der beiden Wirkstoffe bei ca. 59 % [40]. Eine Myokarditis tritt unter Therapie mit ICI mit einer Häufigkeit von 1–2 % auf. Trotz dieser geringen Häufigkeit ist diese Nebenwirkung jedoch enorm bedeutsam, da eine ICI-Myokarditis mit einer Mortalität von 43–46 % einhergeht [41,42].

15.2.3 Untersuchungen während der Therapie mit Immune-Checkpoint-Inhibitoren

Aufgrund des gehäuften Auftretens von ICI-assoziierter Myokarditis während der ersten drei Monate nach Therapiebeginn sollte in dieser Zeit (Abb. 15.3) eine engmaschige Beobachtung des kardialen Troponins erfolgen [43,44]. Zusätzlich sollten vor Therapiebeginn ein EKG sowie kardiale Biomarker bestimmt werden, um einen Aus-

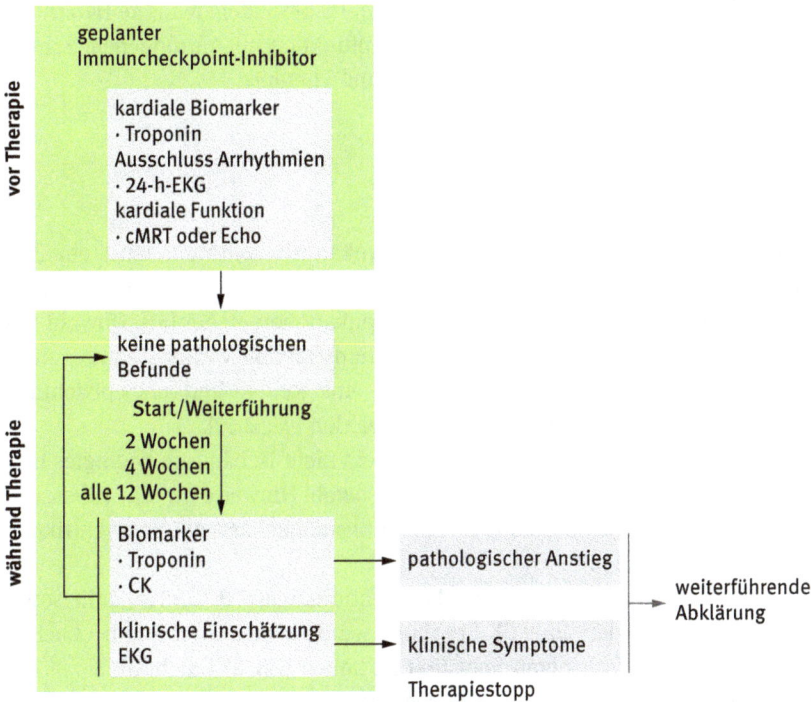

Abb. 15.3: Neben einer kardiologischen Untersuchung vor Therapiebeginn sollte im kurzfristigen Verlauf eine Bestimmung der kardialen Biomarker sowie ein EKG erfolgen, um frühzeitig eine ICI-assoziierte Myokarditis zu diagnostizieren [45].

gangswert zu haben. Eine Wiedervorstellung erfolgt dann nach zwei Wochen, nach vier Wochen und zwölf Wochen nach Initialisierung einer ICI-Therapie (Abb. 15.3).

15.2.4 Pathophysiologie und klinische Symptomatik

Die ICI-assoziierte Myokarditis kann einerseits durch eine Autoantikörper-vermittelte Immunreaktion entstehen, andererseits durch eine Infiltration des Myokards durch zytotoxische T-Zellen. Als Ursache für den letztgenannten Mechanismus wird angenommen, dass eine enthemmte Reaktion von T-Zell Klonen auf ein Antigen ausgelöst wird, das durch strukturelle Ähnlichkeit sowohl an Tumor und an Kardiomyozyt vorhanden ist [41]. Die Folge ist eine Apoptose und Nekrose von Myokardzellen. Häufig besteht zudem noch eine Wechselwirkung mit Skelettmuskelzellen. So wird eine begleitende Myositis bei ca. 23–30 % der Patienten beschrieben. Zudem kann eine Myasthenie-ähnliche Symptomatik mit Zwerchfellbeteiligung und Diplopie (ca. 6 %) auftreten [42,46–49]. Patienten mit Myasthenie-Symptomen und Myokarditis haben eine hohe Sterblichkeitsrate von bis zu 62,5 % [50]. Insbesondere maligne Herzrhythmusstörungen und eine rasch abnehmende Pumpfunktion mit kardiogenem Schock erfordern eine zügige kardiologische Diagnostik und Therapie.

15.2.5 Diagnostik

Bei einem Verdacht auf eine ICI-assoziierte Myokarditis sollte zunächst ein EKG durchgeführt werden. Neue Veränderungen (T-Negativierungen oder Blockbilder) gehen mit einem deutlich erhöhten Risiko für Komplikationen einher [51]. Obwohl nur bei ca. 50 % der Fälle eine eingeschränkte Ejektionsfraktion vorliegt, sollte zudem eine Echokardiographie sowohl als Referenz für eine weitere Verlaufsbeobachtung als auch zur akuten Einschätzung durchgeführt werden [42,52,53].

Das kardiale MRT weist in 26–36 % der Fälle ein nicht-ischämisch bedingtes Late Gadolininum Enhancement (LGE) auf und liefert sowohl Hinweise für eine ICI-assoziierte Myokarditis als auch eine genaue Bestimmungsmöglichkeit der linksventrikulären Ejektionsfraktion [42,53].

Unter den Laborparametern sollten die Kreatininkinase (CK), Troponin sowie NT-proBNP bestimmt werden. Eine CK-Erhöhung wurde bisher durchweg beobachtet ohne ausreichende Daten für deren Spezifität zu haben [53]. Bei mehr als 90 % der Patienten mit ICI-assoziierter Myokarditis liegt eine Troponin-Erhöhung vor, mit einer erhöhten Inzidenz für tödliche Ereignisse bei deutlich erhöhten Werten [42,48,52]. NT-proBNP ist als Prognosemarker bei Patienten mit vorliegender Herzinsuffizienz etabliert [54].

Bei einer Troponinerhöhung ist leitliniengemäß der invasive Ausschluss einer Koronarobstruktion mittels Koronarangiographie notwendig [55]. Zudem sollte eine Myokardbiopsie angestrebt werden, da der Nachweis von CD4/CD8 positiven Zellen im Myokard den Verdacht der ICI-assoziierte Myokarditis bestätigt [56,57].

Die weitere Abklärung von möglichen malignen Rhythmusstörungen mittels Langzeit-EKG sollte ebenfalls mit in die Diagnostik integriert werden [43].

Aufgrund der häufigeren Myasthenie-ähnlichen Symptomatik sollten mögliche neurologische Begleitsymptome sorgsam evaluiert und ggf. neurologisch mit abgeklärt werden. Hierbei sollte eine mögliche Myasthenia gravis mittels Anti-Acetylcholin-Rezeptor-Antikörper Bestimmung ausgeschlossen werden.

Zusätzliche Diagnostik wie Muskelbiopsie bei V. a. Myositis, periphere CD4/CD8 Verhältnisse oder 18F-FDG-PET/CT-Scans können im Einzelfall ebenfalls erwogen werden.

Zur endgültigen Diagnosestellung haben sich die Kriterien nach Bonaca et al. etabliert [58]. Eine Einteilung erfolgt hierbei in eine mögliche, wahrscheinliche oder definitive ICI-assoziierte Myokarditis. Eine definitive Myokarditis liegt bei einem oder mehreren der folgenden Kriterien vor:

1. positive Biopsie mit Nachweis einer Myokarditis
2. MRT morphologischer Hinweis auf Myokarditis mit passenden Symptomen sowie
   a) erhöhte kardiale Biomarker oder
   b) EKG-Veränderungen passend zu Myokarditis
3. neue Wandbewegungsstörungen in der Echokardiographie ohne Hinweis auf andere Ursachen (akutes Koronarsyndrom etc.) und folgende Kriterien:
   a) passende klinische Präsentation (z. B. Palpitation, Brustschmerz, Herzinsuffizienz, Perikarderguss)
   b) erhöhte kardiale Biomarker
   c) EKG-Veränderungen passend zu Myokarditis
   d) Ausschluss einer relevanten Koronarstenose

15.2.6 Therapie

Die Therapieentscheidung sollte aufgrund der Grunderkrankung und ggf. weiterer Nebenwirkungen immer in einem multidisziplinären Konsens erfolgen, mit Einbeziehung von Onkologen, Kardiologen und ggf. weiterer Disziplinen (z. B. Neurologie).

Neben den supportiven Therapien, die auch unter der Therapie der Myokarditis beschrieben wurden, beinhaltet die Initialtherapie der ICI-assoziierten Myokarditis eine gewichtsadaptierte Steroidgabe (Prednisolon oder Methylprednisolon) über 4–6 Wochen [43,57,59,60]. Bei fehlendem Ansprechen oder Auftreten von Komplikationen sollte eine weitere Immunsuppression oder ggf. Plasmapherese bei sehr langen Halbwertszeiten der ICI ebenfalls implementiert werden. Als zusätzliche immunsuppressive Therapie werden aktuell Tacrolimus, Infliximab oder Mycophenolat vorgeschlagen [57]. Besondere Fälle mit hohem Risiko (hämodynamische Instabilität, vermehrtes Auftreten von malignen Arrhythmien) könnten zudem von einer gezielten Antikörperbehandlung mit Abatacept, einem CTLA-4 Fusions-Protein, profitieren [49,61]. Aufgrund der erhöhten Mortalität sollten Patienten mit erhöhtem Risiko im intensivmedizinischen Setting überwacht und therapiert werden [43].

Für die Entscheidung einer Re-Exposition nach stattgehabter Myokarditis ist aktuell die Datenlage unzureichend, um eine Empfehlung abzugeben.

Literatur

[1] Leuschner F, Katus HA, Kaya Z. Autoimmune myocarditis: Past, present and future. J Autoimmun. 2009;33(3–4):282–9.

[2] Basso C, Calabrese F, Corrado D, Thiene G. Postmortem diagnosis in sudden cardiac death victims: macroscopic, microscopic and molecular findings. Cardiovasc Res. 2001;50(2):290–300.

[3]   Caforio ALP, Pankuweit S, Arbustini E, et al. Current state of knowledge on aetiology, diagnosis, management, and therapy of myocarditis: a position statement of the European Society of Cardiology Working Group on Myocardial and Pericardial Diseases. Eur Heart J. 2013;34(33):2636–48.

[4]   JCS Joint Working Group. Guidelines for Diagnosis and Treatment of Myocarditis (JCS 2009). Circ J. 2011;75(3):734–43.

[5]   Cooper LT. Myocarditis. New Engl J Medicine. 2009;360(15):1526–38.

[6]   Cihakova D, Rose NR. Chapter 4 Pathogenesis of Myocarditis and Dilated Cardiomyopathy. Adv Immunol. 2008;99:95–114.

[7]   Spodick DH. Eosinophilic Myocarditis. Mayo Clin Proc. 1997;72(10):996.

[8]   Corradi D, Vaglio A, Maestri R, et al. Eosinophilic myocarditis in a patient with idiopathic hypereosinophilic syndrome: Insights into mechanisms of myocardial cell death. Hum Pathol. 2004;35(9):1160–3.

[9]   Corssmit EPM, Trip MD, Durrer JD. Löffler's Endomyocarditis in the Idiopathic Hypereosinophilic Syndrome. Cardiology. 1999;91(4):272–6.

[10] Cooper LT, Zehr KJ. Biventricular assist device placement and immunosuppression as therapy for necrotizing eosinophilic myocarditis. Nat Clin Pract Card. 2005;2(10):544–8.

[11] Malkiel S, Kuan AP, Diamond B. Autoimmunity in heart disease: mechanisms and genetic susceptibility. Mol Med Today. 1996;2(8):336–42.

[12] Neu N, Rose NR, Beisel KW, et al. Cardiac myosin induces myocarditis in genetically predisposed mice. J Immunol Baltim Md 1950. 1987;139(11):3630–6.

[13] Li Y, Heuser JS, Cunningham LC, Kosanke SD, Cunningham MW. Mimicry and Antibody-Mediated Cell Signaling in Autoimmune Myocarditis. J Immunol. 2006;177(11):8234–40.

[14] Kodama M, Hanawa H, Saeki M, et al. Rat dilated cardiomyopathy after autoimmune giant cell myocarditis. Circ Res. 2018;75(2):278–84.

[15] Fairweather D, Frisancho-Kiss S, Rose NR. Viruses as adjuvants for autoimmunity: evidence from Coxsackievirus-induced myocarditis. Rev Med Virol. 2005;15(1):17–27.

[16] Fairweather D, Frisancho-Kiss S, Gatewood S, et al. Mast Cells and Innate Cytokines are Associated with Susceptibility to Autoimmune Heart Disease Following Coxsackievirus B3 Infection. Autoimmunity. 2009;37(2):131–45.

[17] Rahman JE, Helou EF, Gelzer-Bell R, et al. Noninvasive diagnosis of biopsy-proven cardiac amyloidosis. J Am Coll Cardiol. 2004;43(3):410–5.

[18] Nakashima H, Katayama T, Ishizaki M, et al Q Wave and Non-Q Wave Myocarditis with Special Reference to Clinical Significance. Jpn Heart J. 1998;39(6):763–74.

[19] Magnani JW, Danik HJS, Dec GW, DiSalvo TG. Survival in biopsy-proven myocarditis: A long-term retrospective analysis of the histopathologic, clinical, and hemodynamic predictors. Am Heart J. 2006;151(2):463–70.

[20] Mendes LA, Dec GW, Picard MH, et al. Right ventricular dysfunction: An independent predictor of adverse outcome in patients with myocarditis. Am Heart J. 1994;128(2):301–7.

[21] Yilmaz A, Klingel K, Kandolf R, Sechtem U. Imaging in inflammatory heart disease: from the past to current clinical practice. Hellenic J Cardiol Hjc Hellēnikē Kardiologikē Epitheōrēsē. 2009;50(6):449–60.

[22] Abdel-Aty H, Boyé P, Zagrosek A, et al. Diagnostic Performance of Cardiovascular Magnetic Resonance in Patients With Suspected Acute Myocarditis Comparison of Different Approaches. J Am Coll Cardiol. 2005;45(11):1815–22.

[23] Heymans S. Myocarditis and heart failure: need for better diagnostic, predictive, and therapeutic tools. Eur Heart J. 2007;28(11):1279–80.

[24] Emdin M, Vittorini S, Passino C, Clerico A. Old and new biomarkers of heart failure. Eur J Heart Fail. 2009;11(4):331–5.

[25] Mahfoud F, Gärtner B, Kindermann M, et al. Virus serology in patients with suspected myocarditis: utility or futility? Eur Heart J. 2011;32(7):897–903.

[26] Deubner N, Berliner D, Schlipp A, et al. Cardiac beta1-adrenoceptor autoantibodies in human heart disease: rationale and design of the Etiology, Titre-Course, and Survival (ETiCS) Study. Eur J Heart Fail. 2010;12(7):753–62.

[27] Jahns R, Deubner N, Biovin V, et al. Myocarditis – Acute Myocarditis – A Trigger of Cardiac Autoimmunity? Expected Insights from the Etiology, Titre-Course, and Effect on Survival of Cardiac Autoantibodies (ETiCS) Study. IntechOpen. 2011. doi: 10.5772/24986.

[28] Störk S, Boivin V, Horf R, et al. Stimulating autoantibodies directed against the cardiac beta1-adrenergic receptor predict increased mortality in idiopathic cardiomyopathy. Am Heart J. 2006;152(4):697–704.

[29] Yilmaz A, Kindermann I, Kindermann M, et al. Comparative evaluation of left and right ventricular endomyocardial biopsy: differences in complication rate and diagnostic performance. Circulation. 2010;122(9):900–9.

[30] Leone O, Veinot JP, Angelini A, et al. 2011 Consensus statement on endomyocardial biopsy from the Association for European Cardiovascular Pathology and the Society for Cardiovascular Pathology. Cardiovasc Pathol. 2012;21(4):245–74.

[31] Sagar S, Liu PP, Cooper LT. Myocarditis. Lancet. 2012;379(9817):738–47.

[32] Hsu K-H, Chi N-H, Yu H-Y, et al. Extracorporeal membranous oxygenation support for acute fulminant myocarditis: analysis of a single center's experience. Eur J Cardio-thorac. 2011;40 (3):682–8.

[33] Mirabel M, Luyt C-E, Leprince P, et al. Outcomes, long-term quality of life, and psychologic assessment of fulminant myocarditis patients rescued by mechanical circulatory support & ast; Crit Care Med. 2011;39(5):1029–35.

[34] Schultheiss H-P, Piper C, Sowade O, et al. Betaferon in chronic viral cardiomyopathy (BICC) trial: Effects of interferon-β treatment in patients with chronic viral cardiomyopathy. Clin Res Cardiol. 2016;105(9):763–73.

[35] Mobini R, Staudt A, Felix SB, et al. Hemodynamic improvement and removal of autoantibodies against beta1-adrenergic receptor by immunoadsorption therapy in dilated cardiomyopathy. J Autoimmun. 2003;20(4):345–50.

[36] Pelliccia A, Fagard R, Bjørnstad HH, et al. Recommendations for competitive sports participation in athletes with cardiovascular disease: A consensus document from the Study Group of Sports Cardiology of the Working Group of Cardiac Rehabilitation and Exercise Physiology and the Working Group of Myocardial and Pericardial Diseases of the European Society of Cardiology. Eur Heart J. 2005;26(14):1422–45.

[37] Maron BJ, Ackerman MJ, Nishimura RA, et al. Task Force 4: HCM and other cardiomyopathies, mitral valve prolapse, myocarditis, and Marfan syndrome. J Am Coll Cardiol. 2005;45(8):1340–5.

[38] Zamorano JL, Lancellotti P, Muñoz DR, et al. 2016 ESC Position Paper on cancer treatments and cardiovascular toxicity developed under the auspices of the ESC Committee for Practice Guidelines The Task Force for cancer treatments and cardiovascular toxicity of the European Society of Cardiology (ESC). Eur Heart J. 2016;37(36):2768–801.

[39] Müller OJ, Spehlmann ME, Frey N. Cardio-toxicity of checkpoint inhibitors. J Thorac Dis. 2018;1 (1):S4400–4.

[40] Khan S, Gerber DE. Autoimmunity, Checkpoint Inhibitor Therapy and Immune-related Adverse Events: A Review. Semin Cancer Biol. 2019;64:93–101.

[41] Mir H, Alhussein M, Alrashidi S, et al. Cardiac Complications Associated With Checkpoint Inhibition: A Systematic Review of the Literature in an Important Emerging Area. Can J Cardiol. 2018;34(8):1059–68.

[42] Mahmood SS, Fradley MG, Cohen JV, et al. Myocarditis in Patients Treated With Immune Checkpoint Inhibitors. J Am Coll Cardiol. 2018;71(16):1755–64.

[43] Lehmann LH, Cautela J, Palaskas N, et al. Clinical Strategy for the Diagnosis and Treatment of Immune Checkpoint Inhibitor-Associated Myocarditis: A Narrative Review. Jama Cardiol. 2021;6 (11):1329–37.

[44] Rassaf T, Totzeck M, Backs J, et al. Onco-Cardiology: Consensus Paper of the German Cardiac Society, the German Society for Pediatric Cardiology and Congenital Heart Defects and the German Society for Hematology and Medical Oncology. Clin Res Cardiol Official J Ger Cardiac Soc. 2020;109(10):1197–222.

[45] Rassaf T, Totzeck M, Backs J, et al. Onkologische Kardiologie. Der Kardiologe. 2020;14(4):267–93.

[46] Fukasawa Y, Sasaki K, Natsume M, et al. Nivolumab-Induced Myocarditis Concomitant with Myasthenia Gravis. Case Reports Oncol. 2017;10(3):809–12.

[47] John S, Antonia SJ, Rose TA, et al. Progressive hypoventilation due to mixed CD8+ and CD4+ lymphocytic polymyositis following tremelimumab – durvalumab treatment. J Immunother Cancer. 2017;5(1):54.

[48] Moslehi JJ, Salem J-E, Sosman JA, Lebrun-Vignes B, Johnson DB. Increased reporting of fatal immune checkpoint inhibitor-associated myocarditis. Lancet. 2018;391(10124):933.

[49] Salem J-E, Manouchehri A, Moey M, et al. Cardiovascular toxicities associated with immune checkpoint inhibitors: an observational, retrospective, pharmacovigilance study. Lancet Oncol. 2018;19(12):1579–89.

[50] Suzuki S, Ishikawa N, Konoeda F, et al. Nivolumab-related myasthenia gravis with myositis and myocarditis in Japan. Neurology. 2017;89(11):1127–34.

[51] Power JR, Alexandre J, Choudhary A, et al. Electrocardiographic Manifestations of Immune Checkpoint Inhibitor Myocarditis. Circulation. 2021;144(18):1521–3.

[52] Escudier M, Cautela J, Malissen N, et al. Clinical Features, Management, and Outcomes of Immune Checkpoint Inhibitor–Related Cardiotoxicity. Circulation. 2017;136(21):2085–7.

[53] Pradhan R, Nautiyal A, Singh S. Diagnosis of immune checkpoint inhibitor-associated myocarditis: A systematic review. Int J Cardiol. 2019;296:113–21.

[54] Oremus M, McKelvie R, Don-Wauchope A, et al. A systematic review of BNP and NT-proBNP in the management of heart failure: overview and methods. Heart Fail Rev. 2014;19(4):413–9.

[55] Roffi M, Patrono C, Collet J-P, et al. 2015 ESC Guidelines for the management of acute coronary syndromes in patients presenting without persistent ST-segment elevation: Task Force for the Management of Acute Coronary Syndromes in Patients Presenting without Persistent ST-Segment Elevation of the European Society of Cardiology (ESC). Eur Heart J. 2015;37(3):267–315.

[56] Finke D, Heckmann MB, Salatzki J, et al. Comparative Transcriptomics of Immune Checkpoint Inhibitor Myocarditis Identifies Guanylate Binding Protein 5 and 6 Dysregulation. Cancers. 2021;13(10):2498.

[57] Hu J-R, Florido R, Lipson EJ, et al. Cardiovascular toxicities associated with immune checkpoint inhibitors. Cardiovasc Res. 2019;115(5):854–68.

[58] Bonaca MP, Olenchock BA, Salem J-E, et al. Myocarditis in the Setting of Cancer Therapeutics. Circulation. 2019;140(1):80–91.

[59] Brahmer JR, Lacchetti C, Schneider BJ, et al. Management of Immune-Related Adverse Events in Patients Treated With Immune Checkpoint Inhibitor Therapy: American Society of Clinical Oncology Clinical Practice Guideline. J Clin Oncol. 2018;36(17):JCO.2017.77.638.

[60] Lyon AR, Yousaf N, Battisti NML, Moslehi J, Larkin J. Immune checkpoint inhibitors and cardiovascular toxicity. Lancet Oncol. 2018;19(9):e447–58.

[61] Wei SC, Meijers WC, Axelrod ML, et al. A Genetic Mouse Model Recapitulates Immune Checkpoint Inhibitor–Associated Myocarditis and Supports a Mechanism-Based Therapeutic Intervention. Cancer Discov. 2021;11(3):614–25.

16 KHK bei Krebspatienten

Patrick Behm, Malte Kelm, Florian Bönner

16.1 Einleitung: Koronare Herzerkrankung bei Tumorpatienten

Bei Tumorpatienten bzw. Überlebenden von Tumorerkrankungen stellt die koronare Herzerkrankung (KHK) eine häufige und bedeutsame Komorbidität dar und kann insbesondere durch die heutzutage verbesserten Tumortherapien zum prognoserelevanten Faktor werden [1,2]. Gerade bei älteren Tumorpatienten kann man von einer hohen Rate an begleitender KHK ausgehen [1,2]. Ferner gelten lebensstil-assoziierte Risikofaktoren (z. B. Adipositas, arterielle Hypertonie) sowohl für viele Tumorarten als auch für die koronare Herzerkrankung [6]. Eine vorbestehende arterielle Hypertonie, als ein bedeutsamer kardiovaskulärer Risikofaktor, kann über verschiedene Mechanismen im Rahmen der Tumorerkrankung als auch durch die Chemotherapie relevant aggraviert werden [3–5]. Außerdem hat die Tumorerkrankung unabhängig von kardiovaskulären Risikofaktoren auch unmittelbaren Einfluss auf das kardiovaskuläre Risiko. Maligne Erkrankungen gehen mit einer systemischen Inflammationsreaktion (u. a. durch TNF-α, IL-1) einher [7]. Dieser wird seit langem unabhängig von der Genese eine relevante Rolle bei der Entstehung und Progression von Atherosklerose sowie der Plaqueruptur zugeschrieben [8]. In einer Studie an einem gemischten Tumor-Kollektiv konnte eine statisch signifikante Assoziation zwischen koronaren Kalzifikationen und maligner Grunderkrankung gezeigt werden [6]. Ferner verändern Tumorerkrankungen auf komplexe Weise das hämostaseologische Gleichgewicht und können somit zu venösen und arteriellen Thrombosen führen [7]. Hierbei spielen u. a. eine gesteigerte Plasmaviskosität, eine vermehrte Plättchenaktivität bzw. Plättchenaggregationsneigung (Erhöhung P-Selectin, Beta-Thromboglobulin etc.); die Erhöhung von prokoagulatorischen Faktoren (Erhöhung von Fibrinogen, PAI-19) sowie Schädigungen bzw. Dysfunktionen des Endothels eine Rolle [7].

Als weitere bedeutsame kardiovaskuläre Risikofaktoren bei Tumorpatienten gelten (Radio-)Chemotherapien, die zu koronaren Frühkomplikationen führen und mit einem erhöhten KHK-Risiko einhergehen können.

Im Folgenden wird eine detaillierte Übersicht über die Mechanismen, die aktuelle Studienlage sowie klinische Relevanz der koronaren Schädigung von Tumortherapien gegeben. Des Weiteren werden praxisorientierte Empfehlungen zur Patientenevaluation vor einer geplanten Tumortherapie, dem Management von koronaren Komplikationen bei Tumorpatienten sowie der Nachbeobachtung ausgesprochen.

https://doi.org/10.1515/9783110592450-016

16.2 Übersicht: Tumortherapien mit koronaren Komplikationen

Von einigen Chemotherapeutika-Substanzklassen (v. a. Fluoropyrimidinen, Platinverbindungen und VEGF-Inhibitoren) sowie der thorakalen Bestrahlung sind koronare Schädigungen bekannt. Diese Substanzklassen sind wesentlicher Bestandteil von Chemotherapie-Protokollen in der Behandlung einiger, zum Teil sehr häufiger, Tumorentitäten (Fluoropyrimidine: u. a. gastrointestinale Tumoren, Pankreaskarzinom sowie lokal fortgeschrittenem Brustkrebs; Platinverbindungen: u. a. Tumore Geschlechtsorgane der Halsregion sowie kolorektale Tumoren.; VEGF: u. a. Darmkrebs, Lungenkrebs und Brustkrebs). Obwohl die myokardiale Toxizität von Chemotherapeutika (insbesondere bedingt durch Anthrazykline) deutlich bekannter ist, sind koronare Nebenwirkungen von Tumortherapien folglich ebenfalls von großer klinischer Relevanz.

Tabelle 16.1 gibt eine Übersicht über die Substanzklassen, dem primären Schädigungsmechanismus sowie dem Risiko von koronaren Komplikationen. Je nach Substanzklasse spielen hierbei folgende Pathomechanismen einzeln oder kombiniert eine Rolle:

– Endothelschädigung mit Plaqueruptur
– Koronarspasmen
– Induktion eines prokoagulatorischen Gerinnungsstatus mit arteriellen Thrombosen
– Risikofaktormodulation: Veränderung des Lipidstoffwechsels und Aggravierung von Arterieller Hypertonie

Tab. 16.1: Übersicht von Tumortherapien mit koronaren Komplikationen (Quelle: basierend auf [10]).

Substanzgruppe	Pathomechanismus (Auswahl)	Koronare Komplikationen (Auswahl)

Fluoropyrimidine (z. B. 5-FU, Capecitabin)	– endotheliale Schädigung
	– Koronarspasmen
		– während Therapiephase:
		  – manifeste Myokardischämie: bis 12–18 %
		  – hohe Rate klinisch stummer, in einer Ischämiediagnostik detektierbare Myokardischämie: ca. 7 % (5-FU)
		– Koronarspasmen

Platinverbindungen (z. B. Cisplatin; Carboplatin)	– endotheliale Schädigung – prokoagulatorischer Status	Frühkomplikationen: – arterielle Thromboembolien: ca. 2 % (Cisplatin-basierte Chemotherapie) – ca. 0,2 % Myokardinfarkt – KHK-Risiko: bis 5,6fach erhöhtes Risiko im 20 Jahres-Follow-up (zumindest nach Hodenkrebstherapie)

Tab. 16.1: (fortgesetzt)

Substanzgruppe	Pathomechanismus (Auswahl)	Koronare Komplikationen (Auswahl)
VEFG-Inhibitoren (z. B. Sorafenib; Bevacizumab, Sunitinib)	– endotheliale Schädigung – prokoagulatorischer Status	– Risiko arterielle Thromboembolien (Inzidenz): – Sorafenib: 1,7 % (von 9387 behandelten Patienten) – Bevacizumab: 3,8 % (von 983 behandelten Patienten) – Sunitinib: 1,4 % (von 9387 behandelten Patienten) – Arterielle Hypertonie: Induktion bzw. Verschlechterung vorbestehender (ca. 11–45 %)
Strahlentherapie	– endotheliale Schädigung – Plaqueruptur	– KHK: ca. 4-7-fach erhöhtes Risiko nach ≥ 35 Jahren – Häufung ostialer Stenosen im Vergleich Kontrollgruppe

16.3 Koronare Komplikationen der einzelnen Chemotherapeutika-Substanzklassen

Dieser Abschnitt gibt eine Übersicht über den Wissenstand sowie die Studienlage des koronaren Schädigungsprofils von verschiedenen Chemotherapeutika-Substanzklassen. Eingangs soll betont werden, dass Forschung zu kardialen Nebenwirkungen von Tumortherapien bedingt durch eine Vielzahl von Einflussgrößen sehr komplex ist. Eindeutige Zusammenhänge zwischen Substanz und Nebenwirkung sind nur schwierig zu identifizieren. Darum ist die Studienlage hierzu insgesamt überschaubar. Es mangelt insbesondere an großen (randomisierten) multizentrischen Studien in diesem Themenbereich.

16.3.1 Fluoropyrimidine

Unter der Substanzgruppe Fluoropyrimidine werden eine Reihe von Zytostatika subsumiert, die als Antimetabolite fungieren. Zwei wichtige Vertreter sind das Capecitabin sowie das 5-Fluoruracil (5-FU). Capecitabin (Handelsname: Xeloda®) ist ein Prodrug, welches zu 5-Fluoruracil umgewandelt wird, per os gegeben wird und vor allem bei der Behandlung von gastrointestinalen Tumoren, Pankreaskarzinom sowie lokal fortgeschrittenem Brustkrebs zur Anwendung kommt [11]. Die direkte Gabe von 5-Fluoruracil kann hingegen nur intravenös erfolgen.

Die Pathophysiologie der koronaren Schädigung von 5-Fluoruracil ist multifaktoriell [11]: Neben einer endothelialen Schädigung, sollen Myokardischämie bedingt durch einen gesteigerten Metabolismus mit möglicherweise konsekutivem Myokardinfarkt Typ II, zelluläre Schädigung in Folge eines oxidativen Stresses, Koronarspasmen sowie eine Myokardischämie aufgrund einer verminderten Sauerstofftransportkapazität von Erythrozyten eine Rolle spielen.

Typischerweise treten kardiale bzw. koronare Komplikationen innerhalb der ersten Tage nach Applikation von Fluoropyrimidin-haltigen Chemotherapien auf und sind eher in Ruhe als bei Belastung zu beobachten [14]. Zum Teil bleiben sie jedoch nach Behandlungsende weiterbestehen [10].

In einer vergleichsweise großen Studie (n = 644 Patienten) wurde die Inzidenz von während der Therapiephase auftretenden kardialen Nebenwirkungen von Fluoropyrimidin-basierten Tumortherapien (Capecitabin, 5-FU) im Rahmen von verschiedenen Applikations-Protokollen untersucht [12]. Diese umfassten akute Myokardinfarkte, koronare Ischämien, Koronarspasmen sowie Störungen im Herz-Reizleitungssystem. Beispielsweise wurde bei einer kontinuierlichen 5-FU-Applikation eine höhere Rate an kardialen Ereignissen beobachtet als bei einer diskontinuierlichen Applikation. Die höchste Inzidenz war mit 12,5 % in einem Protokoll, das eine fünftägige Dauerinfusion von 5-FU vorsieht, zu verzeichnen gewesen. Über alle Applikations-Protokolle gemittelt entwickelten 5,5 % der Patienten kardiale Komplikationen. In einer weiteren Studie wurde eine Inzidenz von 19 % an reversiblen Angina-Pectoris-Beschwerden bei mit 5-FU behandelten Patienten beobachtet [13]. Ferner geht man von einer relativ hohen Rate an klinisch meist unerkannten, belastungsinduzierten Myokardischämien bei 5-FU-basierten Chemotherapien aus (ca. 6–7 %) [14]. Dies war das Ergebnis einer Studie, in der systematisch nach 5-FU-Gabe eine kardiale Stresstestung durchgeführt wurde [14].

Erwähnenswert ist außerdem, dass in der Literatur Fälle von Stress-Kardiomyopathien (Tako-Tsubo-Kardiomyopathie) mit einer 5-FU-Therapie in Verbindung gebracht werden [15].

Zusammenfassend gehen Fluoropyrimidin-basierte Chemotherapien mit einer hohen Rate an koronaren Komplikationen und klinisch stummen Ischämien einher, was wiederum eine erhöhte Wachsamkeit während der Tumortherapie erforderlich macht.

16.3.2 Platinverbindungen

Zu den Platinverbindungen gehören eine Reihe von Zytostatika, die durch kovalente an Nukleinbasen Quervernetzungen der DNA verursachen. Wichtige Vertreter sind das Cisplatin, Carboplatin und Oxaliplatin. Diese Chemotherapeutika werden vor allen Dingen bei Tumoren der Geschlechtsorgane sowie der Halsregion zu nennen. Das neuere Platin-Analogon Oxaliplatin wird zur Behandlung von kolorektalen Tumoren eingesetzt.

Von Platin-haltigen Chemotherapien ist bekannt, dass diese mit arteriellen Thromboembolien assoziiert sind und mit einem erhöhten KHK-Risiko einhergehen [16,18]. Die zugrundeliegenden Pathomechanismen sind multifaktoriell und beinhalten endotheliale Schädigungen sowie die Induktion eines prokoagulatorischen Gerinnungsstatus (u. a. durch Erhöhung des von-Willebrand-Faktors) [47,48].

Cisplatin-basierte Therapien gehen mit einer sehr hohen Rate an thromboembolischen Ereignissen (venös und arteriell) als Frühkomplikation einher [16]. In einer großen Studie (n = 923) zeigte sich eine Inzidenz von ca. 18 % an venösen und arteriellen thromboembolischen Ereignissen [16]. In fast 90 % der Fälle traten diese innerhalb der ersten 100 Tage nach Therapiebeginn auf. Arterielle Thromboembolien machte hierbei jedoch einen vergleichsweise kleinen Anteil aus. In ca. 2 % der Patienten kam es zu einer arteriellen Thromboembolie bzw. in ca. 0,2 % zu einem Myokardinfarkt [16]. In einer anderen Studie zeigte sich, dass zwischen Cisplatin- und Carboplatin-basierten Therapien kein signifikanter Unterschied hinsichtlich des Risikos von thromboembolischen Ereignissen besteht [17].

Bei Überlebenden von Hodenkrebs, die eine Cisplatin-basierte Chemotherapie erhielten, ist ein bis zu 5,7fach erhöhtes KHK-Risiko verglichen mit der Normalbevölkerung im Follow-up nach 20 Jahren beobachtet wurden [18]. Ferner wurde in der Cox-Regressionsanalyse ein Zusammenhang zwischen der Cisplatin-Dosierung und dem KHK-Risiko festgestellt [18].

Zusammenfassend besteht bei Platin-basierten Tumortherapien in der Frühphase ein hohes Risiko an thromboembolischen Ereignissen. Die aktuelle Studienlage legt ferner ein erhöhtes KHK-Risiko als Spätkomplikation nahe.

16.3.3 VEGF(R)-Inhibitoren

Einige Tumoren sezernieren den Vascular endothelial growth factor (VEGF), der eine bedeutsame Rolle in der Angiogenese spielt [49]. Die Substanzgruppe der VEGF(R)-Inhibitoren greift in diesen Signalweg ein und entfaltet dadurch seine antineoplastische Wirkung. Als Vertreter sind beispielsweise das Bevacizumab, das Sorafenib sowie das Sunitinib zu nennen.

Die bekannteste kardial bedeutsame Nebenwirkung dieser Substanzklasse ist die arterielle Hypertonie [4,5]. Es ist jedoch darüber hinaus bekannt, dass VEGF®-Inhibitoren auch das Risiko von arteriellen Thromboembolien und koronaren Ereignissen erhöhen [19].

In einer großen Studie (n = 1745) an einem gemischten Tumorkollektiv wurde die Häufigkeit von arteriellen Thromboembolien (Schlaganfall, TIA, Herzinfarkt etc.) zwischen Chemotherapien mit und ohne den VEGF-Inhibitor Bevacizumab verglichen [19]. Absolut betrachtet kam es über alle Protokolle hinweg in 3,8 % der Patienten, die Bevacizumab bekamen (n = 983), zu einem arteriellen thrombotischen Ereignis. Als Risikofaktoren konnten ein Alter von > 65Jahren, stattgehabte thromboembolische Ereignisse, eine präexistente Atherosklerose sowie die Dauer einer VEGF(R)-Therapie identifiziert werden [20]. Verglichen mit der Kontrollgruppe präsentierte sich in der Bevacizumab-Gruppe ein 1,5fach erhöhtes Risiko pektanginöse Beschwerden zu bekommen bzw. einen Myokardinfarkt zu erleiden [20].

Auch die Verwendung der VEGF(R)-Inhibitoren Sorafenib und Sunitinib führt zu einer Risikosteigerung hinsichtlich arterieller Thromboembolien inklusive koronarer Ereignisse: In einer Metaanalyse (finale Analyse inkludierte 9387 Patienten) zeigte sich eine mittlere Inzidenz von 1,7 % für Sorafenib bzw. eine von 1,4 % für Sunitinib [21].

In Fallberichten werden koronare Vasospasmen als eine weitere Komplikationsart von Sorafenib erwähnt [22].

16.4 Koronare Komplikationen einer thorakalen Bestrahlung

Die Radiotherapie kommt sowohl bei einer Vielzahl von soliden Tumoren (wie z. B. Mammakarzinom, Bronchialkarzinom) wie auch bei nicht soliden Tumoren (wie z. B. Lymphome) zum Einsatz. Es ist seit langem durch eine umfassende Studienlage bekannt, dass die thorakale Bestrahlung mit einer erhöhten Inzidenz ischämischer Herzerkrankung einhergeht [41].

Hierbei spielen pathophysiologisch neben atherosklerotische auch nicht-atherosklerotische Veränderungen (Adventitia-Vernarbungen, Mediaatrophie) eine Rolle; ferner können Plaquerupturen sowie arterielle Thrombosen auftreten [23–28].

Obwohl auch Fälle von plötzlichem Herztod und Myokardinfarkte als akute Effekte einer Bestrahlungstherapie auftreten können, sind die unmittelbaren Auswirkungen auf die Koronararterien in den meisten Fällen mild und klinisch unerkannt [39]. Relevante Schädigungen treten üblicherweise im langfristigen Verlauf in Erscheinung [39]. Das KHK-Risiko steigt hierbei ein paar Jahre nach initialer Bestrahlungstherapie an [30]. Bei Überlebenden von Lymphomen kommt es typischerweise ca. 15–20 Jahre nach Radiatio zur Manifestation einer KHK [31].

Das Risiko einer ischämischen Herzerkrankung steigt proportional zur mittleren Strahlendosis an [31]. Eine linksseitige Thoraxbestrahlung zeigt verglichen mit einer rechtseitigen ein größeres Risiko eine KHK als Spätkomplikation zu entwickeln [40]. In der Vergangenheit ging man davon aus, dass ab einer thorakalen Dosis von > 30 Gy vaskuläre Schädigungen auftreten [32]. Laut neuen Studienergebnissen sind jedoch langfristige Schädigungen bei deutlich geringeren Strahlendosen anzunehmen [33]. Eine große Studie mit Brustkrebspatientinnen konnte zeigen, dass vorbestehende kardiale Risikofaktoren zu einem höheren absoluten Risiko kardialer Ereignisse im Verlauf führen [34]. Ferner scheint das Patientenalter bei der Bestrahlung Einfluss auf das spätere KHK-Risiko zu haben. Zumindest bei Lymphom-Überlebenden präsentierte sich das höchste relative Risiko, wenn die Patienten zum Zeitpunkt der Bestrahlung jünger als 25 Jahre waren [35]. In Abhängigkeit des bestrahlten Tumors ist ein unterschiedliches koronares Expositionsmuster (durch CT-basierte Dosimetrie kalkuliert) zu beobachten. Bei Bestrahlung eines Brusttumors sind v. a. bestimmte RIVA-Segmente, bei Bestrahlung eines Hodgkin-Lymphoms der linke Hauptstamm, der RCX sowie die RCA exponiert [36,37]. In einer kleinen Untersuchungsreihe an 16 Patienten mit Entwicklung einer ischämischen Herzerkrankung nach Bestrahlung zeigten die proximalen Koronarsegmente durchschnittlich signifikant höhere Stenosegrade als die distalen Abschnitte [38]. Ferner wurde in einem gemischten Tumorkollektiv eine im Vergleich zu einer Referenzgruppe deutliche Häufung ostialer Stenosen nach Radiatio beobachtet [39].

Eine groß angelegte Studie (n = 2524 Patienten) untersuchte retrospektiv die Inzidenz von kardiovaskulären Ereignissen bis zu 40 Jahre nach Bestrahlung im Rahmen einer Lymphomerkrankung. Es zeigte sich 35 Jahre nach der Bestrahlung eine vier- bis sechsfach erhöhte Inzidenz von KHK verglichen mit der in der Gesamtpopulation [41]. Bei vor dem 25. Lebensjahr behandelten Patienten präsentierte sich eine kumulative KHK-Inzidenz von 20 %, wenn diese in ein Alter von 60 Jahren oder älter kamen. In einer weiteren, ebenfalls an Lymphom-Überlebenden durchgeführten Studie, zeigte sich ein im Vergleich zur Gesamtpopulation ein 3,6-fach erhöhtes Risiko einen akuten Myokardinfarkt im Verlauf zu erleiden [42].

Durch eine Reihe von technischen Methoden kann die effektive Strahlendosis des Herzens verringert werden. Beispielsweise sind hier CT-basierte Planungen der Radiatio, Intensitätsmodulierungen der Strahlung sowie bestimmte Atemkommandos zu nennen [43].

Auch eine mikrovaskuläre Beteiligung ist in Tierexperimenten in Folge einer Bestrahlung beschrieben (Stenosen in der Mikrostrombahn sowie Mikrothromben) [50].

Zusammenfassend ist also von einem deutlich erhöhten Risiko bei Patienten mit durchgemachter thorakaler Bestrahlungstherapie auszugehen, im späteren Verlauf ihres Lebens eine KHK zu entwickeln bzw. einen akuten Myokardinfarkt zu erleiden. Das KHK-Risiko ist hierbei von folgenden Faktoren abhängig: a) Patientenalter bei der Bestrahlungstherapie, b) begleitende kardiotoxische Chemotherapeutika, c) die fraktionierte Herzdosis, d) das Vorhandensein eines Schutzschildes, e) bereits vorhandene kardiovaskuläre Risikofaktoren sowie eine präexistente KHK.

16.5 Diagnostisches sowie therapeutisches Management

Tab. 16.2 gibt einen komprimierten Überblick über die Empfehlungen bezüglich der Evaluation vor Beginn einer Tumortherapie, dem Management von Komplikationen sowie der Patientennachsorge.

Tab. 16.2: Empfehlungen.

Evaluation vor (Radio-)Chemotherapie	– Erkennung und konsequente Therapie von kardiovaskulären Erkrankungen/Risikofaktoren – Abschätzung des kardiovaskulären Gesamtrisikos siehe Tab. 14.3 sowie Pocket-Leitlinie „Prävention von Herz- und Kreislauferkrankungen" – bei AP-Beschwerden: Ermittlung Prätest-Wahrscheinlichkeit einer KHK – großzügige Indikationsstellung zur nichtinvasiven Ischämiediagnostik – Erstellung Risikoprofils der Tumortherapie: welche Substanzen, Nebenwirkungsprofil? – gründliche Baseline-Erhebung; inkl. EKG, Echokardiographie sowie Laborwerten (LV-Funktion; Ausgangs-Troponinwert, vorbestehende EKG-Veränderung etc.) – bei hohem kardiovaskulärem Risiko: ggf. Einleitung kardioprotektive Therapie erwägen
Management von Komplikationen	– erhöhte Wachsamkeit bezüglich kardialer Ereignisse – Fluoropyrimidine: aufgrund der hohen Rate an Komplikationen: engmaschige Anamnese, regelmäßige EKG-Kontrollen während Therapiephase – Koronarspasmen: wenn möglich Absetzen des auslösenden Chemotherapeutikums; ggf. Vorbehandlung mit Ca-Antagonisten/Nitraten – Myokardinfarkt/symptomatische KHK: komplexe Entscheidungsfindung bezüglich Therapie (invasive vs. konservative Therapie); gründliche Abschätzung Ischämie-/Blutungsrisiko essenziell; bei Stentimplantation: DES der neueren Generation
Nachsorge	– strukturierte Nachsorge (feste Nachsorgetermine etc.) – bei potenziell koronarschädigender Tumortherapie: Patientenaufklärung über das erhöhte KHK-Risiko; Sensibilisierung bezüglich kardialer Beschwerden („Warnsymptome") – weiterhin konsequente Optimierung kardiovaskulärer Risikofaktoren – bei thorakaler Bestrahlung: systematisches Screening auf KHK 5 Jahre post Bestrahlung, dann alle 5 Jahre

16.5.1 Evaluation vor Beginn einer potenziell koronarschädigenden Tumortherapie

Die kardiologische Betreuung von Tumorpatienten sollte durch eine enge Zusammenarbeit zwischen den einzelnen Fachdisziplinen, insbesondere der Kardiologie und Onkologie, geprägt sein bzw. durch ein etabliertes kardio-onkologisches Team erfolgen [10].

Vor einer geplanten (Radio-)Chemotherapie ist eine gründliche Risikoanalyse essenziell. Dies erfordert neben der Kenntnis über potenzielle Nebenwirkungen der geplanten Tumortherapie eine möglichst gute Evaluation des individuellen Patientenrisikos. Es ist hierbei von entscheidender Bedeutung, eine bereits existente KHK sowie bestehende kardiovaskuläre Risikofaktoren zu erkennen [44]. Es existieren keine etablierten, spezifisch für Tumorpatienten entwickelten, Risiko-Scoring-Systeme. Der diagnostische Algorithmus unterscheidet sich aktuell im Prinzip nicht von denen bei tumorfreien Patienten und sollte sich an den Leitlinienempfehlungen orientieren [10]. Bei bestehenden thorakalen Beschwerden ist eine Abschätzung der Prätestwahrscheinlichkeit bezüglich einer KHK notwendig. Bei mittlerer bzw. hoher Prätestwahrscheinlichkeit sollte eine nicht-invasive bzw. invasive Abklärung initiiert werden.

Bei jedem Patienten sollte darüber hinaus eine möglichst gute Abschätzung des kardiovaskulären Gesamtrisikos (siehe Tab. 16.3) erfolgen und abhängig vom Ergebnis ggf. eine weiterführende Diagnostik eingeleitet werden. Laut Leitlinie [10] fließen in die Kalkulation des kardiovaskulären Gesamtrisikos vorbestehende kardiovaskuläre Erkrankungen (KHK, pAVK, cAVK etc.), das Vorhandensein eines Diabetes, einer Niereninsuffizienz, einer relevanten Fettstoffwechselstörung sowie einer arteriellen Hypertonie und das Ergebnis der Risikoberechnung mittels eines SCORE-Charts (ein für die Gesamtbevölkerung etabliertes Risiko-Score-System) ein [53]. Der SCORE-Chart berücksichtigt das Geschlecht, das Patientenalter, den Raucherstatus, den systolischen Blutdruck sowie das Gesamtcholesterin. Jedoch kann es insbesondere bei Tumorpatienten zu einer Unterschätzung des kardiovaskulären Gesamtrisikos kommen und erfordert daher eine individuelle Anpassung.

Tab. 16.3: Abschätzung des kardiovaskulären Gesamtrisikos. Als Risikoscore ist z. B. der etablierte SCORE-Chart anzuwenden. Einzelheiten sind der Leitlinie „Prävention von Herz-Kreislauf-Erkrankungen" zu entnehmen. Quelle: basierend auf [53].

sehr hohes Risiko	– manifeste CVD – Diabetes mit Organschäden oder zusätzlichem bedeutenden Risikofaktor – schwere CKD (GFR < 30 ml/min) – Risiko-Score ≥ 10 % (10 Jahres-Risiko für tödliches kardiovask. Ereignis
hohes Risiko	– deutlich erhöhte einzelne Risikofaktoren – Diabetes ohne Organschäden – mittelschwere CKD (GFR < 30 ml/min) – Risiko-Score 5–10 % (10 Jahres-Risiko für tödliches kardiovask. Ereignis)
mittleres Risiko	– Risiko-Score 1–5 % (10 Jahres-Risiko für tödliches kardiovask. Ereignis)
niedriges Risiko	– Risiko-Score < 1 % (10 Jahres-Risiko für tödliches kardiovask. Ereignis)

Das Management von kardiovaskulären Erkrankungen wird bei Tumorpatienten aufgrund einiger Faktoren erschwert. Begleitende Komorbiditäten, wie z. B. eine Diabeteserkrankung oder Polyneuropathie, können pektanginöse Beschwerden maskieren. Außerdem können Schmerzmedikamente oder Sedativa zur veränderten Beschwerdewahrnehmung führen [9]. Folglich sollte die Indikation zur nichtinvasiven Ischämiediagnostik auch bei der initialen Evaluation großzügig gestellt werden.

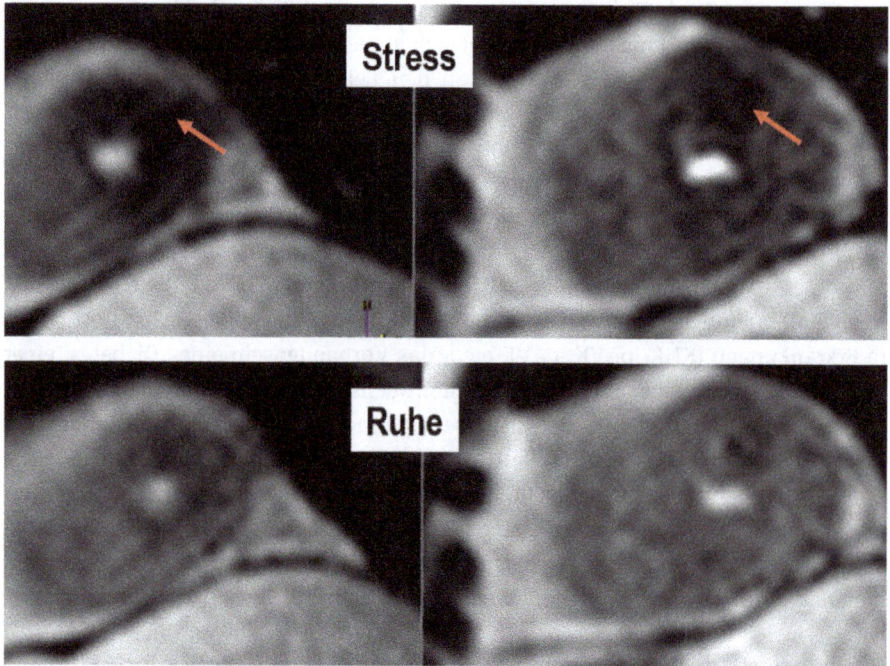

Abb. 16.1: Nichtinvasive Ischämiediagnostik am Bespiel des CMR. Das Perfusionsdefizit im anterioren Bereich (roter Pfeil) ist deutlich zu erkennen.

Abb. 16.1 zeigt als Beispiel das Ergebnis eines positiven Ischämienachweises im CMR (Cardiovascular magnetic resonance). Eine gründliche kardiologische Basiserhebung erlaubt darüber hinaus Veränderungen (beispielweise der linksventrikulären Ejektionsfraktion oder der Herzenzyme) im weiteren Verlauf zu erkennen bzw. hinreichend zu bewerten.

Nach der Eingangserhebung sollten alle diagnostizierten kardiovaskulären Erkrankungen sowie Risikofaktoren konsequent therapiert werden. Eine arterielle Hypertonie sollte grundsätzlich aggressiv medikamentös behandelt werden; wobei Diuretika aufgrund möglicher Elektrolytentgleisungen sowie Kalziumkanalblocker vom Nicht-Dihydropyridin-Typ wegen CYP450-3A4-abhängiger Interaktionen, wenn möglich zu vermeiden sind [45]. Bei Patienten mit einem hohen kardialen Ausgangsrisiko kann, obwohl der Effekt durch keine prospektive Studie belegt ist, eine kardioprotektive Therapie (mittels β-Blocker, ACE-Hemmer) vor Beginn der Tumortherapie erwogen werden [38]. Das Ergebnis der initialen kardialen Abklärung kann ggf. Einfluss auf die Art der geplanten Tumortherapie haben (Wahl von Substanzklassen mit geringerem kardialem Risiko)

16.5.2 Überwachung während der Tumortherapie und Management von koronaren Komplikationen

Im Rahmen einer Tumortherapie können eine Vielzahl an koronaren Frühkomplikationen auftreten. Wie bereits oben umfassend thematisiert, zählen hierzu arterielle Thrombosen, Koronarspasmen, reversible Myokardischämien sowie Myokardinfarkte. Insgesamt ist daher eine erhöhte Wachsamkeit bezüglich potenzieller kardialer Komplikationen anzuraten.

Patienten, die mit Fluoropyrimidinen behandelt werden, sollten aufgrund der besonders hohen Rate an frühen koronaren Komplikationen und klinisch stummen Ischämien eine besondere Überwachung erfahren [10]. Diese sollte in der Therapiephase regelmäßige gezielte Anamneseerhebungen sowie EKG-Kontrollen beinhalten [10].

Management Koronarspasmen

Die eindeutige Diagnosestellung von Koronarspasmen ist schwierig. Eine thorakale Symptomatik im zeitlichen Zusammenhang mit der Applikation eines potentiell Koronarspasmen auslösenden Chemotherapeutikums, der invasive oder nichtinvasive Ausschluss einer zugrundeliegenden KHK (obwohl bei bestehender KHK auch Koronarspasmen auftreten können) sowie ggf. das Ansprechen auf Ca-Antagonisten/Nitrate können die Diagnose jedoch klinisch nahelegen. Gegebenenfalls kann zur Erhärtung der Verdachtsdiagnose eine Vasoreaktivitätstestung durchgeführt werden.

Falls ein Chemotherapie-induzierter Koronarspasmus vermutet wird, sollte die weitere Anwendung der auslösenden Substanz, wenn möglich, vermieden werden [10]. Muss die Substanz jedoch aufgrund fehlender Alternativen weitergegeben werden, ist eine Vorbehandlung mit Nitraten und/oder Kalziumkanalblockern zu erwägen [10]. Des Weiteren sind ausgeprägte Hypomagnesiämien, welche bei manchen Chemotherapeutika begleitend auftreten können, für Koronarspasmen verantwortlich bzw. können diese zumindest begünstigen [46].

Myokardinfarkt/symptomatische KHK

Akute Myokardinfarkte sowie symptomatische koronare Herzerkrankungen stellen bei Tumorpatienten eine große Herausforderung dar [10]. Eine duale Plättchenaggregationshemmung (DAPT) ist bei einer ausgeprägten Thrombozytopenie ggf. nicht oder nur eingeschränkt möglich. Bei komplexen Fällen ist ein multidisziplinäres Management mit Abwägung der Therapieoptionen (konservativ vs. invasiv; Ausmaß der Plättchenhemmung etc.) notwendig [10]. Die Entscheidung zur Stentimplantation geht bei Tumorpatienten mit weitreichenden Folgen einher. Die damit verbundene Indikation einer Plättchenhemmung führt zur Erhöhung des Blutungsrisikos. Zudem kann es zu einer Verzögerung der onkologischen Therapieeinleitung kommen. Der Testung koronarer Stenosen in Hinblick auf induzierbare Ischämien (nichtinvasive

Ischämietestungen; invasive Verfahren, wie FFR) sollte gerade in diesem Patienten-kollektiv die Regel sein [10,51]. Die Entscheidung zur Dauer einer DAPT-Therapie sollte nach gründlichem Abwägen des Ischämierisikos und des Blutungsrisikos ge-troffen werden [54]. Dies bedeutet im Falle einer notwendigen Tumortherapie die Verkürzung der DAPT-Behandlung auf bis zu 4 Wochen [52].

16.5.3 Patientennachsorge nach (Radio-)Chemotherapie

Bei Patienten nach durchgeführter (Radio-)Chemotherapie ist eine strukturierte Nachsorge zur Erkennung von kardialen Komplikationen zu empfehlen. Patienten, die eine potenziell koronarschädigende Tumortherapie erhalten haben, sollten über das erhöhte KHK-Risiko informiert und bezüglich etwaiger Symptome sensibilisiert werden. Ferner sollte auch in der Nachsorgephase auf einen gesunden Lebensstil so-wie die Optimierung der kardiovaskulären Risikofaktoren geachtet werden [10].

Da sich die strahlungsinduzierte KHK oft erst 15–20 Jahre nach Bestrahlung ma-nifestiert, ist eine lebenslange regelmäßige Nachbetreuung bei diesen Patienten be-sonders wichtig. Es wird empfohlen, mit dem systematischen Screening auf KHK ca. 5 Jahre nach Bestrahlung zu beginnen und dies alle 5 Jahre zu wiederholen [10]. Auf-grund der häufig fehlenden thorakalen Beschwerden bei diesem Patientenkollektiv ist eine nichtinvasive Ischämiediagnostik auch bei fehlender Klinik zu empfehlen [44].

Literatur

[1] Siegel R, DeSantis C, Virgo K, et al. Cancer treatment and survivorship statistics, 2012. CA Can-cer J Clin. 2012;62(4):220–41.

[2] Hess CN, Roe MT, Clare RM, et al. Relationship Between Cancer and Cardiovascular Outcomes Following Percutaneous Coronary Intervention. Am Heart Assoc. 2015;6;4(7).

[3] Colt JS, Schwartz K, Graubard BI, et al. Hypertension and risk of renal cell carcinoma among white and black Americans. Epidemiology. 2011;22(6):797–804.

[4] Izzedine H, Ederhy S, Goldwasser F, et al. Management of hypertension in angiogenesis inhibi-tor-treated patients . Ann Oncol. 2009;20(5):807–15.

[5] Wu S, Chen JJ, Kudelka A, Lu J, Zhu X. Lancet Oncol. 2008;9(2):117–23. Incidence and risk of hypertension with sorafenib in patients with cancer: a systematic review and meta-analysis.

[6] Sueta D, Hokimoto S, Utsunomiya D, et al. New aspects of onco-cardiology. Int J Cardiol. 2016;206:68–70.

[7] Blann AD, Dunmore S. Arterial and venous thrombosis in cancer patients. Cardiol Res Pract. 2011;2011:394740.

[8] Ridker PM, Libby P, MacFadyen JG, et al. Modulation of the interleukin-6 signalling pathway and incidence rates of atherosclerotic events and all-cause mortality: analyses from the Canakinu-mab Anti-Inflammatory Thrombosis Outcomes Study (CANTOS). Eur Heart J. 2018;39(38):3499–3507.

[9] Giza DE, Marmagkiolis K, Mouhayar E, Durand JB, Iliescu C. Management of CAD in Patients with Active Cancer: the Interventional Cardiologists' Perspective. Curr Cardiol Rep. 2017;19(6):56.

[10] Zamorano JL, Lancellotti P, Rodriguez Muñoz D, et al. 2016 ESC Position Paper on cancer treatments and cardiovascular toxicity developed under the auspices of the ESC Committee for Practice Guidelines: The Task Force for cancer treatments and cardiovascular toxicity of the European Society of Cardiology (ESC). Eur J Heart Fail. 2017;19(1):9–42.

[11] Polk A, Vistisen K, Vaage-Nilsen M, Nielsen DL. A systematic review of the pathophysiology of 5-fluorouracil-induced cardiotoxicity. BMC Pharmacol Toxicol. 2014;15:47.

[12] Kosmas C, Kallistratos MS, Kopterides P, et al. Cardiotoxicity of fluoropyrimidines in different schedules of administration: a prospective study. J Cancer Res Clin Oncol. 2008 Jan;134(1):75–82.

[13] Wacker A, Lersch C, Scherpinski U, Reindl L, Seyfarth M. High incidence of angina pectoris in patients treated with 5-fluorouracil. A planned surveillance study with 102 patients. Oncology. 2003;65(2):108–12.

[14] Lestuzzi C, Vaccher E, Talamini R, et al. Effort myocardial ischemia during chemotherapy with 5-fluorouracil: an underestimated risk. Ann Oncol. 2014;25(5):1059–64.

[15] Basselin C, Fontanges T, Descotes J, et al. 5-Fluorouracil-induced Tako-Tsubo-like syndrome. Pharmacotherapy. 2011;31(2):226.

[16] Moore RA, Adel N, Riedel E, et al. High incidence of thromboembolic events in patients treated with cisplatin-based chemotherapy: a large retrospective analysis. J Clin Oncol. 2011;29 (25):3466–73.

[17] Mellema WW, van der Hoek D, Postmus PE, Smit EF. Retrospective evaluation of thromboembolic events in patients with non-small cell lung cancer treated with platinum-based chemotherapy. Lung Cancer. 2014;86(1):73–7.

[18] Haugnes HS, Wethal T, Aass N, et al. Cardiovascular risk factors and morbidity in long-term survivors of testicular cancer: a 20-year follow-up study. J Clin Oncol. 2010;28(30):4649–57.

[19] Scappaticci FA, Skillings JR, Holden SN, et al. Epub 2007 Aug 8. Arterial thromboembolic events in patients with metastatic carcinoma treated with chemotherapy and bevacizumab. J Natl Cancer Inst. 2007;99(16):1232–9.

[20] Touyz RM, Herrmann SMS, Herrmann J. Vascular toxicities with VEGF inhibitor therapies-focus on hypertension and arterial thrombotic events. J Am Soc Hypertens. 2018;12(6):409–425.

[21] Choueiri TK, Schutz FA, Je Y, Rosenberg JE, Bellmunt J. Risk of arterial thromboembolic events with sunitinib and sorafenib: a systematic review and meta-analysis of clinical trials. J Clin Oncol. 2010;28(13):2280–5.

[22] Arima Y, Oshima S, Noda K, et al. Sorafenib-induced acute myocardial infarction due to coronary artery spasm. J Cardiol. 2009;54(3):512–5.

[23] McGale P, Darby SC, Hall P, et al. Incidence of heart disease in 35,000 women treated with radiotherapy for breast cancer in Denmark and Sweden. Radiother Oncol. 2011;100(2):167–75.

[24] Virmani R, Farb A, Carter AJ, Jones RM. Comparative pathology: radiation-induced coronary artery disease in man and animals. Semin Interv Cardiol. 1998;3(3–4):163–72.

[25] Brosius FC 3 rd, Waller BF, Roberts WC. Radiation heart disease. Analysis of 16 young (aged 15 to 33 years) necropsy patients who received over 3,500 rads to the heart. Am J Med. 1981;70 (3):519–30.

[26] Veinot JP, Edwards WD. Pathology of radiation-induced heart disease: a surgical and autopsy study of 27 cases. Hum Pathol. 1996;27(8):766–73.

[27] McEniery PT, Dorosti K, Schiavone WA, Pedrick TJ, Sheldon WC. Clinical and angiographic features of coronary artery disease after chest irradiation. Am J Cardiol. 1987;60(13):1020–4.

[28] King V, Constine LS, Clark D, et al. Symptomatic coronary artery disease after mantle irradiation for Hodgkin's disease. Int J Radiat Oncol Biol Phys. 1996;36(4):881–9.

[29] Lancellotti P, Nkomo VT, Badano LP, et al. Expert consensus for multi-modality imaging evaluation of cardiovascular complications of radiotherapy in adults: a report from the European Association of Cardiovascular Imaging and the American Society of Echocardiography. J Am Soc Echocardiogr. 2013;26(9):1013–32. doi: 10.1016/j.echo.2013.07.005.

[30] Darby SC, Ewertz M, McGale P, et al. Risk of ischemic heart disease in women after radiotherapy for breast cancer. N Engl J Med. 2013;368(11):987–98.

[31] van Nimwegen FA, Schaapveld M, Cutter DJ, et al. Radiation Dose-Response Relationship for Risk of Coronary Heart Disease in Survivors of Hodgkin Lymphoma. J Clin Oncol. 2016;34 (3):235–43.

[32] Brouwer CA, Postma A, Hooimeijer HL, et al. Endothelial damage in long-term survivors of childhood cancer. J Clin Oncol. 2013;31(31):3906–13.

[33] de Haas EC, Oosting SF, Lefrandt JD, et al. The metabolic syndrome in cancer survivors. Lancet Oncol. 2010;11(2):193–203.

[34] McGale P, Darby SC, Hall P, et al. Incidence of heart disease in 35,000 women treated with radiotherapy for breast cancer in Denmark and Sweden. Radiother Oncol. 2011;100(2):167–75.

[35] van Nimwegen FA, Schaapveld M, Janus CP, et al. Cardiovascular disease after Hodgkin lymphoma treatment: 40-year disease risk. JAMA Intern Med. 2015;175(6):1007–17.

[36] Vijayakumar S, Rosenberg I, Spelbring D, Brandt T. Estimation of doses to heart, coronary arteries, and spinal cord in mediastinal irradiation for Hodgkin's disease. Med Dosim. 1991;16 (4):237–41.

[37] Storey MR, Munden R, Strom EA, McNeese MD, Buchholz TA. Coronary artery dosimetry in intact left breast irradiation. Cancer J. 2001;7(6):492–7.

[38] Brosius FC 3rd, Waller BF, Roberts WC. Radiation heart disease. Analysis of 16 young (aged 15 to 33 years) necropsy patients who received over 3,500 rads to the heart. Am J Med. 1981;70 (3):519–30.

[39] Orzan F, Brusca A, Conte MR, Presbitero P, Figliomeni MC. Severe coronary artery disease after radiation therapy of the chest and mediastinum: clinical presentation and treatment. Br Heart J. 1993;69(6):496–500.

[40] Correa CR, Litt HI, Hwang WT, et al. Coronary artery findings after left-sided compared with right-sided radiation treatment for early-stage breast cancer. J Clin Oncol. 2007;25(21):3031–7.

[41] van Nimwegen FA, Schaapveld M, Cutter DJ, et al. Radiation Dose-Response Relationship for Risk of Coronary Heart Disease in Survivors of Hodgkin Lymphoma. J Clin Oncol. 2016;34 (3):235–43.

[42] Aleman BM, van den Belt-Dusebout AW, De Bruin ML, et al. Late cardiotoxicity after treatment for Hodgkin lymphoma. Blood. 2007;109(5):1878–86. Epub 2006 Nov 21.

[43] Upshaw JN. Cardio-oncology: protecting the heart from curative breast cancer treatment. Gland Surg. 2018;7(4):350–365.

[44] Pfister R, Achenbach S, Bönner F, et al. Kommentar zum 2016 Positionspapier der Europäischen Gesellschaft für Kardiologie (ESC) zu kardiovaskulären Komplikationen onkologischer Therapien. Kardiologe 2018;12:19–25.

[45] Deutsche Gesellschaft für Kardiologie – Herz-und Kreislaufforschung e. V. Pocket-Positionspapier: Kardiovaskuläre Komplikationen onkologischer Therapien (Version 2016). Börm Bruckmeier Verlag GmbH, Grünwald.

[46] Yetis Sayin B, Oto MA. Acute Coronary Syndrome in Cancer Patients. Am J Cardiovasc Drugs. 2018;18:361–72.

[47] Doll DC, Ringenberg QS, Yarbro JW. Vascular toxicity associated with antineoplastic agents. J Clin Oncol. 1986;4:1405–1417.

[48] Lechner D, Kollars M, Gleiss A, et al. Chemotherapy-induced thrombin generation via procoagulant endothelial microparticles is independent of tissue factor activity. J Thromb Haemost.
2007;5:2445–2452.

[49] Giantonio BJ, Catalano PJ, Meropol NJ, et al. Bevacizumab in combination with oxalilplatin, fluorouracil, and leucovorin (FOLFOX4) for previously treated metastatic colorectal cancer: results
from the Eastern Cooperative Oncology Group Study E3200. J Clin Oncol. 2007;25(12):1539–154.

[50] Fajardo LF, Stewart JR. Capillary Injury Preceding Radiation-Induced Myocardial Fibrosis. Radiation Biology. 1971;101(2):429–33.

[51] Neumann FJ, Sousa-Uva M, Ahlsson A, et al. 2018 ESC/EACTS Guidelines on myocardial revascularization. Eur Heart J. 2019;40(2):87–165.

[52] Valgimigli M, Bueno H, Byrne RA, et al. 2017 ESC focused update on dual antiplatelet therapy in
coronary artery disease developed in collaboration with EACTS: The Task Force for dual antiplatelet therapy in coronary artery disease of the European Society of Cardiology (ESC) and of the
European Association for Cardio-Thoracic Surgery (EACTS). Eur Heart J. 2018;39(3):213–260.

[53] Deutsche Gesellschaft für Kardiologie – Herz-und Kreislaufforschung e. V. (2017) ESC Pocket
Guidelines. Prävention von Herz-Kreislauf-Erkrankungen, Version 2016. Börm Bruckmeier Verlag
GmbH, Grünwald. Kurzfassung der "European Guidelines on Cardiovascular Disease Prevention
in Clinical Practice". European Heart Journal. 2016;37:2315–2381.

17 Arterielle Hypertonie

Christian Morath

17.1 Einleitung

Die arterielle Hypertonie ist definiert durch einen systolischen Blutdruck ≥ 140 mmHg und/oder einem diastolischen Blutdruck ≥ 90 mmHg während Praxisblutdruckmessung. Die Werte basieren darauf, dass randomisiert-kontrollierte Studien zeigen konnten, dass Patienten bei diesen Blutdruckwerten von einer Behandlung profitieren, v. a. durch Reduktion des kardiovaskulären Risikos. Die Blutdruckwerte gelten sowohl für jüngere, mittelalte und ältere Patienten, wobei für Kinder und Teenager Blutdruckperzentilen verwendet werden, da Daten von großen Interventions-Studien fehlen. Basierend auf der Grundlage von Praxis-Blutdruckmessungen wurde die weltweite Prävalenz der arteriellen Hypertonie im Jahr 2015 auf 1,13 Milliarden Menschen geschätzt [1] wobei die Prävalenz in Mittel- und Osteuropa bei über 150 Millionen liegt. Ein erhöhter Blutdruck war im Jahr 2015 weltweit die Hauptursache für einen vorzeitigen Tod mit fast 10 Millionen Fällen. Die meisten Todesfälle pro Jahr sind in diesem Zusammenhang auf ischämische Herzerkrankungen (4,9 Millionen), hämorrhagische Schlaganfälle (2,0 Millionen) und ischämische Schlaganfälle (1,5 Millionen) zurückzuführen.

Es gibt hierbei zahlreiche Verbindungen zwischen onkologischen Erkrankungen auf der einen Seite und der arteriellen Hypertonie auf der anderen Seite [2]. Verschiedene Studien konnten belegen, dass die arterielle Hypertonie mit einem erhöhten Risiko für verschiedene Malignome wie z. B. Nierenzellkarzinom, Kolonkarzinom, Ösophaguskarzinom, Plattenepithelkarzinome, postmenopausalen Brustkrebs u. v. m. assoziiert ist. Hierbei ist unklar, ob die Ursache im Bluthochdruck selbst oder in gemeinsamen Risikofaktoren von arterieller Hypertonie und Malignomen liegt. Auf der anderen Seite gibt es zahlreiche Tumor-assoziierte Faktoren, die zur arteriellen Hypertonie führen können, wie Hormonfreisetzung (z. B. bei Phäochromozytom), Baroreflexdysfunktion, Ernährungsfaktoren oder mentaler Stress.

Die jeweiligen Therapien können wieder wechselseitig Erkrankungen auslösen. So ist für bestimmte Antihypertensiva wie z. B. ACE-Hemmer oder Angiotensin-rezeptor-Blocker oder Diuretika das vermehrte Auftreten von Malignomen beschrieben. Auf der anderen Seite führen verschiedene Tumortherapien zum Auftreten einer arteriellen Hypertonie. Hierauf soll im Folgenden verstärkt eingegangen werden.

17.2 Tumortherapien die einen Bluthochdruck auslösen können

Bluthochdruck ist die häufigste in Krebsregistern gemeldete kardiovaskuläre Komorbidität, wobei in der Regel bei mehr als einem Drittel der Patienten ein erhöhter Blutdruck festgestellt wird [3]. Dies kann auf die hohe Prävalenz von Bluthochdruck in

https://doi.org/10.1515/9783110592450-017

einem Alter, in dem auch Malignome häufig vorkommen zurückzuführen sein. Es kann aber auch durch die blutdrucksteigernde Wirkung von v. a. zwei Gruppen weit verbreiteter Krebsmedikamente zustande kommen, den Inhibitoren des vaskulären endothelialen Wachstumsfaktors (VEGF)-Signalwegs (sog. VSP [VEGF signaling pathway]-Inhibitoren) wie Bevacizumab, Sorafenib, Sunitinib und Pazopanib sowie den Proteasom-Inhibitoren (Carfilzomib). Während die erste Gruppe die Produktion von Stickstoffmonoxid in der Arterienwand hemmt (siehe ausführlich weiter unten), reduziert die letztere die gefäßerweiternde Reaktion auf Acetylcholin und begünstigen Vasokonstriktion und Vasospasmus [4]. Verschiedene andere Klassen antineoplastischer Medikamente können einen Bluthochdruck auslösen oder aber einen vorbestehenden Bluthochdruck aggravieren, darunter Cisplatin-Derivate und Kortikosteroide (Übersicht in Tab. 17.1). Darüber hinaus ist Bluthochdruck ein wichtiger Risikofaktor für die durch Chemotherapie verursachte Kardiotoxizität, die schwerwiegendste kardiovaskuläre Nebenwirkung einer antineoplastischen Therapie.

Tab. 17.1: Onkologische Indikation und Nebenwirkung einer arteriellen Hypertonie, modifiziert nach Rassaf T, Totzeck M., Backs J, et al. Onkologische Kardiologie. Kardiologe;2020;14:267–293. Zahlen nach Fachinformation: > 1 % (sehr häufig > 10 %, häufig 1–10 %).

	Indikation	Peri-/myokardiale Erkrankungen	Arrhythmien	Vaskuläre Erkrankungen
Small molecule Tyrosinkinase Inhibitoren				
Bcr-Abl:				
Dasatinib (SRC)	CML, ALL	HI, Perikarderguss	QTc-Verlängerung	HTN, PAH
Nilotinib (KIT, PDGFR)	CML	–	QTc-Verlängerung, VHF, AV-Block	ATE, HTN
Bosutinib (SRC)	CML	Perikarderguss	QTc-Verlängerung	HTN
Ponatinib (VEGFR, PDGFR, SRC)	CML, ALL	HI, Perikarderguss	VHF	**HTN**, VTE, ATE
BRAF:				
Dabrafenib	Melanom, NSCLC	LV-Dysf	–	HTN
Encorafenib	Melanom	LV-Dysf	SVT	**HTN**, VTE
MEK:				
Trametinib	Melanom, NSCLC	LV-Dysf	Bradykardie	HTN
Cobimetinib	Melanom	LV-Dysf	–	HTN
Binimetinib	Melanom	LV-Dysf	–	**HTN**, VTE

Tab. 17.1: (fortgesetzt)

	Indikation	Peri-/myokardiale Erkrankungen	Arrhythmien	Vaskuläre Erkrankungen
ALK MET:				
Brigatinib	NSCLC		Tachykardie, Bradykardie, QTc-Verlängerung	HTN
Multi-Target				
Sorafenib (RAF-1/ B-RAF, VEGFR2, PDGFR)	HCC, RCC, foll. SD Karzinom	HI	–	MI, **HTN**
Sunitinib (VEGFR, PDGFR, KIT)	GIST, RCC, neuroendokr. Pankreastumor	LV-Dysf	–	Ischämie, **HTN**, VTE
Pazopanib (VEGFR, PDGFR, KIT)	RCC, Weichteilsarkom	LV-Dysf	–	**HTN**, VTE
Vandetanib (VEGFR, EGFR)	Med. SD Karzinom	–	QTc-Verlängerung	HTN
Lenvatinib (VEGF, FGFR, PDGF, KIT, RET)	RCC, HCC, foll. SD Karzinom	HI	QTc-Verlängerung	**HTN**, MI, VTE
Regorafenib (VEGFR)	Kolorektal, GIST, HCC	–	–	HTN
Axitinib (VEGFR)	RCC	HI	–	**HTN**, VTE, MI
Cabozantinib (VEGFR, MET, RET)	RCC, HCC, med. SD-Karzinom	–	–	HTN, VTE, ATE
Antikörper				
Bevacizumab	Kolon-Ca, Mamma-Ca, NSCLC, RCC, Ovar-Ca, Cervix-Ca	HI	SVT	HTN, VTE, ATE
Ramucirumab	Magen, Kolorektal, NSCLC			HTN
Aflibercept	Kolorektal	–	–	**HTN**, VTE, ATE
EGFR				
Panitumomab	Kolorektal	–	Tachykardie	VTE, HTN
Necitumumab	Plattenepithel-Ca, NCSLC	–	–	VTE, ATE

17.3 VSP VEGF signaling pathway-Inhibitoren

Viele Chemotherapien können potenziell das Auftreten eines Bluthochdrucks bedingen oder aber einen bereits bestehenden Bluthochdruck verschlimmern. Als häufigster Auslöser sind aber die neueren VSP-Inhibitoren zu nennen, die bei bis zu 43 % der Patienten zur Entwicklung eines Bluthochdrucks führen [5–8]. Bei der Anwendung neuerer Vertreter dieser Substanzklasse wurde sogar bei bis zu 80 % der Patienten ein Bluthochdruck registriert [9]. Fast alle behandelten Patienten zeigten nach Behandlungsbeginn einen signifikanten Blutdruckanstieg im Vergleich zu den Ausgangswerten. Verschiedene Faktoren beeinflussen das Auftreten und den Schweregrad des durch VSP-Inhibitoren induzierten Bluthochdrucks, wie z. B. das verwendete Molekül, die Dosierung, das Therapieschema, das Alter des Patienten oder das Vorhandensein von kardiovaskulären Risikofaktoren [10]. Häufig verschwindet dieser Bluthochdruck mit dem Absetzen der Therapie wieder [11]. Da dies jedoch nicht immer möglich ist, ohne einen Progress des Tumorleidens zu riskieren, kommt dem therapeutischen Management des durch VSP-Inhibitoren ausgelösten Bluthochdrucks ein zentraler Stellenwert zu. Zu den VSP-Inhibitoren gehören monoklonale Antikörper gegen VEGF wie Bevacizumab und VEGF-Rezeptor-Inhibitoren wie Sorafenib, Sunitinib und Pazopanib. Letztere sind nur teilweise selektiv und wirken auch gegen andere Tyrosinkinaserezeptoren wie z. B. Rezeptoren für thrombozytäre Wachstumsfaktoren [12], sodass sie häufig auch als „Multikinaseinhibitoren" bezeichnet werden [13]. Die VEGF-Familie umfasst vier Proteine (VEGF-A, -B, -C und -D). VEGF-A ist das für die Angiogenese in Tumoren klinisch relevanteste Protein der VEGF-Familie. Verschiedene Zelltypen exprimieren VEGF, darunter Endothelzellen, Podozyten, Fibroblasten, Makrophagen, Neuronen und einige Tumorzellen [14–16]. Es gibt drei VEGF-Rezeptoren, VEGFR-1, -2 und -3. VEGFR-2 wird auf Endothelzellen exprimiert und vermittelt die angiogenen Wirkungen. Die Aktivierung von VEGFR-2 durch VEGF induziert die Expression von Stickstoffmonoxid (NO)-Synthase und die anschließende Produktion von NO, dass die vaskuläre Permeabilität und Vasodilatation [12,17] fördert und an der Aufrechterhaltung der Natriumhomöostase [16] in der Niere beteiligt ist. Die Hemmung des VEGF-Rezeptor-Signalweges mit Unterdrückung der NO-Synthese ist somit ein entscheidender Mechanismus, der der Hypertonie im Zusammenhang mit VSP-Inhibitoren zugrunde liegt. Es wurden mehrere andere Mechanismen vermutet [18–22], wie z. B. Rarefizierung der Kapillarbetten, erhöhte arterielle Steifigkeit, endotheliale Dysfunktion oder Verschiebungen der Druck-Natriurese-Kurve mit möglicher Volumenüberladung [23]. Neben diesen (direkten) Effekten auf den Blutdruck besteht bei der Therapie mit VSP-Inhibitoren im Allgemeinen und Bevacizumab im Besonderen ein erhöhtes Risiko für die Entwicklung einer Proteinurie, wobei hierbei eine Dosisabhängigkeit besteht. Die Inzidenz der Proteinurie liegt bei bis zu 41 %, insbesondere beim Einsatz höherer Dosierungen, wobei das Auftreten einer nephrotischen Proteinurie eher seltener zu beobachten ist (0,1 %) [5].

17.4 Allgemeine Therapieprinzipien

Frühere Studien haben gezeigt, dass Komorbiditäten das Überleben von Krebspatienten ähnlich stark beeinflussen können wie das Stadium der Krebserkrankung bei Diagnosestellung selbst [24,25]. Bluthochdruck ist ein wesentlicher Risikofaktor für kardiovaskuläre Begleiterkrankungen und muss gemäß den aktuellen Leitlinien behandelt werden. Analog zu den allgemeinen Empfehlungen sollten auch bei Patienten mit Malignomen grundsätzlich Blutdruckwerte von 140 mmHg systolisch und 90 mmHg diastolisch oder darunter angestrebt werden [26], wobei diejenigen Patienten, die die Blutdruckabsenkung gut tolerieren in einem zweiten Schritt auf Blutdruckzielwert von 130 mmHg systolisch und 80 mmHg diastolisch oder darunter eingestellt werden sollten [27]. Eine neuere randomisiert-kontrollierte Studie, die für die Frage des Zielblutdrucks relevant ist, ist SPRINT. Hier wurden zwei verschiedene systolische Blutdruckziele (< 140 oder < 120 mmHg) bei mehr als 9000 Patienten mit hohem kardiovaskulärem Risiko verglichen, wobei Patienten mit Diabetes oder einem früheren Schlaganfall ausgeschlossen wurden. Eine intensivere Blutdrucksenkung (erreichter systolischer Blutdruck 121 vs. 136 mmHg) war mit einer 25 %igen Verringerung schwerwiegender kardiovaskulärer Ereignisse und einer 27 %igen Verringerung an Todesfällen assoziiert, zeigte aber keine signifikante Verringerung von Schlaganfällen oder Herzinfarkten [28]. Dies ist zweifellos ein starker Beleg für die positiven Auswirkungen einer Blutdrucksenkung bei Patienten mit erhöhtem Risiko für kardiovaskuläre Ereignisse, diese Studie klärt jedoch nicht abschließend das optimale Blutdruckziel, weil die in SPRINT für die Blutdruckmessung verwendete Methode (unbeaufsichtigte automatische Messung) in keinem der früheren Studien verwendet wurde, aber wahrscheinlich mit dtl. unterschiedlichen Blutdruckwerten im Vergleich zu früheren Studien vergesellschaftet ist [29]. Wie in der Allgemeinbevölkerung auch, so sollten auch bei Patienten mit Malignom und arterieller Hypertonie neben medikamentösen auch nicht-medikamentöse Behandlungsstrategien zum Tragen kommen, wobei hier je nach Allgemein- und Ernährungszustand des Patienten mit Malignom natürlich bzgl. Lifestyle Interventionen Grenzen gesetzt sind. Bei der medikamentösen Behandlung sollte auf die jeweiligen Neben- und Wechselwirkungen der eingesetzten Antihypertensiva geachtet werden wobei prinzipiell erstmal alle Substanzklassen und Kombinationen von Substanzklassen wie beim Patienten ohne Malignom zur Verfügung stehen. Ein einfacher allgemeiner Behandlungsalgorithmus ist in Tab. 17.2 wiedergegeben.

17.5 Therapie der VSP-Inhibitor-induzierten Hypertonie

Vor dem Beginn einer antiangiogenen Therapie mit VSP-Inhibitoren sollten die Baseline-Blutdruckwerte bestimmt werden [30]. Liegt bereits vor der Therapie ein arterieller Hypertonus vor, so sollte dieser noch vor Beginn der antiangiogenen Therapie in den Zielbereich gesenkt werden [26]. Mit Beginn der Therapie sollte ein wöchentliches Blutdruckmonitoring durchgeführt werden, nach Abschluss des ersten Behandlungszyklus alle 2 bis 3 Wochen. Zusätzlich sollten die Patienten häusliche Blutdruckmessungen durchführen. Bei der Wahl der antihypertensiven Therapie sollte analog dem sonstigen Vorgehen bei arterieller Hypertonie die Komorbiditäten des Patienten berücksichtigt werden [31]. Sollte die arterielle Hypertonie und hypertensive Entgleisungen nicht beherrschbar sein, müsste auch eine Reduktion oder ein Pausieren der antiangiogenen Therapie in Betracht gezogen werden [26]. Bei einem Neuauftreten einer arteriellen Hypertonie sollten zudem Blutbild, Hämolyseparameter (z. B. LDH, Haptoglobin), Serumkreatinin und Urinstatus kontrolliert werden, da differenzialdiagnostisch auch eine thrombotische Mikroangiopathie ausgelöst durch die antiangiogene Therapie in Betracht gezogen werden muss. Basierend auf den oben dargestellten pathophysiologischen Überlegungen bewirken Kalziumkanalblocker vom Dihydropyridintyp (z. B. Nifedipin, Amlodipin oder Lecarnidipin) eine Reduktion der Kontraktilität von glatten Gefäßmuskelzellen und sind deshalb in diesem Zusammenhang besonders geeignet [32]. Einzelne Studien belegen die Wirksamkeit dieser Substanzklasse bei der arteriellen Hypertonie ausgelöst durch VSP-Inhibitoren. Andere Kalziumkanalblocker sollten aufgrund potenzieller Interaktionen über das Cytochrom P4503A4-System insbesondere bei Behandlung mit Sorafenib- oder Sunitinib möglichst nicht zum Einsatz kommen. ACE-Hemmer und ATII-Rezeptor-Blocker stellen gute Alternativen oder auch Ergänzungen dar, auch aufgrund ihres ausgeprägteren Effektes auf eine eventuelle Proteinurie [33,34].

17.6 Zusammenfassung

Patienten mit Malignom und arterieller Hypertonie sind durch zwei potenziell lebensbedrohliche Erkrankungen betroffen. Auch oder gerade für den Patienten mit Malignom gilt deswegen, dass eine adäquate Blutdruckkontrolle erreicht werden muss, bei gleichzeitiger Beachtung weiterer kardiovaskulärer Risikofaktoren. Hierbei gelten die gleichen Blutdruckziele und Therapiealgorithmen wie für den Patienten ohne Malignom. Eine Besonderheit stellen Patienten dar, die im Rahmen Ihrer Tumortherapie Medikamente erhalten, die einen Bluthochdruck auslösen. Hier müssen, wie z. B. bei einigen VSP-Inhibitoren oben beschrieben, Interaktionen sowie allgemeine Behandlungsmaßnahmen beachtet werden.

Tab. 17.2: Einfache und pragmatische Behandlungsempfehlung für die Behandlung von Bluthochdruck, die auf einigen wenigen Schlüsselempfehlungen beruht [27].

1	Einleitung der Behandlung bei den meisten Patienten mit einem einzelnen Präparat, das zwei Medikamente umfasst, um die Geschwindigkeit, Effizienz und Vorhersagbarkeit der Blutdruck-Kontrolle zu verbessern.
2	Bevorzugte Zweierkombinationen sind ein RAS-Blocker mit einem CCB oder einem Diuretikum. Ein Betablocker in Kombination mit einem Diuretikum oder einem Medikament aus den anderen Hauptklassen ist eine Alternative, wenn eine spezifische Indikation für einen Betablocker besteht, z. B. Angina pectoris, Postmyokardinfarkt, Herzinsuffizienz oder Herzfrequenzkontrolle.
3	Monotherapie für Patienten mit niedrigem Risiko und Hypertonie im Stadium 1, deren Blutdruck < 150 mmHg ist sowie Hochrisiko-Patienten mit hochnormalem Blutdruck oder gebrechliche ältere Patienten.
4	Verwendung einer Dreierkombination aus einem RAS-Blocker, einem CCB und einem Diuretikum, wenn der Blutdruck nicht durch ein Kombinationspräparat mit zwei Wirkstoffen kontrolliert werden kann.
5	Zusatz von Spironolacton zur Behandlung der resistenten Hypertonie, es sei denn, es besteht eine Kontraindikation.
6	Verwendung anderer Medikamentenklassen in den seltenen Fällen, in denen der Blutdruck durch die oben genannten Behandlungen nicht kontrolliert wird.
7	Informationen über die Verfügbarkeit und die empfohlenen Dosen der einzelnen Arzneimittel sowie Kombinationspräparate und freie Kombinationen finden sich in den nationalen Arzneimittellisten.

Literatur

[1] NCD Risk Factor Collaboration. Worldwide trends in blood pressure from 1975 to 2015: a pooled analysis of 1479 population-based measurement studies with 19.1 million participants. Lancet. 2017;389:37–55.

[2] Milan A, Puglisi E, Ferrari L, et al. Arterial hypertension and cancer. Int J Cancer. 2014;134:2269–2277.

[3] Jain M, Townsend RR. Chemotherapy agents and hypertension: a focus on angiogenesis blockade. Curr Hypertens Rep. 2007;9:320–328.

[4] Abi Aad S, Pierce M, Barmaimon G, et al. Hypertension induced by chemotherapeutic and immunosuppresive agents: a new challenge. Crit Rev Oncol Hematol. 2015;93:28–35.

[5] Colt JS, Schwartz K, Graubard BI, et al. Hypertension and risk of renal cell carcinoma among white and black americans. Epidemiology. 2011;22:797–804.

[6] Yang JC, Haworth L, Sherry RM, et al. A randomized trial of bevacizumab, an anti-vascular endothelial growth factor antibody, for metastatic renal cancer. N Engl J Med. 2003;349:427–434.

[7] Gurevich F, Perazella MA. Renal effects of antiangiogenesis therapy: update for the internist. Am J Med. 2009;122:322–328.

[8] Hurwitz H, Fehrenbacher L, Novotny W, et al. Bevacizumab plus irinotecan, fluorouracil, and leucovorin for metastatic colorectal cancer. N Engl J Med. 2004;350:2335–2342.

[9] Robinson ES, Matulonis UA, Ivy P, et al. Rapid development of hypertension and proteinuria with cediranib, an oral vascular endothelial growth factor receptor inhibitor. Clin J AmSocNephrol. 2010;5:477–483.

[10] Izzedine H, Massard C, Spano JP, et al. VEGF signalling inhibition-induced proteinuria: mechanisms, significance and management. Eur J Cancer. 2010;46:439–448.

[11] Azizi M, Chedid A, Oudard S. Home blood pressure monitoring in patients receiving sunitinib. N Engl J Med. 2008;358:95–97.

[12] Nazer B, Humphreys BD, Moslehi J. Effects of novel angiogenesis inhibitors for the treatment of cancer on the cardiovascular system: focus on hypertension. Circulation. 2011;124:1687–1691.

[13] Gotink KJ, Verheul HM. Anti-angiogenic tyrosine kinase inhibitors: what is their mechanism of action? Angiogenesis. 2010;13:1–14.

[14] Kiriakidis S, Andreakos E, Monaco C, et al. VEGF expression in human macrophages is NFkappaB-dependent: studies using adenoviruses expressing the endogenous NF-kappaB inhibitor IkappaBalpha and a kinase-defective form of the IkappaB kinase 2. J Cell Sci. 2003;665:1253–8767.

[15] Carmeliet P, Ruiz de Almodovar P. VEGF ligands and receptors: implications in neurodevelopment and neurodegeneration. Cell Mol Life Sci. 2013;70:1763–1767.

[16] Hayman SR, Leung N, Grande JP, et al. VEGF inhibition, hypertension, and renal toxicity. Curr Oncol Rep. 2012;14:285–294.

[17] Zerbini G, Lorenzi M, Palini A. Tumor angiogenesis. N Engl J Med. 2008;359:763; author reply 764.

[18] Mourad JJ, des Guetz G, Debbabi H, et al. Blood pressure rise following angiogenesis inhibition by bevacizumab. A crucial role for microcirculation. Ann Oncol. 2008;19:927–934.

[19] Steeghs N, Gelderblom H, Roodt JO, et al. Hypertension and rarefaction during treatment with telatinib, a small molecule angiogenesis inhibitor. Clin Cancer Res. 2008;14:3470–3476.

[20] Veronese ML, Mosenkis A, Flaherty KT, et al. Mechanisms of hypertension associated with bay 43–9006. J Clin Oncol. 2006;24:1363–1369.

[21] Facemire CS, Nixon AB, Griffiths R, et al. Vascular endothelial growth factor receptor 2 controls blood pressure by regulating nitric oxide synthase expression. Hypertension. 2009;54:652–658.

[22] Keefe D, Bowen J, Gibson R, et al. Noncardiac vascular toxicities of vascular endothelial growth factor inhibitors in advanced cancer: a review. Oncologist. 2011;16:432–444.

[23] Facemire CS, Nixon AB, Griffiths R, Hurwitz H, Coffman TM . Vascular endothelial growth factor receptor 2 controls blood pressure by regulating nitric oxide synthase expression. Hypertension. 2009;54:652–658.

[24] Piccirillo JF, Tierney RM, Costas I, et al. Prognostic importance of comorbidity in a hospital-based cancer registry. JAMA. 2004;291:2441–2447.

[25] Mancia G, De Backer G, Dominiczak A, et al. 2007 guidelines for the management of arterial hypertension: the task force for the management of arterial hypertension of the european society of hypertension (ESH) and of the European society of cardiology (ESC). J Hypertens. 2007;25:1105–1187.

[26] Maitland ML, Bakris GL, Black HR, et al. Initial assessment, surveillance, and management of blood pressure in patients receiving vascular endothelial growth factor signaling pathway inhibitors. J Natl Cancer Inst. 2010;102:596–604.

[27] ESC Scientific Document Group. Williams B, Mancia G, Spiering W, et al. 2018 ESC/ESH Guidelines for the management of arterial hypertension. Eur Heart J. 2018;39:3021–3104.

[28] SPRINT Research Group, Wright JT Jr, Williamson JD, Whelton PK, et al. A randomized trial of intensive versus standard blood-pressure control. N Engl J Med. 2015;373:2103–2116.

[29] Kjeldsen SE, Lund-Johansen P, Nilsson PM, Mancia G. Unattended blood pressure measure-ments in the systolic blood pressure intervention trial: implications for entry and achieved blood pressure values compared with other trials. Hypertension. 2016;67:808–812.

[30] Pickering TG, Hall JE, Appel LJ, et al. Recommendations for blood pressure measurement in hu-mans and experimental animals: part 1: blood pressure measurement in humans: a statement for professionals from the Subcommittee of Professional and Public Education of the American Heart Association Council on High Blood Pressure Research. Circulation. 2005;111:697–716.

[31] de Jesus-Gonzalez N, Robinson E, Moslehi J, Humphreys BD. Management of antiangiogenic the-rapy-induced hypertension. Hypertensiodn. 2012;60:607–615.

[32] Abernethy DR, Schwartz JB. Calciumantagonist drugs. N Engl JMed. 1999;341:1447–1457.

[33] Zhu X, Wu S, Dahut WL, Parikh CR. Risks of proteinuria and hypertension with bevacizumab, an antibody against vascular endothelial growth factor: systematic review and meta-analysis. Am J Kidney Dis. 2007;49:186–193.

[34] Izzedine H, Rixe O, Billemont B, Baumelou A, Deray G. Angiogenesis inhibitor therapies: focus on kidney toxicity and hypertension. Am J Kidney Dis. 2007;50:203–218.

18 Pulmonale arterielle Hypertonie

Ekkehard Grünig, Nicola Benjamin, Christina Eichstaedt

18.1 Einleitung

Obwohl die kausalen Pathomechanismen der pulmonal arteriellen Hypertonie (PAH), die zum Gefäßumbau (Remodelling) der Pulmonalgefäße führen, weiterhin nicht ganz geklärt sind, bestehen einige Analogien zur Karzinogenese. Diese Erkenntnis führte zum „Krebsparadigma" der pulmonalen Hypertonie. So findet man bei der PAH sogenannte plexiforme Läsionen vor allem bei den peripheren Lungengefäßen, den Pulmonalarteriolen. Diese plexiformen Läsionen bilden tumorähnliche Gefäßknäuels, die das Gefäßlumen verengen oder verschließen und zu dem erhöhten pulmonal vaskulären Druck bzw. Gefäßwiderstand führen. Diesen Gefäßveränderungen bei der PAH gehen tumorähnliche Prozesse voraus durch a) eine veränderte Zellantwort zwischen Gewebezellen, b) eine gesteigerte Proliferation und einen reduzierten Zelltod von pulmonalen glatten Muskelzellen und Endothelzellen, c) Änderungen im Metabolismus und d) eine Beteiligung des Immunsystems. Auch epigenetische Abläufe weisen Gemeinsamkeiten zwischen pulmonal arterieller Hypertonie und Krebserkrankungen auf. Daher wurden Mechanismen, die zu einer Krebs-assoziierten pulmonalen Hypertonie führen, in den letzten Jahren vermehrt untersucht und haben für die weitere Erforschung der Pathogenese und Therapie der PAH an Bedeutung gewonnen. Auch die Therapie mit Glivec, einem antiproliferativen, onkologischen Medikament hat sich bei PAH-Patienten mit sehr schwerer Erkrankung als sehr wirkungsvoll gezeigt.

In den folgenden Abschnitten sollen die klinischen Charakteristika und tumorähnlichen pathophysiologischen Prozesse der PAH dargestellt und auf Gemeinsamkeiten und Unterschiede zu Krebserkrankungen näher eingegangen werden.

18.2 Überblick

Pulmonal arterielle Hypertonie (PAH) ist eine schwerwiegende, chronische Erkrankung, bei der es durch einen pulmonalen Gefäßumbau zu einer Steigerung des pulmonal vaskulären Widerstands (PVR) und des mittleren pulmonal arteriellen Drucks (mPAP) kommt. Die pulmonal arterielle Hypertonie ist durch einen invasiv mittels Rechtsherzkatheter bestimmten mittleren pulmonal arteriellen Druck von ≥ 25 mmHg, einen pulmonal arteriellen Verschlussdruck ≤ 15 mmHg und einen pulmonal vaskulären Widerstand ≥ 3 Wood Units definiert [1].

Im weiteren Verlauf der Erkrankung führen die Veränderungen in den Pulmonalgefäßen zur Rechtsherzinsuffizienz und schließlich zum Rechtsherzversagen. Die bedeutenden Faktoren für den progressiven Gefäßumbau bestehen aus einer Kombina-

https://doi.org/10.1515/9783110592450-018

tion aus pulmonaler Vasokonstriktion, *in situ* Thrombose und Umbau der pulmonalen Gefäßwände. Aufgrund der unspezifischen Symptome mit Belastungsluftnot, Müdigkeit und Leistungsabfall kommt es meist erst zur Diagnose, wenn die Erkrankung bereits weit vorangeschritten ist und eine schwere Rechtsherzinsuffizienz mit WHO-Funktionsklasse III (entsprechend NYHA-Klasse III) besteht.

Obwohl in den letzten Jahren bedeutende Fortschritte in der Therapie der PAH durch die Entwicklung gezielter Medikamente erzielt werden konnten, bleibt die Prognose der Patienten weiterhin eingeschränkt. Für die Entwicklung neuer Therapieoptionen spielt die Erforschung pathophysiologischer Mechanismen und die Analogie zu anderen Erkrankungen eine bedeutende Rolle. Hier haben insbesondere die Gemeinsamkeiten zu Krebserkrankungen an Bedeutung gewonnen.

18.3 Pathologie der pulmonalen arteriellen Hypertonie

Das pulmonal vaskuläre Remodelling der kleinen bis mittleren Pulmonalarteriolen (< 500 µm) ist bei den meisten Formen der pulmonalen Hypertonie (PH) ein bedeutender Faktor der Krankheitsentwicklung. Das Remodelling der Pulmonalarteriolen betrifft alle drei Gefäßschichten (intima, media und adventitia). Ein besonderes Charakteristikum ist hierbei die Entwicklung plexiformer Läsionen [2], die neben einer abnormalen Muskularisierung sowie Abnahme distaler und medialer prä-kapillärer Arterien, Verdickung der pulmonal arteriellen Wand und fibrinoider Nekrose die pulmonal vaskulären Läsionen bestimmt [2,3].

Als Mechanismen des pulmonalen Gefäßumbaus sind zelluläre Hypertrophie, Inflammation, veränderter Zellmetabolismus, Hyperplasie, Defekte in der Zelldifferenzierung und Apoptose, gesteigerte Zellmigration, und Anhäufung extrazellulärer Matrix bekannt [2].

Die Balance zwischen Proliferation und dem programmierten Zelltod, meist in Form der Apoptose, ist unter physiologischen Umständen streng reguliert, um die Funktionsfähigkeit von Geweben und Organen sicher zu stellen. Veränderungen innerhalb dieses komplexen Systems sind bedeutend für die Gewebs-Entwicklung und Reparaturmechanismen. Bei der PAH kommt es sowohl zu vermehrten proliferativen Signalen als auch zu einer Hemmung des Zelltods [4,5]. Das pulmonal vaskuläre Remodelling ist ein aktiver Prozess, der das Zellwachstum, den Zelltod, die Zellmigration, Zelldifferenzierung und die Synthese oder Degradierung extrazellulärer Matrix miteinschließt.

18.4 Pulmonale arterielle Hypertonie und Krebs – Gemeinsamkeiten und Unterschiede

Innerhalb der letzten Jahre hat die Hypothese einer Krebs-ähnlichen Pathophysiologie der PAH zunehmend an Bedeutung gewonnen. Dies begründet sich auf zahlreiche Ähnlichkeiten beider Erkrankungen, sowohl *in situ*, als auch *in vitro*.

Nach Hanahan und Weinberg [6,7] gibt es 10 definierende Merkmale von Krebserkrankungen. Diese zeigen in einigen Bereichen deutliche Ähnlichkeiten zu den Charakteristika der PAH [8] (Abb. 18.1).

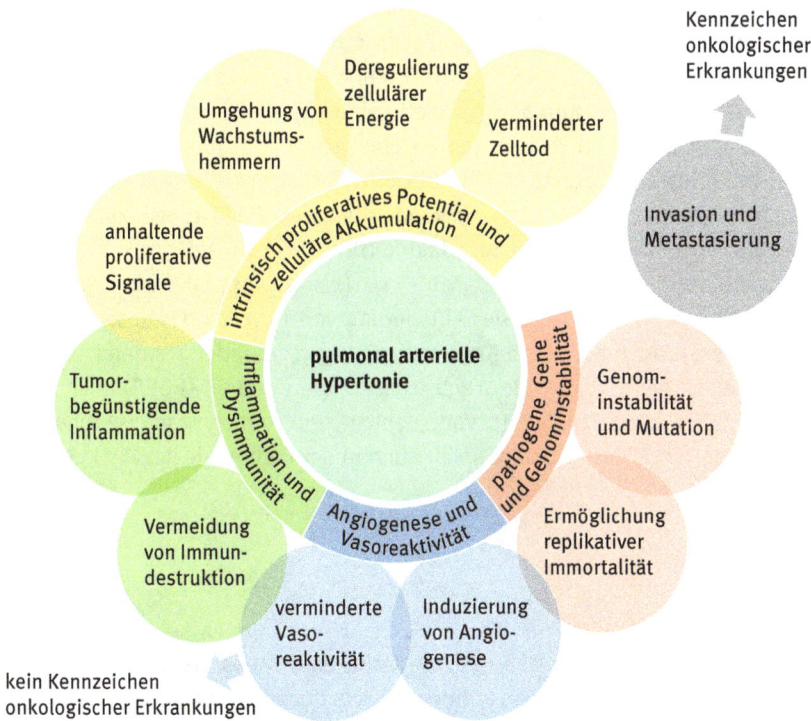

Abb. 18.1: Charakteristika der pulmonal arteriellen Hypertonie, die auch Kennzeichen onkologischer Erkrankungen nach Hanahan darstellen [6–8]. Die Kennzeichen der onkologischen Erkrankungen nach Hanahan & Weinberg weisen in vielen Bereichen Gemeinsamkeiten mit den pathophysiologischen Prozessen der pulmonalen arteriellen Hypertonie auf. Ein Unterschied besteht in der fehlenden Metastasierung und fehlendem invasivem Wachstum bei der PAH. Ein zusätzliches Kennzeichen der PAH ist eine verminderte Vasoreaktivität.

18.4.1 Tumorähnliche Proliferation und verminderte Apoptose

Insbesondere bestehen Analogien in Bezug auf das intrinsische proliferative Potenzial und die lokale Zellvermehrung. Bei beiden Erkrankungen kommt es durch eine veränderte gegenseitige Beeinflussung der Zellen innerhalb der vaskulären Wand zur Hemmung des Zelltods und Förderung von proliferativen Signalen. Krebszellen benötigen im Gegensatz zu nicht erkrankten Zellen keine externen Wachstumssignale und sind in der Lage, eine chronische Proliferation durch unterschiedliche Mechanismen aufrecht zu erhalten. Zu diesen gehören die konstitutive Aktivierung und Überexpression von Rezeptoren an der Zelloberfläche, dauerhafte Aktivierung von nachgeschalteten Signalproteinen, Freisetzung eigener Wachstumssignale und Stimulation von nahegelegenen Zellen, die Wachstumsfaktoren produzieren [9]. Bisher gibt es bei der PAH noch keine Hinweise für strukturell abnormale Rezeptoren pulmonal vaskulärer Zellen, die auch unter Abwesenheit von Wachstumsfaktoren aktiv sein können. Jedoch zeigen pulmonal arterielle glatte Muskelzellen sowie pulmonal arterielle Endothelzellen von PAH-Patienten eine gesteigerte proliferative Antwort auf Stimuli wie fötales Kälberserum, Fibroblasten Wachstumsfaktor (FGF)-2, epidermaler Wachstumsfaktor (EGF), vaskulärer endothelialer Wachstumsfaktor (VEGF) und Thrombozyten-erzeugter Wachstumsfaktor (PDGF) und reagieren weniger mit Zelltod Serum- und Nährstoffmangel [4,10–14]. Das hyperproliferative Potenzial könnte durch Überexpression und/oder Aktivierung von Tyrosinkinaserezeptoren erklärt werden, wie sie auch bei vielen Krebserkrankungen gefunden werden kann. Bei soliden Tumoren ist der endotheliale Wachstumsfaktorenrezeptor (EGFR) hoch reguliert, führt zur Zellproliferation, Schutz vor Apoptose und Zellbewegung [9]. Die Aktivierung von EGFR durch Serinelastase spielt auch in der Pathologie der PAH eine bedeutende Rolle [15].

18.4.2 Fehlendes invasives Wachstum, keine Metastasen

Ein bedeutender Unterschied besteht jedoch darin, dass Krebszellen aggressiv und invasiv wachsen sowie metastasieren können. Dies trifft nicht auf die Gefäßzellen bei PAH zu. Diese sind selbst-limitiert in ihrem Wachstum, verlieren nicht ihre Eigenschaft der Wachstumshemmung durch Zellkontakt, und verhalten sich nicht invasiv bzw. metastasieren nicht.

18.4.3 Genominstabilität

Die Genominstabilität ist ein bedeutendes Charakteristikum von Krebserkrankungen, welches zu einem Anstieg genetischer Veränderungen führt und somit weitere Karzinogenese ermöglicht [6,16]. Auch bei PAH wurden eine gesteigerte Genominstabilität, Anfälligkeit für DNA-Doppelstrangbrüche und Dysregulation von verschiedenen Genen, die mit der DNA-Reparatur assoziiert sind, identifiziert [17]. Ähnlich der Krebserkrankung, können sich DNA-Doppelstrangbrüche und eine Mikrosatelliteninstabilität bei der PAH zu einer Schädigung der DNA führen, die zum einen in einem verminderten Überleben gefäßeigener Zellen resultiert und zum anderen die Generierung von Zellkopien begünstig, die durch einen PAH-spezifischen, hyperproliferativen und Apoptose-resistenten Phänotyp gekennzeichnet sind [18].

18.4.4 Gestörte Angiogenese

Während eine regelgerechte Angiogenese essenziell für die Gewebeentwicklung, Homöostase und Funktion ist, kann eine gesteigerte oder veränderte Angiogenese zu einer Vielzahl an Erkrankungen führen. Bei der PAH ist die Angiogenese durch den Verlust und einen progressiven Gefäßverschluss der prä-kapillären Arterien bestimmt, welche trotz einem hohen Level angiogener Faktoren in einem Gefäßabbruch enden kann. Es gibt zunehmende Evidenz, dass ein gestörter endothelialer Signalweg bzw. eine endotheliale Dysfunktion ursächlich für die gestörte Angiogenese ist [2,8].

18.4.5 Inflammatorische Prozesse

Entzündungsvorgänge spielen eine bedeutende Rolle bei Krebserkrankungen und beeinflussen maßgeblich die Krebsentstehung sowie den Therapieerfolg [19]. Auch bei der PAH konnten bereits unterschiedliche inflammatorische Komponenten nachgewiesen werden. Die Assoziation mit unterschiedlichen Autoimmunerkrankungen wie systemische Sklerose, systemischer Lupus erythematodes und HIV deutet zudem darauf hin, dass eine Autoimmunkomponente für die Entstehung und Progression der PAH bedeutend ist. Auch fand sich in Lungengewebe von Patienten mit idiopathischer PAH lymphoide Neogenese, ein Kennzeichen von Autoimmunerkrankungen, welches stark mit der lokalen Bildung von Autoantikörpern korreliert [20]. Darüber hinaus wurden bei Patienten mit idiopathischer PAH und systemischer Sklerose assoziierter PAH bereits unterschiedliche Autoantikörper gefunden, die gegen antinukleare Antigene, Endothelzellen und Fibroblasten wirkten [21–23].

18.4.6 Krebs-assoziierte pulmonale arterieller Hypertonie

Neuere Daten weisen darauf hin, dass ein pulmonal vaskuläres Remodelling und die Entwicklung einer PAH auch bei Lungenkrebspatienten eine häufige Komplikation darstellen könnte.

Bei 519 Patienten mit Lungenkrebs kam es in 250 Fällen zu einer nachweislichen Vergrößerung der Pulmonalarterie > 28 mm, gemessen mittels hoch aufgelöster Computertomographie [24]. Die Erweiterung der Pulmonalarterie kann allerdings lediglich ein Hinweis auf eine PH darstellen und ist kein Diagnosekriterium. Daten zur Häufigkeit der PH bzw. der PAH bei Patienten mit Lungenkrebs fehlen.

In der Histologie humanen Lungengewebes von Lungenkrebspatienten fand sich ein extensives pulmonales Remodelling [24]. Zudem wurden die gleichen inflammatorischen Signalwege der PAH-Genese auch bei Patienten mit Lungenkrebs identifiziert [24]. In Lungenkrebs-Mausmodellen wurden Ähnlichkeiten zu PAH festgestellt, wie ein vergrößerter rechter Ventrikel, ein reduziertes Herzzeitvolumen und erhöhter pulmonal vaskulärer Widerstand [24].

18.5 Antiproliferative Therapie bei pulmonaler Hypertonie

Zugelassene gezielte Therapien der PAH sind trotz ihrer positiven Eigenschaften auf die Symptome der Erkrankung bisher nicht in der Lage, den bereits bestehenden Gefäßumbau zu revidieren (Re-Remodelling) [25]. Effektive, antiproliferative und proapoptotische Strategien erscheinen zunehmend erstrebenswert, um die Erkrankungsprogression zu verhindern.

Die zunehmende Evidenz für Gemeinsamkeiten und das bestehende Ungleichgewicht von Proliferation und Apoptose der Pulmonalgefäße bei PAH und Krebserkrankungen, bietet den Ansatz Krebs-spezifischer Strategien oder auch Krebstherapien für die Behandlung der PAH zu nutzen.

Der Tyrosinkinaseinhibitor Imatinib wurde in einer Phase III Studie mit PAH-Patienten, die trotz gezielter Zweifach-Kombinationstherapie einen PVR ≥ 800 dyn*sec*cm^{-5} aufwiesen, untersucht [26]. Zwar verbesserte sich nach 24 Wochen Behandlung der PVR, Herzzeitvolumen und 6-Minuten-Gehtest signifikant. Das Nebenwirkungsprofil war vergleichbar zu onkologischen Studien, mit einer erhöhten Abbruchrate und einem vermehrten Vorkommen von subduralen Hämatomen unter Imatinib, bei gleichzeitiger Antikoagulation. Zudem zeigte die Studie einen negativen Effekt auf die Zeit bis zur klinischen Verschlechterung, welcher jedoch auch dem Nebenwirkungsprofil des Medikaments zugesprochen werden konnte. Trotz beeindruckender Wirkung auf Patienten mit höchstem Schweregrad der PAH auf die Hämodynamik und körperliche Belastbarkeit beendete die Firma den Zulassungsprozess sowohl bei der U. S. Food and Drug Agency als auch bei der European Medicines Agency.

Aufgrund des erhöhten Nebenwirkungsprofil und einer starken Heterogenität bezüglich des Therapieerfolgs ist die Identifizierung geeigneter Patienten, die auf diese Therapie ansprechen, besonders wichtig.

Auch die gezielte Therapie an Knotenpunkten der PAH-Signalwege biete eine neue Therapieoption. Tarcolimus, ein Medikament, welches die Calcineurin-NFATc-Aktivität ansteuert und die Aktivität des BMPR2-Signalwegs steigert, zeigte in einer

Pilotstudie und unter niedriger Dosierung einen klinischen Effekt bei Patienten mit PAH im Endstadium [27]. Eine Phase IIb Studie, welche den Einsatz von GS-4997, ein Inhibitor der Apoptose-Signalregulierenden Kinase 1 (ASK1), bei Patienten mit PAH untersuchen soll, ist derzeit aktiv (NCT02234141).

18.6 Zusammenfassung

Es gibt zunehmende Evidenz für gemeinsame pathophysiologische Prozesse von Krebserkrankungen und pulmonaler arterieller Hypertonie wie inflammatorische Prozesse, veränderte Zellantwort und gesteigerte Proliferation, insbesondere der Gefäßzellen. Jedoch bestehen auch einige bedeutende Unterschiede zwischen beiden Erkrankungsprozessen, wie fehlendes invasives Wachstum und Metastasierung bei der PAH. Erste Therapieversuche mit onkologischen Medikamenten zeigten bedeutende Effekte, sowohl auf den pulmonalen Gefäßumbau als auch auf die Symptomatik, insbesondere bei Patienten mit schwerster PAH. Die Therapie weist jedoch ein erhöhtes Nebenwirkungsprofil im Vergleich zu den bisher zugelassenen PAH-Medikamenten auf. Weitere Studien sind notwendig, um die Wirksamkeit und genaue Indikation onkologischer Medikamente bei PAH zu überprüfen.

Literatur

[1]   Galie N, Humbert M, Vachiery JL, et al. 2015 ESC/ERS Guidelines for the diagnosis and treatment of pulmonary hypertension: The Joint Task Force for the Diagnosis and Treatment of Pulmonary Hypertension of the European Society of Cardiology (ESC) and the European Respiratory Society (ERS): Endorsed by: Association for European Paediatric and Congenital Cardiology (AEPC), International Society for Heart and Lung Transplantation (ISHLT). Eur Heart J. 2016;37(1):67–119.

[2]   Guignabert C, Dorfmuller P. Pathology and pathobiology of pulmonary hypertension. Seminars in respiratory and critical care medicine. 2013;34(5):551–9.

[3]   Stacher E, Graham BB, Hunt JM, et al. Modern age pathology of pulmonary arterial hypertension. Am J Respir Crit Care Med. 2012;186(3):261–72.

[4]   Tu L, Dewachter L, Gore B, et al. Autocrine fibroblast growth factor-2 signaling contributes to altered endothelial phenotype in pulmonary hypertension. American journal of respiratory cell and molecular biology. 2011;45(2):311–22.

[5]   Tu L, De Man FS, Girerd B, et al. A critical role for p130Cas in the progression of pulmonary hypertension in humans and rodents. Am J Respir Crit Care Med. 2012;186(7):666–76.

[6]   Hanahan D, Weinberg RA. Hallmarks of cancer: the next generation. Cell. 2011;144(5):646–74.

[7]   Hanahan D, Weinberg RA. The hallmarks of cancer. Cell. 2000;100(1):57–70.

[8]   Guignabert C, Tu L, Le Hiress M, et al. Pathogenesis of pulmonary arterial hypertension: lessons from cancer. Eur Respir Rev. 2013;22(130):543–51.

[9]   Witsch E, Sela M, Yarden Y. Roles for growth factors in cancer progression. Physiology (Bethesda). 2010;25(2):85–101.

[10] Savai R, Al-Tamari HM, Sedding D, et al. Pro-proliferative and inflammatory signaling converge on FoxO1 transcription factor in pulmonary hypertension. Nat Med. 2014;20(11):1289–300.

[11] Masri FA, Xu W, Comhair SA, et al. Hyperproliferative apoptosis-resistant endothelial cells in idiopathic pulmonary arterial hypertension. Am J Physiol Lung Cell Mol Physiol. 2007;293(3): L548-54.

[12] Li X, Zhang X, Leathers R, et al. Notch3 signaling promotes the development of pulmonary arterial hypertension. Nat Med. 2009;15(11):1289–97.

[13] Izikki M, Guignabert C, Fadel E, et al. Endothelial-derived FGF2 contributes to the progression of pulmonary hypertension in humans and rodents. The Journal of clinical investigation. 2009;119 (3):512–23.

[14] Goncharov DA, Kudryashova TV, Ziai H, et al. Mammalian target of rapamycin complex 2 (mTORC2) coordinates pulmonary artery smooth muscle cell metabolism, proliferation, and survival in pulmonary arterial hypertension. Circulation. 2014;129(8):864–74.

[15] Merklinger SL, Jones PL, Martinez EC, Rabinovitch M. Epidermal growth factor receptor blockade mediates smooth muscle cell apoptosis and improves survival in rats with pulmonary hypertension. Circulation. 2005;112(3):423–31.

[16] Pikor L, Thu K, Vucic E, Lam W. The detection and implication of genome instability in cancer. Cancer Metastasis Rev. 2013;32(3–4):341–52.

[17] Federici C, Drake KM, Rigelsky CM, et al. Increased Mutagen Sensitivity and DNA Damage in Pulmonary Arterial Hypertension. Am J Respir Crit Care Med. 2015;192(2):219–28.

[18] Yeager ME, Halley GR, Golpon HA, Voelkel NF, Tuder RM. Microsatellite instability of endothelial cell growth and apoptosis genes within plexiform lesions in primary pulmonary hypertension. Circulation research. 2001;88(1):E2-E11.

[19] Grivennikov SI, Greten FR, Karin M. Immunity, inflammation, and cancer. Cell. 2010;140 (6):883–99.

[20] Perros F, Dorfmuller P, Montani D, et al. Pulmonary lymphoid neogenesis in idiopathic pulmonary arterial hypertension. Am J Respir Crit Care Med. 2012;185(3):311–21.

[21] Rich S, Kieras K, Hart K, et al. Antinuclear antibodies in primary pulmonary hypertension. Journal of the American College of Cardiology. 1986;8(6):1307–11.

[22] Tamby MC, Chanseaud Y, Humbert M, et al. Anti-endothelial cell antibodies in idiopathic and systemic sclerosis associated pulmonary arterial hypertension. Thorax. 2005;60(9):765–72.

[23] Tamby MC, Humbert M, Guilpain P, et al. Antibodies to fibroblasts in idiopathic and scleroderma-associated pulmonary hypertension. Eur Respir J. 2006;28(4):799–807.

[24] Pullamsetti SS, Kojonazarov B, Storn S, et al. Lung cancer-associated pulmonary hypertension: Role of microenvironmental inflammation based on tumor cell-immune cell cross-talk. Science translational medicine. 2017;9(416).

[25] Macchia A, Marchioli R, Marfisi R, et al. A meta-analysis of trials of pulmonary hypertension: a clinical condition looking for drugs and research methodology. American heart journal. 2007;153(6):1037–47.

[26] Hoeper MM, Barst RJ, Bourge RC, et al. Imatinib mesylate as add-on therapy for pulmonary arterial hypertension: results of the randomized IMPRES study. Circulation. 2013;127(10):1128–38.

[27] Spiekerkoetter E, Sung YK, Sudheendra D, et al. Low-Dose FK506 (Tacrolimus) in End-Stage Pulmonary Arterial Hypertension. Am J Respir Crit Care Med. 2015;192(2):254–7.

19 Ischämischer Schlaganfall

Timolaos Rizos, Roland Veltkamp

19.1 Einführung

In den letzten Jahrzehnten wurden in der Diagnostik und Therapie von Krebserkrankungen große Fortschritte erreicht. Die Lebenserwartung der meisten Patienten liegt dadurch mit Beginn der Krebsdiagnose aktuell bei mindestens 5 Jahren [1], dies wird sich durch neue Screening-Methoden, molekulare Diagnostik und individualisierte Chemo- und Immuntherapien weiter verlängern [2,3]. Die längerfristige Lebensqualität und insbesondere die Therapie und Prävention krebsassoziierter Komplikationen erlangen daher eine zunehmend höhere Bedeutung.

Schon seit langem ist bekannt, dass Krebserkrankungen mit einem um das siebenfach erhöhte Risiko venöser Thrombembolien assoziiert sind. Dies gilt insbesondere in den ersten Monaten nach Diagnosestellung und bei Vorhandensein von Metastasen [4]. Strategien zur Prävention, Diagnose und Behandlung krebsassoziierter venöser Thrombembolien werden daher schon seit vielen Jahren untersucht [5].

Neuere große Kohortenstudien zeigten, dass die Diagnose einer Krebserkrankung auch mit einem deutlich erhöhten Risiko arterieller Embolien und insbesondere ischämischer Schlaganfälle assoziiert ist [6–9]. Mit Ausnahme der Lungenembolie haben arterielle thromboembolische Ereignisse im Vergleich zu venösen Thrombosen langfristigere klinische Auswirkungen. Dementsprechend rücken Diagnose, Prävention und Therapie arterieller Thrombosen bei krebserkrankten Patienten mehr und mehr in den wissenschaftlichen Fokus.

Die vorliegende Arbeit gibt eine Übersicht über die klinische Präsentation, die Epidemiologie und die Ursachen und Therapiemöglichkeiten krebsassoziierter ischämischer Schlaganfälle.

19.2 Symptomatologie und assoziierte Risiken krebserkrankter Schlaganfallpatienten

Die klinischen Symptome eines ischämischen Schlaganfalles sind bei einem krebskranken Patienten nicht von denen Patienten ohne Neoplasie zu unterscheiden. Sie sind die Folge der anatomischen Lokalisation der ischämischen Hirnläsion. Häufige Schlaganfallsymptome umfassen halbseitige Lähmungen, Sensibilitätsstörungen, Sprach- und Sprechstörungen sowie Gesichtsfeldausfälle. Ob die Schwere des neurologischen Defizits eines Schlaganfalles bei Krebspatienten im Vergleich zu Patienten ohne maligne Erkrankungen ausgeprägter ist, wird kontrovers diskutiert [10,11]. Das Risiko für wesentliche medizinische Komplikationen des Schlaganfalls wie nosokomiale Pneumonien ist allerdings bei Patienten mit krebsassoziierten Schlaganfällen

https://doi.org/10.1515/9783110592450-019

erhöht [11]. Eine maligne Krebserkrankung bei Patienten mit ischämischen Schlag-anfällen ist außerdem unabhängig mit Krankenhausmortalität [10] und einem schlechten Outcome nach 3 Monaten assoziiert [11]. Mortalitätsprädiktoren bei kreb-sassoziierten Schlaganfällen sind, neben der Schlaganfallschwere, das Vorhanden-sein von Metastasen, ein Diabetes mellitus, und erhöhte CRP- und D-Dimer Werte [12,13]. Das Fehlen einer definierten Schlaganfallursache und damit das Vorliegen ei-nes sogenannten „kryptogenen" Schlaganfalls verschlechtert ebenso die Prognose. Auch haben Patienten mit krebsassoziierten Schlaganfällen häufiger vorangegange-ne venöse Thrombosen [14].

Das Schlaganfallrezidivrisiko ist bei Krebspatienten im Vergleich zu Schlag-anfallpatienten ohne Krebserkrankung substanziell erhöht und wird in aktuellen Stu-dien mit etwa 30 % innerhalb von sechs Monaten angegeben [15,16]. Neben dem Vor-liegen von Adenokarzinomen scheinen erhöhte D-Dimer-Spiegel mit einem erhöhten Schlaganfallrezidivrisiko assoziiert zu sein [15,16]. Weitere Untersuchungen zu dieser Thematik sind aber notwendig.

19.3 Epidemiologie

Nicht jede Hirnischämie bei an Krebs erkrankten Patienten führt zu neurologischen Ausfällen, die vom Patienten selbst auch bemerkt werden. Klinisch stumme Infarkte fanden sich in einer Autopsiestudie an 3.426 an einer malignen Krebserkrankung ver-storbenen Patienten bei etwa 7,5 % aller untersuchten Patienten, aber weniger als die Hälfte dieser Patienten hatte zu Lebzeiten klinische Symptome eines Schlaganfal-les bemerkt [17]. Daher sind Daten zu zugleich bestehenden ischämischen Schlag-anfällen und Krebserkrankungen, welche vorwiegend aus größeren Register- und Versicherungsdaten generiert wurden, mit Vorbehalt zu werten. Daten dieser Regis-terstudien zeigen, dass eine Krebs-Komorbidität bei Patienten mit ischämischem Schlaganfall in westlichen Nationen (USA) bei bis zu 10 % zu finden ist und die Prä-valenz von Krebserkrankungen bei Schlaganfallpatienten in den letzten Jahrzehnten zugenommen hat [18].

Die Neudiagnose einer Krebserkrankung ist zudem mit einem nachweisbar er-höhten Risiko für arterielle Thrombosen [6] und damit auch ischämischer Schlag-anfälle vergesellschaftet. So konnte in einer bevölkerungsbasierten großen schwe-dischen Registerstudie (N > 820.000) gezeigt werden, dass das relative Risiko für ischämische Schlaganfälle in den ersten 6 Monaten nach der Diagnose einer Krebs-erkrankung gegenüber Patienten ohne Krebserkrankung um das 1,6-fache erhöht war (95 % CI 1,5–1,6) [8]. Interessanterweise sank das Risiko nach 6 Monaten, blieb jedoch auch 10 Jahre nach Erstdiagnose der Krebserkrankung gegenüber Patienten ohne Krebserkrankung erhöht (1,1; 95 % CI 1,1–1,2) [8]. Ähnliches konnte in den USA anhand von Versicherungsdaten nachgewiesen werden (N > 320.000 Patienten): Die Inzidenz ischämischer Schlaganfälle innerhalb von 3 Monaten nach Diagnose einer

Krebserkrankung war im Vergleich zu einer Kontrollpopulation nicht krebserkrankter Patienten deutlich erhöht [7]. So lagen die Inzidenzraten bei Patienten mit neu diagnostizierten Lungen-, Pankreas- und kolorektalen Tumoren (im Vergleich zu Patienten ohne maligne Erkrankung) bei 5,1 % (1,2 %), 3,4 % (1,3 %) bzw. 3,3 % (1,3 %) [7]. Auch bei diesen Tumorerkrankungen verringerte sich das Risiko für ischämische Schlaganfälle mit größerem zeitlichem Abstand zur Krebsdiagnose [7].

Auf der anderen Seite wird bei bis zu 5 % aller Patienten mit einem ischämischen Schlaganfall nach einem stattgehabten Hirninfarkt eine maligne Erkrankung erstmals neu diagnostiziert [3]. Die häufigsten Tumore, welche nach einem Schlaganfall erstmals diagnostiziert werden, sind Lungentumore, gefolgt von Prostata- und Mamma-Carcinomen [19]. Maligne Erkrankungen werden häufiger bei älteren Schlaganfallpatienten diagnostiziert (medianes Alter 66 Jahre, SD: 12) [15]. Die Rate neu diagnostizierter maligner Erkrankungen scheint vor allem bei Patienten mit kryptogenen Schlaganfällen erhöht (5,3 % vs. 2,1 % bei Patienten mit bekannter Schlaganfallätiologie) [20].

19.4 Schlaganfallursachen

Zahlreiche Faktoren werden für das bei krebskranken Patienten erhöhte Risiko für ischämische Schlaganfälle verantwortlich gemacht [3]. Auf Basis des TOAST-Klassifikationssystems zur Einordnung der mutmaßlichen Schlaganfallursache konnte in mehreren Untersuchungen festgestellt werden, dass krebsassoziierter Schlaganfälle häufig als kryptogen einzuordnen sind [15,21,22]. Interessanterweise findet sich bei krebsassoziierten Schlaganfällen oft ein multifokales embolisches Infarktmuster in mehreren arteriellen Versorgungsgebieten [23]. Neben einer Hyperkoagulabilität im Rahmen der Tumorerkrankung (siehe unten), wird vermutet, dass viele dieser kryptogenen Schlaganfälle durch kardiale Embolien verursacht werden. Gestützt wird diese Annahme durch Autopsien, in denen bei mehr als der Hälfte der Krebspatienten mit symptomatischen ischämischen Schlaganfällen aseptische Endokarditiden zu finden waren [17]. In Studien zur Emboliedetektion mittels dopplersonographischer Untersuchung der hirnversorgenden Gefäße fanden sich gehäuft sogenannte high intensity transient signals (HITS) als Korrelat von zerebralen Mikroembolien [24]. Interessanterweise ist bei diesen Patienten auch eine unabhängige Assoziation dieser HITS mit erhöhten D-Dimer Werten [24] zu beobachten, was als Hinweis für eine allgemeine Hyperkoagulabilität gewertet wird.

Eine oft diskutierte Ursache und Erklärung des erhöhten Risikos für ischämische Schlaganfälle bei krebserkrankten Patienten ist die durch die Krebserkrankung verursachte Hyperkoagulabilität. Diese Beobachtung wird durch populationsbasierte Versicherungsdaten gestützt, die eine deutliche Assoziation zwischen Krebsstadium und dem Risiko für arterielle Embolien und damit auch ischämischen Schlaganfällen zeigten. Gegenüber Versicherten ohne Krebsdiagnose betrug das relative Risiko für arterielle Thrombembolien bei T1 Tumoren sechs Monate nach einer Krebsdiagnose 1,6 (95 % CI: 1,5–1,7) und im Stadium T4 3,6 (95 % CI: 3,3–3,8) [3,6]. Kongruent hierzu stiegen mit zunehmendem Krebsstadium auch die kumulative Inzidenz und das relative Risiko für ischämische Schlaganfälle [3].

Als Hinweis auf eine Hyperkoagulabilität finden sich im Vergleich zu Schlaganfallpatienten ohne maligne Grunderkrankung zudem häufiger erhöhte D-Dimere, erhöhte Fibrinogenspiegel und erhöhte CRP-Werte [3,19,20,25–31]. Die genauen Pathomechanismen, die zu einer krebsassoziierten Hyperkoagulabilität und damit zu ischämischen Schlaganfällen führen, sind bislang nur wenig verstanden. In der OASIS-Cancer Studie, in welcher biologische Marker für eine Hyperkoagulabilität bei Patienten mit aktiven Krebserkrankungen und ischämischem Schlaganfall untersucht wurden, waren Spiegel zirkulierender extrazellulärer Vesikel (d. h. Mikropartikel, welche von malignen Zellen freigesetzt werden können und insbesondere auch mit krebsassoziierten Thrombosen vergesellschaftet sind) mit erhöhten D-Dimer-Spiegeln korreliert [32]. Dieser Befund war insbesondere bei Patienten mit embolischen Schlaganfällen unbekannter Ätiologie (ESUS), einer wichtigen Untergruppe kryptogener Schlaganfälle, nachzuweisen [32]. Auch wenn bekannt ist, dass maligne Zellen Faktor II freisetzen, und damit die Gerinnungskaskade aktivieren können [33], war die in der OASIS-Studie beobachtete Assoziation erhöhter Spiegel zirkulierender extrazellulärer Vesikel mit ischämischen Schlaganfällen unabhängig von Faktor II, was für einen direkten Einfluss der genannten Vesikel auf die Gerinnung spricht [32]. Weitere, durch Tumore selbst verursachte prokoagulatorische Mechanismen beinhalten die Aktivierung der Gerinnungsfaktoren VII und X [34]. Andererseits konnten bei Tumorerkrankungen auch von der Gerinnungskaskade und der Thrombingenerierung unabhängige prokoagulatorische Effekte nachgewiesen werden: Von Tumoren freigesetzte Muzine mit Bindungsstellen für P- und L-Selektinen führten zu einer erhöhten Thrombozytenaggregation und dadurch zu einem „prothrombotischen Milieu" [34,35].

Neben Einflüssen des Tumors auf das Gerinnungssystem führen auch tumorspezifische Therapien zu einem erhöhten Schlaganfallrisiko. Mehrere Studien und Metaanalysen haben in den letzten Jahren ein erhöhtes Schlaganfall- und Thromboserisiko insbesondere unter Behandlung mit Cisplatin und dem Angiogeneseinhibitor Bevacizumab aufgezeigt [36–39]. Nach der Strahlentherapie von Kopf- und Hals kann es nach Verzögerung zu Vaskulopathien kommen. Ein klassisches Beispiel für solche bestrahlungsbedingten Stenosen stellt die radiogene Stenose der A. carotis interna dar. Das Risiko für stenosierende Gefäßwandläsionen ist nach Strahlentherapie mindestens verdoppelt [40,41]. Bisherige Daten legen einen Zusammenhang dieser Gefäßwandläsionen mit einer höheren Strahlendosierung nahe [41,42].

Bei krebserkrankten Patienten kann außerdem Tumormaterial in das Gefäßsystem infiltrieren, was konsekutive Embolien in hirnversorgende Gefäße verursachen kann [43,44].

Neben solchen spezifisch tumorassoziierten Faktoren für ischämische Schlaganfälle, sind bei Krebspatienten auch klassische Risikofaktoren für Schlaganfälle zu beobachten. Hierzu zählen neben nicht modifizierbaren Faktoren wie Alter und Geschlecht, modifizierbare Risikofaktoren für zerebrovaskuläre Erkrankungen wie arterielle Hypertonie, Hypercholesterinämie und Diabetes mellitus. Untersuchungen zur Bedeutung dieser allgemeinen Risikofaktoren für ischämische Schlaganfälle sind bei krebserkrankten Patienten jedoch uneinheitlich und umfassen meist nur kleinere monozentrische Kohorten [11,14,34].

19.5 Akuttherapie

Grundsätzlich stehen zwei Optionen für die rekanalisierende Therapie des akuten ischämischen Schlaganfalls zur Verfügung: Die systemische Thrombolyse mit rekombinantem Plasminogenaktivator (rt-PA) in einem Zeitfenster von 4,5 h nach Beginn der neurologischen Symptomatik und die mechanische Thrombektomie.

Die Zulassungskriterien für die Behandlung mit rtPA schließen aktive maligne Erkrankungen aus. Bei diesen Patienten besteht die größte Sorge darin, durch diese Behandlung nicht zu beherrschende Tumorblutungen zu provozieren. Daten zur Thrombolyse bei Patienten mit malignen Erkrankungen sind kaum vorhanden [45–50], randomisierte Studien schlossen entweder nur wenige, oder gar keine Patienten mit Krebserkrankungen ein. Eine Nordamerikanische Registerstudie an > 32.000 thrombolysierten Patienten, von denen 807 eine Krebserkrankung hatten, untersuchte das Outcome nach Thrombolyse bei Patienten mit Krebserkrankungen [50]. Tumore wurden im Rahmen dieser Untersuchung in hämatologische Tumore ohne Metastasierung, solide Tumoren ohne Metastasierungen und in metastasierte Tumore eingeteilt [50]. Die Rate intrazerebraler Blutungen war insgesamt nicht erhöht; auch bezüglich der Krankenhausmortalität wurden keine Unterschiede beobachtet [50]. Andere Blutungsereignisse, insbesondere Tumor- oder gastrointestinale Blutungen, wurden im Rahmen dieser Untersuchung jedoch nicht berichtet und Laborparameter wie Thrombozyten wurden nicht in die Analyse einbezogen [50]. Dies ist relevant, da anhand einer großen Registerstudie (N = 7.533 thrombolysierte Patienten) gezeigt werden konnte, dass erniedrigte Thrombozytenwerte mit einem erhöhten Risiko für intrazerebrale Blutungen assoziiert sind [51] und Thrombopenien bei Patienten mit hämatologischen Krebserkrankungen und im Rahmen von Chemotherapien bei Krebskranken häufig sind.

Studien zur Thrombolyse bei Patienten mit Hirntumoren sind ebenfalls rar und beschränken sich auf kleine Fallserien und Einzelfallberichte [52–56]. Grundsätzlich stellen intrakranielle Raumforderungen eine Kontraindikation für eine systemische Thrombolyse dar. Die Auswertung eines US-amerikanischen Krankenhausregisters mit 124.083 thrombolysierten Schlaganfallpatienten konnte 416 Patienten mit Hirntumoren identifizieren, die eine systemische Thrombolyse erhielten [55]. Der überwiegende Anteil der Patienten (N = 297) wies benigne Tumoren auf, bei 119 Patienten wurde eine maligne intrakranielle Neoplasie diagnostiziert [55]. Im Vergleich zu Patienten ohne intrakranielle Tumore konnte keine erhöhte Rate intrazerebraler Blutungen nach Thrombolyse festgestellt werden, allerdings zeigte sich in dieser Registerauswertung, dass Patienten mit malignen Hirntumoren im Vergleich zu Patienten ohne Raumforderungen ein deutlich erhöhtes Blutungsrisiko aufwiesen (OR: 2,3, 95 % CI: 1,49–3,65, p < 0,001) [55]. Ähnliche Befunde zeigte eine kürzlich publizierte Fallserie thrombolysierter Patienten, von denen 19 ein Meningeom und 2 einen malignen Hirntumor (Glioblastom bzw. high-grade Astrozytom) aufwiesen [53]. Bei keinem der Patienten mit einem Meningeom wurde eine symptomatische ICB nach Thrombolyse detektiert, einer der beiden Patienten mit malignen Tumoren erlitt hingegen eine intrazerebrale Blutung nach der Behandlung mit rt-PA [53]. Es wird spekuliert, dass Tumorangiogenese und Tumorvaskularisation sowie Tumornekrosen und Gefäßinfiltrationen zum scheinbar erhöhten Blutungsrisiko bei Patienten mit malignen Tumoren beitragen [53]. Auch wenn in der klinischen Praxis bei ausgewählten Patienten mit Meningeomen eine systemische off-label Thrombolyse als Therapieoption in Betracht gezogen werden kann, lassen sich aus den vorhandenen Daten keine prozeduralen Empfehlungen ableiten.

Bei Patienten mit Verschlüssen großer proximaler hirnversorgender Gefäße stellt die mechanische Thrombektomie eine effektivere Alternative zur systemischen Thrombolyse dar. Die Wirksamkeit dieses Verfahrens ist bei Tumorpatienten kaum untersucht. Eine monozentrische retrospektive Studie mit insgesamt 329 Patienten, von denen 19 zum Zeitpunkt des Schlaganfalls eine Krebserkrankung hatten, fand seltener eine komplette Gefäßrekanalisation bei den Tumorpatienten. Das klinische Outcome bei Krankenhausentlassung war aber bei den Tumorpatienten nicht schlechter [56].

Generelle Empfehlungen zur akuten Schlaganfalltherapie mittels systemischer Thrombolyse oder mechanischer Thrombektomie bei Schlaganfallpatienten mit Krebserkrankungen lassen sich somit aus den vorhandenen Daten nicht ableiten. Entscheidung und Wahl des jeweiligen Verfahrens bleiben Einzelfallentscheidungen, bei denen der prämorbide klinische Zustand und die angenommene Lebenserwartung einbezogen werden sollten.

19.6 Sekundärprophylaxe ischämischer Schlaganfälle

Die Sekundärprophylaxe ischämischer Schlaganfälle bei Patienten mit malignen Erlangungen ist, wie bei Patienten ohne Krebserkrankungen, abhängig von der Schlaganfallätiologie.

Die Sekundärprophylaxe embolisch bedingter Schlaganfälle bei an Krebs erkrankten Patienten mit nachgewiesenem Vorhofflimmern wird von Müller und Mitautoren referiert (vgl. Kap. 22).

Für die beste Sekundärprophylaxe bei an einem Tumor erkrankten Schlaganfallpatienten mit symptomatischer arteriosklerotischer Stenose der A carotis interna gibt es keine spezifische Evidenz. In der klinischen Praxis wird in dieser Situation grundsätzlich so vorgegangen wie bei Patienten ohne Krebserkrankung, wobei allerdings der klinische Zustand und die tumorbedingte Prognose berücksichtigt wird. Dementsprechend besteht bei einem Stenosegrad von > 50 % nach NASCET [57] die Indikation für eine Gefäßsanierung. Dies kann grundsätzlich durch eine Carotisendarteriektomie oder durch ein Stenting der A carotis interna erfolgen. Bezüglich der Auswahl eines dieser beiden Verfahren spielen, neben den jeweiligen zentrumsbedingten Interventionsrisiken, patientenspezifische Faktoren wie das Alter und anatomische Gegebenheiten eine Rolle [58]. Beispielsweise scheint das Stenting der A. carotis interna bei jüngeren Patienten (< 65 Jahre) bezüglich erneuter Schlaganfälle ein eher günstigeres Risiko gegenüber der Endarteriektomie aufzuweisen [58,59]. Bei älteren Patienten wird, auch wegen der für eine Katheterisierung oft schwierigeren Gefäßzugängen, eher zur Endarteriektomie geraten [58]. Auf der anderen Seite wird für die radiogene Carotisstenose aufgrund der veränderten lokalen anatomischen Verhältnisse nach Bestrahlung das Stenting bevorzugt [58]. Additiv wird in der klinischen Praxis auch bei an Krebs erkrankten Patienten zur weiteren Sekundärprophylaxe nach makroangiopathisch bedingten Schlaganfällen eine antithrombotische Therapie initiiert (z. B. ASS 100). Allerdings müssen eventuelle Blutungs- und Thromboserisiken im Rahmen der jeweiligen Tumorerkrankung individuell berücksichtigt werden.

Mikroangiopathisch bedingte Schlaganfälle werden in der klinischen Praxis oft ebenfalls mittels Thrombozytenaggregationshemmer und einer Risikofaktormodifikation behandelt. Bei der Wahl der antithrombotischen Medikation sind Begleiterkrankungen wie venöse Thrombosen ebenso wie das tumor- oder chemotherapieassoziierte Blutungsrisiko zu berücksichtigen. Bislang existiert nur eine prospektive randomisierte (Machbarkeits-)Studie die eine orale Thrombozytenaggregationshemmung mit ASS gegen eine Antikoagulation mit dem niedermolekularen Heparin Enoxaparin bei Patienten mit aktiver Krebserkrankung und ischämischem Schlaganfall untersucht hat [60]. Dabei wurden Patienten mit klarer Indikation für eine Antikoagulation bzw. für eine Thrombozytenaggregationshemmung ausgeschlossen. Die Raten starker Blutungen, thromboembolischer Ereignisse, und das Überleben unterschieden sich in den beiden Gruppen nicht, allerdings wurden nur 20 Patienten über einen Zeitraum von im Mittel 6 Monaten nachverfolgt [60]. Argumente für eine Antikoagulation nach ischämischem Schlaganfall bei Krebspatienten mit angenommener Hyperkoagulabilität liegen in der Reduktion von D-Dimer-Spiegel bzw. der Anzahl von HITS durch eine Antikoagulation [24,60]. Die kürzlich publizierten Ergebnisse der RESPECT-ESUS- und der NAVIGATE-ESUS-Studie (Dabigatran bzw. Rivaroxaban vs. ASS bei embolischen Schlaganfällen undeterminierter Ursache [61,62]), zeigten keine Überlegenheit der Antikoagulantien zur Schlaganfall-Sekundärprophylaxe bei Krebspatienten. In einer Subgruppenanalyse der NAVIGATE-ESUS-Studie unterschieden sich die Raten abermaliger ischämischer Schlaganfälle zwischen Krebs- und Nichtkrebspatienten nicht [63]. Thrombozytenaggregationshemmer bleiben daher in diesen Situationen das Mittel der Wahl. Ob in absehbarer Zeit randomisierte Studien (z. B. NOAK vs. ASS) zur Sekundärprophylaxe in der spezifischen Situation „krebsassoziierter Schlaganfall" durchgeführt werden, ist ungewiss.

19.7 Zusammenfassung

Etwa 10 % aller Schlaganfallpatienten haben eine Krebserkrankung. Neben den klassischen Ursachen ischämischer Schlaganfälle trägt eine tumorbedingte Hyperkoagulabilität zur Schlaganfallursache bei. Für die Akuttherapie stehen die medikamentöse Thrombolyse und die mechanische Thrombektomie zur Verfügung. Die Thrombolyse von Tumorpatienten stellt eine off-label Indikation dar, bei der potenziell erhöhte Blutungsrisiken mit dem erwarteten Nutzen abgewogen werden müssen. Bei proximalen intrakraniellen Gefäßverschlüssen stellt die mechanische Thrombektomie grundsätzlich eine Alternative dar, der klinische Nutzen ist bei Tumorpatienten bislang jedoch nicht in größeren prospektiven Studien untersucht. Die Sekundärprophylaxe nach ischämischen Schlaganfällen folgt den etablierten Prinzipien der Schlaganfallprävention, wobei individuelle Aspekte, wie das Blutungsrisiko und die Prognose der Tumorerkrankung, berücksichtigt werden müssen. Weitere Forschung zur optimalen Versorgung dieser Patienten ist notwendig.

Literatur

[1] Henley SJ, Singh SD, King J, et al. Invasive cancer incidence and survival–United States, 2011. MMWR Morb Mortal Wkly Rep. 2015; 64(9):237–42.

[2] Weir HK, Thompson TD, Soman A, et al. Meeting the Healthy People 2020 Objectives to Reduce Cancer Mortality. Prev Chronic Dis. 2015;12:E104.

[3] Navi BB, Iadecola C. Ischemic stroke in cancer patients: A review of an underappreciated pathology. Ann Neurol. 2018;83(5):873–83.

[4] Blom JW, Doggen CJM, Osanto S, Rosendaal FR. Malignancies, prothrombotic mutations, and the risk of venous thrombosis. JAMA. 2005;293(6):715–22.

[5] Gomes M, Khorana AA. Risk assessment for thrombosis in cancer. Semin Thromb Hemost. 2014;40(3):319–24.

[6] Navi BB, Reiner AS, Kamel H, et al. Risk of Arterial Thromboembolism in Patients With Cancer. J Am Coll Cardiol. 2017;70(8):926–38.

[7] Navi BB, Reiner AS, Kamel H, et al. Association between Incident Cancer and Subsequent Stroke. Ann Neurol. 2015;77(2):291–300.

[8] Zöller B, Ji J, Sundquist J, Sundquist K. Risk of haemorrhagic and ischaemic stroke in patients with cancer: A nationwide follow-up study from Sweden. Eur J Cancer. 2012;48(12):1875–83.

[9] Zöller B, Ji J, Sundquist J, Sundquist K. Risk of coronary heart disease in patients with cancer: A nationwide follow-up study from Sweden. Eur J Cancer. 2012;48(1):121–8.

[10] Kneihsl M, Enzinger C, Wünsch G, et al. Poor short-term outcome in patients with ischaemic stroke and active cancer. J Neurol. 2016;263(1):150–6.

[11] Sheng B, Fong MK, Chu YP, et al. Stroke and Cancer: Misfortunes Never Come Singularly. Int J Stroke. 2013;8(6):E30–E30.

[12] Shin YW, Lee ST, Jung KH, et al. Predictors of survival for patients with cancer after cryptogenic stroke. J Neurooncol. 2016;128(2):277–84.

[13] Navi BB, Singer S, Merkler AE, et al. Cryptogenic subtype predicts reduced survival among cancer patients with ischemic stroke. Stroke. 2014;45(8):2292–7.

[14] Zhang YY, Chan DKY, Cordato D, Shen Q, Sheng AZ. Stroke risk factor, pattern and outcome in patients with cancer. Acta Neurol Scand. 2006;114(6):378–83.

[15] Navi BB, Singer S, Merkler AE, et al. Recurrent thromboembolic events after ischemic stroke in patients with cancer. Neurology. 2014;83(1):26–33.

[16] Kim JM, Jung KH, Park KH, et al. Clinical manifestation of cancer related stroke: Retrospective case-control study. J Neurooncol. 2013;111(3):295–301.

[17] Graus F, Rogers LR, Posner JB. Cerebrovascular complications in patients with cancer. Medicine (Baltimore). 1985;64(1):16–35.

[18] Sanossian N, Djabiras C, Mack WJ, Ovbiagele B. Trends in cancer diagnoses among inpatients hospitalized with stroke. J Stroke Cerebrovasc Dis. 2013;22(7):1146–50.

[19] Selvik HA, Thomassen L, Bjerkreim AT, Næss H. Cancer-associated stroke: The Bergen NOR-STROKE study. Cerebrovasc Dis Extra. 2015;5(3):107–13.

[20] Cocho D, Gendre J, Boltes A, et al. Predictors of occult cancer in acute ischemic stroke patients. J Stroke Cerebrovasc Dis. 2015;24(6):1324–8.

[21] Cestari DM, Weine DM, Panageas KS, Segal AZ, DeAngelis LM. Stroke in patients with cancer. Neurology. 2004;62(11):2025–2030.

[22] Kim SG, Hong JM, Kim HY, et al. Ischemic Stroke in Cancer Patients With and Without Conventional Mechanisms. Stroke. 2010;41(4):798–801.

[23] Sun B, Fan S, Li Z, et al. Clinical and Neuroimaging Features of Acute Ischemic Stroke in Cancer Patients. Eur Neurol. 2016;75(5–6):292–9.

[24] Seok JM, Kim SG, Kim JW, et al. Coagulopathy and embolic signal in cancer patients with ischemic stroke. Ann Neurol. 2010;68(2):213–9.

[25] Guo YJ, Chang MH, Chen PL, et al. Predictive value of plasma d-dimer levels for cancer-related stroke: A 3-year retrospective study. J Stroke Cerebrovasc Dis. 2014;23(4):e249–54.

[26] Kono T, Ohtsuki T, Hosomi N, et al. Cancer-associated ischemic stroke is associated with elevated d-dimer and fibrin degradation product levels in acute ischemic stroke with advanced cancer. Geriatr Gerontol Int. 2012;12(3):468–74.

[27] Selvik HA, Bjerkreim AT, Thomassen L, et al. When to Screen Ischaemic Stroke Patients for Cancer. Cerebrovasc Dis. 2018;45(1–2):42–7.

[28] Lee MJ, Chung JW, Ahn MJ, et al. Hypercoagulability and Mortality of Patients with Stroke and Active Cancer: The OASIS-CANCER Study. J Stroke. 2017;19(1):77–87.

[29] Uemura J, Kimura K, Sibazaki K, et al. Acute stroke patients have occult malignancy more often than expected. Eur Neurol. 2010;64(3):140–4.

[30] Kassubek R, Bullinger L, Kassubek J, et al. Identifying ischemic stroke associated with cancer: a multiple model derived from a case–control analysis. J Neurol. 2017;264(4):781–91.

[31] Kim SJ, Park JH, Lee MJ, et al. Clues to Occult Cancer in Patients with Ischemic Stroke. PLoS One. 2012;7(9):e44959.

[32] Bang OY, Chung JW, Lee MJ, et al. Cancer cell-derived extracellular vesicles are associated with coagulopathy causing ischemic stroke via tissue factor-independent way: The OASIS-CANCER study. PLoS One. 2016;11(7): e0159170

[33] Ruf W, Yokota N, Schaffner F. Tissue factor in cancer progression and angiogenesis. Thromb Res. 2010;125:S36–8.

[34] Yeh ETH, Chang HM. Cancer and Clot: Between a Rock and a Hard Place. Journal of the American College of Cardiology. 2017;70(8):939–41.

[35] Wahrenbrock M, Borsig L, Le D, Varki N, Varki A. Selectin-mucin interactions as a probable molecular explanation for the association of Trousseau syndrome with mucinous adenocarcinomas. J Clin Invest. 2003;112(6):853–62.

[36] Li SH, Chen WH, Tang Y, et al. Incidence of ischemic stroke post-chemotherapy: A retrospective review of 10,963 patients. Clin Neurol Neurosurg. 2006;108(2):150–6.

[37] Zuo PY, Chen XL, Liu YW, Xiao CL, Liu CY. Increased risk of cerebrovascular events in patients with cancer treated with bevacizumab: A meta-analysis. PLoS One. 2014;9(7):e102484.

[38] Seet RCS, Rabinstein AA, Lindell PE, Uhm JH, Wijdicks EF. Cerebrovascular events after bevacizumab treatment: An early and severe complication. Neurocrit Care. 2011;15(3):421–7.

[39] Ranpura V, Hapani S, Chuang J, Wu S. Risk of cardiac ischemia and arterial thromboembolic events with the angiogenesis inhibitor bevacizumab in cancer patients: A meta-analysis of randomized controlled trials. Acta Oncologica. 2010;49(3)287–297.

[40] Plummer C, Henderson RD, O'Sullivan JD, Read SJ. Ischemic stroke and transient ischemic attack after head and neck radiotherapy: A review. Stroke. 2011;42(9)2410–2418.

[41] Reiff T, Ringleb P. Zerebrale Ischämie nach Bestrahlungen im Kopf-/Halsbereich. Gefässchirurgie. 2013;18(2):94–100.

[42] Campen CJ, Kranick SM, Kasner SE, et al. Cranial irradiation increases risk of stroke in pediatric brain tumor survivors. Stroke. 2012;43(11):3035–40.

[43] Bang OY, Seok JM, Kim SG, et al. Ischemic stroke and cancer: Stroke severely impacts cancer patients, while cancer increases the number of strokes. Journal of Clinical Neurology. 2011;7 (2):53–59.

[44] Navi BB, Kawaguchi K, Hriljac I, et al. Multifocal Stroke From Tumor Emboli. Arch Neurol. 2009;66(9):1174–5.

[45] Nam KW, Kim CK, Kim TJ, et al. Intravenous Thrombolysis in Acute Ischemic Stroke with Active Cancer. Biomed Res Int. 2017; 2017:4635829.

[46] Selvik HA, Naess H, Kvistad CE. Intravenous Thrombolysis in Ischemic Stroke Patients With Active Cancer. Front Neurol. 2018;9:811.

[47] Cutting S, Wettengel M, Conners JJ, Ouyang B, Busl K. Three-Month Outcomes Are Poor in Stroke Patients with Cancer Despite Acute Stroke Treatment. J Stroke Cerebrovasc Dis. 2017;26 (4):809–815.

[48] Kolb H, Bloch S, Borenstein N, Hallevi H. The Risk of ICH in Cancer Patients Treated with Intravenous Thrombolysis for Acute Ischemic Stroke (P06.263). Neurology. 2013;80(7):P06.263-P06.263.

[49] Casado-Naranjo I, Calle ML, Falcón A, et al. Intravenous thrombolysis for acute stroke in patients with cancer. Journal of Neurology Neurosurgery and Psychiatry. 2011;82(12)404–5.

[50] Murthy SB, Karanth S, Shah S, et al. Thrombolysis for acute ischemic stroke in patients with cancer: A population study. Stroke. 2013;44(12):3573–6.

[51] Gensicke H, Al Sultan AS, Strbian D, et al. Thrombolysis in Stroke Patients (TRISP) Collaborators. Intravenous thrombolysis and platelet count. Neurology. 2018;90(8):e690-e697.

[52] Etgen T, Steinich I, Gsottschneider L. Thrombolysis for ischemic stroke in patients with brain tumors. J Stroke Cerebrovasc Dis. 2014;23(2):361–6.

[53] Schwarzbach CJ, Ebert A, Hennerici MG, et al. Off-label use of IV t-PA in patients with intracranial neoplasm and cavernoma. Ther Adv Neurol Disord. 2018;11: 1756285617753423.

[54] Lasocki A, Gaillard F. Ischaemic stroke in the setting of glioblastoma: A case series and review of the literature. Neuroradiology Journal. 2016;29(3):155–159.

[55] Murthy SB, Moradiya Y, Shah S, et al. In-hospital outcomes of thrombolysis for acute ischemic stroke in patients with primary brain tumors. J Clin Neurosci. 2015;22(3):474–8.

[56] Jung S, Jung C, Hyoung Kim J, et al. Procedural and clinical outcomes of endovascular recanalization therapy in patients with cancer-related stroke. Interv Neuroradiol. 2018;24(5):520–528.

[57] North American Symptomatic Carotid Endarterectomy Trial. Methods, patient characteristics, and progress. Stroke. 1991;22(6):711–20.

[58] Eckstein HH. S3-Leitlinie zur Diagnostik, Therapie und Nachsorge der extracraniellen Carotisstenose. Gefässchirurgie. 2012;7:495.

[59] Silver FL, Mackey A, Clark WM, et al. Safety of stenting and endarterectomy by symptomatic status in the Carotid Revascularization Endarterectomy Versus Stenting Trial (CREST). Stroke. 2011;42:675–80.

[60] Navi BB, Marshall RS, Bobrow D, et al. Enoxaparin vs Aspirin in patients with cancer and ischemic stroke: The TEACH pilot randomized clinical trial. JAMA Neurol. 2018;75(3):379–81.

[61] Diener HC, Sacco RL, Easton JD, et al. Dabigatran for Prevention of Stroke after Embolic Stroke of Undetermined Source. N Engl J Med. 2019;380(20):1906–17.

[62] Hart RG, Sharma M, Mundl H, et al. Rivaroxaban for Stroke Prevention after Embolic Stroke of Undetermined Source. N Engl J Med. 2018;378(23):2191–201.

[63] Martinez-Majander N, Ntaios G, Liu YY, et al. Rivaroxaban versus aspirin for secondary prevention of ischaemic stroke in patients with cancer: a subgroup analysis of the NAVIGATE ESUS randomized trial. Eur J Neurol. 2020;27(5):841–848.

20 Herzrhythmusstörungen und Device-Therapie

Felix Wiedmann, Constanze Schmidt

20.1 Arrhythmien bei onkologischen Patienten

Durch stetig verbesserte onkologische Therapiemöglichkeiten hat die Zahl der Patientinnen und Patienten, welche eine Krebserkrankung überleben in den vergangenen Jahren deutlich zugenommen [1]. Herzrhythmusstörungen tragen sowohl während der onkologischen Behandlungsphase als auch im Anschluss daran relevant zur Mortalität und Morbidität dieser Patienten bei. Ihre Behandlung ist für den Therapieerfolg von großer Relevanz. Dennoch stellt die Therapie von Herzrhythmusstörung in der Onkologie nicht selten eine spezielle Herausforderung dar. Therapieassoziierte Herzrhythmusstörungen können unter konventionellen zytotoxischen Chemotherapien, zielgerichteten Wirkstoffen und neuartigen Immuntherapien einschließlich Checkpointinhibitoren und chimärer Antigenrezeptor-Therapie auftreten (siehe Tab. 20.1). Zu den bei onkologischen Patienten auftretenden Herzrhythmusstörungen zählen relevante Bradykardie, Sinustachykardien, supraventrikuläre Tachykardie, insbesondere Vorhofflimmern (VHF), und ventrikuläre Arrhythmien. In 16 bis 36 Prozent der Fälle liegt bereits vor der onkologischen Diagnosestellung eine Herzrhythmusstörung vor [2]. Hierfür sind neben gemeinsamen demographischen Faktoren von Herzrhythmusstörungen und Krebs (fortgeschrittenes Alter) gemeinsame Risikofaktoren (Nikotinkonsum, metabolische Erkrankungen wie Diabetes mellitus oder Adipositas) auch gemeinsame biologische Prozesse (z. B. Inflammation) verantwortlich [3]. Zudem treten bei onkologischen Patienten gehäuft weitere Endorganschäden, beispielsweise an Leber und Nieren, auf, welche begünstigende Faktoren für das Auftreten von Herzrhythmusstörungen sind. Ursächlich für das Auftreten von Herzrhythmusstörung kann jedoch auch die Tumorerkrankung an sich, onkologische Medikamente, das Auftreten von Elektrolytentgleisungen, die Kardiotoxizität der Chemotherapeutika (durch linksventrikuläre Dysfunktion, myokardiale Ischämie oder Entstehung einer Myokarditis) oder eine Strahlentherapie sein. Insbesondere VHF kann zudem postoperativ, beispielsweise nach Lungenresektion auftreten (Abb. 20.1).

https://doi.org/10.1515/9783110592450-020

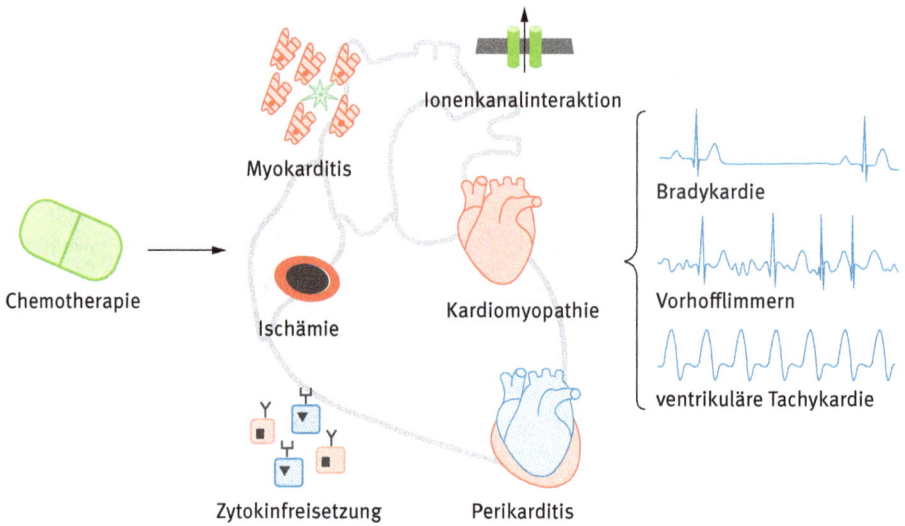

Abb. 20.1: Mechanismen, über welche Chemotherapeutika Herzrhythmusstörungen auslösen können.

20.2 Bradykarde Herzrhythmusstörungen

20.2.1 Klinische Charakteristika von unter onkologischer Therapie auftretenden bradykarden Herzrhythmusstörungen

Chemotherapeutika verschiedener Klassen wurden mit dem Auftreten asymptomatischer Sinusbradykardien in Verbindung gebracht (s. Tab. 20.1). Symptomatische Bradykardien und höhergradiger AV-Blockierungen treten selten auf, sind jedoch von einer hohen therapeutischen Relevanz gekennzeichnet.

Ein typisches Beispiel für ein Chemotherapeutikum, welches ein Auftreten von Bradykardien verursacht, ist Paclitaxel. Bei etwa 30 % der Patienten, die mit Paclitaxel behandelt werden, kommt es zu einer meist asymptomatischen Sinusbradykardie [4]. Weitere Arrhythmien wie höhergradige AV-Blöcke (0,1 %), supraventrikuläre Tachykardien inklusive VHF und Vorhofflattern (0,2 %) oder ventrikuläre Tachykardien und Kammerflimmern (0,3 %) werden unter Behandlung mit Paclitaxel wesentlich seltener beobachtet [5]. Typischerweise treten diese Herzrhythmusstörungen unmittelbar nach Therapiebeginn im ersten oder zweiten Chemotherapiezyklus auf und erweisen sich innerhalb der ersten 48 bis 72 Stunden als selbstlimitierend [5,6].

Für Behandlungen mit 5-Fluorouracil zeigte eine Studie ein Auftreten asymptomatischer und symptomatischer Bradykardien in bis zu 12 % der Patienten, während andere Untersuchungen über deutlich niedrigere Inzidenzen berichteten [3,7,8].

Im Rahmen einer Thalidomid-Therapie bei Patienten mit Multiplem Myelom wurde ein Auftreten bradykarder Herzrhythmusstörungen in bis zu 50 % der Fälle beschrieben [6]. Während die Mehrzahl der Fälle asymptomatisch verläuft, führen das Auftreten symptomatischer Bradykardien oder Synkopen jedoch vereinzelt auch zur Notwendigkeit einer Herzschrittmacherimplantation. Als Risikofaktoren für das Auftreten von Thalidomid-induzierten Bradykardien gelten ein vorangeschrittenes Patientenalter, vorbestehende Komorbiditäten und insbesondere die Einnahme von bradykardisierenden Substanzen wie β-Blockern, Calciumantagonisten oder Digitalis. Ebenso können eine Begleittherapie mit Doxorubicin, Cyclophosphamid oder eine thorakale Bestrahlungstherapie das Auftreten bradykarder Herzrhythmusstörungen begünstigen [6,9].

Ferner sind einige Tyrosinkinaseinhibitoren für das Auftreten von bradykarden Herzrhythmusstörungen, insbesondere von Sinusbradykardien, bekannt. Unter den VEGF-Inhibitoren birgt Pazopanib das größte Risiko für das Auftreten von Sinusbradykardien, welche in 2–19 % der Fälle beschrieben wurden und häufig asymptomatisch verlaufen [10]. Eine weitere Gruppe der Tyrosinkinaseinhibitoren sind die in der Behandlung des nicht-kleinzelligen Bronchialkarzinoms eingesetzten ALK-Inhibitoren. Sinusbradykardien wurde bei bis zu 15 % der mit Crizotinib und bei bis zu 4 % der mit Ceritinib behandelten Patienten beschrieben. Auch hier sind symptomatische Bradykardien die weitere Therapieschritte erfordern eher selten [6]. Unter der Therapie mit dem Tyrosinkinaseinhibitor Ibrutinib wurden hingegen wiederholt Synkopen bei Sinusarrest oder Reizleitungsstörungen beschrieben [10]. Reizleitungsstörungen konnten in 2,3 % der mit Ibrutinib behandelten Patienten nachgewiesen werden. In 42 % der Fälle kam es zu höhergradigen AV-Blockierungen, unter denen wiederholt auch Todesfolgen beschrieben wurden [11].

Bei Patienten unter Checkpointinhibitor-Therapie manifestieren sich Bradykardien meist in Form von AV-Überleitungsstörungen. Eine Studie der WHO anhand von 31.321 Checkpointinhibitor-assoziierten unerwünschten kardialen Ereignissen ergab ein Risiko von 0,12 % für das Auftreten von Reizleitungsstörungen [3,12]. Einer anderen Studie zufolge handelte es sich bei 10 % der kardiotoxischen Ereignisse im Zusammenhang mit einer Checkpointinhibitor-Therapie um AV-Blöcke oder Erregungsleitungsstörungen, die bei 50 % der betroffenen Patienten zum Tod führten [6,13]. Analysen konnten zeigen, dass die von einer Reizleitungsstörung betroffenen Patienten eine signifikant erhöhte kardiovaskuläre Mortalität aufweisen. Besonders fatal verlaufen die Fälle (1 %), in denen die höhergradige AV-Blockierung die Erstmanifestation einer Checkpointinhibitor-Myokarditis darstellt.

Im Anschluss an eine thorakale Strahlentherapie können sich bradykarde Herzrhythmusstörungen als Folge von Strahlenschäden und kardialer Fibrose im Bereich des Sinusknotens oder des Reizleitungssystems manifestieren. Verkalkungen der aortomitralen Kontinuität und ausgedehnte Verkalkungen des Mitralanulus konnten als Risikofaktor für das Auftreten relevanter Bradykardien identifiziert werden [14]. Bei der klinischen Abklärung muss jedoch bedacht werden, dass bradykarde Herzrhythmusstörungen auch als Erstmanifestation einer strahlungsinduzierten koronaren Herzerkrankung auftreten können. In Gegensatz zu den obengenannten Bradykardien unter Chemotherapie zeigen sich unter Bestrahlung auftretende bradykarde Herzrhythmusstörungen selten als reversibel.

20.2.2 Therapie bradykarder Herzrhythmusstörungen

Über die molekularen Mechanismen, welche dem Auftreten chemotherapieassoziierter Bradykardien zugrunde liegen, ist wenig bekannt. Thalidomid und Sunitinib können in manchen Fällen zur Entstehung einer hypothyreoten Schilddrüsenstoffwechsellage beitragen und hierdurch indirekt eine Bradykardie verursachen [6]. Unter Behandlung mit den entsprechenden Substanzen sind somit regelmäßige Kontrollen des Elektrolytwerte, der Schilddrüsen- und Nierenfunktion zu empfehlen. Beim Auftreten relevanter Bradykardien müssen weitere bradykardisierende Medikamente unmittelbar pausiert werden. Ein Statement paper der American Heart Association rät in diesen Fällen sogar zu einer prophylaktischen Reduktion bradykardisierender Begleitmedikation vor Beginn der Chemotherapie [3].

Im Falle einer anhaltenden symptomatischen Sinusbradykardie oder Bradyarrhythmia absoluta oder einer höhergradigen AV-Blockierung müssen bestehende reversible Ursachen wie beispielsweise Elektrolytentgleisungen (insbesondere Kalium- und Calciumionen), Azidose, Hypoxie, bradykardisierende Begleitmedikation, myokardiale Ischämie und mögliche endokrinologische (Hypothyreose) oder infektiologische Ursachen (z. B. Lyme-Borreliose) ausgeschlossen werden, um anschließend, entsprechend den aktuellen Leitlinien kardiovaskulärer Fachgesellschaften, die Indikation zur Implantation eines Herzschrittmachers zu stellen. In Situationen, in denen eine Fortführung der onkologischen Therapie für die Prognose der Grunderkrankung entscheidend ist, stellt eine Herzschrittmachertherapie oft die einzige Therapieoption dar. Im Rahmen der Herzschrittmacherimplantation müssen in jedem Fall die spezifischen Charakteristika des onkologischen Patientenkollektivs wie Infektanfälligkeit unter Immunsuppression, einer Blutungsneigung bei Thrombozytopenie, Kachexie mit erhöhtem Risiko für das Auftreten eines Pneumothorax oder Tascheninfektionen und eines reduzierten Allgemeinzustands berücksichtigt werden. Eventuell geplante thorakale Bestrahlungen, einliegende Portsysteme und die Notwendigkeit der zukünftigen Anlage zentraler Venenkatheter oder Hämodialyse-Shunts müssen bei der Planung des Zugangsweges, der Auswahl des Herzschrittmachersystems (Einkammer- oder Zweikammer-Herzschrittmachersystem, kabelloser Herzschrittmacher) und der Lokalisation des Generators (linkspektoral, rechtspektoral, epigastrisch) in Betracht gezogen werden.

Merke: Insbesondere bei den Substanzen Crizotinib, Paclitaxel, Pazopanib und Thalidomid kann es zum Auftreten relevanter Bradykardien kommen. Die Anwendung dieser Medikamente sollte daher mit einer regelmäßigen Überwachung von Herzfrequenz und Vitalparametern einhergehen. Bei Patienten, die eine Checkpointinhibitor-Therapie erhalten, sollte bei Auftreten einer neuen Reizleitungsstörung eine Untersuchung auf das Vorliegen einer Myokarditis veranlasst werden.

20.3 Tachykarde Herzrhythmusstörungen

20.3.1 Vorhofflimmern

VHF und Krebs gelten als assoziierte Erkrankungen: VHF-Patientinnen leiden häufiger unter Neoplasien als die Allgemeinbevölkerung und ebenso ist die Inzidenz von VHF bei onkologischen Patienten erhöht [3]. Mitursächlich hierfür sind die vergleichbaren demographischen Charakteristika, gemeinsame Risikofaktoren (s. Kap. 2.1) aber auch die Tatsache, dass Krebspatienten engmaschigen klinischen Verlaufskontrollen unterliegen, welche zur Diagnosestellung eines bislang nicht diagnostizierten Vorhofflimmerns beitragen können. Ebenso treten die Symptome einer Tachyarrhythmia absoluta bei diesem Patientenkollektiv im Kontext eines reduzierten Allgemeinzustands, Hypotonie, Dehydratation und autonomer Dysfunktion noch schneller in Erscheinung. In Abhängigkeit der zugrundeliegenden Tumorentität und Behandlungsschemata wird die Inzidenz von VHF bei Krebspatienten mit 2 bis 15 % angegeben [3]. Durch zerebral thrombembolische Ereignisse, aber auch durch das Auftreten akuter myokardialer Ischämie oder kardialer Dekompensationen kann VHF die Prognose dieser Patienten relevant limitieren.

Auslösende Substanzen und Situationen

Eine Vielzahl klinisch eingesetzter Chemotherapeutika kann VHF-Episoden auslösen (s. Tab. 20.1). Ein gehäuftes Auftreten von VHF wurde sowohl unter Paclitaxel als auch unter Melphalan (in 8 % der behandelten Patienten) beschrieben [10]. Beim Einsatz von Therapieschemata welche Doxorubicin enthalten, wurde VHF in 10,3 % der Fälle beschrieben [3]. Insbesondere bei Patienten mit Anthrazyklin-induzierter linksventrikulärer Dysfunktion wurde eine noch höhere Arrhythmielast von 56,6 % nachgewiesen. Ferner wird ein gehäuftes Auftreten von Vorhofflimmern auch beim Einsatz von Tyrosinkinaseinhibitoren wie Dasatinib (supraventrikuläre Tachykardien und ventrikuläre Salven bei 11 % der Patienten), Ponatinib (VHF bei 1,2 bis 7 %) oder Ibrutinib (VHF bei 3,5 bis 16 % der Patienten) beschrieben. Der molekulare Mechanismus, über den Ibrutinib proarrhythmogen wirkt, ist nicht abschließend geklärt. Es werden sowohl On-Target-Effekte auf kardiale Bruton-Tyrosinkinasen (BTK) als auch Off-Target-Effekte auf die Tyrosin-Proteinkinase Tec, auf Phosphoinositid-3-Kinasen oder Veränderungen im Kalziumhaushalt von Kardiomyozyten diskutiert [3]. Interessanterweise verursachen die neueren BTK-Inhibitoren Acalabrutinib und Zanubrutinib, welche sich durch eine höhere BTK-Spezifität auszeichnen, wesentlich niedrigere Raten von VHF (4,1 % bzw. 2 %) [3]. Unter den Proteasominhibitoren Bortezomib und Carfilzomib wurde das Auftreten von Herzrhythmusstörungen (meist atriale Tachykardien und VHF) in 10 bis 16 % der Fälle beschrieben [1]. Während das Risiko einer Myokarditis unter Therapie mit Checkpointinhibitoren bekannt ist, existieren zur Inzidenz von VHF kaum Daten. Die Fälle, in denen atriale Tachykardien oder VHF unter Checkpointinhibitor-Therapie beschrieben wurden, beschränkten sich meist auf Situationen mit Checkpointinhibitor-induzierter Myokarditis (25,7 bis 30 % der Patienten mit Checkpointinhibitor-assoziierter Myokarditis) [3]. Unter CAR-T-Zelltherapie wurde ein Auftreten von VHF in 3,6 bis 7,5 % der Fälle beschrieben. Unklar bleibt, inwiefern dies mechanistisch auf eine Begleitmyokarditis, auf das häufig auftretende Zytokinfreisetzungssyndrom oder einen direkten Effekt der CAR-T-Zellen zurückzuführen ist [3]. Interessanterweise wurde VHF unter CAR-T-Zell-Therapie bei jungen Patienten mit sonst niedrigem Risikoprofil beschrieben [3]. Im Rahmen einer Stammzelltransplantation wurde eine Inzidenz atrialer Arrhythmien in 5,1 % der Fälle beschrieben. Ein Neuauftreten von VHF scheint sich in diesem Patientenkollektiv ferner negativ auf die 1-Jahres Gesamtmortalität auszuwirken [3, 15].

Frequenz- und Rhythmuskontrolle

Aktuelle Untersuchungen wie beispielsweise die EAST-AFNET-4-Studie weisen innerhalb eines nichtonkologischen Patientenkollektivs darauf hin, dass durch frühzeitige konsequente Rhythmuskontrolle im Gegensatz zur alleinigen Frequenzkontrolle eine signifikante Reduktion negativer kardiovaskulärer Folgen bewirkt werden kann. Inwiefern diese Daten auf onkologische Patienten übertragen werden können, bleibt jedoch unklar. Im Hinblick auf die Durchführung einer Pulmonalvenenisolation bei onkologischen Patienten gibt es wenig belastbare Daten, sodass diese weiterhin von Individualentscheidungen abhängt. Bedacht werden muss jedoch, dass für mindestens 8 bis 12 Wochen im Anschluss an die Pulmonalvenenisolation eine Vollantikoagulation aufgenommen werden muss.

Dronedaron sollte im onkologischen Patientenkollektiv aufgrund seiner ausgeprägten Effekte auf den CYP3A4- und den P-Glykoprotein-Metabolismus vermieden werden. Da in der PALLAS-Studie bei Patienten mit Herzinsuffizienz unter Therapie mit Dronedaron eine relevante Übersterblichkeit beobachtet wurde, ist vom Einsatz in der Kombination mit potenziell kardiotoxischen Chemotherapeutika wie beispielsweise Anthrazyklinen ohnehin abzuraten. Vor dem Einsatz von Klasse-I-Antiarrhythmika bei Myelompatienten sollte die kardiale Beteiligung einer AL-Amyloidose ausgeschlossen sein. Aufgrund seiner antiarrhythmischen Potenz und dem im Vergleich mit anderen Antiarrhythmika breiten Indikationsspektrum wird insbesondere bei therapierefraktärem VHF auch in der Onkologie oft Amiodaron eingesetzt. Obgleich die langfristigen organtoxischen Nebenwirkungen von Amiodaron bei eingeschränkter Langzeitprognose der Grunderkrankung unter Umständen eine untergeordnete

Rolle spielen mögen, muss dennoch auch hier das breite Interaktionsspektrum in Bezug auf den CYP3A4- und den P-Glykoprotein-Metabolismus bedacht werden.

Auch beim Einsatz von frequenzkontrollierender Medikation müssen mögliche Medikamenteninteraktionen berücksichtigt werden. So wurden unter Ibrutinib-Therapie beispielsweise erhöhte Plasmaspiegel von Carvedilol, Verapamil, Diltiazem, Amiodaron und Digoxin beschrieben [10]. Imatinib und das Antiandrogen Abirateron beeinflussen den CYP2D6-Metabolismus und können dadurch die Plasmaspiegel von β-Blockern wie Metoprolol oder Carvedilol beeinflussen.

Die akute Kardioversionsbehandlung stellt auch bei der Mehrzahl der onkologischen Patienten eine sichere und schnelle Möglichkeit dar, um symptomatische Vorhofflimmerepisoden zu unterbrechen und bei Patienten mit Tachymyopathie unter schlecht frequenzkontrolliertem Vorhofflimmern eine kardiale Dekompensation zu vermeiden. Beim asymptomatischen Patienten mit ausreichender Frequenzkontrolle ist jedoch in Anbetracht der hohen Spontankonversionsrate ein primär konservatives Procedere empfehlenswert. Grundvoraussetzung für die Durchführung einer Kardioversion ist hierbei die Option, den Patienten im Anschluss an die Kardioversion für mindestens 4 Wochen vollantikoagulieren zu können. Die Kardioversion kann unter Berücksichtigung der oben genannten Limitationen pharmakologisch oder als elektrische Kardioversion in Kurznarkose erfolgen. Zuvor sollten bestehende intrakardiale Thromben mittels transösophagealer Echokardiographie ausgeschlossen werden. Dies ist verzichtbar, wenn der Patient für mindestens 3 Wochen suffizient vollantikoaguliert wurde, wenn der Beginn der VHF-Episode weniger als 12 Stunden zurückliegt (und bislang keine thrombembolischen Ereignisse dokumentiert wurden) oder die VHF-Episode vor 12 bis 48 Stunden begonnen hat und der CHA_2DS_2-VASc-Score von Frauen $\leq$ 2 (oder bei Männern $\leq$ 1) beträgt. Abschließend muss im Rahmen der Indikationsstellung zur Kardioversion neben dem Ausschluss akut provozierender Faktoren (florider Infekt, Elektrolytentgleisungen, Schilddrüsenstoffwechselstörungen, myokardiale Ischämie, kardiale Dekompensation oder dekompensierter Klappenvitien) kritisch hinterfragt werden, inwiefern die aktuelle onkologische Situation und die kurzfristig geplante Therapie einen mittelfristigen Erhalt des Sinusrhythmus realistisch erscheinen lässt.

Merke: VHF ist eine häufige Komplikation onkologischer Therapien. Frequenzkontrollierende und insbesondere medikamentös rhythmuskontrollierende Therapieansätze sind durch eine Vielzahl an CYP2D6-, CYP3A4- oder P-Glykoprotein-assoziierten Interaktionen erschwert.

Thrombembolieprophylaxe

Die Indikationsstellung und das Management einer adäquaten Thrombembolieprophylaxe stellen bei onkologischen Patienten, die unter Vorhofflimmern leiden, eine besondere Herausforderung dar, da die Mehrzahl der Krebserkrankungen zur Entstehung eines prothrombotischen Milieus beitragen und gleichfalls auch das Blutungsrisiko erhöhen können. Aktuelle Daten deuten allerdings darauf hin, dass bislang ein erheblicher Teil der Krebspatienten, die ein erhöhtes Schlaganfallrisiko aber ein geringeres Blutungsrisiko aufweisen, keine angemessene Antikoagulation erhalten [16].

Obgleich der CHA$_2$DS$_2$-VASc-Score nicht in einem onkologischen Patientenkollektiv validiert wurde und das Thromboembolierisiko dort am ehesten unterschätzt ist, wird sein Einsatz entsprechend den Positionspapieren der ESC und der AHA empfohlen [2,3]. Gleichfalls wird in Ermangelung einer Alternative zu einer Abschätzung des Blutungsrisikos zum Einsatz des HAS-BLED-Scores geraten [2]. Spezifische Charakteristika onkologischer Patienten wie beispielsweise eine bestehende Thrombozytopenie oder intrakranielle Raumforderungen werden in diesem Score jedoch nicht abgebildet und müssen zusätzlich berücksichtigt werden.

Das Positionspapier der AHA empfiehlt bei Männern mit einem CHA$_2$DS$_2$-VASc-Score ≥ 2 und Frauen ≥ 3 bei einer Thrombozytenzahl ≥ 50.000/µl und einem HAS-BLED-Score ≤ 3 eine Vollantikoagulation in Erwägung zu ziehen. Sollten HAS-BLED-Score, Thrombozytenzahl oder individuelle klinische Charakteristika auf ein deutlich erhöhtes Blutungsrisiko hinweisen, so wird zu einer individuellen Entscheidung geraten, die im interdisziplinären Team der mitbehandelnden Fachgruppen und gemeinsam mit dem Patienten getroffen werden soll. Unter Umständen kann diese Entscheidung die Implantation eines Vorhofohr-Occluders miteinschließen, für den es in onkologischen Patientenkollektiven bislang jedoch wenig Evidenz gibt [3].

Wenn die Entscheidung zur Aufnahme einer Vollantikoagulation getroffen wird, stehen mit niedermolekularen Heparinen (NMH), Vitamin-K-Antagonisten (VKA) und den direkten oralen Antikoagulantien (DOAC) gleich drei Substanzklassen zur Auswahl. Aufgrund der Überlegenheit gegenüber Warfarin bei der Vorbeugung von tiefen Venenthrombosen waren NMH lange Zeit das Antikoagulans erster Wahl. Die Datenlage zum langfristigen Einsatz von NMH in der Thromboseprophylaxe bei VHF ist jedoch eher spärlich und die zweimal täglichen Injektionen stellen in der Dauertherapie eine zusätzliche Belastung für die Patienten dar. VKA werden, zumindest wenn die Zeit, in der die Patienten Plasma-Level im therapeutischen Fenster aufweisen, über 70 % liegt, als probate Alternative zu NMH empfohlen. Ein erhöhtes Blutungsrisiko bei metastasierten Krebsleiden muss bedacht werden. Ferner ist die kombinierte Verabreichung von VKA mit dem Tyrosinkinaseinhibitor Ibrutinib kontraindiziert, da Ibrutinib durch eine Hemmung des von-Willebrand-Faktors und der kollagenvermittelten Thrombozytenaktivierung zu einem erhöhten Blutungsrisiko beiträgt und unter Kombination mit VKA ein vermehrtes Auftreten von Subduralhämatomen beschrieben wurde.

Es gibt immer mehr Belege für die Sicherheit und Wirksamkeit von DOACs bei onkologischen Patienten mit nichtvalvulärem Vorhofflimmern. In den Zulassungsstudien der direkten oralen Antikoagulantien bei Vorhofflimmern waren Krebspatienten (Dabigatran) oder Patienten mit eingeschränkter Lebenserwartung (< 1 Jahr bei Apixaban, < 2 Jahre bei Rivaroxaban) ausgeschlossen worden. Im Rahmen der klinischen Studien zum Einsatz von DOACs bei tiefer Beinvenenthrombose machten Krebspatienten ebenfalls nur einen sehr geringen Teil des Studienkollektivs (2,6 % bis 6,0 %) aus. Dennoch deuten neuere Studien darauf hin, dass der Einsatz von DOACs in diesem Patientenkollektiv sicher ist. So bestätigte die ARISTOTLE-Studie (Apixaban for Reduction in Stroke and Other Thromboembolic Events in Atrial Fibrillation), an der 1236 Patienten mit aktiver oder früherer Krebserkrankung teilnahmen, dass Apixaban bei der Prävention von Schlaganfällen und systemischen Embolien bei onkologischen Patienten dem Einsatz von Warfarin überlegen war [3,17]. Ähnliche Ergebnisse wurden auch für Edoxaban berichtet [3]. Bis auf weiteres bleibt der Einsatz von DOACs bei onkologischen Patienten jedoch eine Individualentscheidung, die nicht abschließend durch Empfehlungen von Fachgesellschaften oder die Fachinformation abgesichert ist.

Vorsicht ist im Hinblick auf Medikamenteninteraktionen geboten, da alle DOACs (insbesondere Dabigatran) mit dem P-Glykoprotein-Transportsystem interagieren. Rivaroxaban und Apixaban werden ferner durch CYP3A4 metabolisiert und müssen daher bei gleichzeitiger Therapie mit Induktoren dieses Systems, wie beispielsweise Ibrutinib, unter besonderer Vorsicht angewandt werden. Die veränderte Pharmakokinetik von DOACs unter laufender Chemotherapie und insbesondere bei schwankenden Nierenfunktionswerten erfordert engmaschige klinische Kontrollen.

> **Merke:** Da Krebserkrankungen sowohl das Risiko für Thromboembolien und Blutungen erhöhen, ist eine sorgfältige und individuelle Evaluation der Indikation für eine Vollantikoagulation von Bedeutung. Der CHA_2DS_2-VASc-Score unterschätzt das Thromboembolierisiko am ehesten. Zusätzlich zum HAS-BLED-Score müssen beim Abschätzen des Blutungsrisikos eine bestehende Thrombozytopenie, Metastasen und intrakranielle Raumforderungen bedacht werden. Immer mehr Studien deuten darauf hin, dass DOACs auch in der Therapie onkologischer Patienten Einsatz finden können, was aktuell noch auf individueller Entscheidungsgrundlage und unter regelmäßigen Kontrollen stattfinden muss.

20.3.2 Ventrikuläre Herzrhythmusstörungen und plötzlicher Herztod

Lebensgefährliche Herzrhythmusstörungen treten unter Krebstherapie vergleichbar selten auf. In der Literatur werden hierfür Inzidenzwerte von < 1 % angegeben [18]. Ein erhöhtes Risiko für das Auftreten lebensgefährlicher Herzrhythmusstörungen wurde bei Patienten mit metastasierten Tumorerkrankungen beobachtet, die insgesamt jedoch auch einen schlechteren Allgemeinzustand aufweisen. Zu den pathophysiologischen Mechanismen, die zum Auftreten ventrikulärer Herzrhythmusstörungen beitragen, zählen myokardiale Ischämie, die Reduktion der linksventrikulären Pumpfunktion, Elektrolytentgleisungen und eine QT-Zeitverlängerung.

Beim Einsatz von Anthrazyklinen wie Doxorubicin oder Epirubicin kann eine Verlängerung der QT-Zeit beobachtet werden. Ventrikuläre Arrhythmien treten klinisch jedoch meist im Kontext einer durch Anthrazyklingabe eingeschränkten linksventrikulären Pumpfunktion auf, was durch Hypokaliämie noch verstärkt werden kann [3]. Arsenverbindungen sind ebenfalls dafür bekannt, eine QT-Zeit-Verlängerung hervorzurufen. Bei bis zu einem Drittel der Patienten kommt es unter der Behandlung zu einem Anstieg der QTc-Zeit von 30 bis 60 ms gegenüber dem Ausgangswert und bei einem weiteren Drittel zu einem Anstieg von > 60 ms [6]. Das Auftreten von Torsade-de-Pointes-Tachykardien oder plötzlichem Herztod wurde unter Arsentrioxid beschrieben, stellt jedoch unter regelmäßigen Elektrolyt- und EKG-Kontrollen eine Seltenheit dar [6]. Auf molekularer Ebene konnte Arsentrioxid als Inhibitor der Ionenkanäle identifiziert werden, die dem I_{Kr} und dem I_{Ks} Strom zugrunde liegen, ferner wurde eine Aktivierung von $I_{K,ATP}$ beschrieben [6]. Unter Oxaliplatin wurde eine QT-Zeitverlängerung durch Aktivierung des I_{Na} Stroms beschrieben [6]. Die Chemotherapeutika Paclitaxel, Docetaxel und 5-Fluorouracil sind dafür bekannt, dass sie durch die Induktion einer myokardialen Ischämie zu einer Verlängerung der QT-Zeit und zum Auftreten ventrikulärer Arrhythmien beitragen können.

Dass Chemotherapeutika auch über eine Verkürzung der QT-Zeit proarrhythmogen wirken können, zeigt das Beispiel von Ibrutinib, unter dessen Einsatz Arrhythmien im Kontext einer verkürzten QT-Zeit beschrieben wurden. Verstärkte Automatie und getriggerte Aktivität werden als mechanistisches Korrelat diskutiert [3]. Zur Korrektur der QT-Zeit wird wiederholt der Einsatz der Fridericia-Formel empfohlen, da diese im Vergleich zur Bazett-Methode bei niedrigen und hohen Herzfrequenzen robustere Ergebnisse aufweisen soll.

Unter Therapie mit Checkpointinhibitoren könnten ventrikuläre Arrhythmien als Folge einer entzündlichen Infiltration des Myokards auftreten. Ventrikuläre Arrhythmien entstehen zwar nur bei 5 bis 10 % der mit Checkpointinhibitoren behandelten Patienten, sind dann jedoch mit einer 40-prozentigen Mortalität verbunden [6]. Ähnlich wie bei einer neu auftretenden Herzmuskelerkrankung weisen ventrikuläre Arrhythmien auf einen komplizierteren klinischen Verlauf hin und sollten weitere klinische Untersuchungen hinsichtlich des Nachweises einer Checkpointinhibitor-induzierten Myokarditis nach sich ziehen.

Berichte über das Auftreten von ventrikulären Arrhythmien unter thorakaler Bestrahlung stellen eine Seltenheit dar. Bei den Überlebenden von Krebserkrankungen im Kindesalter, welche durch eine thorakale Strahlentherapie behandelt wurden, weisen mehrere Studien auf eine Inzidenz ventrikulärer Arrhythmien, auch bei Patienten ohne eingeschränkte systolische linksventrikuläre Pumpfunktion, von 3 bis 5 % hin [6].

Die im Falle einer anhaltenden ventrikulären Herzrhythmusstörung einzuleitenden Akutmaßnahmen unterscheiden sich bei onkologischen Patienten kaum vom allgemeinen Vorgehen und orientieren sich am ehesten daran, ob eine QTc-Zeitverlängerung zum Auftreten von Torsade-de-Pointes-Tachykardien oder Kammerflimmern geführt hat (Magnesiuminfusion, Anheben der Herzfrequenz auf > 100/min entweder durch passagere Schrittmacherstimulation oder durch Katecholamindauerinfusion) oder ob die Arrhythmie unabhängig von der QTc-Zeit auftritt (Optimierung des Elektrolythaushaltes, ggf. Gabe eines β-Blockers oder Antiarrhythmikums, Kardioversion, etc.).

Inwiefern das Risiko, einen plötzlichen Herztod zu erleiden, bei Patienten, die unter onkologischer Therapie Herzrhythmusstörungen oder eine hochgradige Einschränkung der linksventrikulären Pumpfunktion entwickeln, mit dem Risiko einer ischämischen Kardiomyopathie vergleichbar ist, wird kontrovers diskutiert und nicht zuletzt vor dem Hintergrund der DANISH-Studie hinterfragt [1]. Tatsächlich ist die Evidenz hinsichtlich einer weiteren Risikostratifizierung eher dürftig. Aktuelle Leitlinien kardiologischer Fachgesellschaften empfehlen jedoch den Einsatz eines ICDs zur Primärprävention bei Patienten mit Kardiomyopathie und einer LV-Ejektionsfraktion ≤ 35 % trotz leitliniengerechter medikamentöser Therapie, symptomatischer Herzinsuffizienz der NYHA-Klasse II bis III und einer Lebenserwartung von mehr als einem Jahr. Dies wiederum kann die Notwendigkeit einer primärprophylaktischen ICD-Implantation bei Patienten mit chemotherapiebedingter Kardiomyopathie rechtfertigen [3]. Vor dem Hintergrund mehrerer Studien, die zeigen konnten, dass die Inzidenz ventrikulärer Herzrhythmusstörungen bei Anthrazyklin-induzierter Kardiomyopathie vergleichbar mit nichtonkologischen Kardiomyopathien ist, scheint dies in vielen Fällen durchaus gerechtfertigt [19,20]. In Situationen, in denen keine Schrittmacherstimulation benötigt wird und keine Herzrhythmusstörungen vorliegen, die eine Überstimulation erfordern, stehen subkutan oder submuskulär implantierbare ICD-Systeme (sICD) zur Verfügung, bei denen kein potenziell prothrombogenes Fremdmaterial und kein potenzieller Fokus für hämatogene Infektionen ins Gefäßsystem eingebracht werden muss. In Fällen, bei denen von einer transienten Reduktion der linksventrikulären systolischen Pumpfunktion ausgegangen wird, beispielsweise im Kontext chemotherapieinduzierter Myokarditien, kann der Einsatz einer tragbaren Defibrillator-Weste diskutiert werden. Unlängst konnte im Rahmen der MADIT-CHIC-Studie (Multicenter Automatic Defibrillator Implantation Trial-Chemotherapy Induced Cardiomyopathy) gezeigt werden, dass Patienten mit Chemotherapie-induzierter Kardiomyopathie, einer LV-Ejektionsfraktion ≤ 35 % und einem breiten QRS-Komplex (Linksschenkelblock, mediane QRS-Dauer 152 ms) unter optimierter medikamentöser Herzinsuffizienztherapie von einer kardialen Resynchronisationstherapie profitieren. Sechs Monate nach CRT-Implantation konnte in diesem Kollektiv eine signifikante Verbesserung der LV-Ejektionsfraktion, eine Verringerung des LV-Volumens und des Volumens des linken Vorhofs sowie eine Verbesserung der Herzinsuffizienzsymptome beobachtet werden [3,21].

Auch im Anschluss an eine ICD- oder CRT-D-Implantation sollten die onkologische Weiterbetreuung und kardiologische/rhythmologische Device-Nachsorgen im engen Dialog erfolgen, um die Programmierung der Aggregate auf die individuellen Bedürfnisse der Patienten anzupassen. Hier gilt es insbesondere zu beachten, dass, wenn sich die klinische Situation und das onkologische Behandlungskonzept in eine palliativmedizinische Richtung bewegen, eine Deaktivierung der ICD-Therapie diskutiert werden muss.

> **Merke:** Im Gegensatz zu supraventrikulären Rhythmusstörungen treten ventrikuläre Arrhythmien bei onkologischen Patienten eher selten auf. QTc-Zeitverlängerung, Elektrolytentgleisungen, eine Ischämie oder eine Einschränkung der linksventrikulären Pumpfunktion sind typische auslösende Faktoren. Im Hinblick auf eine weitere Risikostratifizierung existieren bei kardioonkologischen Patienten bislang keine spezifischen Kriterien. Bei ICD-Systemen muss im Rahmen der Aufnahme eines palliativen Therapiekonzeptes die Deaktivierung der Therapieabgabe diskutiert werden.

Tab. 20.1: Arrhythmiepotenzial unterschiedlicher Chemotherapeutika.

Substanz	Bradykardien	Supraventrikuläre Tachykardien/VHF	Ventrikuläre Herzrhythmus-störungen
Anthrazykline			
Doxorubicin, Epirubicin, Idarubicin, Mitoxantrone	Sinusbradykardie (häufig) AV-Block (häufig) Schenkelblock (häufig)	Vorhofflimmern (sehr häufig) Sinustachykardie (sehr häufig) Supraventrikuläre Extrasystolen (sehr häufig) Supraventrikuläre Tachykardien (häufig)	Ventrikuläre Extrasystolen (sehr häufig) QTc-Verlängerung (sehr häufig) Ventrikuläre Tachykardien (häufig)
Antimetabolite			
Fluorouracil	Sinusbradykardie (sehr häufig)	Vorhofflimmern (häufig)	Ventrikuläre Extrasystolen (sehr häufig) Ventrikuläre Tachykardien (häufig)
Capecitabin	–	Sinustachykardie (sehr häufig)	–
Fludarabin	–	Supraventrikuläre Tachykardien (häufig)	–
Gemcitabin	–	Vorhofflimmern (häufig) Vorhofflattern (häufig)	Ventrikuläre Tachykardien (gelegentlich)
Clofarabin	–	–	–
Cytarabin	–	–	–

Tab. 20.1: (fortgesetzt)

Substanz	Bradykardien	Supraventrikuläre Tachykardien/VHF	Ventrikuläre Herzrhythmusstörungen
Alkylantien			
Cyclophosphamid	–	Sinustachykardie (sehr häufig) Supraventrikuläre Extrasystolen (häufig) Supraventrikuläre Tachykardien (häufig) Vorhofflimmern (häufig)	Ventrikuläre Extrasystolen (häufig) Ventrikuläre Tachykardien (gelegentlich)
Ifosfamid	–	–	–
Melphalan	–	Vorhofflimmern (sehr häufig) Supraventrikuläre Tachykardien (häufig)	Ventrikuläre Extrasystolen (gelegentlich) Ventrikuläre Tachykardien (gelegentlich)
Busulfan	–	–	–
Platinbasierte Medikamente			
Cisplatin	Bradykardie (gelegentlich) AV-Block (gelegentlich)	Supraventrikuläre Tachykardien (häufig) Vorhofflimmern (gelegentlich)	Ventrikuläre Tachykardien (häufig)
Immunomodulatoren			
Lenalidomid	–	Vorhofflimmern (häufig)	Ventrikuläre Tachykardien (gelegentlich)
Thalidomid	–	Vorhofflimmern (gelegentlich)	Ventrikuläre Extrasystolen (gelegentlich) Ventrikuläre Tachykardien (gelegentlich)
Proteasominhibitoren			
Carfilzomib	–	Vorhofflimmern (gelegentlich)	–
Bortezomib	–	Vorhofflimmern (häufig) Supraventrikuläre Tachykardien (gelegentlich)	–

Tab. 20.1: (fortgesetzt)

Substanz	Bradykardien	Supraventrikuläre Tachykardien/VHF	Ventrikuläre Herzrhythmus-störungen
Multi-Target-Kinaseinhibitoren			
Osimertinib (EGFR/HER1)	–	–	QTc-Verlängerung (häufig)
Lapatinib (HER2/ERBB2)	–	Vorhofflimmern (gelegentlich) Supraventrikuläre Tachykardie (gelegentlich)	QTc-Verlängerung (gelegentlich)
Lenvatinib (VEGFR)	–	–	QTc-Verlängerung (häufig)
Pazopanib (VEGFR)	Sinusbradykardie (sehr häufig)	–	QTc-Verlängerung (häufig)
Sorafenib (VEGFR)	Sinusbradykardie (gelegentlich) AV Block (gelegentlich)	Vorhofflimmern (gelegentlich)	QTc-Verlängerung (gelegentlich) Torsade-de-Pointes (gelegentlich)
Sunitinib (VEGFR)	Sinusbradykardie (gelegentlich)	–	QTc-Verlängerung (gelegentlich) Torsade-de-Pointes (gelegentlich)
Vandetanib (VEGFR)	–	–	QTc-Verlängerung (häufig) Ventrikuläre Tachykardien (gelegentlich)
Bosutinib (BCR–ABL1)	Sinusbradykardie (gelegentlich)	–	QTc-Verlängerung (häufig)
Dasatinib (BCR–ABL1)	–	Vorhofflimmern (gelegentlich) Supraventrikuläre Tachykardie (gelegentlich)	QTc-Verlängerung (gelegentlich) Ventrikuläre Tachykardien (gelegentlich)
Imatinib (BCR–ABL1)	–	Vorhofflimmern (gelegentlich) Supraventrikuläre Tachykardie (gelegentlich)	–
Nilotinib (BCR–ABL1)	Sinusbradykardie (häufig) AV-Block (häufig)	Vorhofflimmern (häufig)	QTc-Verlängerung (häufig)

Tab. 20.1: (fortgesetzt)

Substanz	Bradykardien	Supraventrikuläre Tachykardien/VHF	Ventrikuläre Herzrhythmusstörungen
Ponatinib (BCR–ABL1)	Sinusbradykardie (gelegentlich) AV-Block (gelegentlich)	Vorhofflimmern (häufig) Supraventrikuläre Tachykardie (gelegentlich)	QTc-Verlängerung (gelegentlich) Ventrikuläre Tachykardien (gelegentlich)
Ibrutinib (BTK)	–	Vorhofflimmern (sehr häufig) Vorhofflattern (häufig)	Ventrikuläre Extrasystolen (gelegentlich) Ventrikuläre Tachykardien (gelegentlich)
Alectinib (ALK)	Sinusbradykardie (sehr häufig)	–	QTc-Verlängerung (gelegentlich)
Ceritinib (ALK)	Sinusbradykardie (gelegentlich)	–	QTc-Verlängerung (häufig)
Crizotinib (ALK)	Sinusbradykardie (sehr häufig)	–	QTc-Verlängerung (gelegentlich)
Brigatinib (ALK)	Sinusbradykardie (häufig)	–	–
Lorlatinib (ALK)	AV-Block (gelegentlich)	–	–
Encorafenib (BRAF)	–	–	QTc-Verlängerung (gelegentlich)
Vemurafenib (BRAF)	Sinusbradykardie (gelegentlich)	Vorhofflimmern (häufig) Supraventrikuläre Tachykardien (gelegentlich) Sinustachykardie (gelegentlich)	QTc-Verlängerung (sehr häufig) Torsade-de-Pointes (gelegentlich) Ventrikuläre Arrhythmien (gelegentlich) Ventrikuläre Extrasystolen (gelegentlich)
Gilteritinib (FTL3)	–	–	QTc-Verlängerung (häufig)
Trametinib (MEK)	Sinusbradykardie (häufig)	–	QTc-Verlängerung (häufig)
Ruxolitinib (JAK)	Sinusbradykardie (gelegentlich)	–	QTc-Verlängerung (gelegentlich)

Tab. 20.1: (fortgesetzt)

Substanz	Bradykardien	Supraventrikuläre Tachykardien/VHF	Ventrikuläre Herzrhythmusstörungen
CAR-T-Zelltherapie			
Tisagenlecleucel, Axicabtagene-Ciloleucel	–	Vorhofflimmern (häufig) Supraventrikuläre Tachykardien (häufig)	–
HDAC-Inhibitoren			
Romidepsin	–	Supraventrikuläre Tachykardien (häufig) Vorhofflimmern (gelegentlich)	QTc-Verlängerung (häufig) Ventrikuläre Tachykardien (gelegentlich) Torsade-de-Pointes (gelegentlich)
Panobinostat	–	–	QTc-Verlängerung (häufig) Ventrikuläre Extrasystolen (gelegentlich) Ventrikuläre Tachykardien (gelegentlich)
Vorinostat	–	–	QTc-Verlängerung (häufig) Ventrikuläre Extrasystolen (gelegentlich)
Checkpointinhibitoren			
Nivolumab, Ipilimumab, Pembrolizumab	Sinusbradykardie (gelegentlich) AV-Block (gelegentlich)	Vorhofflimmern (gelegentlich)	QTc-Verlängerung (gelegentlich) Ventrikuläre Tachykardien (gelegentlich) Kammerflimmern (gelegentlich)
Taxane			
Docetaxel	–	Sinustachykardie (gelegentlich) Vorhofflattern (gelegentlich)	–
Paclitaxel	Sinusbradykardie (sehr häufig) AV-Block (gelegentlich)	Sinustachykardie (sehr häufig) Vorhofflimmern (gelegentlich) Supraventrikuläre Tachykardien (gelegentlich)	Ventrikuläre Extrasystolen (gelegentlich) Ventrikuläre Tachykardien (gelegentlich)

Tab. 20.1: (fortgesetzt)

Substanz	Bradykardien	Supraventrikuläre Tachykardien/VHF	Ventrikuläre Herzrhythmus-störungen
mTOR-Inhibitoren			
Everolimus	–	Vorhofflimmern (häufig)	–
CDK4/CDK6-Inhibitoren			
Ribociclib	–	–	QTc-Verlängerung (häufig)
Monoklonale Antikörper			
Alemtuzumab (anti-CD52)	Sinusbradykardie (häufig)	Vorhofflimmern (häufig)	Ventrikuläre Tachykardien (gelegentlich)
Cetuximab (anti-EGFR/HER1)	Sinusbradykardie (gelegentlich)	Vorhofflimmern (gelegentlich)	Ventrikuläre Tachykardien (gelegentlich)
Necitumumab (anti-EGFR/HER1)	–	Supraventrikuläre Tachykardien (gelegentlich)	–
Pertuzumab (anti-EGFR/HER1)	Sinusbradykardie (gelegentlich)	Vorhofflimmern (gelegentlich) Supraventrikuläre Tachykardien (gelegentlich)	Ventrikuläre Tachykardien (gelegentlich)
Rituximab (anti-CD20)	Sinusbradykardie (gelegentlich) AV-Block (gelegentlich)	Vorhofflimmern (gelegentlich) Supraventrikuläre Tachykardien (gelegentlich)	QTc-Verlängerung (gelegentlich) Torsade-de-Pointes (gelegentlich) Ventrikuläre Tachykardien (gelegentlich)
Trastuzumab (anti-HER2/ERBB2)	Sinusbradykardie (gelegentlich)	Vorhofflimmern (häufig) Supraventrikuläre Tachykardien (häufig)	Ventrikuläre Tachykardien (gelegentlich)
Sonstige			
Arsentrioxid	AV-Block (gelegentlich)	Vorhofflimmern (häufig) Supraventrikuläre Tachykardien (häufig)	QTc-Verlängerung (sehr häufig) Torsade-de-Pointes (häufig) Ventrikuläre Tachykardien (gelegentlich)

–: nicht beschrieben/keine Daten verfügbar; gelegentlich: < 1 %; häufig: 1–10 %; sehr häufig > 10 %. CAR, Chimeric Antigen Receptor; CDK, Cyclin-Dependent Kinase; CTLA4, Cytotoxic T-Lymphocyte Antigen 4; EGFR, Epidermal Growth Factor Receptor; HDAC, Histone Deacetylase; JAK, Janus Kinase; MEK, MAPK/ERK Kinase; mTOR, Mechanistic Target of Rapamycin; PD1, Programmed Cell Death 1; VEGFR, Vascular Endothelial Growth Factor Receptor. Inhalte in Anlehnung an Herrmann et al. [6] und Fradley et al. [3].

Literatur

[1]   Lehmann LH, Katus HA, Scholz EP. Rhythmusstörungen bei malignen Erkrankungen, unter Bestrahlung und Chemotherapie. Herzschrittmacherther Elektrophysiol. 2019;30:268–73.

[2]   Zamorano JL, Lancellotti P, Rodriguez Muñoz D, et al. 2016 ESC Position Paper on cancer treatments and cardiovascular toxicity developed under the auspices of the ESC Committee for Practice Guidelines: The Task Force for cancer treatments and cardiovascular toxicity of the European Society of Cardiology (ESC). Eur Heart J. 2016;37:2768–801.

[3]   Fradley MG, Beckie TM, Brown SA, et al. Recognition, Prevention, and Management of Arrhythmias and Autonomic Disorders in Cardio-Oncology: A Scientific Statement From the American Heart Association. Circulation. 2021;144:e41–e55.

[4]   Arbuck SG, Strauss H, Rowinsky E, et al. A reassessment of cardiac toxicity associated with Taxol. J Natl Cancer Inst Monogr. 1993:117–30.

[5]   Pai VB, Nahata MC. Cardiotoxicity of chemotherapeutic agents: incidence, treatment and prevention. Drug Saf. 2000;22:263–302.

[6]   Herrmann J. Adverse cardiac effects of cancer therapies: cardiotoxicity and arrhythmia. Nat Rev Cardiol. 2020;17:474–502.

[7]   Khan MA, Masood N, Husain N, et al. A retrospective study of cardiotoxicities induced by 5-fluouracil (5-FU) and 5-FU based chemotherapy regimens in Pakistani adult cancer patients at Shaukat Khanum Memorial Cancer Hospital & Research Center. J Pak Med Assoc. 2012;62:430–4.

[8]   Polk A, Vaage-Nilsen M, Vistisen K, Nielsen DL. Cardiotoxicity in cancer patients treated with 5-fluorouracil or capecitabine: a systematic review of incidence, manifestations and predisposing factors. Cancer Treat Rev. 2013;39:974–84.

[9]   Tamargo J, Caballero R, Delpón E. Cancer chemotherapy and cardiac arrhythmias: a review. Drug Saf. 2015;38:129–52.

[10] Romitan DM, Rădulescu D, Berindan-Neagoe I, et al. Cardiomyopathies and Arrhythmias Induced by Cancer Therapies. Biomedicines. 2020;8.

[11] Salem JE, Manouchehri A, Bretagne M, et al. Cardiovascular Toxicities Associated With Ibrutinib. J Am Coll Cardiol. 2019;74:1667–78.

[12] Escudier M, Cautela J, Malissen N, et al. Clinical Features, Management, and Outcomes of Immune Checkpoint Inhibitor-Related Cardiotoxicity. Circulation. 2017;136:2085–7.

[13] Mir H, Alhussein M, Alrashidi S, et al. Cardiac Complications Associated With Checkpoint Inhibition: A Systematic Review of the Literature in an Important Emerging Area. Can J Cardiol. 2018;34:1059–68.

[14] Santoro F, Ieva R, Lupo P, et al. Late calcification of the mitral-aortic junction causing transient complete atrio-ventricular block after mediastinal radiation of Hodgkin lymphoma: multimodal visualization. Int J Cardiol. 2012;155:e49–50.

[15] Tonorezos ES, Stillwell EE, Calloway JJ, et al. Arrhythmias in the setting of hematopoietic cell transplants. Bone Marrow Transplant. 2015;50:1212–6.

[16] Fradley MG, Ellenberg K, Alomar M, et al. Patterns of Anticoagulation Use in Patients With Cancer With Atrial Fibrillation and/or Atrial Flutter. JACC: CardioOncology. 2020;2:747–54.

[17] Melloni C, Dunning A, Granger CB, et al. Efficacy and Safety of Apixaban Versus Warfarin in Patients with Atrial Fibrillation and a History of Cancer: Insights from the ARISTOTLE Trial. Am J Med. 2017;130:1440–8.e1.

[18] Porta-Sánchez A, Gilbert C, Spears D, et al. Incidence, Diagnosis, and Management of QT Prolongation Induced by Cancer Therapies: A Systematic Review. J Am Heart Assoc. 2017;6.

[19] Fradley MG, Viganego F, Kip K, et al. Rates and risk of arrhythmias in cancer survivors with chemotherapy-induced cardiomyopathy compared with patients with other cardiomyopathies. Open Heart. 2017;4:e000701.

[20] Mazur M, Wang F, Hodge DO, et al. Burden of Cardiac Arrhythmias in Patients With Anthracycline-Related Cardiomyopathy. JACC Clin Electrophysiol. 2017;3:139–50.

[21] Singh JP, Solomon SD, Fradley MG, et al. Association of Cardiac Resynchronization Therapy With Change in Left Ventricular Ejection Fraction in Patients With Chemotherapy-Induced Cardiomyopathy. JAMA. 2019;322:1799–805.

21 Thrombose und Lungenembolie bei Krebspatienten

Hanno Riess

21.1 Einleitung

Tumorpatienten haben ein erhöhtes Risiko in den verschiedenen Gefäßregionen Thrombosen zu entwickeln. Dies betrifft vorrangig die venöse Thromboembolie (VTE) also tiefe Venenthrombose (TVT) und Lungenembolie (LE), aber auch das oberflächliche Venensystem (oberflächliche Venenthrombose: OVT), kardioembolische Ereignisse und arterio-arterielle Thromboembolien.

VTE sind nach der Tumorprogredienz die zweithäufigste zum Tod führende Komplikation bei Tumorpatienten [1]. Zudem ist die klinische Symptomatologie der manifesten VTE bei Tumorpatienten häufig schwerer und bei adäquater Therapie langsamer abklingend als bei nicht Tumorpatienten. Ein bei Tumorerkrankung vorbestehendes Blutungsrisiko wird durch die Antikoagulationstherapie erhöht. Auch bei adäquater Antikoagulationstherapie, ist das VTE-Rezidivrisiko deutlich erhöht. Aktuelle Daten zeigen, dass der symptomatischen VTE häufig asymptomatische inzidentelle VTE vorausgehen, deren möglicherweise vorhandenen leichteren Symptome fälschlich der zugrundeliegenden Tumorerkrankung oder als Nebenwirkung der Therapie zugeordnet werden. Dies betrifft nicht nur Venenthrombosen im Splanchnikusgebiet, sondern auch TVT der unteren Extremität, die bei Screening-Ultraschall-Untersuchungen detektiert werden können und so genannte inzidentelle Lungenembolien, die im Rahmen von Staging-Computertomografie-Untersuchungen erkannt werden [2,3]. VTE bei Tumorpatienten unterscheiden sich in ihrem Spontanverlauf, ihrer Diagnostik und klinischen Bedeutung, aber auch in ihrer Therapie von VTE bei Nicht-Tumorpatienten. In den letzten zwei Jahrzehnten sind eine Vielzahl klinischer Studien und Untersuchungen durchgeführt worden, die für das heutige Verständnis Tumor-assoziierter VTE („cancer associated thrombosis", CAT) und ihre Therapie im Weiteren zusammengefasst werden sollen.

21.2 Epidemiologie

Die Inzidenz tumorassoziierter venöser Thromboembolien ist zunehmend, da der Risikofaktor „Alter" sowohl für die Entwicklung von Tumorerkrankungen als auch für das Auftreten von VTE wesentlich ist. Darüber hinaus haben sich die – vorrangig palliativen – Behandlungsmöglichkeiten für Tumorpatienten verbessert, so dass die Zeit mit erhöhtem Thromboembolierisiko zunimmt. Ältere Daten zeigen über das Gesamtgebiet der Krebspatienten eine etwa 4–9-fach erhöhte VTE-Inzidenz im Vergleich zu Nicht-Krebserkrankten [4]. Dabei ist das Risiko für das Auftreten einer VTE bei Tumorpatien-

https://doi.org/10.1515/9783110592450-021

ten von vielfältigen interagierenden Faktoren (Abb. 21.1) abhängig, wobei patienten-, tumor- und behandlungsabhängige Faktoren unterschieden werden können. Die Einführung moderner Krebsmedikamente mit einem erhöhten thromboembolischen Risiko und auch die supportiven Therapiemöglichkeiten können dazu beitragen, das individuelle VTE-Risiko zu erhöhen. Vereinfachend kann man davon ausgehen, dass etwa jeder 5. Tumorpatient im Verlauf seiner Tumorerkrankung eine VTE erleiden wird und dass umgekehrt etwa jeder 5. VTE-Patient ein Tumorpatient ist, wobei die Tumorerkrankung vorbekannt ist, anlässlich der VTE oder im Verlaufe der folgenden Monate („occult cancer") diagnostiziert wird. Bezüglich der zugrundeliegenden Krebserkrankung ist sowohl die Krebsart als auch das Tumorstadium bedeutsam, so dass Patienten mit metastasiertem Pankreaskarzinom ein deutlich höheres VTE-Risiko als Patienten mit lokal fortgeschrittener Erkrankung, andererseits das Risiko von Patienten mit Pankreas- oder Magenkarzinomen deutlich über dem Risiko von Frauen mit Brust- oder Männern mit Prostatakrebs liegt [5]. Berücksichtigt man die Inzidenzen der verschiedenen Malignome, so überwiegen tatsächlich aber tumorassoziierte VTE bei Patienten mit Prostatakarzinom oder Brustkrebs [6].

Das Risiko eine tumorassoziierte VTE zu erleiden ist statistisch am größten in den letzten Wochen vor und ersten nach Diagnose der Tumorerkrankung bzw. der Einleitung einer spezifischen Therapie. Bei therapieinduzierter Remission nimmt das Risiko ab, um bei Tumorprogression erneut zuzunehmen.

Für klinische Studien wird sehr oft der Begriff der „aktiven Tumorerkrankung" verwendet, welcher nicht einheitlich verwendet wird, und Krebserkrankung mit sehr

Patienten-assoziiert	Tumor-assoziiert VTE Inzidenz im 1. Jahr nach Tumor-Diagnose/100 Patienten			Tumor-Therapie-assoziiert
		lokal	regional	meta-stasiert	Operation Chemotherapie (Art) Radiatio Port, ZVK
Ethnie Geschlecht (w > m) Alter (↑) Mobilität	Pankreas	4,3	5,3	19,7	
	Magen	2,7	3,9	12,9	
	Niere	1,2	3,9	8,0	
	Blase	0,7	2,7	7,6	
Thrombophilie VTE in Anamnese	Uterus	0,9	1,6	6,2	Assoziiert mit Supportivtherapie
	Lunge	1,1	2,3	5,2	
	Kolon/Rektum	0,9	2,3	4,6	ESA, G-CSF Transfusion Corticosteroide parenterale Ernährung (Infektion) (Autoimmunphän.)
	Melanom	0,2	1,0	4,6	
	Ovarien	0,6	2,1	3,8	
	Lymphom	2,0	3,5	2,9	
	Brust	0,6	1,0	2,8	
	Wun et al. Cancer Investigation 2009; 27(S1): 63–74				

Abb. 21.1: Auswahl von Faktoren, die das individuelle Thromboembolierisiko von Tumorpatienten modifizieren.

unterschiedlichem VTE-Risiko beinhaltet. Beispielhaft wird bei einer innerhalb von 6 Monaten nach Tumoroperation auftretender VTE auch ohne Tumorrest von „aktiver Tumorerkrankung" gesprochen, alternativ wäre eine Einordnung als „ganz normale postoperative" VTE. Am anderen Ende des Spektrums liegt die disseminierte, aktiv chemotherapeutisch behandelte Tumorerkrankung mit VTE (Abb. 21.1).

21.3 Pathophysiologie

Der einer tumorassoziierten VTE zugrundeliegende Pathomechanismus (Abb. 21.2) ist komplex, multifaktoriell und von Patient zu Patient different [7]. Die prothrombogenen Faktoren lassen sich durch die Virchow-Trias ordnen (Abb. 21.3). So können Gefäßkompressionen mit Blutflussverzögerungen durch externes oder infiltrierendes Tumorgewebe auftreten. Die Blutzusammensetzung verändert sich durch Mediatoren, die von Tumorzellen freigesetzt werden und direkt die Thrombinbildung stimulieren oder über stimulierte Endothelzellen, Leukozyten oder Thrombozyten einen prokoagulatorischen Zustand auslösen. Auch die „Entzündungsreaktion" z. B. im Zusammenhang mit der immunologischen Auseinandersetzung des Körpers mit dem Tumor kann zu prothrombogenen Hämostaseveränderungen führen. Im Bereich der

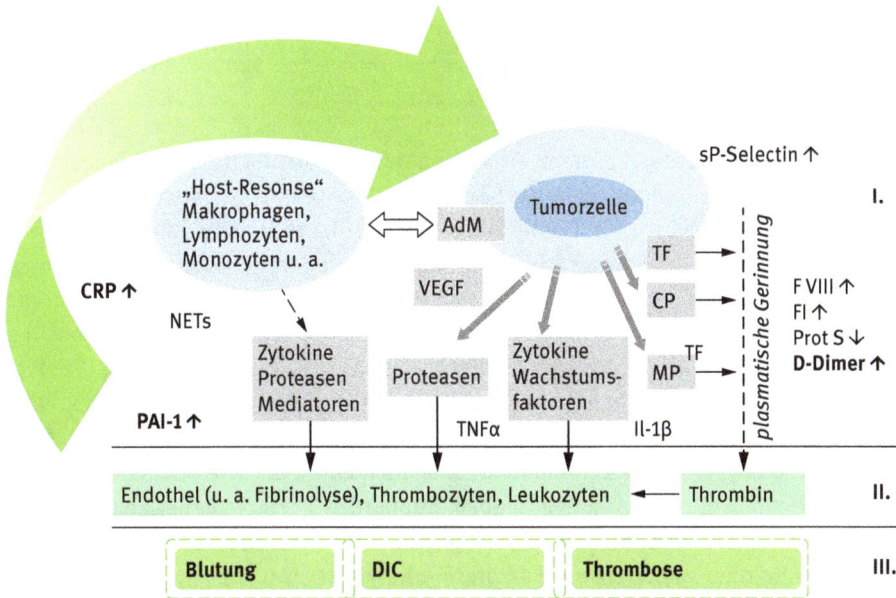

AdM = Adhäsionsmoleküle, CP = Cancer procoagulant, Il = Interleukine, MP = Micropartikel, NETs = Neutrophile extracellular traps, sP-Selektin = soluble Selektin im Plasma, TNF = tumor necrosis factor, TF = Tissue factor, VEGF = Vascular endothelial growth factor.

Abb. 21.2: Schematische Darstellung der verschiedenen Komponenten der komplexen Interaktion zwischen Tumor, Patientenimmunologie und Hämostase.

Akute-Phase-Reaktion (CRP ↑)
(z. B. Fibrinogen ↑, F VIII ↑, PAI-1 ↑, ...)
Hereditäre Thrombophilie
(z. B. Antithrombin ↓, Protein S ↓, Protein C ↓, ...)
Exsikkose

Tumorkoagulanzien
Micropartikel
Zellaktivierung
(z. B. Thrombozyten, Leukozyten, ...)
Antitumortherapie

... und andere

erhöhte
Gerinnungs-
neigung

Virchow-Trias

Gefäß-
schäden

gestörter
Blutfluss
(Stase)

Tumorinfiltration
Endothelläsionen
(z. B. Chemotherapie,
Tumormediatoren, ...)
zentralvenöser Katheter
... und andere

Kompression
(z. B. durch Tumor, Lymphom, ...)
Immobilisation
Lymphstau
postthrombotisches Syndrom
... und andere

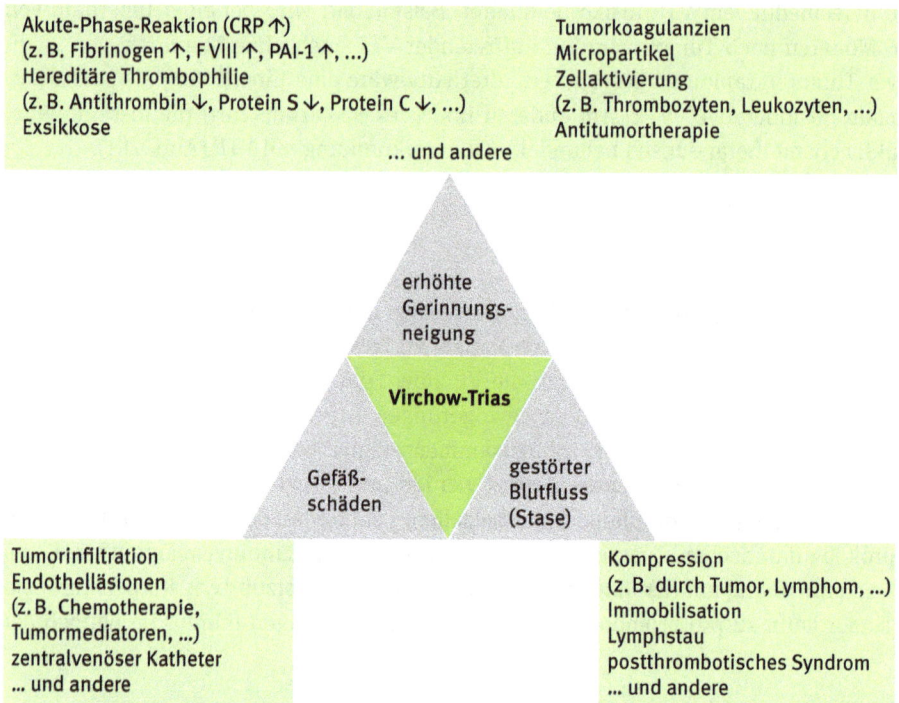

Abb. 21.3: Auswahl von prothrombotischen Faktoren basierend auf der Virchow'schen Trias.

hämatologischen Krebserkrankungen spielen darüber hinaus direkte viskositätsverändernde Faktoren im Rahmen einer Leuko-, Erythro- oder Thrombozytose sowie bei Paraproteinämien eine bedeutsame Rolle. Die regelhafte Verwendung intravasaler Verweilkathether (ZVK, Port-a-cath) erhöht das VTE- und Infektionsrisiko, das seinerseits prothrombogen wirkt. Innerhalb der verschiedenen Tumorentitäten ist die thrombophile Diathese abhängig vom histologischen Subtyp (Adenokarzinom der Lunge > Plattenepithelkarzinom der Lunge), aber auch vom Tumor-Grading (Pankreaskarzinom G3 > G1). Darüber hinaus wurde in den zurückliegenden Jahren deutlich, dass bestimmte Therapien, insbesondere solche mit antiangiogenetischer Komponente wie Bevacizumab, Lenalidomid, aber auch klassische Zytostatika wie Cisplatin prothrombogene Auswirkungen haben. Supportive Therapiemaßnahmen wie der Einsatz von Wachstumsfaktoren (Erythropoetin- oder Thrombopoetin-Analoga, Granulozyten-Kolonie-stimulierende Faktoren) erhöhen ebenso wie die parenterale Ernährung, Bluttransfusion und Steroide das VTE-Risiko.

21.4 Risikokategorisierung von Patienten

Die individuelle Einordnung des patientenspezifischen Thromboembolierisikos ist schwierig und unzuverlässig. Daher wird gefordert, Patienten mit Krebserkrankungen im Rahmen der Aufklärung über die zugrundeliegende Erkrankung und ihre Therapiemöglichkeiten auch auf das grundsätzlich erhöhte VTE-Risiko und die VTE-Erstsymptomatik hinzuweisen [8,9]. Bisher einziges, mehrfach evaluiertes Instrument zur Risikokategorisierung ist der Khorana-Score (Tab. 21.1), der einfach anzuwenden ist, allerding eine Reihe etablierter Faktoren wie z. B. Alter, VTE in der Vorgeschichte oder Mobilitätsgrad nicht beinhaltet [10]. Ein Punktwert von ≥ 3 wurde vereinzelt als Grundlage für die Indikationsstellung einer medikamentösen Primärprophylaxe empfohlen, eine zweifelfrei bestätigende klinische Studie fehlt.

Auch bei Krebspatienten mit stattgehabter VTE variiert das Rezidiv-VTE-Risiko unter oder nach Antikoagulationstherapie. Ein gut evaluiertes Instrument zur Kategorisierung dieses Risikos ist nicht verfügbar. Geringe Tumorlast, niedrige CRP-, normale LDH- und normale oder nur leicht erhöhte D-Dimere-Werte sind ebenso wie eine stattgehabte Rekanalisierung der TVT unter Antikoagulation Anhaltspunkte für ein eher geringes VTE-Rezidivrisiko.

Tab. 21.1: Khorana-Score.

Charakteristikum	
Primärtumor	
– mit sehr hohem Risiko (Pankreas, Magen)	2
– mit hohem Risiko (Lunge, Lymphom, gynäkol. Beckentumoren, u. a.)	1
Thrombozytenzahl vor Chemotherapie ≥ 350.000/µl	1
Hb < 10 g/dl oder EPO-Gabe	1
Leukozytenzahl vor Chemotherapie > 11.000 µl	1
BMI ≥ 35 kg/m²	1
hohes Risiko: 3–7 Punkte (→ VTE-Rate ≈ 4–10 %) mittleres Risiko: 1–2 Punkte (VTE-Rate ≈ 1–3 %) niedriges Risiko: 0 Punkte (→ VTE-Rate ≈ 0–1 %)	

21.5 Primärprävention

Eine Reihe von Studien zur (peri-/)post-operativen VTE-Prophylaxe bei Tumorpatienten belegen die Wirksamkeit und führen bei größeren Malignomoperationen zur Empfehlung einer 4–5-wöchigen Gabe von niedermolekularem Heparin (NMH) oder Fondaparinux (FPX) [8,11]. Im Rahmen von Studien bei nicht-chirurgischen akut erkrankten stationären Patienten waren auch Krebspatienten in geringem Maße (5–15 %) enthalten. In Übertragung des Gesamtergebnisses auf die einzelnen Subgruppen der Patientenkollektive wird auch bei Tumorpatienten die medikamentöse VTE-Prophylaxe mit NMH oder FPX empfohlen [11]. Ob dies auch gehfähige, quasi „ambulante" Patienten betrifft, deren stationärer Aufenthalt in der Komplexität der angewendeten medikamentösen Therapie begründet ist, wird kontrovers, aber eher zurückhaltend beurteilt.

Prospektiv randomisierte Studien bei ambulanten Tumorpatienten führten zu widersprüchlichen Ergebnissen. Die nachgewiesene signifikante Wirksamkeit von NMH bei gemischten Patientenkollektiven war bisher unter klinischen Aspekten nicht überzeugend genug, um eine generelle Empfehlung zur VTE-Prophylaxe nach sich zu ziehen. Die beiden aktuellen DOAK-Studien, die prospektiv randomisiert 2 × 2,5 mg Apixaban tgl. (AVERT-Studie) bzw. 1 × 10 mg Rivaroxaban tgl. (CASSINI-Studie) gegen Placebo bei Tumorpatienten mit einem Khorana-Score von ≥ 2 testeten [2,12], zeigen während der Medikationsphase eine signifikante und klinisch relevante Reduktion venöser Thromboembolien bei Tumorpatienten ohne bedeutsame Zunahme des Blutungsrisikos (Tab. 21.2). Beide Studien unterschieden sich in ihrem Studienendesign. Dabei zeigte sich auch, dass durch Ultraschalluntersuchung der Beinvenen bei etwa 5 % der primär studiengeeigneten Patienten eine asymptomatische VTE nachgewiesen werden konnte, so dass diese Patienten nicht in die CASSINI-Studie eingeschlossen werden konnten und die Ereignisraten sind wohl auch aufgrund des Ausschlusses dieser „Höchstrisikopatienten" niedriger als in der AVERT-Studie. Die Studien mit diesen Faktor Xa-Inhibitoren führen zu Änderungen aktueller Leitlinien, die nun eine medikamentöse VTE-Prophylaxe ab einem Khorana-Score von 2 unter Berücksichtigung des individuellen Blutungsrisikos nahelegen. In Deutschland sind beide Faktor Xa-Inhibitoren aber gegenwärtig (Stand 08/2022) zur primären VTE-Prophylaxe nur im orthopädischen Hochrisikobereich zugelassen.

Bei Patienten mit chemotherapeutisch behandeltem Pankreaskarzinom gibt es eine konsistente Datenlage, die eine etwa 80 %ige relative Risikoreduktion symptomatischer venöser Thromboembolien, aber auch inzidenteller und arterieller Ereignisse zeigt, ohne das Risiko für schwere Blutungskomplikationen zu erhöhen, so dass hier [13] und auch bei Patienten mit Multiplem Myelom unter Induktionschemotherapie [14] bereits eine evidenzbasierte Empfehlung zur primären VTE-Prophylaxe besteht [8].

Abgesehen von diesen beiden klaren Indikationen, ist bei ambulanten Tumorpatienten mit Khorana-Score von ≥ 2 die sich einer Chemotherapie unterziehen, insbesondere beim Vorliegen zusätzlicher prothrombogener Risikofaktoren eine primäre VTE-Prophylaxe zu empfehlen, sofern das individuelle Blutungsrisiko dem nicht entgegensteht [8].

Tab. 21.2: Aktuelle publizierte Studienergebnisse zu Prophylaxe und Therapie von CAT mit DOAK.

Studie	n	Medika-tion	VTE %	schw. Bltg.	VTE %	schw. Bltg.	ausgewählte Studien-Charakteristika
			„Intention to treat"		„On treatment"		
AVERT [12]	563	A vs. P	4,2 s 10,2	3,5 s 1,8	1,0 s 7,3	2,1 s 1,1	kein TVT-Screening mit Ultraschall vor Studien-einschluss und regelhaft im Verlauf der Studie Khorana-Score 2: 65,5 % Pankreas-Ca: 13,6 % Lymphome: 25,3 %
CASSINI [2]	841	R vs. P	6,0 ns 8,8	2,0 ns 1,0	2,6 s 6,4	2,0 ns 1,0	TVT-Screening mit Ultra-schall vor Studienein-schluss und regelhaft im Verlauf der Studie Khorana-Score 2: 68,5 % Pankreas-Ca: 32,6 % Lymphome: 7,0 %
HOKUSAI-VTE Cancer [18] *#	1046	E vs. D	7,9 ns 11,1	6,9 s 4,0	4,5 ns 7,3	5,9 ns 3,1	geplante Behandlungs-dauer: 12 Monate mediane Behandlungs-dauer: 211 Tage nach 6 Monaten: E: 58 %, D: 54 % nach 12 Monaten: E: 38 %, D: 29 %
SELECT-d [19]	406	R vs. D	4 (s) 11	6 ns 4	nicht verfügbar		Pilotstudie geplante Behandlungs-dauer: 6 Monate mediane Behandlungs-dauer: 5,7 Monate nach 220 Pat. Aus-schluss von Pat. mit Tu-moren des Ösophagus und der Kardia
CAST-DIVA [28]	158	R vs. D	6,4 ns 10,1	1,4 ns 3,7	nicht verfügbar		Geplante Behandlungs-dauer 3 Monate, mediane Behandlungsdauer 88 (R) und 89 Tage (D)
ADAM-VTE [20]	287	A vs. D	0,7 s 6,3	0 ns 1,4	nicht verfügbar		Geplante Behandlungs-dauer 6 Monate, media-ne Behandlungsdauer 5,78 (A) und 5,65 Mo (D); vorzeitiger Therapie-abbruch 4 % (A) und 15 % (D)

Tab. 21.2: (fortgesetzt)

Studie	n	Medika-tion	VTE %	schw. Bltg.	VTE %	schw. Bltg.	ausgewählte Studien-Charakteristika
			„Intention to treat"		„On treatment"		
CARAVAGGIO [21]	1154	A vs. D	5,6 ns# 7,9	3,8 ns 4,0	5,0 ns 8,2	3,8 ns 4,1	geplante Behandlungs-dauer: 6 Monate mediane Behandlungs-dauer: 177 Tage nach 6 Monaten: A: 63,5 %, D: 55,6 %

* Primärer Endpunkt aus Rezidiv-VTE und schwerer Blutung; # hochsignifikanter Nachweis der Nichtunterlegenheit des primären Endpunktes.
A = Apixaban, E = Edoxaban, D = Dalteparin, ns = nicht signifikant, P = Placebo, R = Rivaroxaban, s = signifikant, (s) Pilotstudie; HR 0,43 (0,19–0,99) des primären VTE-Endpunktes aber mit überlappenden 95 % Vertrauensbereichen der Endpunktwerte, schw. Bltg. = schwere Blutung, VTE = venöse Thromboembolie.

21.6 Diagnose einer VTE bei Tumorpatienten

Zur Diagnose symptomatischer VTE haben sich im klinischen Alltag die Berücksichtigung anamnestischer Angaben sowie klinischer Befunde, wie sie z. B. im Rahmen des Wells-Scores zusammengefasst sind [8,9], bewährt, um die klinische Wahrscheinlichkeit einer VTE festzulegen und daran die weitere Diagnostik auszurichten. Die für Patienten mit niedriger klinischer Wahrscheinlichkeit für eine VTE empfohlene D-Dimere-Bestimmung ist bei Tumorpatienten meist nicht hilfreich, da von einer Grundkrankheit-bedingten Erhöhung der D-Dimere-Werte über das altersspezifische Niveau hinaus regelhaft ausgegangen werden kann. Eine bildgebende Diagnostik, d. h. eine Ultraschalldiagnostik der tiefen Bein- und Beckenvenen und/oder ein Thorax-CT mit Kontrastmittel bei Verdacht auf Vorliegen einer Lungenembolie sind zu veranlassen [8,9]. Für spezielle Tumorlokalisationen wie Sinusvenenthrombosen und Thrombosen im Splanchnikus-Gebiet sind die entsprechenden kontrastmittelgestützten CT-Untersuchungen dieser Bereiche oder ein kontrastmittelgestütztes MRT hilfreich. Eine im klinischen Alltag wichtige und zunehmend häufige Situation ist die Detektion von asymptomatischen, sog. „inzidentellen" VTE im Rahmen von bildgebenden Staging-Untersuchungen der Tumorerkrankung [3,15].

Insbesondere bei VTE-Patienten, bei denen sich kein Risikofaktor für eine VTE finden lässt und somit von einer sog. idiopathischen oder spontanen VTE auszugehen wäre, ist an das Zugrundeliegen eines „okkulten" Malignoms zu denken und eine Aktualisierung der Alters-, Geschlechts- und Risiko-assoziierten Vorsorgeuntersuchungen anzuregen [8,9].

21.7 Therapie der venösen Thromboembolie bei Tumorpatienten

21.7.1 Initial- und Erhaltungstherapie

Die VTE-Behandlung von Tumorpatienten mit der klassischen Kombination aus initialer parenteraler Antikoagulation – meist NMH oder FPX – gefolgt von überlappender oraler Antikoagulation mit Vitamin-K-Antagonisten (VKA) ergab, dass es unter dieser Therapie zu einer Verdoppelung von Blutungskomplikationen und einer Verdreifachung von VTE-Rezidiven im Vergleich zu Nicht-Tumorpatienten kam. Ursächlich dafür war sicher auch, dass die Führung von Tumorpatienten mit VKA innerhalb des therapeutischen INR-Bereiches nur unzureichend gelingt. Eine Reihe Studien haben dann prospektiv randomisiert die Wirksamkeit einer über 3 bis 6 Monate prolongierten Antikoagulation mit NMH untersucht, wobei sich in der CLOT-Studie eine Halbierung der Rezidivrate mit dem NMH Dalteparin zeigte, ohne dass das Risiko für schwere Blutungskomplikationen zunahm [16]. Die etwa 10 Jahre später durchgeführte CATCH-Studie wird als Bestätigung dieses Ergebnisses aufgefasst, auch wenn das primäre Studienziel statistisch knapp verfehlt wurde, da sich mit dem NMH Tinzaparin eine signifikante Verminderung von Rezidiv-TVT und eine signifikante Verminderung von klinisch relevanten, nicht schweren Blutungen ergab [17]. Die seit vielen Jahren geltenden Leitlinien empfahlen daher eine primäre für 3–6 Monate prolongierte Antikoagulation mit NMH bei CAT [9].

Da bei Nicht-Tumorpatienten die direkten oralen Antikoagulantien (DOAK) die VKA nicht nur auf dem Gebiet des nicht-valvulären Vorhofflimmerns, sondern auch auf dem Gebiet der VTE als Erstlinientherapie abgelöst haben, war es naheliegend DOAK auch bei CAT zu untersuchen (Tab. 21.2). Die initial mit NMH für mindestens 5 Tage eingeleitete und dann auf 60 mg tgl. des oralen F-Xa-Inhibitor Edoxaban (HOKUSAI-VTE-CANCER) gewechselte Antikoagulation belegte die Nichtunterlegenheit des kombinierten Endpunktes aus Rezidiv-VTE und schwerer Blutung im Vergleich zur Leitlinientherapie mit NMH (Dalteparin im „CLOT-Regime"). Es zeigte sich ein Trend mit numerisch weniger VTE-Rezidiven bei numerisch ähnlich großer signifikanter Zunahme von schweren Blutungskomplikationen unter Edoxaban [18]. Betrachtet man die schweren Blutungskomplikationen in den beiden Therapiearmen, so ist festzuhalten, dass intrazerebrale oder tödliche Blutungskomplikationen unter Edoxaban nicht, wohl aber unter Dalteparin auftraten. Die wesentliche Anzahl der schweren Blutungskomplikationen unter Edoxaban bezieht sich auf obere gastrointestinale Blutungen und diese wiederum bevorzugt bei Patienten mit luminalen gastrointestinalen Tumorerkrankungen. Wobei auch in der Subgruppe der Patienten mit gastrointestinalen Tumoren eine Reduktion der VTE-Rezidivrate gezeigt werden konnte. Ähnliche Therapieergebnisse wurden in einer kleinen Pilotstudie mit Rivaroxaban (SELECT-d) im Vergleich zu Dalteparin gezeigt [19], bei der nach Randomisation oral mit 2 × 15 mg Rivaroxaban für 3 Wochen, im Weiteren dann mit 20 mg täglich behandelt wurde. Auch hier zeigt sich eine Zunahme von schweren und klinisch relevanten nicht-schweren Blutungskomplikationen bei einer zahlenmäßigen Reduktion von VTE-Rezidiven unter Rivaroxaban. Eine weitere kleine randomisierte Studie (ADAM-VTE), die den F-Xa-Inhibitor Apixaban mit dem NMH Dalteparin vergleicht, weist in dieselbe Richtung, wobei keine Zunahme schwerer Blutungskomplikationen berichtet wurde [20]. Die zweite große Therapiestudie (CARAVAGGIO) belegt die Wirksamkeit und Sicherheit der oralen Initial- (2 × 10mg tgl. für 7 Tage) und Erhaltungstherapie (2 × 5mg tgl.) mit Apixaban auch bei CAT [21]. In Übereinstimmung mit den Ergebnissen der HOKUSAI-VTE-Cancer- und SELECT-d-Studien zeigt sich ein numerisch vermindertes VTE-Rezidivrisiko unter Apixaban. Abweichend treten aber in der CARAVAGGIO-Studie keine vermehrten schweren Blutungen im Apixaban-Arm auf, wobei dies auch für Patienten mit gastrointestinalen Tumoren gilt.

Von klinischer Relevanz ist auch die in den zwei großen Studien [18,21] überzeugend belegte bessere Persistenz der Patienten mit der oralen Studienmedikation sowie die gleichartigen Rezidiv- und Blutungsrisiken von Patienten mit inzidenteller oder symptomatischer Initial-VTE.

Praktische Bedeutung hat weiterhin die Tatsache, dass aufgrund der ähnlichen pharmakodynamischen und -kinetischen Eigenschaften von direkten Faktor Xa-Inhibitoren (DXI) und NMH ein Wechsel von subkutaner zu oraler Antikoagulation – und umgekehrt – durch einfachen Wechsel („Switchen") möglich, antikoagulatorisch wirksam und sicher ist.

Zusammenfassend kann somit nun auch leitlinienkonform die Initialtherapie von VTE bei Tumorpatienten in Abhängigkeit von dem Blutungsrisiko der Patienten gleichwertig mit NMH, NMH gefolgt von Edoxaban oder primär beginnend mit Apixaban oder Rivaroxaban erfolgen (Abb. 21.4, Tab 21.3). Bei Patienten mit luminalen,

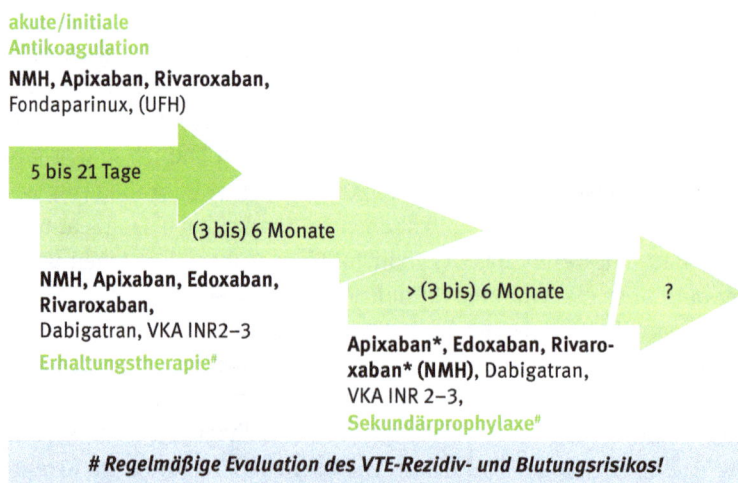

**akute/initiale
Antikoagulation**

NMH, Apixaban, Rivaroxaban,
Fondaparinux, (UFH)

5 bis 21 Tage

(3 bis) 6 Monate

**NMH, Apixaban, Edoxaban,
Rivaroxaban,**
Dabigatran, VKA INR2–3
Erhaltungstherapie#

> (3 bis) 6 Monate

?

Apixaban*, Edoxaban, Rivaroxaban* (NMH), Dabigatran, VKA INR 2–3,
Sekundärprophylaxe#

 # Regelmäßige Evaluation des VTE-Rezidiv- und Blutungsrisikos!

* Reduktion auf 50 % der Therapiedosis bei längerfristiger Sekundärprophylaxe erwägenswert.

Abb. 21.4: Evidenzbasierte Antikoagulationsoptionen zur Behandlung der CAT.

schleimhautassoziierten Tumormanifestationen (z. B. gastrointestinal, urogenital) wird aufgrund eines erhöhten Blutungsrisikos die initiale Antikoagulation mit NMH bevorzugt empfohlen. Bei der differentialtherapeutischen Entscheidung zur Art der Antikoagulation ist neben der Tumorentität und dem vermuteten Blutungsrisiko auch die klinische Situation der Tumorpatienten (Aufnahmefähigkeit oraler Substanzen, Nausea, Emesis) ebenso zu berücksichtigen, wie die Interaktionsmöglichkeit der DXI mit eingesetzten Medikamenten [20,21]. Hier ist eine differenzierte Berücksichtigung der verschiedenen DXI in Abhängigkeit vom Ausmaß ihrer p-Glykoproteintransporter bzw. Cytocrom-P-Interaktionspotentiale notwendig.

Tab. 21.3: Antikoagulation der VTE bei Tumorpatienten.

	DXI*	NMH	VKA**
Primäre VTE-Prophylaxe	+ – (+)	+ + +	– – –
VTE-Initialtherapie	+ + +	+ + +	– – –
– *VTE-Risiko hoch*	*eher ja*	*eher nein*	*–*
– *Blutungsrisiko hoch*	*eher nein*	*eher ja*	*–*
– *Tumor oder Läsionen luminal/schleimhautassoziiert z. B. gastrointestinal, urogenital*	*eher nein*	*eher ja*	*–*
VTE-Erhaltungstherapie < (3–)6 Monate)	+ + +	+ + +	(+) + –
– *schlechte Persistenz der s. c. Gabe*	*eher ja*	*eher nein*	*(+)*
Wahl adaptiert an VTE- und Blutungsrisiken, Patientenpräferenz; ggf. situationsangepasstes Switchen			*(+)*
VTE-Sekundärprophylaxe > (3–)6 Monate	+ + +	+ + +	+ + (+)
– *hohes Blutungsrisiko*	*(eher nein) Dosisreduktion*	*eher ja (Dosisreduktion)*	*(+)*

kursiv: *exemplarische* Anhaltspunkte zur Differentialtherapie

– – –: keine Daten, keine Zulassung, keine Empfehlung; (+) + –: schlechte Daten, Zulassung, keine Primärempfehlung; + – (+): Daten, keine Zulassung, keine allgemeine Empfehlung; + + + : Daten, Zulassung, Empfehlung; + + (+): Daten, Zulassung, abratende Empfehlung; *, **: Risiken der Medikamenteninteraktionen.

21.7.2 Dauer und Intensität der Antikoagulantien zur Sekundärprophylaxe

Die Vergleichsstudien zur Antikoagulation bei tumorassoziierten VTE haben meist Zeiträume von 3–6 Monate untersucht. Nur bei der HOKUSAI-VTE-CANCER-Studie wurde das Behandlungsregime für 12 Monate vergleichend dokumentiert, wobei 26 % der Patienten weniger als 3 Monate, und nur 56 % über 6 Monate hinaus antikoaguliert wurden.

Abhängig von Tumorentität und -stadium sowie dem Ansprechen auf die Antitumortherapie ist bei aktiver Tumorerkrankung von einem fortbestehenden VTE-Risiko bei Tumorpatienten auszugehen und damit die Indikation zu einer prolongierten Antikoagulation zu stellen [8,9]. In Analogie zum Vorgehen bei idiopathischer VTE ist dabei eine individuelle Nutzen-Risiko-Evaluation, unter Einbeziehung der Patientenpräferenz zu empfehlen. Die bei Nicht-Tumorpatienten bekannten Risikofaktoren für ein VTE-Rezidiv haben auch bei Tumorpatienten – wenn auch geringere – Bedeutung bei der Entscheidung für oder gegen eine prolongierte Antikoagulation (Tab. 21.4). Besondere Berücksichtigung bedarf das möglicherweise durch die Tumorerkrankung bzw. die tumorspezifische Therapie veränderte Blutungsrisiko und die Art und Aktivität der Tumorerkrankung. So wird man sich bei postmenopausalen Patientinnen mit ausschließlich ossär metastasiertem Mammakarzinom und stabiler Tumorerkrankung unter einem Aromataseinhibitor eher für eine Beendigung oder (siehe unten) Dosisreduktion der Antikoagulation entscheiden als bei Patienten mit weitgehend therapierefraktärem oder erneut progredientem metastasiertem Adenokarzinoms des Magens, der Lunge oder des Pankreas. Die Leitlinienempfehlungen zu Art, Dauer und Intensität der Antikoagulation bei CAT über die ersten 6 Monate hinaus sind jenseits der Aussage einer zu empfehlenden individuellen Nutzen-Risiko-Evaluation vage [8,9].

Tab. 21.4: Kriterien zur Indikationsstellung einer prolongierten Erhaltungstherapie bei CAT (modifiziert nach [9]).

	für fortgesetzte Therapie	gegen fortgesetzte Therapie
Risikofaktor (Malignom)	fortbestehend/aktiv	passager/in Remission
Genese	unklar	getriggert
Rezidiv	ja	nein
Blutungsrisiko	gering	hoch
bisherige Antikoagulationsqualität	gut	schlecht
D-Dimere (nach Therapieende)	erhöht	normal
Residualthrombus	vorhanden	fehlend
Geschlecht	Mann	Frau
Thrombus-Ausdehnung	langstreckig	kurzstreckig
Thrombus-Lokalisation	proximal	distal
Lungenembolie	zentral/rechtsherzbelastend	subsegmental/asymptomatisch
schwere Thrombophilie	ja*	nein**
Patientenpräferenz	für Therapie	gegen Therapie

* z. B. Antiphospholipid-Syndrom, ** z. B. Heterozygote Faktor V- oder heterozygote Prothrombinmutation.

Die gegenwärtige Datenlage zur Antikoagulation bei CAT betrifft gut dokumentiert den Zeitraum zwischen 3 und 12 Monaten nach VTE-Diagnose. Dabei nimmt die Therapieadhärenz mit zunehmendem Abstand vom Primärereignisses auch bei Tumorpatienten ab [18,21]. Es ist zu erhoffen, dass in der Versorgungsrealität in Analogie zu den CAT-Studien mit DXI eine Verbesserung der Therapietreue erreicht werden kann. Neben der optimalen Antikoagulationsdauer ist auch die Frage der notwendigen Antikoagulationsintensität nicht geklärt. In der CLOT-Studie, deren Antikoagulationsregime auch den Standardarm der aktuellen randomisierten Untersuchungen der DXI-Therapie darstellt, wird die therapeutische Dosis 4 Wochen nach VTE-Diagnose von 200 E Dalteparin auf 150 E pro Kilogramm einmal täglich reduziert [16]. In der CATCH-Studie wurde Tinzaparin über die gesamte 6-monatige Therapiedauer mit gleichbleibender Dosis von 175 E/kg Körpergewicht einmal täglich appliziert [17]. Zwei große Studien mit Apixaban (AMPLIFY EXTENSION) [24] bzw. Rivaroxaban (EINSTEIN CHOICE) [25] untersuchten die Reduktion der DXI-Dosis auf 50 % – d. h. auf eine Hochrisiko-Prophylaxedosis – nach mindestens 6-monatiger Antikoagulation und belegten, dass dies nicht zu einer Erhöhung des VTE-Rezidivrisikos führt. In diese Studien waren Nichttumorpatienten, überwiegend solche mit idiopathischen Venenthrombosen oder mit fortbestehenden Risikofaktoren eingeschlossen worden. Da für diese Medikamente und Dosierung die primärprophylaktische Wirksamkeit bei ambulanten Tumorpatienten (siehe oben) nachgewiesen wurde, kann auch bei Tumorpatienten die reduzierte Antikoagulation mit diesen DXI eine sinnvolle Option für ein differenzierendes, das individuelle VTE-Risiko sowie die Blutungsproblematik berücksichtigendes Vorgehen darstellen.

21.7.3 Spezifische Herausforderungen bei der VTE-Behandlung von Tumorpatienten

Patienten mit CAT zeigen im Versorgungsalltag regelhafter als Nicht-Tumorpatienten spezifische Behandlungsprobleme:

Im Rahmen von Tumor-Staging-Untersuchungen werden oft asymptomatische, sog. „inzidentelle" VTE gefunden. Obwohl gegenwärtig prospektiv randomisierte Untersuchungen zur optimalen Therapie dieser VTEs nicht abgeschlossen sind, belegen die verfügbaren Daten – insbesondere aus den großen CAT-Therapiestudien – , dass die Rezidiv- und Blutungswahrscheinlichkeit dieser VTE bei Antikoagulation vergleichbar mit symptomatischen venösen Thromboembolien sind [15]. Gegenwärtig aktive Studien prüfen ein kontrollierendes Abwarten im Vergleich zur therapeutischen Antikoagulation bei ausschließlich subsegmental lokalisierten Lungenembolien nach TVT-Ausschluss.

Auch stellt sich die Frage der optimalen Antikoagulationsintensität bei Thrombozytopenie. Aus der klinischen Erfahrung mit therapeutischer NMH-Therapie wird eine voll-therapeutische Antikoagulation bei Thrombozytenzahlen über 50.000 als sicher eingeordnet. Empfohlen wird eine Reduktion bei Plättchenzahlen von 25–

50.000/µl auf eine halbtherapeutische oder hochrisikoprophylaktische Dosierung, eine noch zurückhaltendere Dosierung bei Thrombozytenzahlen unter 25.000 [8,26]. Eine volltherapeutische Antikoagulation ist im Einzelfall auch hier, z. B. bei akuter LE, zu rechtfertigen. Stets ist auf das Auftreten von klinischen Blutungszeichen zu achten.

Das VTE-Rezidiv-Risiko ist bei Tumorpatienten mit etwa 5 % innerhalb der ersten 6 Monaten als vergleichsweise hoch einzuordnen. Ein Compliance-Problem und das Vorliegen einer HIT Typ II bei NMH-Gabe oder Medikamenteninteraktionen im Falle von VKA oder DOAK sollten möglichst ausgeschlossen werden. Bei Patienten, die ein Rezidiv unter VKA erleiden, wird die Therapieumstellung auf NMH oder einen DXI empfohlen. Bei VTE-Rezidiv unter reduziert dosiertem NMH oder DOAK empfiehlt sich eine Erhöhung auf die volltherapeutische Dosis., Falls das Rezidiv unter volltherapeutischer NMH-Dosis auftritt, wird die Erhöhung auf 120–130 % der Therapie-Dosis empfohlen [24]. Bei VTE-Rezidiv unter therapeutisch dosiertem DXI werden Dosiserhöhungen in Analogie zur Initialtherapie mit Apixaban oder Rivaroxaban oder der Wechsel auf höher (120–130 %) dosiertes NMH in Betracht zu ziehen sein.

Der Einsatz von Vena-Cava-Filtern wird sehr zurückhaltend beurteilt. Sie sollten ausschließlich bei absoluten Kontraindikationen zur Antikoagulation – und dann möglichst nur passager – zum Einsatz kommen.

Im Vergleich zu Studien bei Nicht-Tumorpatienten treten bei CAT-Patienten deutlich vermehrt schwere Blutungen auf. Dies ist einerseits auf das vorbestehend erhöhte Blutungsrisiko von Tumorpatienten, andererseits darauf zurückzuführen, dass zur Graduierung von Blutungen mittels der verwendeten ISTH-Kriterien ein Hb-Abfall um 2 g/dl oder eine Transfusionsdurchführung wesentlich Beurteilungsereignisse sind, beides Kriterien, die bei Patienten mit aktiver Tumorerkrankung unter Therapie häufig auch ohne Blutungsereignis auftreten, so dass ein „up-grading" nicht-gefährdender Blutungen erfolgt. Dementsprechend sind nur wenige dieser „schweren Blutungen" klinisch besorgniserregend. Für lebensbedrohende oder nicht kurzfristig kontrollierbare Blutungen steht für DXI neben PPSB mit Andexanet alfa ein effektives Antidot zur Verfügung. Erfreulicherweise treten auch in den beiden großen DXI-Studien der CAT lebensbedrohende Blutungen sehr selten und zahlenmäßig seltener als unter NMH auf. Dennoch finden sich im klinischen Alltag und in den Studien bei Tumor- und Nichttumorpatienten Hinweise auf vermehrte nicht-schwere, meist schleimhautassoziierte Blutungen unter DOAK im Vergleich zu NMH. Ursächliche Bedeutung könnte das sehr große Verteilungsvolumen der kleinmolekularen DOAK haben, das im Gegensatz zu dem von NMH das Blutvolumen deutlich übersteigt. Tatsächlich finden sich in Körpersekreten und Urin antikoagulatorisch relevante DOAK-Spiegel, die das Sistieren kleiner schleimhautassoziierter Blutungen verzögern könnten.

Die meisten dieser Blutungen treten im oberen Gastrointestinaltrakt auf, bei denen es aufgrund der kurzen Halbwertzeit von NMH oder DOAK in aller Regel gelingt durch Antikoagulationspause und/oder endoskopische Intervention, die Blutungsquelle zu identifizieren und durch lokale Maßnahmen zu kontrollieren. Mit welcher Intensität und ab welchem Zeitpunkt dann die Antikoagulation wiederaufgenommen werden kann, bleibt einer patientenspezifischen Abwägung vorbehalten. Dabei sollte neben dem Blutungsrisiko auch die Art und Ausdehnung der VTE sowie das Zeitintervall von VTE bis zu Blutungskomplikation berücksichtigt werden. Ein längeres Pausieren der Antikoagulation wird das VTE-Rezidiv-Risiko erhöhen. Hier kann darauf vertraut werden, dass auch prophylaktische bzw. halbtherapeutische Dosierungen der Antikoagulantien (NMH oder DXI) das VTE-Risiko bei Tumorpatienten reduzieren.

Die Wahrscheinlichkeit, dass sich Patienten mit CAT im Verlauf der Antikoagulationstherapie Interventionen oder Operationen unterziehen müssen, ist hoch. Dabei sollte die therapeutische Antikoagulationsphase zwischen akuter VTE und durchzuführendem Eingriff so lange wie klinisch vertretbar, ausgedehnt werden. In Analogie zu Nichttumorpatienten ist unter Berücksichtigung der Nierenfunktion ein kurzfristiges Pausieren der Antikoagulation mit rascher postinterventioneller Wiederaufnahme der Antikoagulation zu empfehlen. In aller Regel wird eine Pause von 24–48 Stunden zwischen letzter Antikoagulationsdosis und Intervention sowohl für NMH als auch für F-Xa-Inhibitoren eine sichere Hämostase gewährleisten. Nach Intervention sollte die therapeutische Antikoagulation in Abhängigkeit von dem Blutungsrisiko zeitnah wiederaufgenommen werden, wobei eine wenige Tage umfassende Phase mit prophylaktischer Antikoagulation sinnvoll sein kann [25].

Bei schwerer Niereninsuffizienz kumulieren sowohl NMH als auch DOAK. In der Akutphase einer CAT kann die Gabe von unfraktioniertem Heparin intravenös oder subkutan appliziert eine Option darstellen. Alternativ können NMH (insbesondere Tinzaparin und Dalteparin) aber auch die oralen DXI eingesetzt werden, wobei durch substanzspezifische Bestimmung der Anti-F-Xa-Aktivität im Citratplasma eine Dosierungsanpassung möglich und sinnvoll ist [27].

NMH entfalten ihre antikoagulatorische Wirkung abhängig von der Antithrombinfunktion und können somit bei fortgeschrittener Leberinsuffizienz in ihrer Wirkung abgeschwächt sein. Bei leichteren Formen der Leberinsuffizienz (Child-Pugh Kategorie A und B) sind auch die DOAK risikoarm anzuwenden [25].

Medikamente, die zur tumorspezifischen Therapie eingesetzt werden, sowie die bei meist älteren Tumorpatienten darüber hinaus zu befürchtende Polypharmazie kann zu Interaktionen mit den eingesetzten Antikoagulantien führen. Während NMH praktisch keine klinisch relevanten Interaktionen zeigen, ist das Interaktionspotential der DXI differenzierter zu betrachten [23,27]. Dabei bestehen Unterschiede der DOAK die insbesondere das Ausmaß des CYP3A4- und gp-Metabolismus betreffen. Hier ist zu empfehlen, einen individuellen Interaktions-Check unter Zuhilfenahme publizierter Listen bzw. entsprechender Internetwerkzeuge durchzuführen. In diesem Zusammenhang ist darauf hinzuweisen, dass das mögliche Interaktionspotenzial mit Substanzen, die über einen längeren Zeitraum parallel zur Antikoagulation gegeben werden sollen, bedeutsamer ist als die Kurzzeit-Interaktion, z. B. mit einer zyklischen eintägigen Chemotherapie unter Verwendung von Medikamenten mit im Stundenbereich oder darunterliegenden Halbwertzeiten.

21.8 Zusammenfassung und Ausblick

Das Risiko von Tumorpatienten, VTE zu erleiden, ist gegenüber Nicht-Tumorpatienten deutlich erhöht und hat klinisch relevanten Anteil an der Mortalität und Morbidität. Um eine frühzeitige VTE-Diagnose möglichst vor klinisch gravierenden Ereignissen zu erreichen, ist eine entsprechende Patientenaufklärung geboten. In einer individuellen Risiko-Nutzen-Abwägung unter Berücksichtigung der verfügbaren Datenlage ist bei erhöhtem Risiko (Khorana-Score ≥ 2) bzw. bei bestimmten Tumorentitäten (z. B. metastasierte Pankreaskarzinom) die Indikation zur primären VTE -Prophylaxe auch bei ambulanten Patienten zu stellen.

Die therapeutischen Möglichkeiten der VTE-Behandlung haben sich auch für Tumorpatienten durch die Verfügbarkeit der F-Xa-Inhibitoren deutlich erweitert. Alternativ zur bisherigen Standardtherapie mit subkutan zu applizierenden NMH kann nun auch eine orale Antikoagulation mit DXI von Beginn an oder im weiteren Verlauf nach einer Initialtherapie mit NMH auf gesicherter Datenlage durchgeführt werden. Dabei können langfristig auch reduzierte – z. B. halbtherapeutische – Dosierungen in Betracht gezogen werden. Diese medikamentösen Therapieoptionen erlauben die individuelle Berücksichtigung der vielfältigen Charakteristika und Risiken, bei denen sich Tumor- von Nicht-Tumorpatienten unterscheiden.

Literatur

[1] Khorana AA, Francis CW, Culakova E, et al. Thromboembolism is a leading cause of death in cancer patients receiving outpatient chemotherapy. J Thromb Haemost. 2007;5:632–634.

[2] Khorana AA, Soff GA, Kakkar AK, et al. Rivaroxaban for Thromboprophylaxis in High-Risk Ambulatory Cancer Patients. N Engl J Med. 2019;380:720–728. DOI: 10.1056/NEJMoa1814630

[3] Wun T, White RH. Epidemiology of cancer-related venous thromboembolism. Best Pract Res Clin Haematol. 2009;22:9–23.

[4] Mulder FI, Horváth-Puhó E, van Es N, et al. Venous thromboembolism in cancer patients: a population-based cohort study. Blood 2021;137:1959–1969.

[5] Chew HK, Wun T, Harvey D, et al. Incidence of venous thromboembolism and its effect on survival among patients with common cancers Arch Intern Med. 2006;166:458–364.

[6] Cohen AT, Katholing A, Riethbrock S, et al. Epidemiology of first and recurrent venous thromboembolism in patients with active cancer. A population-based cohort study. Thromb Haemost. 2017;117:57–65.

[7] Falanga A, Marchetti M, Russo L. The mechanisms of cancer-associated thrombosis. Thromb Res. 2015;135:S8-S11. Doi: 10.1016/S0049-3848(15)50432-5.

[8] Riess H, Pabinger-Fasching I, Alt-Epping B, et al. Venöse Thromboembolieen bei Tumorpatienten. 12/2020. www.onkopedia.com (Zugang 12/2020)

[9] AWMF-Leitlinienregister 065/002 2010. Diagnostik und Therapie der Venenthrombose und der Lungenembolie. (Zugang 12/2020)

[10] Khorana AA, Connolly GC: Assessing risk for venous thromboembolism in the patients with cancer. J Clin Oncol. 2009;27:4839–4847. DOI: 10.1200/JCO.2009.22.3271

[11] AWMF-Leitlinienregister 003–001 Prophylaxe der venösen Thromboembolie (Zugang 12/2020)

[12] Carrier M, Nassar KA, Mallick R, et al. Apixaban to prevent venous thromboembolism in patients with cancer N Engl J Med. 2019;380:710–719. DOI: 10.1056/NEJMMoa1814468

[13] Vadhan-Raj S, McNamara M, Venerito M, et al. Rivaroxaban thromboprohylaxis in ambulatory patients with pancreatic cancer: Results from a pre-specified subgroup analysis of the Cassini study. Cancer Med. 2020;9:6196–6204.

[14] Swan D, Rocci A, Bradbury C, Thachil J. Venous thromboembolism in multiple myeloma – choice of prophylaxis, role of direct oral anticoagulants and special considerations. Brit J Haemato. 2018;183:538–556.

[15] Kraaijpoe N, Bieker S, Meyer G, et al. Treatment and long-term clinical outcomesof incidental pulmonary embolism in patients with cancer: an international prospective cohort study. J Clin Oncol. 2019;37:1–8.

[16] Lee AY, Levine MN, Baker RI, et al. Low-molecular-weight heparin versus a coumarin for the prevention of recurrent venous thromboembolism in patients with cancer. N Engl J Med. 2003;349:146–53.

[17] Lee AYY, Kamphuisen PW, Meyer G, et al. A randomized trial of long-term tinzaparin, a low molecular weight heparin (LMWH), versus warfarin for treatment of acute venous thromboembolism (VTE) in cancer patients – the CATCH Study. JAMA. 2015;31:677–686.

[18] Raskob GE, van Es N, Verhamme P, et al. Edoxaban for the treatment of cancer-associated venous thromboembolism. N Engl J Med. 2018:378:615–624.

[19] Young AM, Marshall A, Thirlwall J, et al. Comparison of an oral factor Xa Inhibitor With Low molecular weight heparin in patients with cancer with venous thromboembolism: Results of a randomized trial (SELECT-D). J Clin Oncol. 2018;36:2017–23.

[20] McBane RD, Wysokinski WE, Le-Rademachger J, et al. Apixaban, dalteparin in active malignancy associated venous thromboembolism, the ADAM VTE trial. J. Thromb. Haemost. 2020;18:411–421.

[21] Agnelli G, Becattini C, Meyer G, et al. Apixaban for the treatment of venous thromboembolism associated with cancer. N. Engl. J. Med. 2020;382:1599–1607.

[22] Riess H, Ay C, Bauersachs R, et al. Use of Direct Oral Anticoagulants in Patients with Cancer: Practical Considerations for the Management of Patients with Nausea or Vomiting. The oncologist. 2018;23:822–39.

[23] Riess H, Prandoni P, Harder S, Kreher S, Bauersachs R. Direct oral anticoagulants for the treatment of venous thromboembolism in cancer patients: Potenzial for drug-drug interactions. Crit Rev Oncol Hematol. 2018;132:169–179.

[24] Agnelli G, Buller H, Cohen A, et al. Apixaban for extended treatment of venous thromboembolism. N Engl J Med. 2013;368:699–708.

[25] Weitz JI, Lensing AWA, Prins MH, et al. Rivaroxaban or aspirin for extended treatment of venous thromboembolism, N Engl J Med. 2017;376:1211–1222.

[26] Carrier M, Lazo–Langner A, Shivakumar S, et al. Clinical challenges in patients with cancer-associated thrombosis: Canadian expert consensus recommendations. Curr Oncol. 2015;22:49–59. doi: http://dx.doi.org/10.3747/co.22.2392.

[27] Steffel J, Verhamme P, Potpara TS, et al. The 2018 european heart rhythm association practical guide on the use of non-vitamin K antagonist oral anticoagulants in patients with atrial fibrillation. Eur Heart J. 2018;39:1330.1393.

[28] Planquette B, Bertoletti L, Charles-Nelson A, et al. Rivaroxaban vs Dalteparin in Cancer-Associated Thromboembolism: A Randomized Trial. Chest 2021;S0012-3692(21)04079-4.

22 Antikoagulation und Thrombozytenaggregationshemmung bei Tumorpatienten mit kardiologischen Indikationen

Hanno Riess, Oliver J. Müller

22.1 Antikoagulation bei Vorhofflimmern und Tumorerkrankung

22.1.1 Epidemiologie

Die Risiken, an kardiovaskulären Erkrankungen oder an einem Tumor zu erkranken, steigen mit zunehmendem Lebensalter. Es ist daher verständlich, dass es eine Gruppe von Patienten gibt, die zeitgleich sowohl an einer malignen als auch an einer kardiologischen Krankheit leiden. Epidemiologische Untersuchungen zeigen, dass die Krebserkrankung ein unabhängiger Risikofaktor für Herzinsuffizienz, sowie thromboembolische Ereignisse unter Einschluss von Schlaganfällen, Lungenembolien und peripheren arteriellen Ereignissen ist [1,2]. Bei 20% der Patienten mit Vorhofflimmern (VHF), der häufigsten kardialen Rhythmusstörung, wurde gleichzeitig auch eine Krebsdiagnose dokumentiert [3,4]. Aus der Altersentwicklung der Bevölkerung lässt sich eine zukünftig zunehmende Anzahl betroffener Patienten ableiten.

Jenseits der „zufälligen" Assoziation zwischen VHF und Malignomen gibt es eine Reihe von Hinweisen, die auch einen bidirektionalen kausalen Zusammenhang zwischen VHF und Tumorerkrankung nahelegen, analog zu der Situation bei Tumorerkrankung und venöser Thromboembolie (Kap. 21), wobei die tumorassoziierte und -induzierte Hyperkoagulabilität für beide kardiovaskuläre Erkrankungen eine kausale Rolle zu spielen scheint (vgl. unten).

Wichtige Hinweise auf einen pathophysiologischen Zusammenhang zwischen VHF und Tumorerkrankung ergaben sich aus Beobachtungen, dass postoperativ auftretendes VHF bei Patienten mit Tumorerkrankung häufiger ist als bei Nicht-Tumorpatienten. Diese Daten beziehen sich im Wesentlichen auf Thorakotomien, Ösophagusresektionen und Kolonresektionen bei Patienten mit Lungen-, Speiseröhren- beziehungsweise Dickdarmkarzinomen im Vergleich zu Operationen bei benigner Grundkrankheit [5,6]. Diese retrospektiven Untersuchungen haben möglicherweise nicht ausreichend berücksichtigt, dass bei malignomchirurgischen Eingriffen häufig ein größeres operatives Trauma gesetzt wird, als bei Nicht-Tumorerkrankungen. Betrachtet man zum Beispiel die Abhängigkeit des Auftretens eines postoperativen VHF nach Thorakotomien genauer, so zeigt sich eine zunehmende Häufigkeit dieser postoperativen „Komplikation" mit der Größe des operativen Eingriffes [7]. Eine große skandinavische Fall-Kontroll-Studie an über 28.000 Patienten und mehr als

https://doi.org/10.1515/9783110592450-022

280.000 Kontrollen zeigt ein 12-fach erhöhtes VHF-Risiko für Patienten in den ersten 90 Tagen nach Diagnose eines Kolonkarzinoms [8].

Andererseits belegen mehrere Untersuchungen, dass – vorrangig innerhalb der ersten 3 Monate – nach Erstdiagnose eines VHF das Risiko einer neudiagnostizierten Krebserkrankung etwa dreifach erhöht ist. Das Risiko, dass dabei eine metastasierte Erkrankung entdeckt wird, ist etwa 7-fach erhöht. Insgesamt ist allerdings das absolute Risiko gering und mit weniger als 1% anzusetzen [9].

Die Inzidenz von vorrangig ischämischen, aber auch hämorrhagischen Schlaganfällen bei Tumorpatienten ist merklich höher als in Vergleichskollektiven, mit einer Betonung des Zeitraums nach Tumordiagnose, allerdings ist die Schlaganfallgenese keinesfalls immer zu klären oder einem VHF zuzuordnen, knapp die Hälfte der Fälle lassen sich keiner Genese zuordnen [10,11].

22.1.2 Pathophysiologie

Die diskutierten kausalen Mechanismen eines tumorassoziierten VHF sind vielfältig (Abb. 22.1). Wesentliche Elemente betreffen neben der eher seltenen direkten kardialen Infiltration durch Tumor oder Metastase das oben angesprochene, bei Malignomoperationen intensive Operationstrauma, insbesondere im Thoraxbereich bei Lungen- und Speiseröhrenkarzinomen [12,13]. Jenseits der chirurgischen Therapie sind auch andere Behandlungen bei tumorerkrankten Patienten mit einem höheren Risiko für Vorhofflimmern belastet. Dies gilt insbesondere für medikamentöse Therapien, wobei unterschiedliche kardiotoxische Mechanismen bei einzelnen Substanzen experimentell und klinisch belegt sind (Kap. 10). Neben den im großen Umfang eingesetzten Alkylantien und Anthrazyklinen können auch eine Reihe von hormonellen und zielgerichteten Therapien kardiotoxische Nebenwirkungen entfalten. Beispielhaft sei hier das neue Auftreten von VHF bei 5–10% der Lymphompatienten unter der tumoreffizienten Therapie mit Ibrutinib genannt [14]. Die verschiedenen Möglichkeiten und ihre Grenzen, durch konsequentes Monitoring frühzeitig Hinweise auf das Auftreten kardiotoxischer Wirkung einer Tumortherapie zu erhalten, gibt Kap. 12. Ebenfalls in den Kontext einer direkt kardiotoxischen Genese ist das gehäufte Auftreten von VHF bei Patienten einzuordnen, bei denen das Herz im Bestrahlungsfeld liegt (Kap. 11).

Neben dieser direkten therapieassoziierten Risikoerhöhung für VHF sind eine Reihe weiterer krankheitsassoziierter und tumorspezifischer Mechanismen zu diskutieren. Dies betrifft Dysbalancen im Bereich des autonomen Nervensystems aufgrund von Schmerzen, emotionaler oder physischer Belastung. Veränderungen der Elektrolytzusammensetzung, der Flüssigkeitsbilanz oder der Hormonregulation. Veränderungen im Rahmen vermehrter Infektionen und Ernährungsstörungen können das Auftreten von VHF begünstigen.

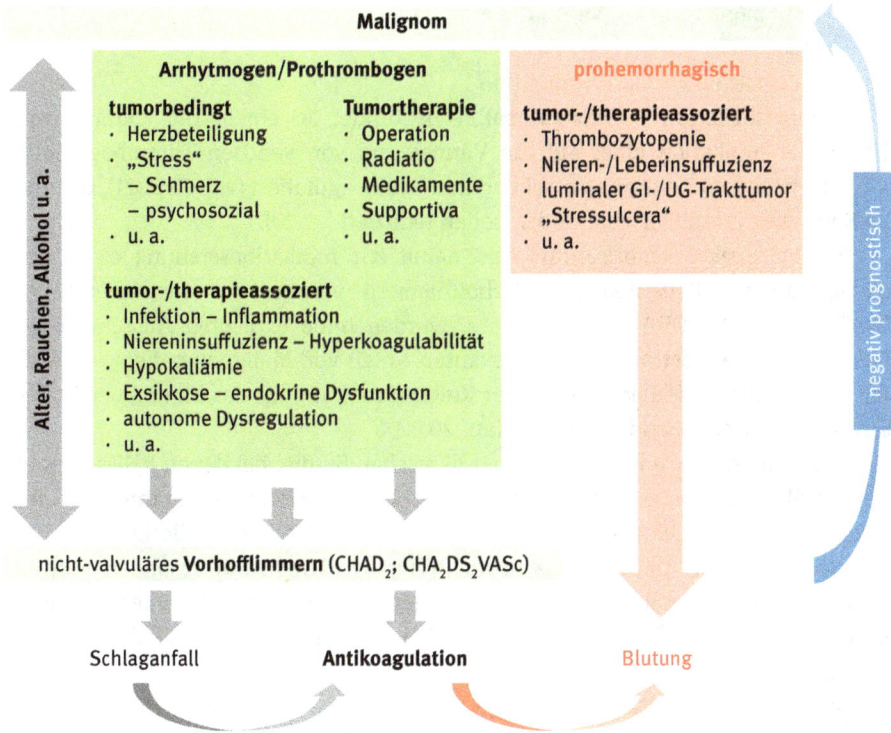

Abb. 22.1: Schematisierter pathophysiologischer Zusammenhang zwischen Malignom und Vorhof-flimmern.

Infektionen und die immunologische Auseinandersetzung mit der Krebserkran-kung bewirken eine chronische Hyperinflammation, als deren leicht verfügbares La-borkorrelat die CRP-Erhöhung fassbar ist. Tatsächlich finden sich Belege für ein er-höhtes VHF-Risiko in Assoziation mit dem Ausmaß der CRP-Erhöhung [15].

Die oben angesprochene tumorassoziierte Hyperkoagulabilität – laboranalytisch u.a. als D-Dimer-Erhöhung nachweisbar – korreliert mit der Prognose von Tumorpa-tienten nach ischämischem Schlaganfall [16]. Diese prothrombogene Gerinnungsstö-rung führt zu einem erhöhten venösen Thromboembolierisiko bei Tumorpatienten (vergleiche Kap. 21), als deren Konsequenz nicht nur symptomatische, sondern häu-fig asymptomatische, sogenannte inzidentelle Lungenembolien auftreten, die eine Rechtsherzbelastung verursachen und das Risiko für VHF erhöhen können. Auch ist bei tumorassoziierter Kachexie von einem damit einhergehendes erhöhten Herzinsuf-fizienzrisiko auszugehen [17]. Darüber hinaus legen experimentelle Daten eine Mo-dulation der kardialen Fibroblastenfunktion durch Hyperkoagulabilitätsfaktoren mit arrhythmogenen Konsequenzen nahe, die durch Antikoagulantien verhindert werden kann [18].

22.1.3 Antikoagulation bei Vorhofflimmern und Tumorerkrankung

22.1.3.1 Indikation zur Antikoagulation

Die tumorassoziierte Hyperkoagulopathie begründet bei einem Teil von Tumorpatienten die Indikation einer auf die Vermeidung von venösen Thromboembolien (VTE) gerichteten primären und sekundären Antikoagulation (vgl. Kap. 21), die auch die Häufigkeit arterieller Thromboembolien reduziert [19,20].

Die zur Risikokategorisierung und damit zur Indikationsstellung einer Antikoagulation bei Patienten mit Vorhofflimmern verwendeten Instrumente, der CHADS$_2$- oder der CHA$_2$DS$_2$-VASc-Score, wurden ohne expliziten Ausschluss von Krebspatienten – aber auch ohne relevanten Anteil von Malignompatienten – etabliert und validiert, die Bedeutung einer Krebserkrankung für das Thromboembolierisiko ist daher weitgehend offen (vgl. Kap. 20.3.1).

Betrachtet man die Ergebnisse einer dänischen Studie, bei denen VHF-Patienten ohne Antikoagulation ausgewertet wurden, so zeigen sich vermehrte thromboembolische Ereignisse (ischämische Schlaganfälle und periphere arterielle Embolien) bei Tumorpatienten [21]. Die Differenz zu Nicht-Tumorpatienten war besonders groß bei einem CHA$_2$DS$_2$-VASc-Score von 1 und weniger ausgeprägt bei Patienten mit höheren-Risikokategorien. Diese Ergebnisse wurden in einer prospektiven Kohortenstudie bestätigt [22].

Fasst man die limitierte Datenlage zusammen, so ist die Indikation zur Antikoagulation bei Tumorpatienten mit VHF in Analogie zu Nicht-Tumorpatienten zu treffen. Bei Patienten mit Lungen- oder Pankreaskarzinom scheint das Thromboembolierisiko besonders hoch zu sein [23], so dass hier bereits bei einem niedrigen CHA$_2$DS$_2$-VASc-Score eine Antikoagulation – die analog auch primär prophylaktisch zur Vermeidung venöser Thromboembolien indiziert sein kann – in Betracht gezogen werden sollte.

22.1.3.2 Art der Antikoagulation

Belastbare Erfahrungen für eine parenterale Antikoagulantien mit unfraktioniertem (UFH), niedermolekularem Heparin (NMH) oder Fondaparinux (FPX) bei VHF-Patienten liegen nur für eine kurzfristig überbrückende Anwendung, nicht aber für eine langfristige Antikoagulation vor. Diese fehlende Datenlage, die Risiken der heparininduzierten Thrombozytopenie Typ II (für UFH und NMH), die hohen Kosten einer derartigen Therapie, sowie die damit verbundene Patientenbelastung mit täglichen subkutanen Applikationen, schränken die Verwendung dieser Medikamente zur Antikoagulation bei VHF generell und auch bei Tumorpatienten mit VHF deutlich ein.

Tab. 22.1: Charakteristika der oralen Antikoagulationsmöglichkeiten bei Tumorpatienten mit Vorhofflimmern.

Kriterium	VKA	DOAK
orale Applikation	ja	ja
Monitoring-Notwendigkeit	ja	nein
laboradaptierte Dosierung notwendig	ja	nein
Möglichkeit der Laborkontrolle des Antikoagulationsniveau	Ja (INR)	Ja (Dabigatran: Thrombinzeit) (FXa-Inhibitoren: Anti FXa-Aktivität)
Interaktionsrisiko mit Medikamenten	Ja (++++)	Ja (++)
Interaktionsrisiko mit Nahrungsmitteln	Ja (++)	Ja (+)
Steuerbarkeit	schlecht	gut
Periinterventionelles Vorgehen/Pausieren	kompliziert	einfach
Dosisanpassung bei Thrombopenie	schwierig	einfach
Anitkoagulationsaufhebung ad hoc (Antidot)	Ja (PPSB)	Ja (Dabigatran: Idarucizumab) (FXa-Inhibitoren: Andexanet alfa, PPSB)

PPSB: Prothrombinkomplex-Konzentrat

Spezifische Studien, die den Effekt von Vitamin-K-Antagonisten (VKA), oder direkten oralen Antikoagulantien (DOAK) gezielt bei Tumorpatienten mit VHF prospektiv randomisiert untersuchten, liegen nicht vor. Allerdings sprechen, mehr noch als bei Nicht-Tumorpatienten, eine Reihe von Argumenten (Tab. 22.1) gegen den Einsatz von VKA bei Krebspatienten. Dies betrifft zunächst die Schwierigkeit bei Tumorpatienten, die Antikoagulation über einen längerfristigen Verlauf im gewünschten therapeutischen Bereich aufrecht zu erhalten; die Notwendigkeit des regelmäßigen Monitorings und der Dosisanpassung, sowie die Problematik der Steuerung der Antikoagulation im Falle der bei Tumorpatienten häufiger zu erwartenden Situationen mit erhöhtem Blutungsrisiko oder gar manifesten Blutungen. Dieses erhöhte Blutungsrisiko von Tumorpatienten zeigt sich sowohl in den Post-hoc-Analysen der großen Zulassungsstudien für DOAKs bei VHF – obwohl eine aktive Krebserkrankung meist ein Ausschlusskriterium darstellte –, als auch in prospektiven Registern, wie dem Orbit-AF-Register [24,25]. Auch besteht bei Krebspatienten häufiger die Notwendigkeit die therapeutische Antikoagulation im Vergleich zu Nichttumorpatienten bei Interventionen oder Operationen zu reduzieren oder zu unterbrechen. In den DOAK-Studien zu VHF wird die Häufigkeit von Interventionen für die Gesamtpopulation mit etwa 10 % pro Jahr angegeben [26]; bei Krebspatienten darf von häufigeren Interventionen oder auch Unterbrechungen der Antikoagulation aufgrund therapiebedingter Thrombozytopenien ausgegangen werden. Dabei erlauben die DOAKs ein einfaches peri-interventionelles Management ohne kompliziertes laborwertüberwachtes Bridging. Schließlich ist aufgrund der Störung der regelmäßigen Nahrungsaufnahme im Rahmen von Tumorerkrankungen und -therapien [27] und der nicht selten komplexen und umfangreichen therapeutischen und supportiven Medikation bei Malignompatienten von einer wechselnden Beeinflussung der VKA-Pharmakologie auszugehen [28]. All diese Überlegungen sprechen für den Einsatz von DOAKs auch bei Tumorpatienten mit VHF [29] (Abb. 22.2). Ob von einer im Vergleich zur VKA-Therapie verbesserten Therapietreue ausgegangen werden darf, ist offen.

Auch ist zu hinterfragen, ob die längerfristige Therapieadhärenz zu DOAKs aufgrund der fehlenden Notwendigkeit des Monitorings negativ beeinflusst wird. Posthoc-Auswertungen der Zulassungsstudien der DOAKs belegen die grundsätzliche Effektivität und Sicherheit der DOAKs auch bei Tumorpatienten [29–31]. Aufgrund der Leitlinienempfehlungen zugunsten von DOAKs bei VHF ohne expliziten Ausschluss von Tumorpatienten und den praktischen Vorteilen der DOAK-Therapie im klinischen Alltag wurden und werden viele VHF-Patienten mit Tumorerkrankungen im

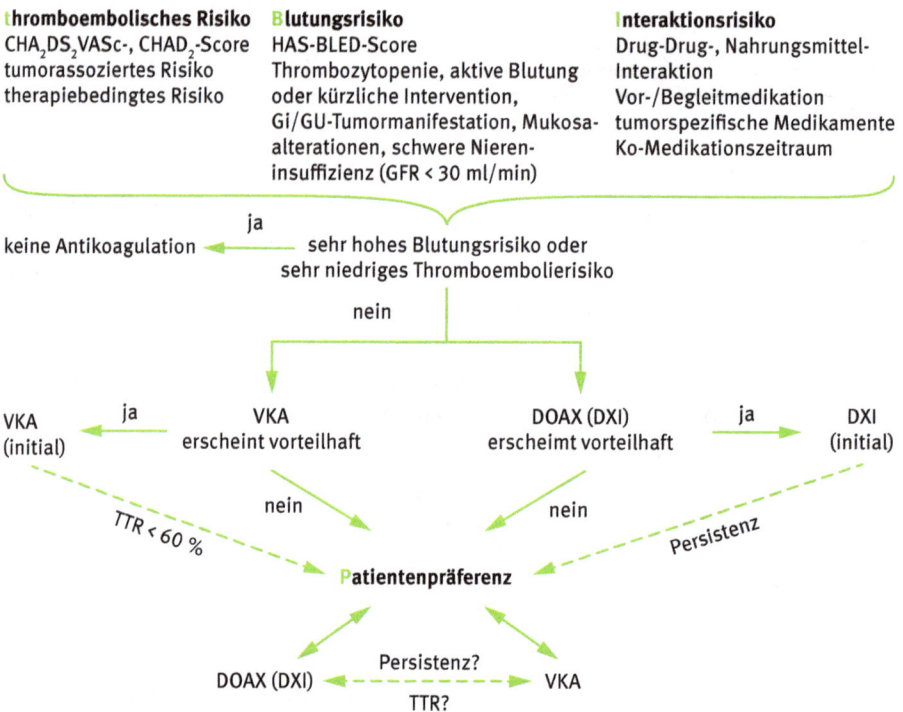

Abb. 22.2: Antikoagulationsalgorithmus bei Tumorpatienten mit VHF. DXI = direkter Faktor Xa Inhibitor, VKA = Vitamin K-Antagonisten.

klinischen Alltag mit DOAKs behandelt. Umfangreiche „real world data" belegen die gute Nutzen-Risiko-Relation der DOAKs auch in dieser Patientengruppe und geben keinen Hinweis auf einen Nachteil im Vergleich zu den Patienten, die mit VKA behandelt werden [32–34]. Diese Daten sind jedoch einerseits mit Vorsicht zu interpretieren, da die Entscheidungsalgorithmen, die der Medikamentenzuordnung in diesen Versorgungsstudien zugrunde lag, nicht offensichtlich sind. Andererseits belegen diese Daten, dass im klinischen Alltag wohl eine sinnvolle Entscheidungsfindung auch für Tumorpatienten stattfindet. Die Heranziehung der Ergebnisse mit direkten oralen Faktor-Xa-Inhibitoren (DXI) bei Tumorpatienten mit venösen Thromboembolien [35] kann möglicherweise Hinweise auf ein auch im Vergleich zu VKA erhöhtes Blutungsrisiko unter DXI bei Patienten mit malignen oder benignen Läsionen im Gastrointestinal- bzw. Urogenitalbereich geben, und damit Hilfestellung bei der Differentialtherapie (Abb. 22.2). Erste Expertenempfehlungen sprechen sich für den bevorzugten Einsatz von DOAKs auch bei Tumorpatienten mit VHF aus [36–38].

22.2 Antikoagulation bei Venöser Thromboembolie (VTE) und Krebs

Die aktuelle Studienlage zur Antikoagulationstherapie bei Tumorpatienten mit akuter venöser Thromboembolie wird in Kap. 21 behandelt. Die bei dieser Indikation vorliegenden fünf prospektiven randomisierten Studien zeigen die vergleichbare bis überlegene Wirksamkeit bei tendenziell vermehrten Blutungskomplikationen der verwendeten DXI bei Tumorpatienten im Vergleich zur früheren Leitlinientherapie mit NMH [35]. Sie erlauben eine Übertragung dieser Ergebnisse in Analogie auch auf andere kardiologische Indikationen, insbesondere auf Patienten mit Vorhofflimmern.

Die Entscheidung über Art und Ausmaß der Antikoagulation bei VTE ist immer im individuellen Kontext zu treffen und sollte auch ein im Zusammenhang mit bestimmten Tumormanifestationen (z. B. gastrointestinal, genitourothelial GU), Thrombozytopenie und anderen Gerinnungsstörungen (sekundär zu Knochenmarkinvasion, Krebstherapien oder Krebs selbst), Komorbiditäten (z. B. Nieren- oder Leberfunktionsstörungen, GI-Toxizitäten) sowie anderweitig erhöhtes Blutungsrisiko berücksichtigen. Die aktuellen Leitlinien empfehlen zur Wahl des Antikoagulationsregimes bei krebsassoziierter VTE unterschiedliche Entscheidungshilfen basierend auf der patientenspezifischen Evaluation von thromboembolischem Risiko, Blutungsrisiko, Interaktion von Arzneimitteln sowie Patientenpräferenz mit Bevorzugung der Gabe von DXI [38]. Einen möglichen Algorithmus der Differentialtherapie gibt Abbildung 22.3.

thromboembolisches Risiko
patientenspezifisches Risiko
tumorassoziertes Risiko
therapiebedingtes Risiko

Blutungsrisiko
Thrombozytopenie, aktive Blutung
oder kürzliche Intervention,
GI/GU-Tumormanifestation, Mukosa-
alterationen, schwere Niereninsuffizienz (GFR < 30 ml/min)

**Interaktionsrisiko
(P-dp, CYP 3A4)**
Vor-/Begleitmedikation
tumorspezifische Medikamente
Ko-Medikationszeitraum
(orale Aufnahme möglich)

reduzierte/(keine)
Antikoagulation ← **ja** — (sehr) hohes Blutungsrisiko

nein

NMH
(initial) ← **ja** — NMH
erscheint vorteilhaft
(Blutungs- und/
oder Interaktionsrisiko ↑)

DXI
erscheimt vorteilhaft
Thromboembolierisiko ↑,
Blutungs- und Interaktionsrisiko ↓) — **ja** → DXI
(initial)

nein → **Patientenpräferenz** ← **nein**

NMH ←——→ DXI

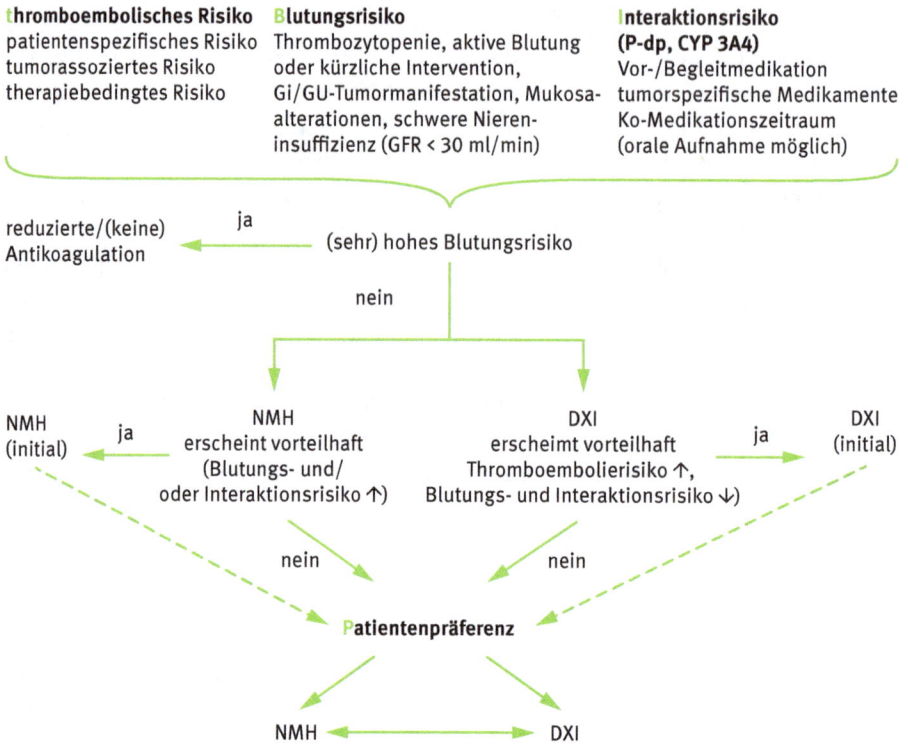

Abb. 22.3: Antikoagulationsalgorithmus bei Tumorpatienten mit VTE. GI = gastrointestinal, GU = urogenital, GFR = Glomeruläre Filtrations-Rate, P-gp = P-Glykoprotein, CYP = Cytochrome P-System, DXI = direkter Faktor-Xa-Inhibitor, NMH = niedermolekulares Heparin.

22.3 Antikoagulation bei intrakardialen Thromben und Krebs

Ein intrakardialer Thrombus bei Krebspatienten kann auf die prothrombotischen Eigenschaften der Krebserkrankung – sehr selten auch auf kardialen Tumormanifestationen – sowie deren Behandlung zurückzuführen sein oder auch aus der Verwendung von zentralen Venenkathetern resultieren [38}. Rechtsatriale Thromben stehen oft im Zusammenhang mit einem zentralen Venenkatheter, der im rechten Vorhof platziert wurde. Intraventrikuläre Thromben können im Rahmen einer Krebs-assoziierten kardialen Dysfunktion auftreten. Linksatriale Thromben im Vorhofohr (LAA) sind am häufigsten mit Vorhofflimmern assoziiert, das auch durch die Krebserkrankung oder deren Therapie ausgelöst werden kann. Dezidierte Studien zur Art der Antikoagulation von intrakardialen Thromben und Krebs bestehen nicht. Die Antikoagulation sollte sich nach den individuellen Gegebenheiten richten und sich am Vorgehen bei VHF oder tumorassoziierter VTE orientieren. Bis auf LAA-Thromben bei Vorhofflimmern, wo in Nicht-Krebspatienten DOAKs analog zu VKA wirksam scheinen [39,40], wurden überwiegend VKA eingesetzt bzw. bei Blutungsneigung und/oder Thrombozytopenie auch NMH.

22.4 Antikoagulation bei Kunstklappen und Krebs

Es gibt eine wachsende Zahl von Patienten mit vorbestehenden Herzklappenprothesen, die später an Krebs erkranken. Die Anforderungen an die Antikoagulation von Herzklappen variieren je nach Typ und Lokalisation. Bioprothetische Klappen in jeder Position erfordern keine langfristige Antikoagulation, obwohl 3 Monate nach dem Eingriff VKA und lebenslang niedrig dosierte Acetylsalicylsäure (ASS) als angemessen angesehen werden [41]. Alle mechanischen Herzklappen benötigen eine dauerhafte VKA-Therapie, wobei die empfohlene Ziel-INR und die im Falle einer Pausierung der VKA erforderliche Überbrückungsstrategie je nach Art der mechanischen Klappe, Sitz der Klappe und anderen Komorbiditäten variieren [41,42]. Das perioperative Bridging bei Patienten mit mechanischen Herzklappen wird in Kap. 9.5 diskutiert. Intravenöses UFH ist die einzige Heparinbehandlung, die zur Überbrückung bei Patienten mit Kunstklappen zugelassen ist. NMH hat, ohne explizite Zulassung in dieser Situation („off label"), die Verwendung von UFH als Überbrückungstherapie aufgrund der geringeren Inzidenz von Heparin-induzierter Thrombozytopenie (HIT) Typ II, einfacherer Durchführbarkeit, besser vorhersagbarer Dosis-Wirkungs-Beziehung und erheblicher Kosteneinsparungen abgelöst. Eine Metaanalyse von neun Studien mit 1042 Patienten mit Kunstklappen zeigte keine Unterschiede zwischen NMH und UFH in Bezug auf das Risiko von thromboembolischen Ereignissen oder schweren Blutungen [43]. Wenn NMH verwendet wird, sollte es in einer therapeutischen Dosis zweimal täglich verabreicht werden und gegebenenfalls bei Nierenfunktionsstörung angepasst werden. Die Überwachung der Peak-Anti-Faktor-Xa-Aktivität mit Zielwerten von 0,5–1,0 U/ml kann nützlich sein, wenn die Dosierung schwierig zu bestimmen ist (z. B. bei Patienten mit Nierenfunktionsstörungen oder Adipositas) [41]. Bei Krebspatienten mit erhöhtem Blutungsrisiko und Indikation zur OAK bei Vorhandensein einer Kunstklappe könnte im Falle einer vorübergehenden Antikoagulation mit NMH die Messung der Anti-Faktor-Xa-Aktivität ebenfalls eine optimale Dosierung sicherstellen. Jedoch fehlen randomisierte Studien zur Bewertung der Sicherheit dieses Ansatzes, auch wenn in der Literatur die Verwendung von therapeutischem NMH für eine mögliche „erweiterte Überbrückung" während Perioden mit ausgeprägter Thrombozytopenie oder erhöhtem Blutungsrisiko diskutiert wird [44,45]. In einer aktuellen Empfehlung der „European Hematology Association" (EHA) und der ESC wird bei mechanischen Klappen die volltherapeutische Dosierung von VKA bei Thrombozytenzahlen oberhalb von 75.000/µl für vertretbar angesehen [46].

Die Verwendung von DOAKs für mechanische Herzklappen wurde in der RE-ALIGN-Studie untersucht, in der Dabigatran bei mechanischen Herzklappen mit Warfarin verglichen wurde. Diese Studie wurde aufgrund erhöhter Raten sowohl an Schlaganfällen als auch an schweren Blutungen im Dabigatran-Arm vorzeitig abgebrochen [47]. Daher werden DOAKs nicht zur Antikoagulation bei künstlichen Herzklappen empfohlen.

22.5 Antikoagulation und tumorspezifische Therapie

Die Antikoagulationstherapie von Tumorpatienten verstärkt das durch das Malignom per se vorbestehend erhöhte Blutungsrisiko. Dies gilt insbesondere für Tumorerkrankungen mit zerebralen oder luminalen Tumormanifestationen, z.B. im Gastrointestinal- oder Urogenitaltrakt. Insbesondere bei fortgeschrittenerer Krebserkrankung können höhergradige Einschränkungen der Leber-, Nieren- oder Knochenmarkfunktion das Blutungsrisiko wesentlich aggravieren. Insgesamt wird etwa von einer Verdopplung des antikoagulationsassoziierten Blutungsrisiko bei Tumorpatienten im Vergleich zu Nichttumorpatienten ausgegangen [48].

Systemische Zytostatikatherapien werden häufig zyklisch alle 2 bis 6 Wochen appliziert und entfalten u.U. aufgrund ihrer myelotoxischen Wirkungen passagere – selten chronische – periphere Zytopenien, insbesondere Granulozyto- und Thrombozytopenien mit erhöhten Infektions- bzw. Blutungsrisiken. Bei einer ausschließlich antikoagulatorisch wirksamen Therapie wird das Blutungsrisiko bei Thrombozytopenien mit Werten über 50.000/µl als nicht relevant verändert gegenüber Thrombozytenreferenzwerten angesehen. Bei Thrombozytenzahlen zwischen 20.000 und 50.000/µl wird eine prophylaktisch dosierte Antikoagulation als vertretbar eingeordnet [49,50]. Dies gilt so lange keine zusätzlichen Organfunktionsstörungen wie Nieren- bzw. Leberinsuffizienz oder plättchenfunktionshemmende Medikamente die Hämostase zusätzlich alterieren oder gar klinische Zeichen einer hämorrhagischen Diathese auftreten.

Ein besonderes Augenmerk bei der Antikoagulation von Tumorpatienten mit kardiovaskulären Erkrankungen verdient das Problem der Medikamenteninteraktionen, ist doch davon auszugehen, dass zusätzlich zu der zu vermutenden vorbestehenden Polypharmazie der meist eher älteren Patienten durch die tumorspezifischen und supportiven Substanzen weitere Medikamenteninteraktion relevant werden könnten [51].

Eine praktische Hilfestellung der European Heart Rhythm Association [52] gibt Hinweise und Empfehlungen für die Dosierungen und den Gebrauch von DOAKs bei gleichzeitiger Chemotherapie. Die Interaktionsmöglichkeiten, insbesondere mit dem Transporter- Permeabilitäts-Glykoprotein (P-gp), oder dem Cytochrom-P450-System ist für die unterschiedlichen DOAKs different. Während das P-gp-Transporter-System die Sekretion in den Gastrointestinaltrakt nach Resorption bei allen DOAKs beeinflusst, ist das P450-System – vor allem CYP3A4 und CYP2C9 – beteiligt am hepatischen Eliminationsstoffwechselweg, und dabei insbesondere von Bedeutung für Rivaroxaban und Apixaban, weniger für Edoxaban und gar nicht für Dabigatran. Daraus lässt sich abhängig von der bestehenden Co-Medikation im Einzelfall eine Differentialindikation der verschiedenen DOAKs bei Tumorpatienten bzw. tumorspezifischer Therapie ableiten. Medikamente, die eine starke Induktion oder Hemmung von P-gp verursachen können, sollten zur Vorsicht bei der Anwendung zusammen mit DOAKs führen, während Medikamente mit ausschließlicher Hemm- oder Induktionswirkung im CYP 450 Metabolismus für eine Anwendung zusammen mit Apixaban und Rivaroxaban ungünstig sind.

In Tabellenform und als Interaktionsplattformen im Internet stehen Instrumente zur Überprüfung von Interaktionen zur Verfügung. Diese Angaben sind hilfreich, beruhen aber vorwiegend auf theoretischen Erwägungen und sind in ihrer überwiegenden Anzahl nicht durch praktische Untersuchungen mit Spiegelmessungen oder Bestimmungen des Antikoagulationsniveaus belegt.

Im klinischen Alltag ist die nun flächendeckend vorhandene Möglichkeit der fallbezogenen Labordiagnostik zur medikamentenspezifischen Plasmaspiegelbestimmung von DOAK hilfreich, um die Wirksamkeit und Sicherheit der Antikoagulation zu gewährleisten, bzw. auf das Vorliegen erhöhter oder erniedrigter DOAK-Spiegel zu überprüfen.

Betrachtet man die Plasmaspiegel der DOAKs in den großen Zulassungsstudien bei VHF und VTE, so zeigt sich eine große Streuung der individuellen Peak- und Talwerte für jede der vier gegenwärtig verfügbaren Substanzen. Kurzfristige Interaktionen in beide Richtungen, also passagere Spiegelerhöhungen oder -erniedrigungen der DOAKs durch Medikamente der Tumor- bzw. Supportiv Therapie, sind daher deutlich weniger bedeutsam als langfristige Co-Medikationen der DOAKs mit interagierenden Medikamenten. So ist beispielsweise die auf 1–3 Tage limitierte Gabe von Kortikosteroiden (Dexamethason) als Antiemetikum mit ihrem Interaktionspotential weniger bedeutsam als die chronische Kortikoid-Medikation, z. B. im Rahmen einer Lymphomtherapie.

VKA zeigen im Vergleich zu DOAKs vermehrte Interaktionsmöglichkeiten, sowohl mit Medikamenten der tumorspezifischen- oder supportiven Therapie, aber auch mit Nahrungsmitteln. Die Möglichkeit, hier das Ausmaß der Antikoagulation über INR-Bestimmung „quasi evidenzbasiert" bestimmen zu können, kann bei einer dauerhaften Co-Medikation des Antikoagulans mit einer interagierenden Therapie sinnvoll sein, liegen doch für die DOAKs gegenwärtig keine spiegelassoziierten konkreteren Empfehlungen einer Dosisanpassung vor.

22.6 Thrombozytenaggregationshemmer und Krebs

Thrombozytenaggregationshemmer, insbesondere im Falle einer dualen antithrombozytären Therapie (DAPT), erhöhen das Blutungsrisiko bei Patienten mit Krebs [38,53]. Eine Metaanalyse von 9 Studien zeigte, dass nach akutem Koronarsyndrom (ACS) und/oder perkutaner Koronarintervention (PCI) bei Patienten mit Krebs ein etwa 60% höheres Blutungsrisiko besteht als in Patienten ohne Krebserkrankung [54]. Erklärungen für das erhöhte Blutungsrisiko können das Tumorblutungsrisiko, die häufigere Notwendigkeit einer Operation, eine arzneimittelinduzierte Knochenmarktoxizität und Mangelernährung sein sowie Komorbiditäten. Es ist schon lange bekannt, dass Blutungen bei einem ACS mit einem hohen Mortalitätsrisiko verbunden sind [55]. In einem Register von Patienten, die sich einer PCI unterzogen, war insbesondere eine Tumordiagnose innerhalb eines Jahres vor der PCI mit einem erhöhten Risiko für Blutungskomplikationen wie auch einem kardiovaskulären Tod assoziiert [51].

Der PRECISE-DAPT-Score (PREdicting bleeding Complications In patients undergoing Stent implantation and subsEquent Dual Anti Platelet Therapy) ist ein 5-Punkte-Risiko-Score, der unter Einbeziehung von Alter, Kreatinin-Clearance, Hämoglobin, Leukozytenzahl und früheren Spontanblutungen bei Patienten mit PCI den Nutzen einer verlängerten DAPT abschätzen kann, aber offensichtlich für die Vorhersage von Blutungen bei Krebspatienten nicht gut geeignet zu sein scheint [53]. Um das Blutungsrisiko zu reduzieren, sollten Dauer und Intensität der DAPT bei Krebspatienten minimiert werden [38] und eine Dreifachtherapie möglichst vermieden werden. Gleichzeitig sollte aber eine DAPT – sofern indiziert – nicht ohne triftigen Grund vorenthalten werden.

Eine wichtige Einschränkung für antithrombotische Behandlungen bei Krebspatienten besteht in einer Thrombozytopenie, die durch eine Knochenmarkinfiltration oder durch die Krebstherapie hervorgerufen werden kann. Da eine leichte bis mittelschwere Thrombozytopenie nicht vor arteriellen Thromben schützt, bedarf die Frage der Thrombozytenaggregationshemmung bei erniedrigten Thrombozytenzahlen einer individuellen Betrachtung. Die aktuelle ESC-Leitlinie zur Kardioonkologie hält eine ASS-Gabe bei Thrombozytenzahlen >10.000/µl und den Beginn einer DAPT (mit ASS und Clopidogrel) bei Thrombozytenzahlen >30.000/µl für vertretbar [56,38]. Die „European Hematology Association" (EHA) empfiehlt in einer gemeinsam mit der ESC erarbeiteten Stellungnahme folgendes Vorgehen: Bei Patienten mit ASS- oder Clopidogrel-Monotherapie als Sekundärtherapie bei anamnestischem ACS, Angina pectoris, Koronarrevaskularisierung (mehr als 3–6 Monate zurückliegend), Schlaganfall oder peripherer arterieller Verschlusserkrankung und sonst niedrigem Blutungsrisiko sollte eine ASS-Monotherapie bei Thrombozytenzahlen unter 25.000/µl pausiert werden [46]. Ebenfalls bei Plättchenzahlen unter 25.000/µl sollte bei ACS oder kürzlicher PCI keine DAPT erfolgen, sondern allenfalls eine Monotherapie solange die Thrombozyten über 10.000/µl liegen.

Bei Patienten mit Thrombozytenzahlen < 50.000/µl ist Clopidogrel gegenüber Prasugrel oder Ticagrelor vorzuziehen, und Glykoprotein-IIb/IIIa-Inhibitoren sollten vermieden werden [38]. Um periprozedurale Blutungen zu reduzieren, sollte eine PCI vorzugsweise über einen radialen Zugang durchgeführt werden [38,56] und bei Patienten mit einer Thrombozytenzahl unter 20.000/µL die präinterventionelle Gabe von Thrombozytenkonzentraten erwogen werden [38,57].

Eine Primärprophylaxe mit ASS bei koronarer Herzkrankheit sollte nur bei Thrombozytenzahlen oberhalb von 75.000/µl erfolgen [46].

22.7 Praktische Empfehlungen

Aufgrund fehlender prospektiv randomisierter Therapiestudien zu den spezifischen kardiologischen Subgruppen von Patienten mit VHF oder koronarer Herzkrankheit und Krebserkrankung liegen für die Differentialtherapie der Antikoagulation keine belastbaren Leitlinienempfehlungen vor.

Die post-hoc durchgeführten Subgruppenanalysen, insbesondere von VHF-Patienten mit nach Studieneinschluss neu aufgetretener oder rezidivierter Krebserkrankung, zeigen für die DOAKs bei unterschiedlichen Fallzahlen in den Einzelstudien ebenso wie Krankendatenanalysen für DOAKs bei Tumorpatienten mit VHF ein vergleichbares – eher überlegenes – Nutzen-Risiko-Verhältnis im Vergleich zu VKA wie bei Nicht-Tumorpatienten. Entsprechend werden aktuell – auch unter Heranziehung der vorliegenden prospektiven Studiendaten für DXI bei Tumorpatienten mit venösen Thromboembolien (vgl. Kap. 21) – DOAKs als bevorzugte Form der Antikoagulation für Tumorpatienten mit VHF angesehen, wobei das individuelle Blutungsrisiko, insbesondere das Vorhandensein luminaler Tumormanifestationen oder von Mukosaläsionen im Gastrointestinal- und Urogenitaltrakt, kritische Berücksichtigung finden sollte [37,38,46,49].

Zur Plättchenfunktionshemmung bei kardiologischen Erkrankungen von Tumorpatienten fehlen nicht nur spezifische Daten aus randomisierten Studien, sondern auch solche aus Versorgungsuntersuchungen. Somit ist die Datenlage bei Patienten mit Tumorerkrankung und koronarer Herzkrankheit, sowohl was die postinterventionelle als auch die prophylaktische Plättchenfunktionshemmung betrifft, noch weniger evidenzbasiert wie die Antikoagulation bei Krebspatienten mit VHF. Auch hier sollte die Thrombozytenzahl bei Indikationsstellung sowie die in aller Regel prolongierte Wirkdauer der Thrombozytenaggregationshemmer Berücksichtigung finden. Die duale Plättchenfunktionshemmung sollte ebenso wie die Kombination von Antikoagulation mit antithrombozytärer Medikation in ihrer Dauer, soweit vertretbar, reduziert und von den verschiedenen ADP-Antagonisten Clopidogrel bevorzugt werden [38,42,46,56].

Literatur

[1]   Kobo O, Khattak S, Lopez-Mattei J, et al. Trends in cardiovascular mortality of cancer patients in the US over two decades 1999-2019. Int J Clin Pract. 2021;75:e14841.

[2]   Menichelli D, Vicario T, Ameri P, et al. Cancer and atrial fibrillation: Epidemiology, mechanisms, and anticoagulation treatment. Prog Cardiovasc Dis. 2021;66:28–36.

[3]   Vedovati MC, Giustozzi M, Verdecchia P, et al. Patients with cancer and atrial fibrillation treated with DOACS: a prospective cohort study. Int J Cardiol. 2018;269:152–7.

[4]   Yun JP, Choi EK, Do Han K, et al. Risk of atrial fibrillation according to cancer type: a nationwide population-based study. JACC CardioOncology. 202;3:221–232.

[5]   Farmakis D, Parissis J, Filippatos G. Insights into onco-cardiology: atrial fibrillation in cancer. J Am Coll Cardiol. 2014;63:945–53.

[6]   Fitzpatrick T, Carrier M, Le Gal G. Cancer, atrial fibrillation, and stroke. Thromb Res. 2017;155:101–5.

[7]   Fabiani I, Colombo A, Bacchiani G, et al. Incidence, Management, Prevention and Outcome of Post-Operative Atrial Fibrillation in Thoracic Surgical Oncology. J. Clin. Med. 2019;9:37-90.

[8]   Erichsen R, Christiansen CF, Mehnert F, et al. Colorectal cancer and risk of atrial fibrillation and flutter: a population-based case-control study. Intern Emerg Med. 2012;7:431–8.

[9]   Lateef N, Kapoor V, Ahsan MJ, et al. Atrial fibrillation and cancer; understanding the mysterious relationship through a systematic review.Community Hosp Intern Med Perspect. 2020;10:127–132.

[10] Navi BB, Iadecola C. Ischemic stroke in cancer patients: A review of an underappreciated pathology. Ann Neurol. 2018;83:873–883.

[11] Navi BB, Reiner AS, Kamel H, et al. Risk of arterial thromboembolism in patients with cancer. J Am Coll Cardiol. 2017;70:926–938.

[12] Seesing MFJ, Borggreve AS, Ruurda JP, van Hillegersberg R. New-onset atrial fibrillation after esophagectomy for cancer. J Thorac Dis. 2019;11:831–834.

[13] Semeraro GC, Meroni CA, Cipolla CM, Cardinale DM. Atrial Fibrillation after Lung Cancer Surgery: Prediction, Prevention and Anticoagulation Management. Cancers. 2021;13:4012–4029.

[14] Pellegrini L, Novak U, Andres M, Suter T, Nagler M. Risk of bleeding complications and atrial fibrillation associated with ibrutinib treatment: A systematic review and meta-analysis. Crit Rev Oncol Hematol. 2021;159:103238–50.

[15] Pauklin P, Zilmer M, Eha J, et al. Markers of Inflammation, Oxidative Stress, and Fibrosis in Patients with Atrial Fibrillation Oxid Med Cell Longev. 2022:4556671–99.

[16] Lee MJ, Chung JW, Ahn MJ, et al. Hypercoagulability and Mortality of Patients with Stroke and Active Cancer: The OASIS-CANCER Study. J Stroke. 2017;19:77–87.

[17] Anker MS, Sanz AP, Zamorano JL, et al. Advanced cancer is also a heart failure syndrome: a hypothesis. J Cachexia Sarcopenia Muscle. 2021;12:533–537.

[18] Spronk HM, De Jong AM, Verheule S, et al. Hypercoagulability causes atrial fibrosis and promotes atrial fibrillation. Eur Heart J. 2017;38:38–50.

[19] Agnelli G, Gussoni G, Bianchini C, et al. Nadroparin for the prevention of thromboembolic events in ambulatory patients with metastatic or locally advanced solid cancer receiving chemotherapy: a randomised, placebo-controlled, double-blind study. Lancet Oncol. 2009;10:943–9.

[20] Khorana AA, Soff GA, Kakkar AK, et al. Rivaroxaban for Thromboprophylaxis in High-Risk Ambulatory Patients with Cancer. N Engl J Med. 2019;380:720–728.

[21] D´Souza M, Carlson N, Fosbøl E, et al. CHA2DS2-VASc score and risk of thromboembolism and bleeding in patients with atrial fibrillation and recent cancer. Eur J Prev Cardiol. 2018;25:651–658.

[22] Vinter N, Christesen AMS, Fenger-Grøn M, et al. Fibrillation and Risk of Cancer: A Danish Population-Based Cohort Study. J Am Heart Assoc. 2018;7:e009543.-72

[23] Pastori D, Marang A, Bisson A, et al. Thromboembolism, mortality, and bleeding in 2,435,541 atrial fibrillation patients with and without cancer: A nationwide cohort study. Cancer. 2021;1272122–9.

[24] Mariani MV, Magnocavallo M, Straito M, et al. Direct oral anticoagulants versus vitamin K antagonists in patients with atrial fibrillation and cancer a meta-analysis. J Thromb Thrombolysis. 2021;51:419-429.

[25] Melloni C, Shrader P, Carver J, et al.. Management and outcomes of patients with atrial fibrillation and a history of cancer: the ORBIT-AF registry. Eur Heart J Qual Care Clin Outcomes. 2017;3:192-197.

[26] Nazha B, Pandya B, Cohen J, et al. Periprocedural Outcomes of Direct Oral Anticoagulants Versus Warfarin in Nonvalvular Atrial Fibrillation Circulation. 2018;138:1402-1411.

[27] Riess H, Ay C, Bauersachs R, et al. Use of Direct Oral Anticoagulants in Patients with Cancer: Practical Considerations for the Management of Patients with Nausea or Vomiting Oncologist. 2018;23:822-839.

[28] Atterman A, Friberg L, Asplund K, Engdahl J. Net benefit of oral anticoagulants in patients with atrial fibrillation and active cancer: a nationwide cohort study. Europace. 2020;22:58–65.

[29] Chen ST, Hellkamp AS, Becker RC, et al. Efficacy and safety of rivaroxaban vs. warfarin in patients with non-valvular atrial fibrillation and a history of cancer: observations from ROCKET AF. Eur Heart J Qual Care Clin Outcomes. 2019;5:145–52.

[30] Melloni C, Dunning A, Granger CB, et al. Efficacy and Safety of Apixaban Versus Warfarin in Patients with Atrial Fibrillation and a History of Cancer: Insights from the ARISTOTLE Trial. Am J Med. 2017;130:1440–8.

[31] Fanola CL, Ruff CT, Murphy SA, et al. Efficacy and Safety of Edoxaban in Patients With Active Malignancy and Atrial Fibrillation: Analysis of the ENGAGE AF - TIMI 48 Trial. J Am Heart Assoc. 2018;7:e008987–9025.

[32] Deitelzweig S, Keshishian AV, Zhang Y, et al. Effectiveness and Safety of Oral Anticoagulants Among Nonvalvular Atrial Fibrillation Patients With Active Cancer. JACC CardioOncol. 2021;3:411–24.

[33] Shah S, Norby FL, Datta YH, et al. Comparative effectiveness of direct oral anticoagulants and warfarin in patients with cancer and atrial fibrillation. Blood Adv. 2018;2:200–9.

[34] Yang P, Zhu D, Xu X, et al. Efficacy and safety of oral anticoagulants in atrial fibrillation patients with cancer-a network meta-analysis.Heart Fail Rev. 2020;25:823–831.

[35] Mulder FI, Bosch FTM, Young AM, et al. Direct oral anticoagulants for cancer-associated venous thromboembolism: a systematic review and meta-analysis. Blood. 2020;136:1433–1441.

[36] Delluc A, Wang TF, Yap, ES et al. Anticoagulation of cancer patients with non-valvular atrial fibrillation receiving chemotherapy: Guidance from the SSC of the ISTH. J Thromb Haemost. 2019;17:1247–1252.

[37] Fradley MG, Beckie TM, Brown SA, et al. Recognition, Prevention, and Management of Arrhythmias and Autonomic Disorders in Cardio-Oncology: A Scientific Statement From the American Heart Association. Circulation. 2021;144:e41–e55.

[38] Lyon AR, López-Fernández T, Couch LS, et al. 2022 ESC Guidelines on cardio-oncology developed in collaboration with the European Hematology Association (EHA), the European Society for Therapeutic Radiology and Oncology (ESTRO) and the International Cardio-Oncology Society (ICOS). Eur Heart J. 2022;ehac244.

[39] Fleddermann A, Eckert R, Muskala P, et al. Efficacy of Direct Acting Oral Anticoagulant Drugs in Treatment of Left Atrial Appendage Thrombus in Patients With Atrial Fibrillation. Am J Cardiol. 2019;123(1):57–62.

[40] Biller K, Biller B, Findeisen H, Eckardt L, Wedekind H. Resolution of left atrial appendage throm-bi: No difference between phenprocoumon and non-vitamin K-dependent oral antagonists. Clin Cardiol. 2022;45(6):650–656.

[41] Nishimura RA, Otto CM, Bonow RO, et al. 2017 AHA/ACC focused update of the 2014 AHA/ACC guideline for the management of patients with valvular heart disease: a report of the American College of Cardiology/American Heart Association task force on clinical practice guidelines. Cir-culation. 2017;135(25):e1159–e95.

[42] Halvorsen S, Mehilli J, Cassese S, et al. 2022 ESC Guidelines on cardiovascular assessment and management of patients undergoing non-cardiac surgery. Eur Heart J. 2022:ehac270.

[43] Caldeira D, David C, Santos AT, et al. Efficacy and safety of low molecular weight heparin in patients with mechanical heart valves: systematic review and meta-analysis. J Thromb Haemost. 2014;12:650–659.

[44] Saccullo G, Malato A, Raso S, et al. Cancer patients requiring interruption of long-term warfarin because of surgery or chemotherapy induced thrombocytopenia: the use of fixed sub-therapeu-tic doses of low-molecular weight heparin. Am J Hematol. 2012;87(4):388–91.

[45] Rhea IB, Lyon AR, Fradley MG. Anticoagulation of Cardiovascular Conditions in the Cancer Pa-tient: Review of Old and New Therapies. Curr Oncol Rep. 2019;21(5):45.

[46] Falanga A, Leader A, Ambaglio C, et al. EHA guidelines on management of antithrombotic treat-ments in thrombocytopenic patients with cancer. Hemasphere. 2022;6(8):e750.

[47] Eikelboom JW, Connolly SJ, Brueckmann M, et al. Dabigatran versus warfarin in patients with mechanical heart valves. N Engl J Med. 2013;369(13):1206–14.

[48] Angelini D, Radivoyevitch T, McCrae KR, Khorana AA. Bleeding incidence and risk factors among cancer patients with anticoagulation. Am J Hematol. 2019;94:780–785.

[49] Samuelson Bannow BT, Lee A, Khorana AA, et al. Management of cancer-associated thrombosis in patients with thrombocytopenia: guidance from the SSC of the ISTH. J Thromb Haemost. 2018;16:1246–1249

[50] Livneh N, Braeken D, Drozdinsky G, et al. Anticoagulatiojn in patients with atrial fibrillation, thrombocytopenia and hematological malignancy. J Throm Thrombolysis. 2021;52:590–596.

[51] Capiau A, De Baker T, Grymonprez M, et al. Appropriateness of direct oral anticoagulant dosing in patients woth atrial fibrillation according to the drug labelling and the EHRA practical guide. Int. J. Cardiol. 2021;328:97–103.

[52] Steffel J, Verhamme P, Potpara TS, et al. The 2018 EHRA practical guide on the use of non-vita-min K antagonist oral anticoagulants in patients with atrial fibrillation. Eur Heart J. 2018;39:1330–1393.

[53] Ueki Y, Vögeli B, Karagiannis A, et al. Ischemia and bleeding in cancer patients undergoing per-cutaneous coronary intervention. JACC CardioOncology. 2019;1:145–155.

[54] Roule V, Verdier L, Blanchart K, et al. Systematic review and meta-analysis of the prognostic impact of cancer among patients with acute coronary syndrome and/or percutaneous coronary intervention. BMC Cardiovasc Disord. 2020;20:38.

[55] Moscucci M, Fox KA, Cannon CP, et al. Predictors of major bleeding in acute coronary syndro-mes: the global registry of acute coronary events (GRACE). Eur Heart J. 2003;24:1815–23.

[56] Iliescu CA, Grines CL, Herrmann J, et al. SCAI Expert consensus statement: Evaluation, manage-ment, and special considerations of cardio-oncology patients in the cardiac catheterization la-boratory (endorsed by the Cardiological Society of India, and Sociedad Latino Americana de Cardiologia Intervencionista). Catheter Cardiovasc Interv. 2016;87:E202–E223.

[57] Schiffer CA, Bohlke K, Anderson KC. Platelet transfusion for patients with cancer: American So-ciety of Clinical Oncology Clinical Practice Guideline Update Summary. J Oncol Pract. 2018;14:129–133.

23 Häufige Arzneimittel-Interaktionen – ein Fokus auf Multikinase-Inhibitoren

Walter E. Haefeli

23.1 Interaktionsmechanismen

Arzneimittel-Interaktionen führen dazu, dass in einer Arzneimittel-Kombination die Konzentrations-Zeit-Verläufe und/oder Effekt-Zeit-Verläufe der verabreichten Arzneistoffe so verändert werden, dass sie nicht der Summe der Einzelsubstanzen entsprechen, also zu überschießenden, abgeschwächten oder unerwarteten Effekten führen, die erwünscht oder unerwünscht sein können. Für die Einschätzung der Relevanz einer Interaktion ist es wichtig, den Mechanismus (pharmakokinetisch, pharmakodynamisch) zu kennen und zu verstehen, welcher Arzneistoff die Interaktion auslöst und welcher durch sie moduliert wird.

23.1.1 Pharmakokinetische Interaktionen

Arzneimittel können die Exposition anderer Arzneimittel beeinflussen (pharmakokinetische Interaktion), was durch Interaktion mit Zielstrukturen geschieht, die für Freisetzung aus der Formulierung (Liberation) sowie die anschließende Absorption, Verteilung, Metabolismus oder Ausscheidung verantwortlich sind (Abb. 23.1); steigt die Exposition an, kann es zu Wirkungsverstärkung oder unerwünschten Arzneimittelwirkungen (UAW) kommen, was für die meisten Arzneistoffe dann der Fall ist, wenn sich ihre Exposition mindestens verdoppelt. Bei enger therapeutischer Breite können ggf. auch schon geringere Veränderungen klinisch relevant werden. Umgekehrt kann es bei verminderter Exposition zu Wirkungsverlust und Therapieversagen kommen. Dies wird meist dann beobachtet, wenn sich Konzentrationen mindestens halbieren. Solche Expositionsänderungen infolge von pharmakokinetischen Interaktionen können (und müssen oft) durch Dosisanpassung ausgeglichen werden, um eine wirksame und sichere Therapie zu gewährleisten. Bei besonders ausgeprägten oder interindividuell besonders variablen Veränderungen kann es auch sein, dass eine sichere Kombination der Arzneimittel nicht möglich ist oder die erforderliche Dosisreduktion mit der vorhandenen Formulierung gar nicht bewerkstelligt werden kann; in diesen Fällen wird die Kombination in der Regel als Gegenanzeige (Kontraindikation) in der Fachinformation gekennzeichnet. Da pharmakokinetische Interaktionen von den Bindungseigenschaften der Stoffe an pharmakokinetische Zielstrukturen bestimmt werden, hängen sie nur selten vom Wirkmechanismus ab, sondern sind direkt durch die chemische Struktur der Stoffe bestimmt. Es ist deshalb häufig so, dass innerhalb derselben Wirkstoffklasse Alternativen mit geringerem In-

https://doi.org/10.1515/9783110592450-023

teraktionspotenzial vorhanden sind (Managementoption) und es sich deshalb nicht um Eigenschaften der gesamten Stoffklasse handelt.

23.1.2 Pharmakodynamische Interaktionen

Arzneimittel können auch ohne Expositionsänderung die Wirkung anderer Arzneimittel modulieren, indem sie z. B. einen Rezeptor blockieren oder mit einem Second-Messenger-Signalweg interferieren (pharmakodynamische Interaktion). Neben Wirkungsabschwächung sind auch hier überschießende Wirkungen möglich und auch hier können deshalb Dosismodifikationen notwendig werden; wahrscheinlicher ist allerdings, dass solche Kombinationen vermieden werden sollten und therapeutische Alternativen aus einer anderen Stoffklasse gesucht werden müssen, da es sich um Klassenphänomene handelt, die bei jedem Vertreter der Klasse in ähnlicher Weise beobachtet würden.

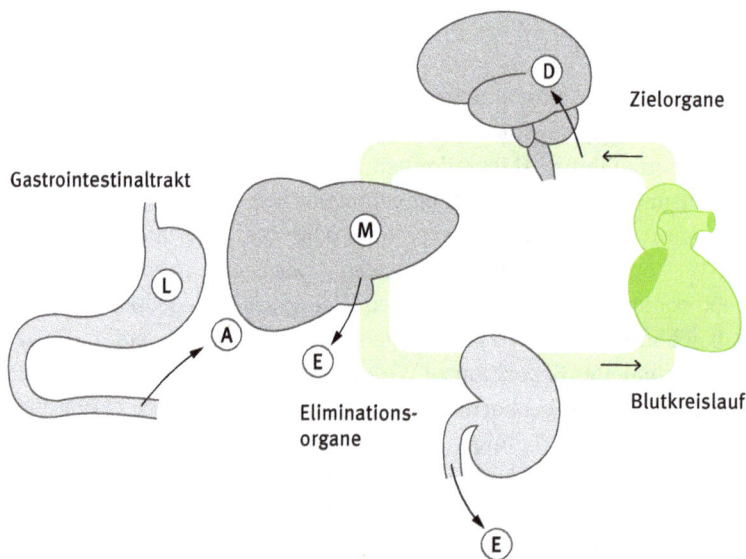

Abb. 23.1: Ebenen der Interaktionsentstehung und deren Konsequenzen. Änderungen der Konzentration eines Arzneistoffs können auf allen Ebenen der Pharmakokinetik entstehen: Die Freisetzung aus der Galenik mit Übergang in die gelöste Phase (Liberation) kann behindert sein, ebenso wie die Absorption (A), die Verteilung an den Zielort (Distribution, D), der Metabolismus (M) und die Exkretion (E), die meist in die Galle oder/und den Urin erfolgt. Darüber hinaus können Interaktionen am Zielort (z. B. Rezeptoren, Enzyme) auftreten und die Wirkung modulieren, ohne die Konzentration zu beeinflussen (pharmakodynamische Interaktion).

23.1.3 Auslösende (Perpetrator) und betroffene (Victim) Substanz

Da pharmakologische Wirkungen konzentrationsabhängig sind, hängt das klinische Resultat einer pharmakokinetischen Interaktion davon ab, welche Substanz nicht mehr aufgenommen wird, akkumuliert oder rascher ausgeschieden wird (= Victim); diese Änderung bestimmt also die klinische Relevanz und nicht die (unveränderte) Konzentration der auslösenden Substanz (Perpetrator). Auch bei pharmakodynamischen Interaktionen gibt es modulierende (Perpetrator) und betroffene (Victim) Substanzen und auch hier ist meist die Konsequenz, dass die verdrängte Substanz (Victim) oder der beeinflusste (Victim-)Signalweg das klinische Bild bestimmen. Um also abzuschätzen, welche Risiken eine Interaktion hat und mit welchem Monitoring UAW oder fehlende Wirkung gesucht werden sollen, ist bei jeder Interaktion zu klären, welche mechanistische Rolle die Interaktionspartner dabei einnehmen.

23.1.4 Ausmaß der Interaktion

Je affiner die auslösende Substanz (Perpetrator) zur Zielstruktur ist und je höher ihre Konzentration ist, desto heftiger wird die Interaktion ausfallen. Viele Risiken sind deshalb dosis- und konzentrationsabhängig, können also verschwinden, wenn die Dosen der betroffenen Substanz (Victim) entsprechend angepasst werden.

23.1.5 Typische Zielstrukturen pharmakokinetischer Interaktionen

Pharmakokinetische Interaktionen können in allen LADME-Ebenen auftreten (Abb. 23.1). Handelt es sich nicht um reine Fragen der Löslichkeit, welche die Liberation (L in Abb. 23.1) und anschließende Absorption (A in Abb. 23.1) beeinflussen können, sind oft enzymatische Auf- und Abbauschritte in pharmakokinetische Interaktionen involviert, welche den Metabolismus der Substanz (M in Abb. 23.1), also die Arzneistoff-Clearance und damit die Exposition des Patienten bestimmen. Besonders wichtige arzneistoff-metabolisierende Enzyme sind die oxidierenden Cytochrom P450-Isoenzyme (z. B. CYP3A4) und konjugierende Enzymfamilien (z. B. UDP-Glukuronosyl-Transferasen, UGT), die Stoffe wasserlöslicher und so gallen- und uringängig machen (Abb. 23.2).

Außerdem sind viele Verteilungs- (Distribution, D in Abb. 23.1) und Exkretionsschritte (E in Abb. 23.1) Folge aktiven Transports über Membranen. Dies kann sowohl die Aufnahme in die Zelle (Uptake-Transporter) als auch die Ausscheidung aus der Zelle (Efflux-Transporter) betreffen. Hochaktive Efflux-Transporter können deshalb verhindern, dass Arzneistoffe an den Wirkort gelangen und so z. B. die sog. Multidrug-Resistance in Tumoren (mit)verursachen. In diesem Zusammenhang besonders wichtige Transporter sind die Efflux-Transporter P-Glykoprotein (P-gp), Breast-Can-

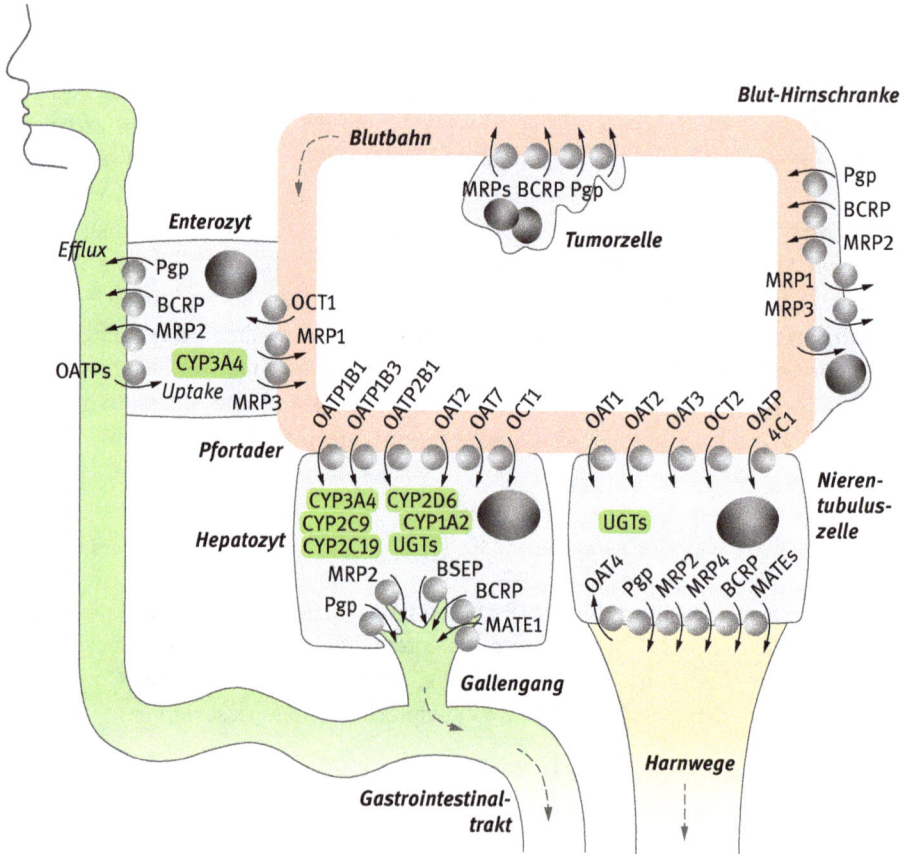

Abb. 23.2: Viele, oft polare Stoffe können nur aufgenommen und ausgeschieden werden, weil sie aktiv über Membranen transportiert werden. Arzneistoff-Aufnahme-Transporter sind u. a. die organischen Anionen-transportierenden Polypeptide (OATP) und organische Anionen- und Kationen-Transporter (OAT, OCT). Wichtige Arzneistoff-Efflux-Transporter sind P-Glykoprotein (P-gp), (BCRP), verschiedene Multidrug-Resistance-assoziierte Proteine (MRP) und die Multidrug-and-toxic-compound-extrusion-Transporter (MATE) (modifiziert nach [1]).

cer-Resistance-Protein (BCRP) und verschiedene Vertreter der Familie der Multidrug-Resistance-assoziierten Proteine (MRP). Diese Transporter sind sehr heterogen exprimiert (Abb. 23.2) und ihre Aktivität kann durch Interaktionen sowohl gesteigert (Induktion) als auch gehemmt werden. Letzteres geschieht typischerweise an einer gemeinsamen Bindungsstelle, wo das weniger affine Substrat (= Victim) von einer auslösenden hochaffinen Substanz (Perpetrator) verdrängt wird.

23.2 Spezielle Interaktionen in der onkologischen Langzeitbehandlung

Mit der Verlagerung onkologischer Therapien in die ambulante Langzeitversorgung erhalten Interaktionen mit der Begleitmedikation zunehmende Bedeutung. Einerseits kann die nicht-onkologische Therapie die Exposition mit Onkologika reduzieren und dadurch deren Wirkung verhindern, was im schlimmsten Fall lebensverlängernde oder Rezidiv-verhindernde Eigenschaften der Onkologika beeinträchtigen kann. Andererseits ist auch ein Anstieg der Exposition möglich, wodurch z. T. schwerwiegende UAW auftreten können. Ein kompetentes Interaktionsmanagement bei jeder Therapieänderung ist deshalb von besonderer Bedeutung.

23.2.1 Multikinase-Inhibitoren – Beeinflussung der Löslichkeit und enteralen Absorption

In verschiedenen (aber nicht allen [2]) Studien wurde ein Zusammenhang zwischen der Exposition mit Multikinase-Inhibitoren (inkl. Tyrosinkinase-Inhibitoren) und der Wirksamkeit (z. B. Überleben) berichtet (Erlotinib: [3,4], Sunitinib: [5], Pazopanib: [6,7]). Dabei hatten Patienten mit Expositionen im untersten Quartil eine deutlich schlechtere Prognose als Patienten mit höherer Exposition, was dafürspricht, dass die Exposition mit Wirksubstanz prognostisch wichtiger ist als die verabreichte Dosis. Entsprechend dürften Interaktionen, die zu deutlichen Absenkungen der Exposition führen, von besonderer klinischer Bedeutung sein.

Die Löslichkeit vieler Multikinase-Inhibitoren ist vom Magen-pH abhängig und besser im sauren Milieu. Dies bedeutet, dass die pH-Anstiege durch eine Begleitmedikation mit Antazida, Histamin-H_2-Antagonisten oder Protonen-Pumpeninhibitoren die Liberation (Abb. 23.1) und nachfolgende Absorption vieler Multikinase-Inhibitoren einschränken können (Abb. 23.3), was oft [8,9] aber nicht immer [10–13] mit schlechterem Outcome verbunden war.

In Therapien mit pH-abhängigen Multikinase-Inhibitoren (Abb. 23.3) ist es deshalb wichtig, den Verabreichungszeitpunkt klar zu definieren (z. B. Gabe der Multikinase-Inhibitoren mindestens 2 h vor der Gabe eines Antazidums) oder möglichst ganz auf Antazida zu verzichten. Darüber hinaus gibt es Hinweise, dass die Aufnahme pH-sensibler Multikinase-Inhibitoren (z. B. Erlotinib, Acalabrutinib) durch gleichzeitige Coca-Cola-Gabe verbessert und der Effekt von Protonen-Pumpeninhibitoren wie Esomeprazol antagonisiert werden kann [14,15]. Ähnlich kann die zeitgleiche Einnahme mit Nahrung verhindern, dass Protonen-Pumpeninhibitoren-bedingte pH-Änderungen die Resorption einschränken [16,17].

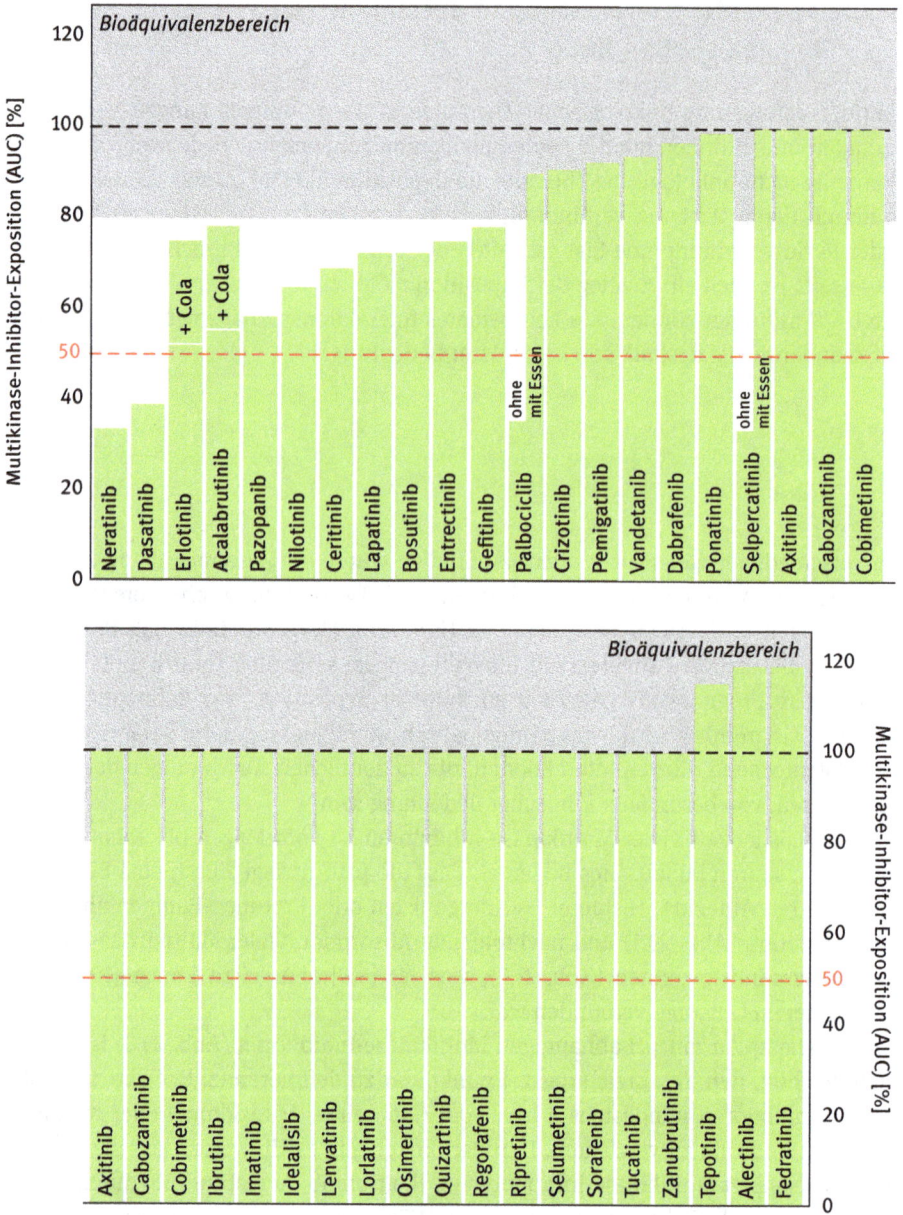

Abb. 23.3: Einfluss der Magen-pH-Veränderung durch Protonen-Pumpeninhibitoren auf die Exposition (Fläche unter der Konzentrations-Zeit-Kurve, AUC) mit Multikinase-Inhibitoren. Grauer Bereich: Bioäquivalenzbereich, innerhalb dessen Expositionsänderungen als klinisch nicht relevant angesehen werden.

23.2.2 Capecitabin – Beeinflussung der Löslichkeit und enteralen Absorption

Eine ähnliche Interaktion wurde auch unter Capecitabin beobachtet, wo Patienten unter Behandlung mit Protonen-Pumpeninhibitoren ebenfalls eine schlechtere Prognose hatten [9,18].

23.2.3 Multikinase-Inhibitoren – Beeinflussung der Clearance-Mechanismen

Viele Multikinase-Inhibitoren werden überwiegend über CYP3A4 zu oft inaktiven Metaboliten abgebaut. Neben der Dosis bestimmt deshalb die CYP3A4-Aktivität die Exposition mit Inhibitor sehr wesentlich. Im Menschen ist CYP3A4 das wichtigste arzneistoff-abbauende Enzym und seine Aktivität kann durch zahlreiche Inhibitoren erheblich gehemmt werden (Tab. 23.1). Dadurch sinkt die Ausscheidungsleistung (Clearance) und der Patient wird bei unveränderter Dosis mit bis zu > 20-fach höheren Mengen exponiert (Abb. 23.4), wodurch es zu UAW kommen kann. Viele dieser UAW sind häufig, betreffen das kardiovaskuläre System und sind von erheblicher klinischer Relevanz (Abb. 23.4) [19].

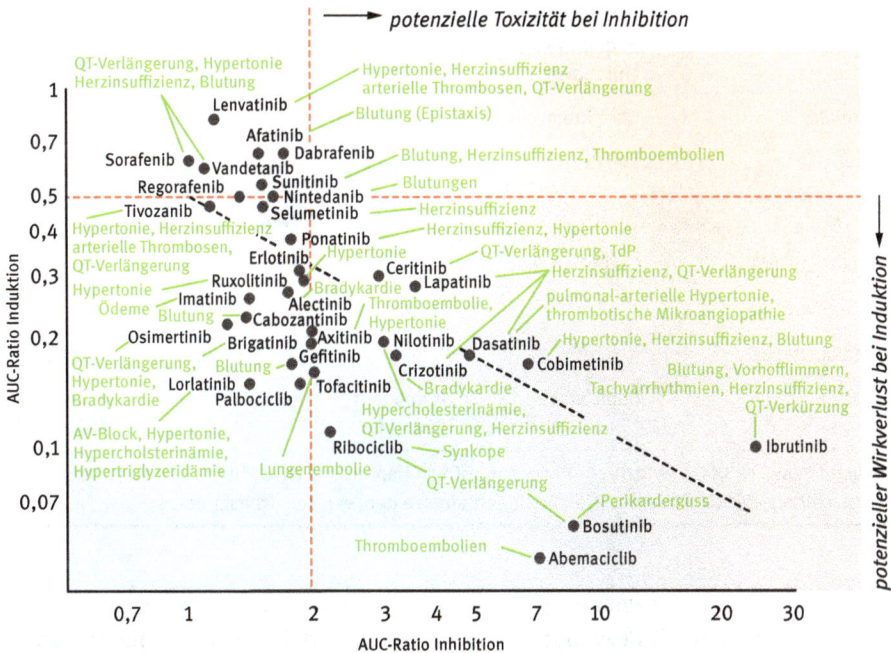

Abb. 23.4: Einfluss der Modulation von CYP3A und/oder P-Glykoprotein auf die Exposition mit Multikinase-Inhibitoren. Substanzen mit gut hemmbaren Clearance-Wegen sind typischerweise auch stark induzierbar. Expositionsgrenzen mit klinischer Relevanz sind rot gestrichelt eingezeichnet.

Tab. 23.1: Wichtige Inhibitoren und Induktoren von CYP3A4 (und oft auch P-Glykoprotein).

Substanz(klasse)	CYP3A4-Inhibitoren		CYP3A4-Induktoren	
	potent	moderat	potent	moderat
Antiarrhythmika	Diltiazem	Dronedaron Verapamil		
Antiepileptika			Carbamazepin Phenytoin	
Azol-Fungistatika	Itraconazol Ketoconazol Posaconazol Voriconazol	Clotrimazol Fluconazol Isavuconazol		
HCV-Inhibitoren	Boceprevir Paritaprevir Telaprevir			
HIV-Protease-Inhibitoren, HIV-Integrase-Inhibitoren, NNRTI	Elvitegravir Indinavir Lopinavir Nelfinavir Ritonavir Saquinavir Tipranavir			Efavirenz Etravirin
Makrolide	Clarithromycin	Erythromycin		
Onkologika	Idelalisib	Crizotinib Imatinib	Apalutamid Enzalutamid Mitotan	
Phytotherapeutika	Grapefruit-Saft		Johanniskraut	
Psychopharmaka		Fluvoxamin		
Tuberkulostatika			Rifampicin	Rifabutin
Varia	Cobicistat	Aprepitant Cimetidin		Bosentan Modafinil

Abkürzungen: CYP3A4 = Cytochrom P450 3A4, HCV = Hepatitis C-Virus, HIV = Humanes Immun-defizienz-Virus, NNRTI = nicht-nukleosidale Inhibitoren der reversen Transkriptase

Außerdem kann die Enzymmenge in Leber und oft auch Darm durch Arzneistoffe auch vermehrt werden (Enzyminduktion), wodurch sich die Clearance mehr als verzehnfachen kann und ein Wirkungsverlust erwartet werden muss. Typischerweise sind gut hemmbare Multikinase-Inhibitoren auch gut induzierbar, also in beide Richtungen sehr erheblich von Wechselwirkungen betroffen (Abb. 23.4). Wichtige Induktoren dieses Enzymwegs sind Johanniskraut (oft Selbstmedikation!), aber auch Antiepileptika (Carbamazepin, Phenytoin, Phenobarbital), die z. T. auch in der Schmerz-therapie zum Einsatz kommen (Carbamazepin). Während der Einsatz von Johannis-kraut leicht umgangen werden kann, sind unter therapierelevanten Antiepileptika andere Strategien notwendig, um therapeutische Konzentrationen sicherzustellen (z. B. Dosisvervielfachung, s. Abb. 23.4).

23.2.4 Interaktionen und QT-Verlängerung

Medikamentös bedingte, potenziell lebensbedrohliche Arrhythmien mit vorangehen-der QTc-Intervall-Verlängerung (u. a. Torsade-de-pointes, TdP) sind selbst in Risiko-konstellationen seltene [20–22], aber möglicherweise in ihrer Häufigkeit unterschätz-te Ereignisse [23]. Es gibt gegenwärtig über 250 Substanzen im Handel, die mit einer Verlängerung des frequenzkorrigierten elektrokardiographischen QTc-Intervalls in Zusammenhang gebracht worden sind. Nicht alle haben allerdings auch zu bedrohli-chen ventrikulären Arrhythmien geführt, weshalb es sich lohnt, ihr Risikoprofil diffe-renziert zu betrachten, um nicht durch übertriebene Vorsicht den Patienten ggf. wichtige Arzneimittel vorzuenthalten. Hierfür hat sich die Einteilung der Substanzen in 4 Gruppen bewährt [24,25], wie sie von CredibleMeds vorgeschlagen wird [26].
1. Kategorie 1 (bekanntes TdP-Risiko): Substanzen, die QT verlängern und zu doku-mentiertem Auftreten von TdP führen können.
2. Kategorie 2 (kontext-abhängiges TdP-Risiko): Substanzen, die QT verlängern *und* bei Vorliegen von bestimmten Begleitfaktoren (z. B. Elektrolytstörungen) zu do-kumentiertem Auftreten von TdP führen können.
3. Kategorie 3 (mögliches TdP-Risiko): Substanzen, die QT verlängern ohne doku-mentiertes Risiko TdP auszulösen.
4. Kategorie 4 (bei LQTS risikoreich): Substanzen, die bei familiärem Long-QT-Syn-drom (LQTS) vermieden werden sollen, was neben zusätzlichen spezifischen Arz-neistoffen auch alle oben genannten Kategorien sind.

QT-Verlängerungen treten konzentrationsabhängig auf [27], weshalb sie ausgepräg-ter sind bei hohen Dosen oder raschen Infusionsraten [28] bzw. wenn Begleitmedika-mente zu ihrer Akkumulation führen (pharmakokinetische Interaktionen) [29]. Auch Nahrungsbestandteile (z. B. Grapefruitsaft) können die Exposition erhöhen und da-mit die QT-Dauer verlängern [30]. Außerhalb von familiärem LQTS sind Expositions-änderungen folgenschwerer, wenn sie Substanzen der Kategorie 1 oder 2 betreffen, weil dadurch auch das Risiko für TdP ansteigt. Solche Kombinationen sollten des-halb entsprechend vorsichtig (mit intensivem QT-Monitoring) verschrieben oder wenn möglich a priori vermieden werden. Tatsächlich gibt es unter den oralen Lang-zeit-Onkologika (z. B. Multikinase-Inhibitoren) eine Reihe von Substanzen mit QT-verlängernden Eigenschaften (s. Abb. 23.4) [31], aber nur wenige mit dokumentierten ventrikulären Arrhythmien (Kategorie 1, z. B. Vandetanib, Ibrutinib).

Darüber hinaus wird auch ein erhöhtes Arrhythmierisiko erwartet, wenn mehrere QT-verlängernde Substanzen kombiniert werden, die keine pharmakokinetische (Konzentrations)Änderung bewirken. Allerdings stellt sich dabei die Frage, ob die Verordnung von zwei (oder mehr) Substanzen mit QT-verlängerndem Potenzial zu mehr als einer additiven Wirkung führt (pharmakodynamische Interaktion) und somit gefährlicher ist als die Summe der Risiken der Monotherapien.

Wenn man in der Literatur Fälle oder Fallserien sucht, bei denen der letztere Mechanismus offensichtlich erscheint, ist die Evidenz erstaunlich spärlich, was dazu führt, dass undifferenzierte Warnmeldungen zu einem erheblichen Overalerting (Falschwarnrate) führen und in der Folge dazu, dass ggf. wichtige Arzneimittel vorenthalten werden könnten. Daher wurde empfohlen, in elektronischen Systemen sehr restriktiv mit solchen Warnhinweisen umzugehen, ohne dass dadurch das Risiko für die Patienten erhöht würde [32].

Es gibt zahlreiche prospektive experimentell-klinische Studien zu diesem Thema, die Kombinationen von QT-modulierenden Substanzen geprüft und überraschend geringe Interaktionen gefunden haben [33]; in einer Untersuchung mit Terfenadin (Kategorie 1) konnte beispielsweise Paroxetin (Kategorie 2) keine Veränderung der Terfenadin-induzierten QT-Verlängerung erzeugen [34]. Ähnlich verhielt es sich auch in der Kombination der Kategorie-1-Substanzen Droperidol mit Ondansetron [35], Ciprofloxacin mit Chinidin [36] oder Azithromycin mit Terfenadin [37], oder bei Kombinationen wie der Kategorie-1-Substanz Chloroquin mit der Kategorie-3-Substanz Primaquin [38] bzw. von Cisaprid (Kategorie 1) oder Pimozid (Kategorie 1) mit Sertralin (Kategorie 2) [39]. QTc-Studien mit Domperidon und Ketoconazol, zwei weiteren Substanzen mit bekanntem TdP-Risiko, ergaben knapp additive QT-verlängernde Effekte [40].

Da die experimentelle Evidenz sehr spärlich ist, wurde in den letzten Jahren versucht, entsprechende Daten aus großen Kohortenstudien bzw. Krankenkassendaten zu generieren. Selbst in diesen Analysen zeigte sich keine klare Evidenz für überproportional großes Risiko für Arrhythmien unter Behandlung mit mehr als einer Substanz, welche QTc verlängern kann [24,25]. Die Risiken schienen additiv für Kategorie-1- und Kategorie-2-Substanzen, während Kategorie 3 gar keinen Einfluss hatte.

Besondere Risiken müssen deshalb v. a. dann erwartet werden, wenn eine der nachfolgenden Situationen vorliegt:

1. Die Interaktion führt zur Expositionsänderung einer klar QTc-verlängernden und TdP-induzierenden Substanz (Kategorie-1-Substanz), erhöht also über eine pharmakokinetische Interaktion die Exposition einer risikoreichen Substanz.

2. Die Kombination ist mit einem in der Literatur dokumentierten Risiko assoziiert worden (klinische Evidenz).

3. Die Kombination besteht aus Substanzen mit gesichertem TdP-Risiko der Az-CERT-Klassifikation (Kategorie 1), die also nicht isoliert zu QTc-Verlängerung (ohne Arrhythmie) führen (Kategorie-3-Substanz) und auch nicht nur dann TdP auslösen, wenn andere Kofaktoren (z. B. Elektrolytentgleisung) vorhanden sind (Kategorie-2-Substanz).

Ungeachtet davon gilt aber für Kategorie-1- und Kategorie-2-Substanzen grundsätzlich, dass die Patienten elektrokardiographisch überwacht werden müssen, da bereits die Monotherapien zu TdP führen können.

23.2.5 Blutungsereignisse: Ibrutinib

Der Bruton-Tyrosinkinase-Inhibitor Ibrutinib wird bei Mantelzell-Lymphom, chronisch lymphatischer Leukämie und M. Waldenström eingesetzt. Aufgrund seines Wirkmechanismus kommt es zu einer Hemmung der Thrombozytenaggregation, sowie zum vermehrten Auftreten von leichteren Blutungen wie Epistaxis, Petechien, Hämaturie oder Ekchymosen, aber auch schwereren Blutungsereignissen (z. B. Subduralhämatome, Subarachnoidalblutungen) inklusive gehäuften postprozeduralen Blutungen [41,42].

Komplizierend kommt hinzu, dass unter Ibrutinib Vorhofflimmern etwa dreimal häufiger auftritt als unter Vergleichstherapien [43], so dass ein besonders kritisches Abwägen von Blutungs- und Thromboembolierisiko erforderlich wird. Grundsätzlich wird heute angestrebt, die beiden Therapien (Ibrutinib und Antikoagulanzien) zu kombinieren, sofern die Gabe jeder Einzelsubstanz indiziert ist (CHA_2DS_2-VASc score $\geq$ 2) und die Kombination gut toleriert wird. Es muss aber bedacht werden, dass unter Vitamin K-Antagonisten deutlich erhöhte Blutungsraten berichtet wurden [44], weshalb von dieser Kombination abgeraten wird und bei Gabe anderer Antikoagulanzien ein besonders intensives Monitoring (insbesondere auch der Nierenfunktion und Komorbidität) empfohlen wird [45].

23.3 Management von Interaktionen

Das Management von Interaktionen setzt sich aus 4 Ebenen zusammen. (i) Erstens muss das Interaktionsrisiko von 2 oder mehr Arzneistoffen erkannt werden, was einfacher ist mit guter elektronischer Unterstützung. (ii) Anschließend wird das individuelle Risiko des aktuellen Patienten eingeschätzt; dabei muss geklärt werden, welches die von der Interaktion betroffene Substanz ist (= Victim), welche Risiken von der Interaktion ausgehen, ob diese konzentrationsabhängig sind und ob dies bei der Dosiswahl berücksichtigt wurde. (iii) Mit diesem Grundverständnis können dann in Abhängigkeit vom Mechanismus Risikominimierungsstrategien aufgesetzt werden (z. B. Wechsel von Victim oder Perpetrator auf anderen Arzneistoff, Dosisanpassung, zeitliche Abstimmung der Gabe, Wahl eines alternativen Verabreichungswegs, Verordnung eines weiteren Arzneistoffs, Absetzen). (iv) Schließlich, falls eine Kombination trotz Interaktion verschrieben werden soll, muss ein geeignetes Monitoring aufgesetzt werden, um potenzielle Risiken ggf. frühzeitig zu erkennen.

Literatur

[1] Weiss J, Haefeli WE. Impact of ATP-binding cassette transporters on human immunodeficiency virus therapy. Int Rev Cell Mol Biol. 2010;280:219–79.

[2] Morcos PN, Nueesch E, Jaminion F, et al. Exposure-response analysis of alectinib in crizotinib-resistant ALK-positive non-small cell lung cancer. Cancer Chemother Pharmacol. 2018;82:129–38.

[3] Chu MP, Ghosh S, Chambers CR, et al. Gastric Acid suppression is associated with decreased erlotinib efficacy in non-small-cell lung cancer. Clin Lung Cancer. 2015;16:33–9.

[4] Lam LH, Capparelli EV, Kurzrock R. Association of concurrent acid-suppression therapy with survival outcomes and adverse event incidence in oncology patients receiving erlotinib. Cancer Chemother Pharmacol. 2016;78:427–32.

[5] Ha VH, Ngo M, Chu MP, et al. Does gastric acid suppression affect sunitinib efficacy in patients with advanced or metastatic renal cell cancer? J Oncol Pharm Pract. 2015;21:194–200.

[6] Mir O, Touati N, Lia M, et al. Impact of concomitant administration of gastric acid-suppressive agents and pazopanib on outcomes in soft-tissue sarcoma patients treated within the EORTC 62043/62072 trials. Clin Cancer Res. 2019;25:1479–85.

[7] Suttle AB, Ball HA, Molimard M, et al. Relationships between pazopanib exposure and clinical safety and efficacy in patients with advanced renal cell carcinoma. Br J Cancer. 2014;111:1909–16.

[8] Chen YM, Lai CH, Chang HC, et al. Antacid use and de novo brain metastases in patients with epidermal growth factor receptor-mutant non-small cell lung cancer who were treated using first-line first-generation epidermal growth factor receptor tyrosine kinase inhibitors. PLoS One. 2016;11:e0149722.

[9] Nieves Sedano M, Manuel Caro Teller J, García Muñoz C, et al. Clinical impact of gastric acid suppressing medication on the effectiveness of tyrosine kinase inhibitors in lung cancer patients. J BUON. 2018;23:647–53.

[10] Hilton JF, Tu D, Seymour L, Shepherd FA, Bradbury PA. An evaluation of the possible interaction of gastric acid suppressing medication and the EGFR tyrosine kinase inhibitor erlotinib. Lung Cancer. 2013;82:136–42.

[11] Kumarakulasinghe NB, Syn N, Soon YY, et al. EGFR kinase inhibitors and gastric acid suppressants in EGFR-mutant NSCLC: a retrospective database analysis of potential drug interaction. Oncotarget. 2016;7:85542–50.

[12] Zenke Y, Yoh K, Matsumoto S, et al. Clinical impact of gastric acid-suppressing medication use on the efficacy of erlotinib and gefitinib in patients with advanced non-small-cell lung cancer harboring EGFR mutations. Clin Lung Cancer. 2016;17:412–8.

[13] Lalani AA, McKay RR, Lin X, et al. Proton pump inhibitors and survival outcomes in patients with metastatic renal cell carcinoma. Clin Genitourin Cancer. 2017;15:724–32.

[14] van Leeuwen RW, Peric R, Hussaarts KG, et al. Influence of the Acidic Beverage Cola on the Absorption of Erlotinib in Patients With Non-Small-Cell Lung Cancer. J Clin Oncol. 2016;34:1309–14.

[15] Sharma S, Pepin X, Cheung J, et al. Bioavailability of acalabrutinib suspension delivered via nasogastric tube in the presence or absence of a proton pump inhibitor in healthy subjects. Br J Clin Pharmacol 2023 (ePub ahead of print).

[16] Sun W, Klamerus KJ, Yuhas LM, et al. Impact of acid-reducing agents on the pharmacokinetics of palbociclib, a weak base with pH-dependent solubility, with different food intake conditions. Clin Pharmacol Drug Dev. 2017;6:614–26.

[17] Yu J, Wang Y, Ragueneau-Majlessi I. Pharmacokinetic drug-drug interactions with drugs approved by the US Food and Drug Administration in 2020: mechanistic understanding and clinical recommendations. Drug Metab Dispos. 2023;50:1–7.

[18] Chu MP, Hecht JR, Slamon D, et al. Association of proton pump inhibitors and capecitabine effi-cacy in advanced gastroesophageal cancer: secondary analysis of the TRIO-013/LOGiC randomi-zed clinical trial. JAMA Oncol. 2017;3:767–73.

[19] Cirmi S, El Abd A, Letinier L, et al. Cardiovascular toxicity of tyrosine kinase inhibitors used in chronic myeloid leukemia: an analysis of the FDA adverse event reporting system database (FAERS). Cancers 2020;12:E826.

[20] Sears SP, Getz TW, Austin CO, et al. Incidence of sustained ventricular tachycardia in patients with prolonged QTc after the administration of azithromycin: a retrospective study. Drugs Real World Outcomes. 2016;3:99–105.

[21] Stancampiano FF, Palmer WC, Getz TW, et al. Rare incidence of ventricular tachycardia and tor-sades de pointes in hospitalized patients with prolonged QT who later received levofloxacin: a retrospective study. Mayo Clin Proc. 2015;90:606–12.

[22] Vandael E, Vandenberk B, Willems R, et al. Risk management of hospitalized psychiatric pa-tients taking multiple QTc-prolonging drugs. J Clin Psychopharmacol. 2017;37:540–5.

[23] Sarganas G, Garbe E, Klimpel A, et al. Epidemiology of symptomatic drug-induced long QT syn-drome and Torsade de Pointes in Germany. Europace. 2014;16:101–8.

[24] Meid AD, von Medem A, Heider D, et al. Investigating the additive interaction of QT-prolonging drugs in older people using claims data. Drug Saf. 2017;40:133–44.

[25] Meid AD, Bighelli I, Mächler S, et al. Combinations of QTc-prolonging drugs: towards disentang-ling pharmacokinetic and pharmacodynamic effects in their potentially additive nature. Ther Adv Psychopharmacol. 2017;7:251–64.

[26] Woosley RL, Heise CW, Romero KA. www.Crediblemeds.org, QTdrugs List, Aufrufdatum 1.9.2022, AZCERT, Inc. 1822 Innovation Park Dr., Oro Valley, AZ 85755.

[27] van Haarst AD, van 't Klooster GA, van Gerven JM, et al. The influence of cisapride and clarithro-mycin on QT intervals in healthy volunteers. Clin Pharmacol Ther. 1998;64:542–6.

[28] Haefeli WE, Schoenenberger RA, Weiss P, Ritz R. Possible risk for cardiac arrhythmia related to intravenous erythromycin. Intensive Care Med. 1992;18:469–73.

[29] Desta Z, Kerbusch T, Flockhart DA. Effect of clarithromycin on the pharmacokinetics and phar-macodynamics of pimozide in healthy poor and extensive metabolizers of cytochrome P450 2D6 (CYP2D6). Clin Pharmacol Ther. 1999;65:10–20.

[30] Benton RE, Honig PK, Zamani K, Cantilena LR, Woosley RL. Grapefruit juice alters terfenadine pharmacokinetics, resulting in prolongation of repolarization on the electrocardiogram. Clin Pharmacol Ther. 1996;59:383–8.

[31] Shah RR, Morganroth J, Shah DR. Cardiovascular safety of tyrosine kinase inhibitors: with a spe-cial focus on cardiac repolarisation (QT interval). Drug Saf. 2013;36:295–316.

[32] van der Sijs H, Kowlesar R, Aarts J, Berg M, Vulto A, van Gelder T. Unintended consequences of reducing QT-alert overload in a computerized physician order entry system. Eur J Clin Pharma-col. 2009;65:919–25.

[33] Wiśniowska B, Tylutki Z, Wyszogrodzka G, Polak S. Drug-drug interactions and QT prolongation as a commonly assessed cardiac effect – comprehensive overview of clinical trials. BMC Phar-macol Toxicol. 2016;17:12.

[34] Martin DE, Zussman BD, Everitt DE, et al. Paroxetine does not affect the cardiac safety and phar-macokinetics of terfenadine in healthy adult men. J Clin Psychopharmacol. 1997;17:451–9.

[35] Charbit B, Alvarez JC, Dasque E, et al. Droperidol and ondansetron-induced QT interval prolon-gation: a clinical drug interaction study. Anesthesiology. 2008;109:206–12.

[36] Bleske BE, Carver PL, Annesley TM, Bleske JR, Morady F. The effect of ciprofloxacin on the phar-macokinetic and ECG parameters of quinidine. J Clin Pharmacol. 1990;30:911–5.

[37] Harris S, Hilligoss DM, Colangelo PM, Eller M, Okerholm R. Azithromycin and terfenadine: lack of drug interaction. Clin Pharmacol Ther. 1995;58:310–5.

[38] Pukrittayakamee S, Tarning J, Jittamala P, et al. Pharmacokinetic interactions between primaquine and chloroquine. Antimicrob Agents Chemother. 2014;58:3354–9.

[39] Alderman J. Coadministration of sertraline with cisapride or pimozide: an open-label, nonrandomized examination of pharmacokinetics and corrected QT intervals in healthy adult volunteers. Clin Ther. 2005;27:1050–63.

[40] Boyce MJ, Baisley KJ, Warrington SJ. Pharmacokinetic interaction between domperidone and ketoconazole leads to QT prolongation in healthy volunteers: a randomized, placebo-controlled, double-blind, crossover study. Br J Clin Pharmacol. 2012;73:411–21.

[41] Shatzel JJ, Olson SR, Tao DL, et al. Ibrutinib-associated bleeding: pathogenesis, management and risk reduction strategies. J Thromb Haemost. 2017;15:835–47.

[42] Tang CPS, McMullen J, Tam C. Cardiac side effects of bruton tyrosine kinase (BTK) inhibitors. Leuk Lymphoma. 2018;59:1554–64.

[43] Leong DP, Caron F, Hillis C, et al. The risk of atrial fibrillation with ibrutinib use: a systematic review and meta-analysis. Blood. 2016;128:138–40.

[44] Wang ML, Blum KA, Martin P, et al. Long-term follow-up of MCL patients treated with single-agent ibrutinib: updated safety and efficacy results. Blood. 2015;126:739–45.

[45] Boriani G, Corradini P, Cuneo A, et al. Practical management of ibrutinib in the real life: Focus on atrial fibrillation and bleeding. Hematol Oncol. 2018;36:624–32.

24 Klonale Hämatopoese

Martin Neumann, Claudia D. Baldus

24.1 Einleitung

Die Hämatopoese im alternden Menschen weist in vielerlei Hinsicht alterierte Eigenschaften zur Hämatopoese des jüngeren Menschen auf. So sind das lymphatische Repertoire und damit die immunologische Antwort auf äußere Stimuli deutlich reduziert, darüber hinaus ist eine deutliche Verschiebung der Hämatopoese zum myeloischen Kompartiment im Alter hin erkennbar [1,2]. Neben diesen Eigenschaften ist in den letzten Jahren deutlich geworden, dass ältere Menschen klonal expandierende Populationen hämatopoetischer Stammzellen mit somatischen Mutationen aufweisen [3]. Dieses Phänomen hat Konsequenzen im Rahmen onkologischer Erkrankungen sowohl im Rahmen einer malignen Evolution als auch für die Durchführung onkologischer Therapie. Darüber hinaus zeigte sich aber auch überraschend, dass es einen Risikofaktor für kardiovaskuläre Erkrankungen darstellt [4,5], dessen genauer Stellenwert noch nicht abschließend geklärt ist. Damit erfordert das Management bei Vorliegen einer klonalen Hämatopoese mit somatischen Mutationen eine enge Zusammenarbeit zwischen Onkologen und Kardiologen zur Durchführung onkologischer Therapien aber insbesondere auch zur Optimierung von kardiovaskulären Risikofaktoren. Dies soll im folgenden Kapitel erläutert werden.

24.2 Begrifflichkeit

Der Pool an Zellen, der die Hämatopoese im menschlichen Körper aufrechterhält, umfasst einige Zehntausend hämatopoetische Stammzellen [6]. Daher ist im strengen Sinne jede menschliche Hämatopoese klonal. Um den Umstand, dass auch in der Hämatopoese in einem gesunden Menschen somatische Mutationen auftreten, zu beschreiben, wird oft umgangssprachlich, aber auch in diesem Text von klonaler Hämatopoese gesprochen. Zur genaueren Definition wurden bereits verschiedene Termini, die noch Gegenstand der Diskussion sind, vorgeschlagen. Wir werden im Folgenden meist den Begriff CHIP (clonal hematopoiesis of indetermined potential) benutzen, der eine VAF (variant allele frequency) von mindestens 2 % der somatischen Mutationen in Leukämie-assoziierten Genen („Treibermutation") verlangt [3]. Dieser Begriff beinhaltet zwei wesentliche Restriktionen, die durch die methodische Herangehensweise in den initialen Arbeiten begründet sind. So ist die VAF von 2 % willkürlich gewählt und hängt stark von der Lesetiefe des entsprechenden Sequenzierverfahrens ab, zum Zweiten sind in Folgearbeiten auch somatische Mutationen in Genen beschrieben, die zuvor nicht als leukämie-assoziiert betrachtet worden war. Daher entstand der Begriff ARCH (age related clonal hematopoiesis), der ohne die Res-

https://doi.org/10.1515/9783110592450-024

triktionen einer bestimmten VAF und ohne die Forderung einer „Treibermutation"
auskommt. Zusätzlich wird mit diesem Begriff betont, dass gerade im Alter somatische Mutationen in der Hämatopoese auftauchen. Dies gibt aber auch Anstoß zur
Kritik, da auch jüngere Menschen eine Alteration aufweisen können und diese mit
ansonsten pathogenetisch ungeklärten Neoplasien oder koronaren Herzerkrankungen in Verbindung gebracht werden könnten. In der Terminologie sei noch der Begriff CCUS (clonal cytopenia of unspecified significance) erwähnt, der den Bogen von
CHIP, der unabhängig vom Blutbild oder sonstiger Klinik definiert ist, zu hämatologischen Erkrankungen schlägt [7]. Hierunter finden sich Patienten, die eine abklä-
rungsbedürftige Zytopenie besitzen, aber den Definitionen eines myelodysplas-
tischen Syndroms (MDS) nicht genügen (Tab. 24.1). Insbesondere die Charakterisierung dieser Patientengruppe und die Beschreibung der klinischen Verläufe wird eine
der Hauptherausforderungen in der Abgrenzung zum MDS sein [7,8].

Tab. 24.1: Definitionen von Begriffen im Zusammenhang mit klonaler Hämatopoese. Für alle Begriffe
gilt, dass keine weiteren krankheitsdefinierenden Charakteristika vorliegen.

Begrifflichkeiten			
Begriff	**Abkürzung**	**definierende Merkmale**	**Charakteristika**
Clonal hematopoiesis	**CH**	– unspezifischer Begriff, jede Hämatopoese ist klonal – Inbalance in der Evolution – Vorhandensein somatischer Mutationen	
Clonal hematopoiesis with indetermined potential	**CHIP**	– Mutationen in leukämie-assoziierten Genen – VAF > 2 %	– Risiko für myeloische Neoplasie – assoziiert mit KHK
Age related clonal hematopoiesis	**ARCH**	– somatische Mutation im Genom – keine spezifische VAF	– siehe CHIP, aber weiter gefassterer Begriff
Idiopathic dysplasia of uncertain significance	**IDUS**	– signifikante Dysplasie (> 10 %) im Knochenmark – keine Zytopenie – keine klonalen oder zytogenetischen Marker	– kein Krankheitswert an sich – Entwicklung in MDS unklar

Tab. 24.1: (fortgesetzt)

Begrifflichkeiten			
Begriff	**Abkürzung**	**definierende Merkmale**	**Charakteristika**
Idiopathic cytopenia of undetermined significance	**ICUS**	– WHO-definierte Zytopenie – keine Dysplasien im Knochenmark – keine klonalen oder zytogenetischen Marker	– kein Krankheitswert an sich – Transformationsrisiko unklar
Clonal cytopenia of undetermined significance	**CCUS**	– CHIP oder ARCH – plus WHO-definierte Zytopenie	– Abgrenzung zum MDS schwierig

WHO-definierte Zytopenien: Hämoglobin < 11 g/dl, Neutrophile < 1,5/nl und/oder Thrombozyten < 100/nl.

24.3 Epidemiologie von CHIP

Über lange Zeit wurde diskutiert, ob die alterierte Hämatopoese beim alternden Menschen Ausdruck einer klonalen Imbalance zwischen verschiedenen hämatopoetischen Stammzellen ist. Diese Erkenntnisse basierten zum Großteil auf der Untersuchung der Verteilung von X-chromosomaler Inaktivierung in Blutzellen [9]. Auf Grund der limitierten technischen Möglichkeiten, z. B. durch PCR-Amplifikation von X-chromosomal gebundener Gene (HUMARA), war diese Frage lange Zeit nur unzureichend zu adressieren. Mit dem Aufkommen neuer Sequenzierverfahren („next generation sequencing", NGS) haben diese Untersuchungen das Feld revolutioniert und es war erstmals möglich, kleine Zellpopulationen mit somatischen Mutationen nachzuweisen. Dass somatische Mutationen im gesunden Menschen durchaus regelmäßig auftreten, zeigten 2012 Busque und Kollegen, die TET2-Mutationen in gesunden älteren Patienten mittels Exom- bzw. Gensequenzierung fanden, wobei die TET2-Mutation enthaltende Klon jeweils der dominante Klon war [10]. TET2 ist ein Gen der epigenetischen Regulation, welches die Konversion von Methylcytosin zu 5-Hydroxymethylcytosin katalysiert [11]. Mutationen dieses Gens oder Funktionsverluste durch Chromosomenverluste waren bis dahin vor allem in myeloischen Neoplasien bekannt [12]. In gesunden Probanden waren bis dahin nur sporadisch tumorassoziierte Mutationen gefunden worden und hiermit erstmals gezeigt, dass sie in älteren Menschen durchaus regelmäßig auftreten können.

Auf breitere Basis wurde diese Beschreibung durch drei Arbeiten im Jahre 2015 gestellt, die große Kohorten mit insgesamt über 30.000 gesunden, oder zumindest nicht hämatologisch erkrankten, Menschen mittels „unbiased high throughput" Sequenzierverfahren analysierten [13–15]. Diese Arbeiten etablierten Grundannahmen zur Prävalenz von Menschen mit CHIP. So ist das Auftreten von CHIP klar altersabhängig. Während bei den unter 50-jährigen nur ca. 1 % der Bevölkerung betroffen ist, weisen bei den 70-jährigen schon ~10 % die Merkmale von CHIP auf. Diese Frequenz steigt sogar weiter, wenn sensitivere Sequenzierverfahren angewandt werden [16]. Ein Großteil der Betroffenen (> 70 %) weist Mutation in einem der drei *epigenetischen Gene* DNMT3A, TET2 oder ASXL1 auf. Aber auch *Gene der Zellreparatur* wie TP53, CHEK2 oder PPM1D, *Gene des Splicing-Apparates* (SRSF2, SF3B2, SH2B3 oder U2AF1) oder Gene wie JAK2, GNB1, CBL sind regelmäßig betroffen. All diese Gene sind in der akuten myeloischen Leukämie (AML) aber auch in anderen, insbesondere myeloischen Neoplasien rekurrent mutiert. Diese Liste von rekurrent betroffenen Genen ist immer noch unter Vorbehalt zu sehen und neue Gene werden weiterhin berichtet, die aber allesamt in ihrer Frequenz deutlich unter den drei erstgenannten *epigenetischen Genen* liegen. Das Vorliegen einer somatischen Mutation ist signifikant korreliert mit einem schlechteren Überleben, insbesondere bei den über 70-jährigen. Auch wenn CHIP einen Risikofaktor für eine Transformation in eine myeloische Neoplasie darstellte (HR 12,9, p < 0,001, [14]), waren hämatologische Neoplasien nicht die Hauptursache für die erhöhte Mortalität. Die gesteigerte Sterblichkeit von Menschen mit CHIP erklärte sich hauptsächlich durch eine gesteigerte Inzidenz von kardiovaskulären Ereignissen (HR 4,0 für Myokardinfarkte und HR 1,9 für KHK [4]), welche in der Folge auch pathogenetisch exploriert wurde. Das Risiko von Patienten für eine Transformation in eine myeloische Neoplasie sowie das Auftreten eines kardiovaskulären Ereignisses sollen in den nächsten Absätzen näher erläutert werden.

24.4 CHIP als prämaligne Kondition

CHIP stellt einen unabhängigen Risikofaktor für die Entwicklung einer myeloischen Neoplasie dar. Das Risiko für das Auftreten eines MDS oder einer AML wird dabei mit 0,5 bis 1 % pro Jahr angegeben [13,14]. Damit ist dieses Risiko vergleichbar mit der Entwicklung eines Multiplen Myeloms aus einer monoklonalen Gammopathie unklarer Signifikanz (MGUS).

Es ist weder vollständig erforscht, wie CHIP auftritt noch wie und wann es in eine myeloische Neoplasie transformiert. Das klassische Modell geht von einer sporadisch auftretenden Mutation in einer Zelle aus, welche durch einen Überlebensvorteil zu einer klonalen Vermehrung führt (Abb. 24.1). Der Erwerb weiterer Treibermutationen fördert dann die Transformation in eine myeloische Neoplasie.

Dieses Modell wird durch einige Fakten gestützt. So ist wiederholt gezeigt, dass Patienten mit einem MDS im Schnitt mehr somatische Mutationen (Median: n = 3) haben als Probanden mit CHIP (Median: n = 1) [17]. Auch die VAF von Treibermutationen ist in MDS-Patienten höher als in Probanden mit CHIP. Darüber hinaus ist in einer großen populationsbasierten Studie mit über 200.000 Frauen eindrucksvoll il-

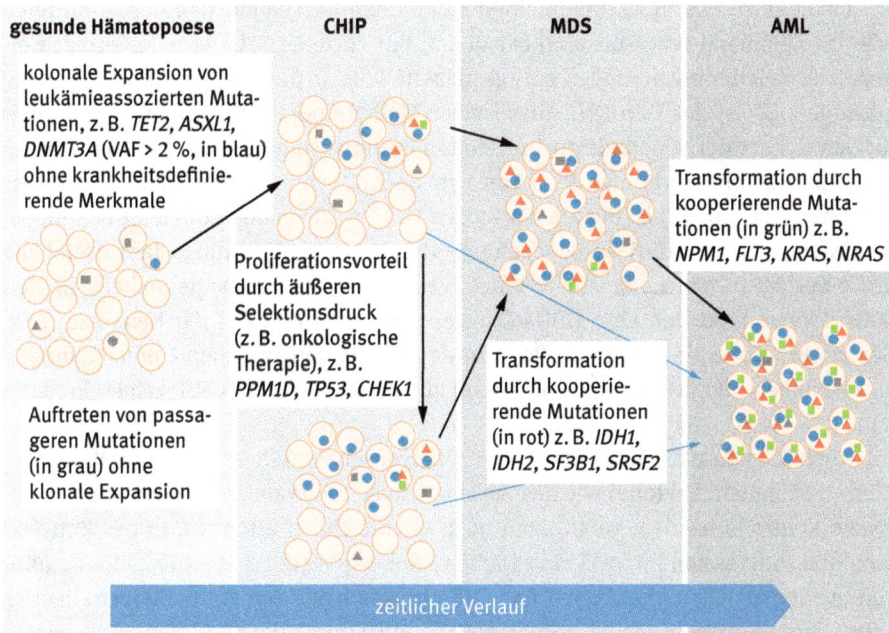

Abb. 24.1: Eine schematische Darstellung der klonalen Evolution von CHIP zur myeloischen Neoplasie. Hierbei kann die Transformation in eine AML (direkt) geschehen oder über die Zwischenstufe eines MDS (dicke Pfeile). Eine onkologische Therapie kann CHIP-Klone einen Proliferationsvorteil liefern (senkrechter Pfeil) und das Transformationsrisiko erhöhen. Teile dieser Darstellung sind angelehnt an eine Darstellung in [43].

lustriert worden, dass somatische Mutationen der Entwicklung einer AML im Großteil der Fälle Jahre vorausgingen [18]. Die Wahrscheinlichkeit, dass somatische Mutationen vorlagen, war in der Kohorte der AML-Patienten vierfach erhöht gegenüber einer Vergleichskohorte von gesunden Probanden. Allerdings beantwortet dies nicht die Frage, inwieweit das Vorliegen einer bestimmten somatischen Mutation im gesunden Individuum eine Transformation vorhersagt.

Dies wurde in einer Arbeit von Abelson und Kollegen untersucht, in welcher 95 AML-Patienten einer Kohorte von 414 gesunden Probanden entgegengestellt wurden [19]. Hier zeigte sich, dass eine vermehrte Anzahl von Mutationen in verschiedenen Genen, eine erhöhte VAF der vorliegenden Mutationen sowie bestimmte Gene, z. B. TP53, ein erhöhtes Risiko für eine Transformation von CHIP in eine myeloische Neoplasie aufwiesen. Einschränkend muss gesagt werden, dass die bislang vorliegenden Untersuchungen nur relativ kleine Kohorten untersuchten und allesamt retrospektiv durchgeführt wurden. Dennoch unterstützen die vorliegenden Daten das hierarchische Modell der klonalen Evolution.

Es bleibt zu klären, ob die initialen Mutationen tatsächlich sporadisch auftreten oder ob Keimbahn-Prädisposition existieren. Für einzelne Fälle konnte gezeigt werden, dass Keimbahnvariationen eine gesteigerte Rate an auftretenden Mutationen begünstigen. So ist das Gen DNA Glycosylase Methyl-CpG Binding Domain 4 (MBD4) für den Schutz der 5-Methylcytosin-Desaminierung zuständig. Eine Defizienz dieses Gens führt zu einer erhöhten Rate von Cytosin-zu-Thymin-Konversion. Exakt dieser Basenaustausch (C→T) ist der am häufigsten auftretende in der klonalen Hämatopoese. Unterstrichen wird diese Beobachtung durch die Beobachtung, dass AML-Fälle mit einer MBD4-Defizienz eine 33-fach gesteigerte Mutationsrate haben. In den TCGA-Proben fand sich eine MBD4-Defizienz in einem Promille der Keimbahn [20]. Gegen eine führende hereditäre Rolle in der Entstehung sprechen Untersuchungen an Zwillingen, die keine klare Korrelation zur Entstehung von CHIP zeigen konnten [21].

Auch können nicht nur intrinsische Zelleigenschaften die Progression des CHIP-Klons bestimmen. Faktoren wie das mesenchymale Environment und die immunologische Kontrolle werden, wenn auch noch unzureichend erforscht, in der Entwicklung und Progression im MDS eine wichtige Rolle spielen. Da klonale Zellpopulationen mit somatischen Mutationen im CHIP oft über lange Zeit stabil bleiben, liegt es nahe, dass das Wechselspiel zwischen HSC und Stroma als auch über eine anders geartete Immunkontrolle geschehen für die Kontrolle der CHIP von Bedeutung ist [22,23]. Ebenso gibt es klare Hinweise, dass Inflammationsprozesse entscheidend für die Expansion eines CHIP-Klons sind [24,25]. So kommt dem Mikrobiom über eine gesteigerte IL6-Expression bei gestörter intestinaler Barriere eine Rolle zu [26]. Ein weiterer wichtiger Faktor für die Entwicklung eines CHIP-Klons sind äußere Selektionsdrücke. Hier kommt insbesondere der onkologischen Therapie mit dem Einsatz zytostatischer Medikamente und Bestrahlung eine entscheidende Rolle zu, die im nächsten Kapitel näher ausgeführt werden soll.

Insgesamt führten diese Erkenntnisse dazu, dass auch CHIP als eine Präkanzerose betrachtet wird, ähnlich einem MGUS oder einer Monoklonalen B-Lymphozytose (MBL). Die klinischen Fragen, die hieraus resultieren, sind allerdings bislang nicht beantwortet. So war initial die Hoffnung, dass die Hämatologen durch den Nachweis einer Persistenz von klonalen, somatisch mutierten Subpopulationen Verlaufsparameter für die Erkrankung des MDS oder der AML gewinnen könnten, sei es für das Auftreten eines Rezidivs oder eines Progresses. Dies muss nun deutlich differenzierter betrachtet werden. So sind starke Treiber wie NPM1 oder Translokationen in core binding factor AML gute Verlaufsparameter, um Patienten mit einem hohen Risiko für ein Rezidiv frühzeitig zu erkennen. Dagegen ist dies für die typischen CHIP-Mutationen DNMT3A, TET2 und ASXL1 deutlich schwieriger [27,28]. Persistenz dieser Mutationen ist auch bei kompletten Remissionen häufig und oft lange anhaltend. Die Frage, wie diese Persistenz zu deuten ist, ist eng verknüpft mit der Frage, wann und welche Menschen mit CHIP eine myeloische Neoplasien entwickeln. Risikofaktoren wie eine hohe VAF, mehrere Mutationen oder Mutationen in bestimmten Genen

(z. B. TP53) spielen eine Rolle, können aber keine verlässliche Prognose für den Großteil der Menschen mit CHIP liefern. Damit einhergehend ist eine deutliche Zurückhaltung geboten im Umgang mit von CHIP betroffenen Patienten, da die unklare Datenlage und klinische Konsequenz eine Unsicherheit bei vielen Patienten (immerhin 10 % aller 70-jährigen) erzeugen könnte, die den klinischen Benefit von Verlaufsuntersuchungen bei weitem übersteigt.

24.5 CHIP in der onkologischen Therapie

Für onkologische Therapien steigt allerdings die Evidenz, dass ein Screening und das in Betracht ziehen der klonalen Hämatopoese für die Therapiesteuerung von Bedeutung sein wird. In Untersuchungen des Memorial Sloan Kettering Cancer Centers, New York zeigt sich bei über 20.000 untersuchten onkologischen Patienten bei 20–30 % der Patienten das Vorliegen von CHIP [29,30]. Damit sind deutlich mehr onkologische Patienten von CHIP betroffen als dies in der gesunden Bevölkerung der Fall ist. Es häufen sich die Hinweise, dass dies auch von therapeutischer, aber insbesondere prognostischer Bedeutung ist. So ist in der genannten Kohorte das Auftreten von myeloischen Neoplasien bei insgesamt niedrigen Fallzahlen (~0,5 % der Gesamtkohorte) in der CHIP-positiven Gruppe ca. 4-fach erhöht. Das Zwei-Jahres-Überleben ist bei Vorliegen einer putativen Treibermutation auch multifaktoriell signifikant erniedrigt (48 % vs. 54 %, p = 0,003), wobei der Unterschied mit steigender VAF zunahm. Während diese Daten über alle Tumorentitäten und unabhängig von der spezifischen Therapie erhoben wurden, zeigt sich auch in spezifischeren Konstellationen ein ähnliches Ergebnis. Für Lymphompatienten, bei denen eine autologe Stammzelltransplantation durchgeführt wurde, kam es zu einem erhöhten Auftreten einer sekundären myeloischen Neoplasie (10-Jahres-Auftreten 14,1 % in Patienten mit CHIP versus 4,3 % in Patienten ohne CHIP, p = 0,002) [31]. Auch war das Auftreten von CHIP mit einer schlechteren Überlebensrate assoziiert (HR 1,5, p = 0,01) Das schlechtere Überleben war vorwiegend auf eine gesteigerte Nicht-Rezidiv-Mortalität erklärt, die vorwiegend durch sekundäre myeloische Neoplasien begründet ist (10-Jahres-Inzidenz 7,6 % in CHIP-Patienten vs. 0,4 % in Patienten ohne CHIP, p = 0,001). Aber auch die Mortalität durch kardiovaskuläre Ereignisse spielte eine signifikante Rolle (5-Jahres-Inzidenz 4,3 % vs. 0,3 %, p = 0,03), bei insgesamt kleinen Fallzahlen.

Eine weitere Perspektive auf das Vorliegen von CHIP in hämatologischen Therapien resultiert aus Beobachtungen in der allogenen Stammzelltransplantation. Da hier die Stammzellen des Spenders für die Hämatopoese verantwortlich sind, wurde der Einfluss des Vorliegens einer CHIP bei 500 Spendern untersucht. Während sich kein Einfluss auf das Gesamtüberleben für den Empfänger zeigte, resultierte das Vorliegen von CHIP in einer niedrigeren Rezidivrate der Grunderkrankung, bei zugleich erhöhter Rate an chronischen Abstoßungsreaktionen [32].

Eine dritte Beobachtung für den Einfluss von CHIP auf den klinischen Verlauf von Patienten unter onkologischen Therapien ist in der Untersuchung von therapie-assoziierten myeloischen Neoplasien zu finden. Hierbei zeigte sich ein verändertes Mutationsspektrum mit dem Auftreten einer höheren Anzahl von Mutationen in den Reparaturgenen TP53 und PPM1D [33]. Auch in den beiden oben genannten Kohorten fand sich eine höhere Frequenz dieser Gene in mit Zytostatika vorbehandelten Patienten [34]. Hsu und Kollegen konnten in ihrer Arbeit zeigen, dass insbesondere unter Cisplatin ein relevanter Wachstumsvorteil für PPM1D-Klone existiert. Dies bildet ein schönes Beispiel, wie ein prätherapeutischer Klon unter dem Selektionsdruck einer Chemotherapie (ggfs. auch einer Strahlentherapie) zum dominanten Klon wachsen und potenziell auch zu einer sekundären Neoplasie führen kann.

24.6 CHIP und kardiale Erkrankungen

Schon in den initialen Beschreibungen zeigte sich eine Korrelation zwischen Auftreten somatischer Mutationen in der Hämatopoese (CHIP) und der Entwicklung eines kardiovaskulären Events (koronare Herzerkrankungen oder Myokardinfarkte). In Folgearbeiten wurde von Jaiswal und Kollegen über 4000 Patienten mit koronarer Herzerkrankung und eine Kontrollkohorte in derselben Größenordnung mittels „whole exome sequencing" (WES) analysiert [5]. Es zeigte sich ein 1,9-fach erhöhtes Risiko für die Entwicklung einer koronaren Herzerkrankung in Patienten mit CHIP. Insbesondere waren Mutationen in jedem der Gene DNMT3A, TET2, ASXL1 und JAK2 für sich von prognostischer Relevanz für das Auftreten koronarer Herzerkrankungen. In zusätzlich analysierten retrospektiven Kohorten wurde für das Auftreten eines Myokardinfarktes sogar eine Hazard-Ratio von 4 bestimmt. Damit liegt das zunächst noch vorläufige bestimmte Risiko im Bereich klassischer Risikofaktoren wie das einer Hypercholesterinämie. Hierzu sind sicherlich Folgearbeiten notwendig, um diese Assoziation zu untermauern. Aber die Evidenz mehrt sich, dass die zuvor unerwartete Korrelation zwischen klonaler Hämatopoese und Atherosklerose mehr als ein reiner Zufallsbefund ist.

Mausexperimente zeigen einen möglichen Pathomechanismus auf, wie das Vorliegen einer somatischen Mutation in der Hämatopoese zur Zunahme von koronaren Herzerkrankungen führen kann. Hierzu wurden low density lipoprotein (LDL)-Rezeptor-defiziente Mäuse unter einer fettreichen Diät geführt und mit TET2-/-, TET2-/+ oder TET2+/+ hämatopoetischen Stammzellen (HSC) transplantiert [5,34]. Sowohl für die heterozygoten als auch homozygoten TET2-defizienten HSCs kam es in den Mäusen zu einer Größenzunahme von atherosklerotischen Plaques im Vergleich zu den mit unalterierten TET2-HSC transplantierten Mäusen. Da die Mäuse alle ein im Wesentlichen unverändertes Blutbild aufwiesen, scheint dieser Pathomechanismus nicht von der eigentlichen Hämatopoese abzuhängen. Es wurde allerdings eine gesteigerte inflammatorische Antwort mit einer gesteigerten Anzahl an Makrophagen beobachtet, durch deren Rekrutierung atherosklerotischen Plaques über eine gesteigerte IL-1β-Expression und lokale Inflammation mit NLPR3-Inflammasom-Aktivierung getriggert werden [35]. Eine gesteigerte Inflammation wurde auch für ähnliche Experimente mit DNMT3A-mutierten HSCs gezeigt [36]. In diesen Arbeiten wurde zusätzlich in Einzelzellanalysen eine Makrophagenpopulation mit abnormer Genexpression sowohl in mit heterozygoten als auch homozygoten DNMT3A-defizienten HSCs transplantierten Mäusen gefunden, welche in mit DNMT3A-Wildtyp HSCs transplantierten Mäusen nicht auftraten. Diese Population scheint direkt für die Progression der atherosklerotischen Plaques verantwortlich zu sein, da die Größenzunahme unabhängig davon war, ob die DNMT3A-Mutation in die hämatopoetischen Stammzellen oder in Makrophagenprogenitoren eingeführt wurde. Damit ist für die zwei am häufigsten mutierten Gene in der klonalen Hämatopoese in Mausexperimenten eine mögliche funktionelle Brücke von alterierter Hämatopoese zur Entwicklung einer koronaren Herzerkrankung geschlagen.

Weitere Evidenz für die Bedeutung von CHIP für kardiologische Erkrankungen kommt aus Arbeiten um die Gruppe von Dorsheimer und Kollegen [6]. Sie zeigten, dass der kombinierte Endpunkt von Tod und Hospitalisierung auf Grund von Herzversagen signifikant mit dem Vorliegen einer CHIP-Mutation assoziiert ist. In Multivariatanalysen war dies neben dem Alter die einzige prognostische Größe, im Gegensatz zum Beispiel zur arteriellen Hypertonie. Darüber hinaus zeigte sich hier auch eine Zunahme des Risikos mit der VAF der entsprechenden CHIP-Mutation. Diese Assoziation ist zu vermuten, aber bislang nur unzureichend gezeigt worden. Eine weitergehende Analyse der Korrelation zwischen VAF und Risiko für kardiovaskuläre Ereignisse wird in Zukunft auch die Definition von CHIP mitbestimmen.

Der Pathomechanismus für das erhöhte Risiko einer KHK über eine gesteigerte Inflammation ist im Zusammenhang mit neuen Therapieformen von besonderem Interesse. Canakinumab, ein monoklonaler Antikörper gegen IL-1β, wurde unabhängig vom Vorliegen eines CHIP schon in großen randomisierten Studien getestet und erreichte die primären Studienendpunkte mit Reduktion von kardiovaskulären Ereignissen nach 48 Monaten für Patienten nach stattgehabtem Myokardinfarkt mit erhöhten CRP-Werten [37]. In einer retrospektiven Analyse scheint diese Risikoreduktion besonders für die Subgruppe von Patienten mit dem Vorliegen einer somatischen Mutation in der Hämatopoese stattzufinden [38]. Dies würde eine mögliche therapeutische Präventionsstrategie offenlegen, um das Risiko kardiovaskulärer Ereignisse für Patienten mit CHIP zu minimieren.

Dieses Feld weist eine neue und bislang unterschätzte Konsequenz für die Zusammenarbeit von Onkologie und Kardiologie auf. Darüber hinaus könnte dies über die durch eine genetisch alterierte Hämatopoese gesteigerte Inflammation auch für andere Fachrichtungen von Interesse werden [39–41].

24.7 Klinisches Management von CHIP-Patienten

Wenn über klinisches Management von CHIP-Patienten nachgedacht wird, sollten zunächst prinzipielle therapeutische Interventionen betrachtet werden. Zunächst kommt bei Vorliegen einer CHIP eine engmaschige Beobachtung mit Blutbildkontrollen in Frage, um eine Transformation von CHIP in eine myeloische Neoplasie frühzeitig erkennen zu können. Bei geplanten onkologischen Therapien könnte das Vorliegen eine Adaption der Therapie nach sich ziehen, wobei prospektive Studien hierzu fehlen.

Für die Prävention von kardiovaskulären Ereignissen ist ggfs. eine deutlich striktere Risikofaktorenminimierung erforderlich. Wenn der Pathomechanismus zwischen CHIP und Atherosklerose noch besser erforscht ist, könnten sich auch hier Präventionsansatzpunkte ergeben. Eine erste Möglichkeit resultiert schon aus der gesteigerten Inflammation, so dass eine antiinflammatorische Therapie wie z. B. durch den IL-1β-Antikörper Canakinumab, die Rate von kardiovaskulären Ereignissen senken könnte. Das ultimative Ziel wäre sicherlich die Möglichkeit, den expandierenden CHIP-Klon gezielt eradizieren zu können. Auch wenn dies Zukunftsmusik ist, scheint es bei der Zunahme an zielgerichteten Therapieoptionen dennoch denkbar.

Das klinische Management stellt aber auch eine neue Herausforderung sowohl an die Onkologie als auch an die Kardiologie, welche Menschen mit CHIP wirklich einer klinischen Weiterbetreuung bedürfen. Viele Fragen, die von entscheidender Bedeutung für den klinischen Alltag sein werden, können aktuell nur unzureichend beantwortet werden. Auch ist noch offen, mit welcher Technologie die Detektion von CHIP erfolgen soll, bis zu welcher Tiefe man wirklich Veränderungen als relevant betrachtet und wer die Kosten für diese Untersuchungen übernehmen soll. Dennoch zeichnen sich für die klinische Versorgung zwei größere Stoßrichtungen der weiteren Exploration ab (Abb. 24.2).

Die erste Patientengruppe, in welcher CHIP betrachtet werden muss, werden die Patienten mit einer onkologischen Diagnose sein. Hier wird es entscheidend sein, Patienten mit CHIP zu identifizieren, welche eng monitoriert werden müssen, um eine Transformation frühzeitig zu erkennen, oder für welche Patienten eine onkologische Therapie auf Grund des Vorliegens von CHIP adaptiert werden muss. Hierfür gibt es erste Vorschläge, die erörtern, für welche onkologischen Patienten mit CHIP (entweder inzidentell oder in der Abklärung einer Zytopenie entdeckt) überhaupt eine Konsequenz erwächst [42]. Dieser Vorschlag würde für onkologische Patienten mit CHIP eine weitere Aufarbeitung inklusive einer Knochenmarkpunktion vorsehen, die zusätzliche Risikomerkmale wie signifikante Blutbildveränderungen, eine VAF > 10 % oder mehreren CHIP-Mutationen aufweisen. Allerdings nur, wenn die zu Grunde liegende onkologische Diagnose nicht mit einer stark reduzierten Lebenserwartung assoziiert ist (Abb. 24.2). Diese Risikomerkmale werden in den nächsten Jahren durch Folgearbeiten sicherlich noch auf eine deutlich fundiertere Basis gestellt werden müssen.

aktuell keine weiteren Maßnahmen
in Hochrisikosituation* ggfs. Verlaufskontrollen**
Vermeidung Beunruhigung gesunder Personen

Optimierung der kardiovaskulären
Risikofaktoren
Perspektivisch: Sekundärprophylaxe (z.B. anti-
inflammatorische Therapie wie Canukinumab)

Personen ohne Blutbildauf-
fälligkeiten, onkologische
Erkrankungen oder kardio-
vaskuläre Erkrankungen

Detektion von CHIP

Patienten mit kardio-
vaskulärer Erkrankung

Anbindung an
Kardioonkologie
erwägen

Patienten mit soliden
Tumoren

Patienten mit hämato-
logischen Neoplasien

Niedrigrisiko*   Hochrisiko*

limitierte Lebens-
erwartung durch
onkologische
Erkrankung

Evaluierung
hämatologischer
Neoplasien ggfs.
inkl. KMP

hämatologische
Neoplasie

Einordnung der CHIP-
Mutation bzgl.
Diagnose, Prognose
und Therapie

keine weiteren
Maßnahmen

kein Hinweis auf hämato-
logische Neoplasie

Therapie der Grund-
erkrankung
Cave! Bewertung von
CHIP als MRD
Cave! in autologerSCT
erhöhtes Risiko

Verlaufskontrollen**
ggfs. onkologische Therapie anpassen
ggfs. Anbindung an Kardioonkologie

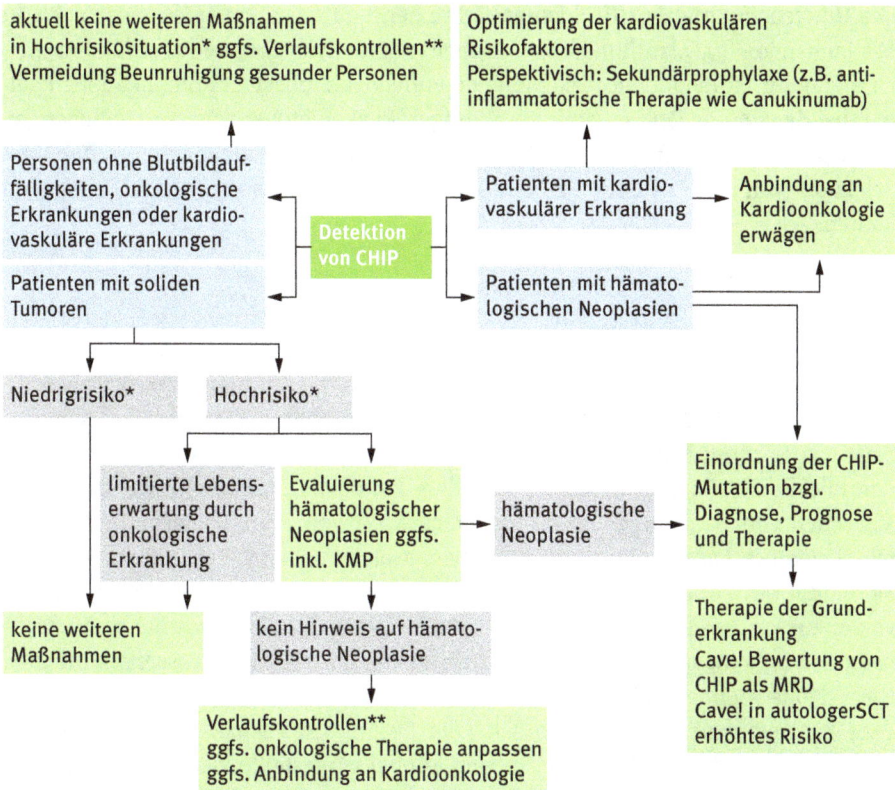

Abb. 24.2: Ein möglicher Algorithmus, um sich der klinischen Versorgung von Personen mit CHIP zu nähern. Auf Grund der noch sehr unzureichenden Datenlage, kann dies nur provisorischen Charakter haben. Es sei betont, dass eine routinemäßige Testung auf CHIP zurzeit nicht empfohlen werden kann. Der Teil der Versorgung von onkologischen Patienten orientiert sich an publizierten Vorschlägen [42;44]. *Risikofaktoren sind hohe VAF, mehrere Mutationen oder Mutationen in Genen wie TP53, PPM1D oder DNMT3A R882H. Auch diese Risikofaktoren sind noch Gegenstand der Diskussion. ** Alle 3–6 Monate, allerdings gibt es für die Frequenz von Verlaufskontrollen keine evidenz-basierten Empfehlungen.

Als zweite Strategie wird auf Grund der hohen Prävalenz der Atherosklerose, die Herausforderung sein, CHIP als neu identifizierten kardiovaskulären Risikofaktor innerhalb der etablierten Risikofaktoren den richtigen Stellenwert zuzuweisen. Onkologische und kardiovaskuläre Erkrankungen haben als die zwei häufigsten Todesursachen viele gemeinsame Risikofaktoren (u. a. Alter, Nikotinabusus, chronische Inflammation, CHIP), die eine gemeinsame Herangehensweise von Kardiologen und Onkologen zur Prävention und Vermeidung sowohl von onkologischen als auch kardiologischen Erkrankungen fordert. Insbesondere für Patienten mit koronarer Herzerkrankung, die keine der klassischen Risikofaktoren aufweisen, könnte die zusätzliche Untersuchung auf CHIP Erkenntnis bringen und diese Patienten einer noch zu bestimmenden (ggfs. antiinflammatorischen) präventiven Therapie zuzuführen. Gleiches mag für Patienten mit rezidivierenden atherosklerotischen Komplikationen gelten, bei denen eine Optimierung aller übrigen Risikofaktoren frustran geblieben ist. Zusätzlich ist bei einer zytostatischen Therapie in Betracht zu ziehen, ob durch die Selektion von CHIP-Mutationen ein bestehendes Risikoprofil verschärft werden könnte.

24.8 Ausblick

Durch längeres Überleben von Patienten mit weit fortgeschritten onkologischen Erkrankungen, rückt zunehmend auch in palliativ orientierten Therapien das Management von Nebenwirkungen und Folgeerkrankungen einer onkologischen Therapie in den Blickpunkt. So sind natürlich vor allem kardiovaskuläre Risiken beim älteren Menschen von Bedeutung. Dieses Zusammenspiel von Kardiologie und Onkologie muss mehrere Facetten in Betracht ziehen, welche sowohl die prätherapeutische Morbidität des Patienten umfasst als auch die therapeutisch induzierte Schädigung von onkologischer Intervention. Hier wird der Kardio-Onkologie sowohl im Management von onkologischen Patienten in Tumorzentren als auch im wissenschaftlichen Umfeld eine wichtige Rolle zufallen. Gerade im wissenschaftlichen Bereich wird eine enge Zusammenarbeit von Nöten sein, um bislang unterschätzte pathogenetische Verbindungen aufzuklären. Die in diesem Kapitel vorgestellte klonale Hämatopoese mit ihrer kausalen Auswirkung auf Atherosklerose ist hierfür ein prominentes Beispiel. Klinisch bleibt abschließend erneut zu betonen, dass die noch vorläufige Evidenz für die Rolle von CHIP nicht zu einer Verunsicherung einer großen Anzahl an gesunden Patienten durch Überdiagnostik führen darf.

Literatur

[1] Beerman I, Maloney WJ, Weissmann IL, Rossi DJ. Stem cells and the aging hematopoietic system. Curr Opin Immunol. 2010;22(4):500–6.

[2] Busque L, Buscarlet M, Mollica L, Levine RL. Concise Review: Age-Related Clonal Hematopoiesis: Stem Cells Tempting the Devil. Stem Cells. 2018;36(9):1287–1294.

[3] Steensma DP, Bejar R, Jaiswal S, et al. Clonal hematopoiesis of indeterminate potential and its distinction from myelodysplastic syndromes. Blood. 2015;126(1):9–16.

[4] Jaiswal S, Natarajan P, Silver AJ, et al. Clonal hematopoiesis and risk of atherosclerotic cardiovascular disease. N Engl J Med. 2017;377(2):111–121.

[5] Dorsheimer L, Assmus B, Rasper T, et al. Association of Mutations Contributing to Clonal Hematopoiesis With Prognosis in Chronic Ischemic Heart Failure. JAMA Cardiol. 2019;4(1):25–33.

[6] Lee-Six H, Øbro NF, Shepherd MS, et al. Population dynamics of normal human blood inferred from somatic mutations. Nature. 2018;561(7724):473–478.

[7] Fenaux P, Haase D, Sanz GF, et al. Myelodysplastic syndromes: ESMO Clinical Practice Guidelines for diagnosis, treatment and follow-up. Ann Oncol. 2014;25 Suppl 3:iii57-69.

[8]   Desai P, Roboz GJ. Clonal Hematopoiesis and therapy related MDS/AML. Best Pract Res Clin Haematol. 2019;32(1):13–23.

[9]   Busque L, Gilliland DG. X-inactivation analysis in the 1990 s: promise and potential problems. Leukemia. 1998;12(2):128–35.

[10] Busque L, Patel JP, Figueroa ME, et al. Recurrent somatic TET2 mutations in normal elderly individuals with clonal hematopoiesis. Nat Genet. 2012;44(11):1179–81.

[11] Bowman RL, Levine RL. TET2 in Normal and Malignant Hematopoiesis. Cold Spring Harb Perspect Med. 2017;7(8).

[12] Delhommeau F, Dupont S, Della Valle V, et al. Mutation in TET2 in myeloid cancers. N Engl J Med. 2009;360(22):2289–2301.

[13] Jaiswal S, Fontanillas P, Flannick J, et al. Age-related clonal hematopoiesis associated with adverse outcomes. N Engl J Med. 2014;371(26):2488–2498.

[14] Genovese G, Kähler AK, Rose SA, et al. Clonal hematopoiesis and blood-cancer risk inferred from blood DNA sequence. N Engl J Med. 2014(26);371: 2477–2487.

[15] Xie M, Lu C, Wang J, McLellan MD, et al. Age-related mutations associated with clonal hematopoietic expansion and malignancies. Nat Med. 2014;20(12):1472–8.

[16] Acuna-Hidalgo R, Sengul H, Steehouwer M, et al. Ultra-sensitive Sequencing Identifies High Prevalence of Clonal Hematopoiesis-Associated Mutations throughout Adult Life. Am J Hum Genet. 2017;101(1):50–64.

[17] Malcovati L, Cazzola M. The shadowlands of MDS: idiopathic cytopenias of undetermined significance (ICUS) and clonal hematopoiesis of indeterminate potential (CHIP). Hematology Am Soc Hematol Educ Program. 2015;2015:299–307.

[18] Desai P, Mencia-Trinchant N, Savenkov O, et al. Somatic mutations precede acute myeloid leukemia years before diagnosis. Nat Med. 2018;24(7):1015–1023.

[19] Abelson S, Collord G, Ng SWK, et al. Prediction of acute myeloid leukaemia risk in healthy individuals. Nature. 2018;559(7714):400–404.

[20] Sanders MA, Chew E, Flensburg C, et al. MBD4 guards against methylation damage and germ line deficiency predisposes to clonal hematopoiesis and early-onset AML. Blood. 2018;132 (14):1526–1534.

[21] Fabre MA, McKerrell T, Zwiebel M, et al. Concordance for clonal hematopoiesis is limited in elderly twins. Blood. 2020;135(4):269–273.

[22] Kittang AO, Kordasti S, Sand KE, et al. Expansion of myeloid derived suppressor cells correlates with number of T regulatory cells and disease progression in myelodysplastic syndrome. OncoImmunology. 2015;5(2):e1062208.

[23] Makishima H, Yoshizato T, Yoshida K, et al. Dynamics of clonal evolution in myelodysplastic syndromes. Nat Genet. 2017;49(2):204–212.

[24] Dharan NJ, Yeh P, Bloch M, et al. HIV is associated with an increased risk of age-related clonal hematopoiesis among older adults. Nat Med. 2021;27(6):1006–1011.

[25] Hecker JS, Hartmann L, Rivière J, et al. CHIP and hips: clonal hematopoiesis is common in patients undergoing hip arthroplasty and is associated with autoimmune disease. Blood. 2021;138(18):1727–1732

[26] Meisel M, Hinterleitner R, Pacis A, et al. Microbial signals drive pre-leukaemic myeloproliferation in a Tet2-deficient host. Nature. 2018;557(7706):580–584.

[27] Hartmann L, Metzeler KH. Clonal hematopoiesis and preleukemia-Genetics, biology, and clinical implications. Genes Chromosomes Cancer. 2019;58(12):828–838.

[28] Jongen-Lavrencic M, Grob T, Hanekamp D, et al. Molecular minimal residual disease in acute myeloid leukemia. N Engl J Med. 2018;378(13):1189–1199.

[29] Coombs CC, Zehir A, Devlin SM, et al. Therapy-related clonal hematopoiesis in patients with non-hematologic cancers is common and associated with adverse clinical outcomes. Cell Stem Cell. 2017;21(3):374–382.

[30] Bolton Bolton K, Ptashkin R, Braunstein L, et al. Oncologic Therapy for Solid Tumors Alters the Risk of Clonal Hematopoiesis Blood (ASH oral presentation). 2018;132:747.

[31] Gibson CJ, Lindsley RC, Tchekmedyian V, et al. Clonal hematopoiesis associated with adverse outcomes after autologous stem-cell transplantation for lymphoma. J Clin Oncol. 2017;35 (14):1598–1605.

[32] Frick M, Chan W, Arends CM, et al. Role of Donor Clonal Hematopoiesis in Allogeneic Hemato-poietic Stem-Cell Transplantation. J Clin Oncol. 2019;37(5):375–385.

[33] Hsu JI, Dayaram T, Tovy A, et al. PPM1D Mutations Drive Clonal Hematopoiesis in Response to Cytotoxic Chemotherapy. Cell Stem Cell. 2018;23(5):700–713.

[34] Fuster JJ, MacLauchlan S, Zuriaga MA, et al. Clonal hematopoiesis associated with TET2 deficien-cy accelerates atherosclerosis development in mice. Science. 2017;355(6327):842–847.

[35] Steensma DP. Clinical consequences of clonal hematopoiesis of indeterminate potential. Blood Adv. 2018;2(22):3404–3410.

[36] Rauch PJ, Silver AJ, Gopakumar JK, et al. Loss-of-Function Mutations in Dnmt3a and Tet2 Lead to Accelerated Atherosclerosis and Convergent Macrophage Phenotypes in Mice. Blood (ASH oral presentation). 2018;132:745.

[37] Ridker PM, Everett BM, Thuren T, et al; CANTOS Trial Group. Antiinflammatory therapy with ca-nakinumab for atherosclerotic disease. N Engl J Med. 2017;377(12):1119–1131.

[38] Svensson EC, Madar A, Campbell CD, et al. TET2-Driven Clonal Hematopoiesis Predicts Enhan-ced Response to Canakinumab in the CANTOS Trial: An Exploratory Analysis. Circulation. Volu-me 138, Issue Suppl_1; Abstract 15111.

[39] Keogh MJ, Wei W, Aryaman J, et al. High prevalence of focal and multi-focal somatic genetic va-riants in the human brain. Nat Commun. 2018;9(1):4257.

[40] Bhattacharya R, Zekavat SM, et al. Clonal Hematopoiesis Is Associated With Higher Risk of Stro-ke. Stroke. 2022;53(3):788–797.

[41] Miller P, Qiao D, Rojas-Quintero J, et al. Association of Clonal Hematopoiesis with Chronic Ob-structive Pulmonary Disease. Blood. 2021; blood.2021013531.

[42] Bolton KL, Gillis NK, Coombs CC, et al. Managing Clonal Hematopoiesis in Patients With Solid Tumors. J Clin Oncol. 2019;37(1):7–11.

[43] Heuser M, Thol F, Ganser A. Clonal Hematopoiesis of Indeterminate Potenzial. Dtsch Arztebl Int. 2016;113(18):317–22.

[44] Desai P, Roboz GJ. Clonal Hematopoiesis and therapy related MDS/AML. Best Pract Res Clin Haematol. 2019;32(1):13–23. doi: 10.1016/j.beha.2019.02.006. Epub 2019 Feb 15. Review.

25 Perspektiven aus der Sicht des Kardiologen

Lorenz Lehmann

In seiner aktuellen Form gibt das Buch ‚Kardio-Onkologie' eine wichtige Übersicht über die wesentlichen Themen und deren Studienlage. Gleichzeitig ist es ein Startpunkt und zeigt in vielen Bereichen, wie jung dieses Thema in der Kardiologie ist. Wichtige klinische Fragestellungen sind bisher nicht zufriedenstellend zu beantworten. Beispielsweise, wie und wann eine *kardiale Mitbetreuung* die Mortalität bzw. Morbidität onkologischer Patienten reduziert und welche *Therapien von kardiologischer Seite* einen protektiven Effekt zeigen, sind bisher nicht in klinischen Studien belegt. Auch die Wertigkeit kardialer Biomarker und Bildgebung ist nicht mit einer ausreichend hoher Evidenz belegt [1].

Die bahnbrechenden Entwicklungen der pharmakologischen Therapien maligner Erkrankungen führen zudem zu neuen *unerwünschten kardialen Nebenwirkungen*. Gleichzeitig ermöglichen sie der Kardiologie aufgrund mechanistischer Untersuchungen auch primäre kardiale Pathologien besser zu verstehen. Durch eine breite Verfügbarkeit von single-cell Charakterisierung im Multi-Omics-Bereich werden in Zukunft myokardiale Prozesse direkt in humanen Proben besser untersucht werden können [2]. Viele der präklinischen Modelle in der Kardio-Onkologie unterscheiden sich am Ende in wesentlichen Punkten vom Menschen. So sind Mausmodelle weniger geeignet, um supraventrikuläre Arrhythmien oder auch immunologische Effekte auf das Herz zu untersuchen. Die zugrunde liegenden molekularen Mechanismen werden daher nur durch Integration verschiedener präklinischer Modelle mit humanen Daten verstanden werden können.

Die wohl wichtigste Erkenntnis neben der Kardiotoxizität ist aber die erhöhte Mortalität und Morbidität bei *Co-Existenz einer Krebs- und Herzerkrankung* [3]. Dies impliziert auch, dass eine Krebserkrankung eine direkte Ko-morbidität für das Herz bedeutet, unabhängig von den Nebenwirkungen der onkologischen Therapien [4–6]. Ein Krebspatient könnte also früh von einer kardiologischen Mitbetreuung hinsichtlich seines Überlebens profitieren.

Auch im Bereich der *gemeinsamen Risikofaktoren* zeigen die Erkenntnisse zur klonalen Hämatopoese, dass wir noch am Anfang einer exakteren, molekulargenetischen Charakterisierung von Hoch-Risiko-Patienten für kardiovaskuläre und onkologische Erkrankungen sind [7,8].

Nicht zuletzt werden auch die neuen Therapien für onkologische Erkrankungen hinsichtlich einer Anwendbarkeit bei kardialen Erkrankungen geprüft werden. Erste vielversprechende Ansätze gibt es beispielsweise zur Therapie der kardialen Fibrose bei fortgeschrittener Herzinsuffizienz mittels spezifischer T-Zellen [9].

Diese und andere offenen Themengebiete sind wichtige Perspektiven für das Fach Kardio-Onkologie und benötigen eine intensive Forschung im präklinischen und klinischen Bereich. Der Kardio-Onkologie kommt damit eine wichtige Vorreiter-

https://doi.org/10.1515/9783110592450-025

rolle für eine verbesserte, interdisziplinäre Patientenversorgung zu und wird sich als Spezialgebiet langfristig in der Kardiologie etablieren.

Literatur

[1] Yaros K, Eksi B, Chandra A, et al. Cardio-oncology imaging tools at the translational interface. J Mol Cell Cardiol. 2022;168:24–32.

[2] Litvinukova M, Talavera-Lopez C, Maatz H, et al. Cells of the adult human heart. Nature. 2020;588:466–472.

[3] Hasin T, Gerber Y, Weston SA, et al. Heart Failure After Myocardial Infarction Is Associated With Increased Risk of Cancer. J Am Coll Cardiol. 2016;68:265–71.

[4] Finke D, Heckmann MB, Frey N, Lehmann LH. Cancer-A Major Cardiac Comorbidity With Implications on Cardiovascular Metabolism. Front Physiol. 2021;12:729713.

[5] Thackeray JT, Pietzsch S, Stapel B, et al. Insulin supplementation attenuates cancer-induced cardiomyopathy and slows tumor disease progression. JCI Insight. 2017;2.

[6] Schafer M, Oeing CU, Rohm M, et al. Ataxin-10 is part of a cachexokine cocktail triggering cardiac metabolic dysfunction in cancer cachexia. Mol Metab. 2016;5:67–78.

[7] Jaiswal S, Natarajan P, Silver AJ, et al. Clonal Hematopoiesis and Risk of Atherosclerotic Cardiovascular Disease. N Engl J Med. 2017;377:111–121.

[8] Libby P, Sidlow R, Lin AE, et al. Clonal Hematopoiesis: Crossroads of Aging, Cardiovascular Disease, and Cancer: JACC Review Topic of the Week. J Am Coll Cardiol. 2019;74:567–577.

[9] Aghajanian H, Kimura T, Rurik JG, et al. Targeting cardiac fibrosis with engineered T cells. Nature. 2019;573:430–433.

26 Perspektiven aus der Sicht des Onkologen

Carsten Bokemeyer

Das vorliegende Buch ist eine wertvolle Ressource für die aktuellen Entwicklungen in der Kardio-Onkologie und beschreibt die zunehmende interdisziplinäre Bearbeitung dieses komplexen Themas durch Kollegen aus beiden Fachdisziplinen. Während sich sowohl die Kardiologie als auch die Onkologie in den letzten 20 Jahren als zunehmend subspezialisierte Fachdisziplinen innerhalb der Inneren Medizin weiterentwickelt haben, so ist gerade angesichts der Fortschritte in beiden Bereichen ein Zusammenrücken nun wieder dringend gefordert. Aus Sicht des Onkologen kann der volle Effekt moderner Krebstherapien nur erzielt werden, wenn kardiovaskuläre Komplikationen als potenzielle Probleme der akuten Behandlung und im Langzeit-Survivorship frühzeitig erkannt oder möglichst vermieden, zumindest aber adäquat behandelt werden. Kardiotoxizität gehört zu den häufigsten Ursachen von Morbidität und Mortalität bei Langzeit-Krebsüberlebenden [1].

Was also sind die Zukunftserwartungen des Onkologen an diesen Themenbereich?

1. Angesichts der in diesem Buch dargestellten enormen Bedeutung kardiovaskulärer Komplikationen und der Notwendigkeit, diese interdisziplinär zu adressieren, weil das adäquate Wissen hierzu weder beim Onkologen alleine bzgl. der kardiologischen Erkrankung und beim Kardiologen alleine bzgl. der onkologischen Erkrankung vorhanden ist, sollte die Etablierung interdisziplinärer Teams im Sinne kardio-onkologischer Spezialambulanzen/„Konsultationsteams" an allen großen onkologischen Zentren zukünftig umgesetzt werden.
2. Die Umsetzung bereits vorhandener Leitlinien zur Diagnostik und Prävention von Kardiotoxizität sollte konsequent vorangetrieben werden, hierzu bedarf es Fortbildungen und die Etablierung standardisierter Diagnostik- und Behandlungsabläufe primär auf Seiten der Onkologen und Kardiologen, darüber hinaus aber die Einbindung mitinvolvierter Disziplinen, wie Allgemeinmedizin, Kinderonkologie, Radiologie und anderer, die an der Akutbetreuung und Langzeitnachsorge bei Krebspatienten beteiligt sind [2].
3. Insbesondere in der Langzeitnachsorge von Krebspatienten sind die Daten zur potenziellen Kardiotoxizität noch nicht umfassend. Gerade bei den Patienten, bei denen onkologisch der größte Erfolg erzielt wurde, kann Kardiotoxizität zum Problem werden. Daher sollten Survivorship-Register interdisziplinär abgesprochene Parameter zur potenziellen Kardiotoxizität im Langzeitverlauf umfassen. Diese sollten zentrumsübergreifend und interdisziplinär ausgewertet werden.
4. Die Verbesserung der Frühdiagnostik potenzieller Kardiotoxizitäten sollte vorangetrieben werden, z. B. basierend auf in-vitro Modellen für die Vorhersage von Kardiotoxizität bei der Entwicklung neuer Substanzen für die Onkologie, bei der Etablierung und Überprüfung neuer Biomarker zur Vorhersage des individuellen

https://doi.org/10.1515/9783110592450-026

Risikos für Kardiotoxizität und in der Umsetzung neuer diagnostischer Tools zur Frühbeurteilung sich entwickelnder Kardiotoxizität.

5. Da manifeste kardiovaskuläre Toxizität schwer behandelbar ist, sollten Studien zur Prophylaxe konsequent interdisziplinär durchgeführt werden, um das volle Potenzial zur Verhinderung von Langzeitfolgen auszuschöpfen.

Während die Onkologie in den letzten 10 Jahren mit genomischer Prädiktion einen Weg zur Präzisionsmedizin beschritten hat, so könnte gemäß dem Vorschlag von E. Jahangier vom American College of Cardiology [3] auch eine Entwicklung zur *Precision Cardio-Oncology* stattfinden, die auf der Basis von drei wesentlichen Säulen ein individualisiertes Vorgehen erlaubt:

a) Erfassung des individuellen Patientenrisikos (Bluthochdruck, metabolische Aspekte, Familiengeschichte, usw.)

b) Beurteilung des Krebsrisikos hinsichtlich zu erwartender Überlebensrate, venöser und arterieller thromboembolischer Komplikationen usw.

c) Behandlungsrisiko hinsichtlich spezifischer Nebenwirkungen der Therapie wie Hypertension, vaskuläre Events, kardiale Rhythmusstörungen, Entwicklung von Ergüssen usw.

Es bleibt damit der Wunsch, dass nicht nur die oben genannten Ziele in den nächsten Jahren in die onkologische und kardiologische Medizin einfließen, sondern dass das vorliegende Buch zu einem besseren Verständnis in beiden klinischen Feldern beiträgt und letztendlich die Entwicklung kardio-onkologischer Teams in der deutschen Behandlungsrealität fördert.

Literatur

[1] Pudil R. The Future Role of Cardio-oncologists. Cardiac Failure Review. 2017;3(2):140–142.

[2] Rassaf T, Totzeck M, Backs J, et al. Onco-Cardiology: Consensus Paper of the German Cardiac Society, the German Society for Pediatric Cardiology and Congenital Heart Defects and the German Society for Hematology and Medical Oncology. Clin Res Cardiol. 2020;109(10):1197–1222.

[3] Jahangir E, Manouchehri A. Expert Analysis. The Need for Precision Cardio-Oncology. 2020 Sep 21; www.acc.org/Latest-in-Cardiology/Articles/2020/09/21/19/13/

Stichwortverzeichnis